Une année en pleine forme

AVEC MICHEL CYMES

2022

Une année en pleine forme

AVEC MICHEL CYMES

VOTRE SANTÉ JOUR APRÈS JOUR

ALIMENTATION • SPORT • BIEN-ÊTRE

avec la collaboration de Nadège Cartier,
Isabelle Delaleu, Stéphane Dellazzeri

Dr. Good! Michel Cymes

SOLAR EDITIONS

SOMMAIRE

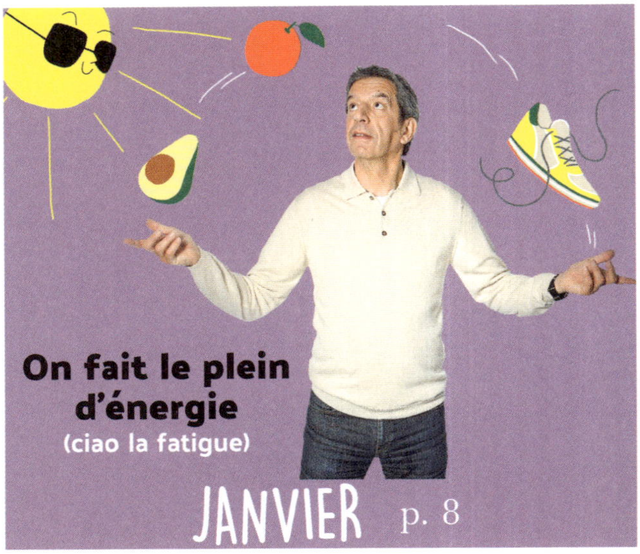

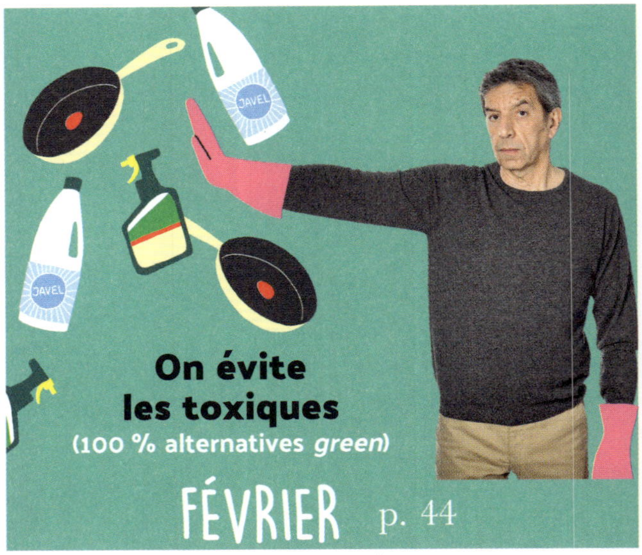

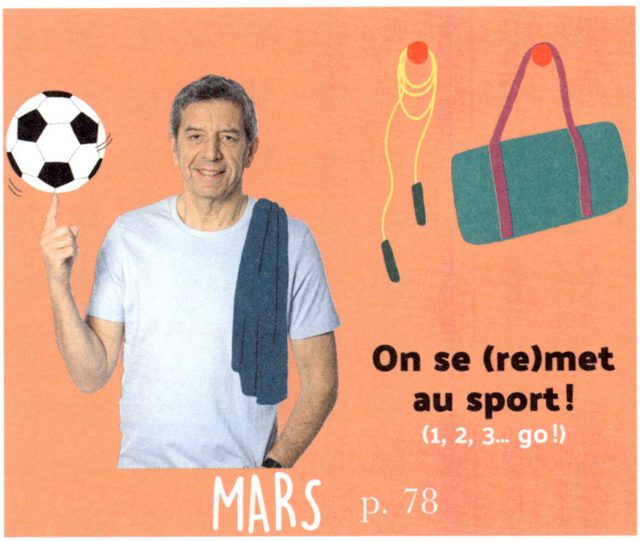

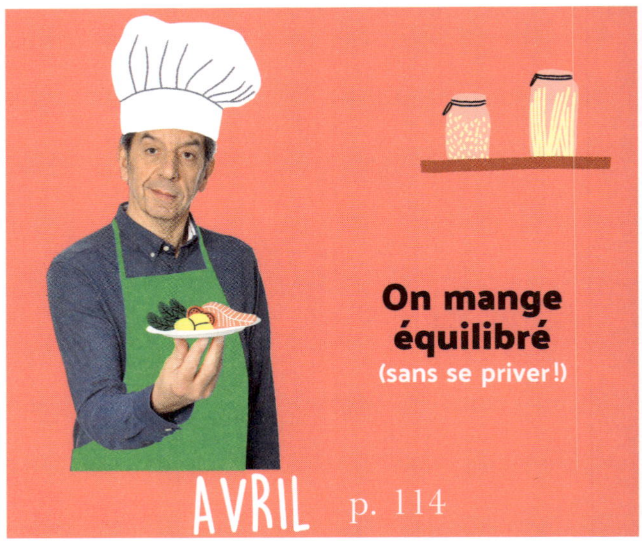

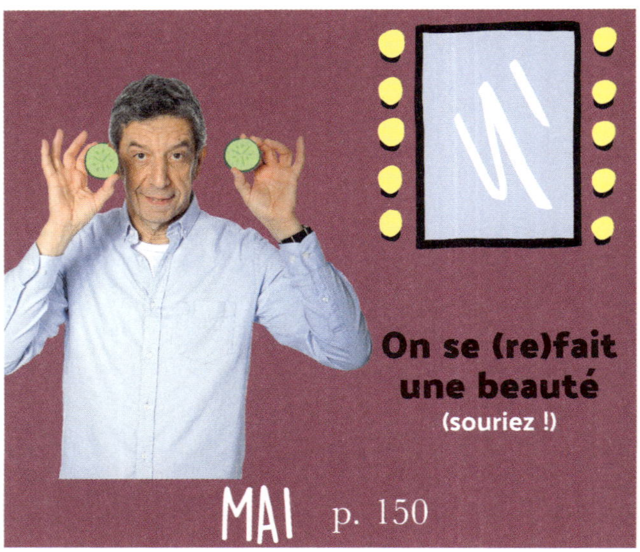

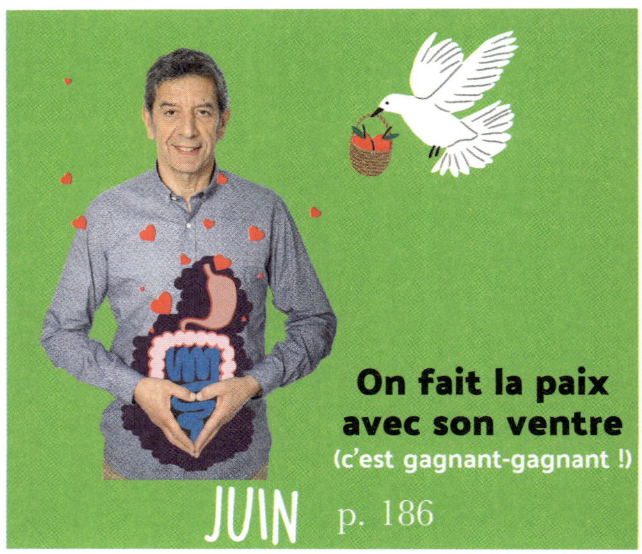

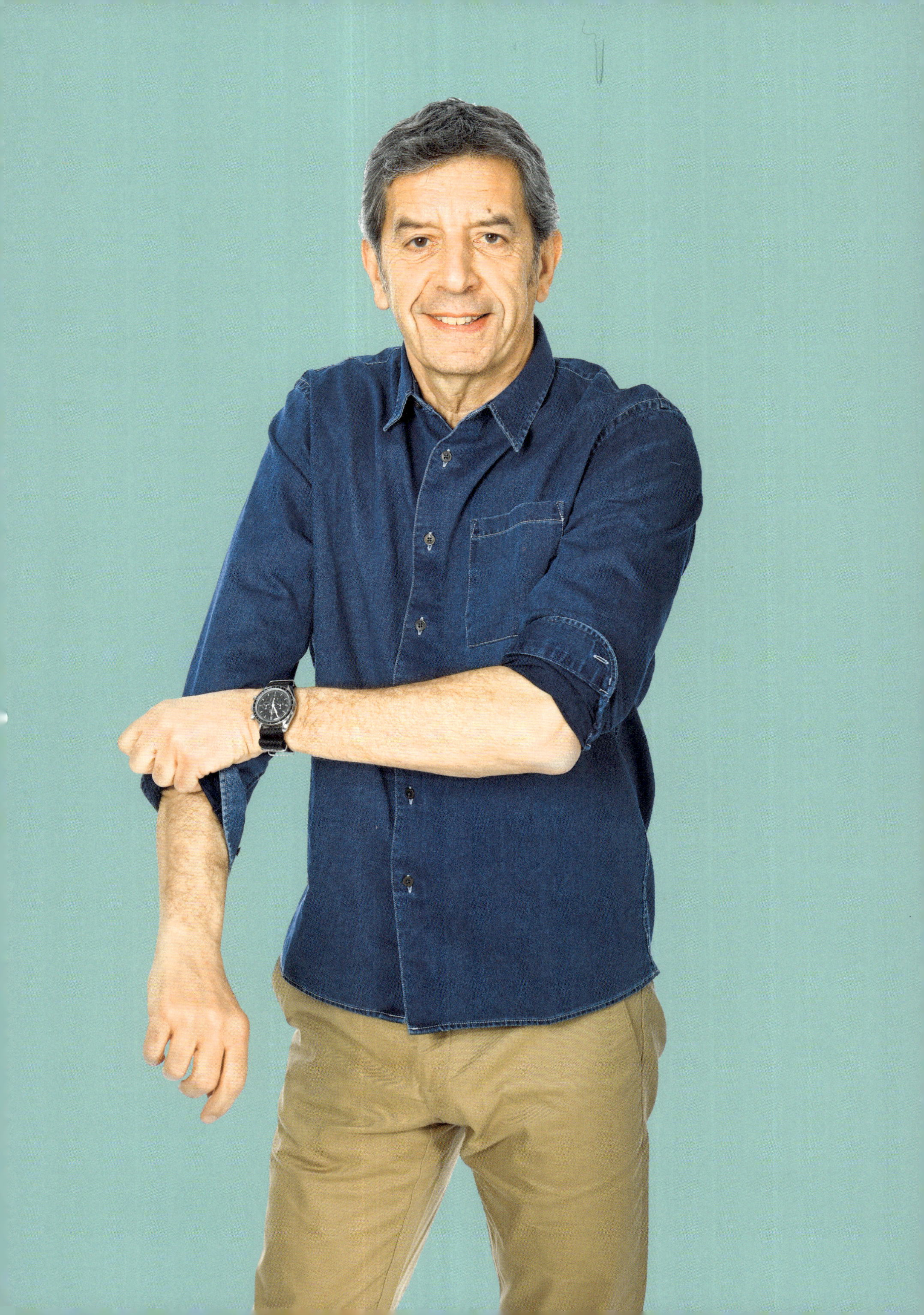

Des conseils santé tous les jours ? Je vous vois venir, « houlala quel pensum ! ». Et pour certains d'entre vous, j'imagine la suite : « déjà que je n'arrive pas à tenir une bonne résolution en début d'année alors si on m'en donne plein… ».

Alors d'abord, il ne s'agit pas de bonnes résolutions, mais de *coaching*. C'est très différent. Pas question de diktats dans cet almanach, mais d'un accompagnement bienveillant pour vous aider à prendre soin de vous, jour après jour. Ensemble, on embarque pour un voyage de 365 jours dont le but est de vous donner un maximum d'outils et de connaissances pour prendre en main votre santé. Vous connaissez mon credo, que je ne me lasse pas de répéter : mieux vaut prévenir que guérir.

> « La prévention, c'est l'arme numéro 1 pour rester en bonne santé et vivre plus longtemps. »

La prévention, c'est l'arme numéro 1 pour rester en bonne santé et vivre plus longtemps. Pour ça pas de mystère, la clé du succès, c'est une bonne hygiène de vie. Vous allez voir, ce n'est pas si compliqué. Parfois, quelques petits gestes et de bons réflexes peuvent changer le cours des choses, booster votre forme et votre bien-être au quotidien ! Bien sûr cela passe par plus d'activité physique, une assiette équilibrée, un sommeil régulier, une meilleure gestion du stress… Tout ça, vous le savez déjà. Reste à passer en mode travaux pratiques sans pour autant vous assommer avec des centaines d'injonctions. Disons que je vous propose douze mois de challenges, chacun étant consacré à une thématique particulière : booster son immunité, combattre la fatigue, reprendre le sport, protéger son cœur, chouchouter son ventre, entretenir sa mémoire, etc. Vous y trouverez bien sûr des conseils, des infos, des coups de pouce, mais aussi de nombreux exercices pratiques, simples et efficaces, des techniques issues des médecines douces, des recettes… Un bilan vous est aussi proposé au début et à la fin de chaque mois afin que vous puissiez évaluer les effets positifs d'une mise en pratique de ces conseils.

Mais on se détend, rien ne vous oblige à lire cet almanach du 1er janvier au 31 décembre ! Sentez-vous libre d'aller picorer au gré des pages selon vos envies du moment. Besoin de reprendre en main votre alimentation ? Rendez-vous au mois d'avril pour revoir ensemble les bases d'une assiette équilibrée et piocher dans nos menus. Une petite baisse de moral en cours d'année ? N'attendez pas d'être au bout du rouleau, passez directement au mois de novembre pour y retrouver nos astuces anti-coup de mou.

Je suis persuadé qu'au fil de l'année – pour ceux qui jouent le jeu – vous aurez déjà changé certaines (mauvaises ?) habitudes et en aurez adopté d'autres bien plus *friendly* pour votre santé. Ça tombe bien, notre corps adore les habitudes, autant prendre les bonnes ! Par exemple l'activité physique : il n'y a rien de mieux pour vivre en bonne santé (je ne le répèterai jamais assez). C'est bon pour le cœur, l'immunité, le sommeil, le stress, le moral, et j'en passe. Si avec ça vous n'avez pas envie de chausser les crampons… Autre exemple : apprendre à mieux respirer. Les effets bénéfiques de la respiration sur notre rythme cardiaque, nos poumons, le stress… ne sont plus à démontrer. Faites-moi confiance, avec un chouia de motivation et toujours dans la bonne humeur, vous réussirez à faire rentrer ces super leviers – et bien d'autres – dans votre quotidien, mois après mois…

Prêts à passer une année en pleine forme ?

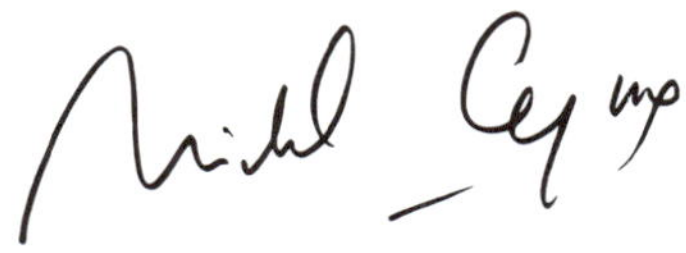

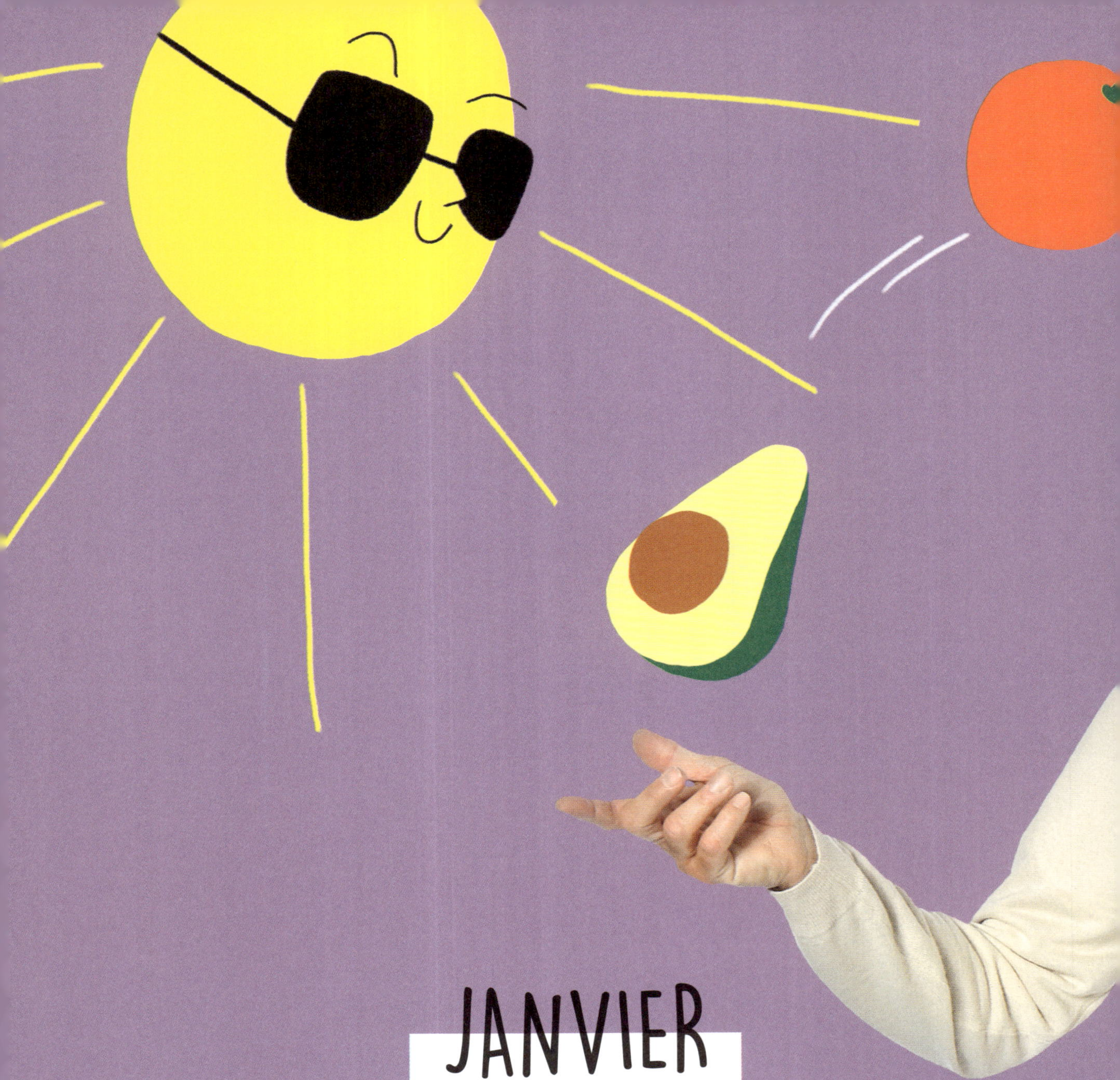

JANVIER

On fait le plein d'énergie

(ciao la fatigue)

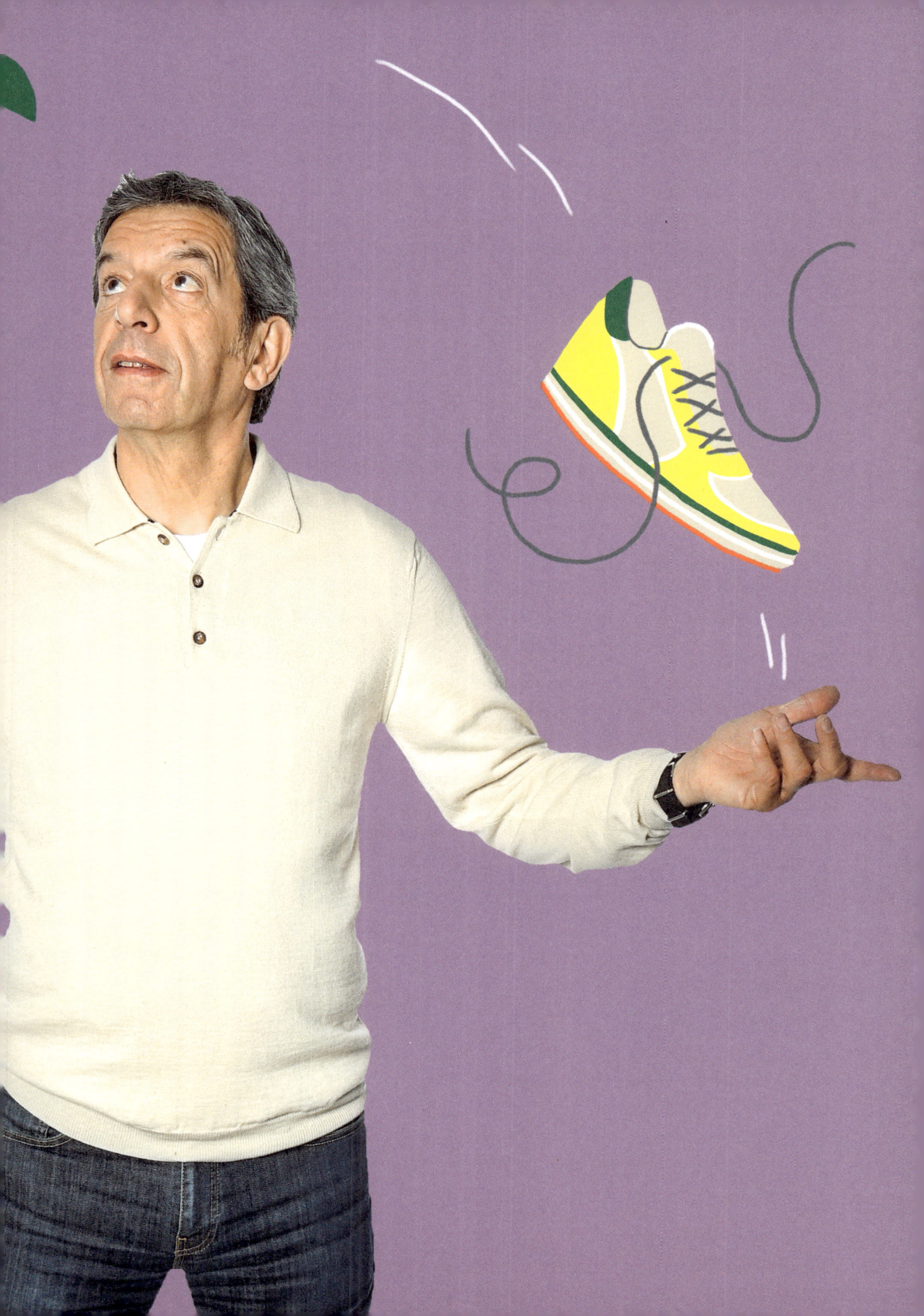

JANVIER

Temps gris et froid, humeur morose, manque de lumière, petites nuits, abus des fêtes... En début d'année, tout s'accumule pour justifier notre fatigue latente et le fait de nous traîner en mode escargot du lit au canapé (en passant par le frigo). Mais hors de question de se laisser aller ! Au contraire, on lutte sur tous les fronts pour retrouver une belle énergie en attendant le printemps. Sommeil, alimentation, activité physique, coups de pouce naturels : on vous donne les bons réflexes pour augmenter votre tonus.

D'OÙ PROVIENT VOTRE FATIGUE ? EN POINTANT DU DOIGT CE QUI NE VA PAS, VOUS IREZ PLUS VITE VERS LA SOLUTION QUI VOUS CONVIENT. DITES-MOI TOUT !

Mes fragilités

Un mode de vie « brinquebalant ». Nuits trop courtes, journées trop longues, *junk food*, manque d'air, abus d'écrans ou de fiestas… Si votre santé suit, vous avez tendance à abuser… et vous épuiser !

Un cerveau en surchauffe. Stress, gestion éreintante de la famille et du travail en parallèle, engagement professionnel intense… vous vivez sous pression du matin au soir, vous vous épuisez, vous démotivez et n'arrivez pas à récupérer correctement.

Une période délicate. Convalescence, maladie grave ou chronique, métier manuel, sport intense, ou tout simplement phase de vie difficile (enfants en bas âge, ménopause, arrivée en retraite), votre fatigue physique lancinante s'installe et vous pèse.

Mes objectifs

- ☐ Me sentir plus reposé, retrouver mon énergie physique.
- ☐ Améliorer mon humeur et gérer mon stress pour repartir du bon pied.
- ☐ Miser sur les aliments « tonus ».
- ☐ Me « doper » naturellement pour me sentir plus en forme.

Mon tracker forme

Comment allez-vous aujourd'hui ? Cochez chaque jour le smiley correspondant à votre état de forme et faites le bilan en fin de mois.

- 🙂 : EN PLEINE FORME
- 😐 : SANS PLUS
- 🙁 : EN MODE BLUES

RENDEZ-VOUS EN PAGE BILAN À LA FIN DU MOIS DE COACHING

SAMEDI 1ER JANVIER

Dry January ou janvier sec (et on ne parle pas de météo)

Le début d'année rime souvent avec bonnes résolutions… qui restent parfois au stade de bonnes intentions. Et si on copiait nos voisins d'outre-Manche pour s'essayer à un mois sans alcool?

DE QUOI S'AGIT-IL?

Depuis plusieurs années déjà, une campagne de santé publique en Grande-Bretagne incite la population à un *dry January*, un janvier sobre. Le principe? Ne pas consommer une seule goutte d'alcool pendant trente jours. C'est un franc succès puisque 4,2 millions de Britanniques s'étaient prêtés au jeu en 2020.

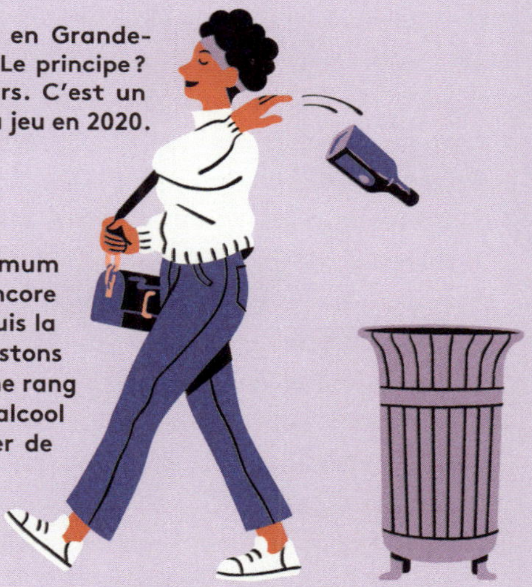

POURQUOI C'EST IMPORTANT D'EN PARLER?

Comme le rappelle Santé publique France, «l'alcool c'est maximum 2 verres par jour, et pas tous les jours». Or, en France on en est encore loin. Certes, notre consommation est en constante diminution depuis la fin des années 1960 (on boit notamment moins de vin), mais nous restons tout de même parmi les plus gros consommateurs en Europe (sixième rang parmi les 34 pays développés qui forment l'OCDE) avec 11,7 litres d'alcool pur par habitant de 15 ans et plus en 2017! Et sans vous abreuver de chiffres (passons sur le nombre de morts dus à l'alcool, cancer, cirrhose, etc.), on estime que près d'un quart des 18-75 ans dépassaient les repères conseillés. De quoi faire réfléchir non?

ET VOUS DANS TOUT ÇA?

Et bien encore une fois, prenons exemple sur nos voisins. Les résultats du défi *dry January* sont intéressants. Des scientifiques ont suivi quelque 800 participants. Six mois plus tard, ils (et elles) reconnaissaient avoir trouvé plusieurs bénéfices à ce mois «sec» :

- un sentiment d'accomplissement personnel (ça fait toujours du bien au moral);
- des économies (l'alcool, ça coûte cher);
- un meilleur sommeil (l'alcool est l'ennemi de nos nuits);
- une perte de poids (une pinte de bière, c'est 180 calories);
- mais surtout, l'expérience leur a permis de réduire leur consommation sur le long terme et de revoir leur relation à l'alcool, et ce même pour ceux qui n'ont pas tenu tout le mois.

Au pays du *binge drinking* du vendredi soir qui consiste à boire beaucoup et vite, le mois sec est un vrai progrès. Espérons qu'à l'instar du mois sans tabac en France, il s'installe dans nos mœurs. Et peu importe que le mois de janvier soit déjà entamé, vous pouvez commencer dès maintenant. Réduire sa consommation, réfléchir aux verres dont on peut se passer, c'est déjà une bonne partie du chemin parcouru.

Plus d'infos

dryjanuary.fr

DIMANCHE 2 JANVIER

Fatigue : quand notre moteur « nous lâche »

Notre organisme est comme une voiture : si on n'en prend pas soin, qu'on le « pousse trop », qu'on ne lui fournit pas du carburant de qualité, qu'on ne fait jamais ni les niveaux ni l'entretien... il y a peu de chances qu'il garde des performances de bolide et ne nous fasse pas un jour « le coup de la panne » !

On commence donc par se pencher sur ce qui cloche et par pister nos erreurs… pour les corriger avant la sortie de route ! Car si être « crevé » est un phénomène bien courant, nous en sommes souvent responsables, par notre hygiène de vie : trop d'écrans, de travail, de nuits courtes, pas assez de sport, une alimentation désordonnée ou industrielle…

Parfois aussi, la fatigue s'installe insidieusement : quotidien surchargé, excès de tâches, changements hormonaux, stress chronique… nous ne nous ménageons pas et nos réserves d'énergie s'épuisent.

Il faut faire le point, repérer ses manques (ou ses abus !), ses « points faibles énergétiques », et les changer pour récupérer, avec de vraies règles de bonne conduite pour chouchouter voire optimiser son moteur !

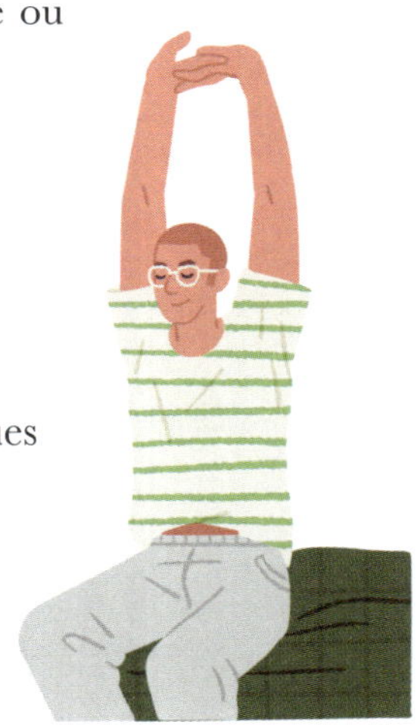

On regarde ça de près

Fatigue physique ou mentale ?

Les deux sont souvent liées : la fatigue physique prolongée a des répercussions sur le psychisme (on se démotive, s'inquiète, culpabilise...) et, inversement, quand on a le moral à plat, nos performances physiques en pâtissent ! C'est parfois un imbroglio qu'il faut démêler en se posant les bonnes questions, car dans tous les cas, rien n'oblige à « vivre avec » !

LE CONSEIL DU JOUR

Chaud + froid = un vrai coup de fouet !

Réveil difficile ? On prend une douche… écossaise ! Les alternances de chaud et de froid stimulent la circulation sanguine, réactivent le corps et ses fonctions vitales et font remonter la température interne, signal physiologique de réveil pour l'organisme. Si l'idée du froid vous répugne, on commence par se doucher à l'eau tiède ou pas trop chaude, et on termine à l'eau de plus en plus froide de la plante des pieds jusqu'aux épaules. On s'habitue vite et surtout, on déborde d'énergie dès le matin !

IL VAUT MIEUX LE SAVOIR

SIMPLE FATIGUE OU ASTHÉNIE ?

LES MÉDECINS UTILISENT PARFOIS LE TERME D'ASTHÉNIE.
IL CORRESPOND À UNE FATIGUE CONSIDÉRÉE COMME « ANORMALE », C'EST-À-DIRE QUI NE DISPARAÎT PAS APRÈS UNE GROSSE NUIT OU UN BON WEEK-END DE REPOS ET S'INSTALLE DURABLEMENT.

On mange quoi aujourd'hui ?

LE CONSEIL DU JOUR

Boire plus

Un défaut d'hydratation même mineur réduit nos performances : 2 % de déficit les font chuter de… 20 % ! Mais pris dans le feu de nos journées, on oublie souvent de boire, alors qu'il faut atteindre 1,5 litre par jour (avec des urines claires en journée). Tendance à zapper ? On investit dans une bouteille thermos à transporter avec soi, et on s'oblige à boire avant même d'avoir soif, signe qu'on est déjà en manque !

6 %

C'est le pourcentage de Français se sentant d'attaque le matin… et 64 % appuient sur le rappel de leur réveil pour gagner encore cinq minutes. Et vous ?

(Opinion Matters pour Withings, 2014)

Petit déjeuner	Déjeuner	Dîner
Thé vert, porridge (flocons d'avoine, lait ou boisson végétale, copeaux de noix coco, noix de pécan, raisins secs, vanille, germes de blé), 1 banane.	Avocat aux crevettes, quinoa avec courgettes et fèves (surgelées) sautées à l'huile d'olive, ½ pamplemousse.	Croquettes de patate douce, salade de mâche (ou pousses d'épinards) avec lamelles de parmesan, pomme cuite à la cannelle.

La recette punchy du jour : croquettes de patate douce

Pour 2 personnes : Peler une patate douce, la couper en morceaux et la cuire dans de l'eau bouillante avec un demi-bouillon cube jusqu'à ce qu'elle soit tendre. Égoutter et écraser à la fourchette, en liant avec 70 ml de lait chaud (ou boisson végétale). Ajouter 1 c. à c. d'huile de coco, 1 c. à c. de cannelle, 2 pointes de couteau de muscade en poudre et 1 c. à s. de sirop d'érable (ou d'agave). Façonner en petites boulettes plates et cuire à la poêle dans de l'huile de coco. Saupoudrer de coriandre avant de servir. Une bonne dose de vitamines du groupe B pour soutenir le moral !

L'aliment pleine forme : l'avocat, le bon gras antifatigue

Doux et onctueux, c'est une mine de vitamines du groupe B, dont la vitamine B9 essentielle à l'équilibre des humeurs et des émotions. En prime, il apporte du magnésium antifatigue et antistress. À adopter au moins 2 fois par semaine !

ÇA, C'EST PAS GOOD !

LA FATIGUE : UN RISQUE AU VOLANT

Un tiers des accidents mortels sur l'autoroute commencent par un bâillement… et sont liés à une fatigue excessive, entraînant de la somnolence au volant. Une imprudence hélas courante, mais qui se paie parfois cash.

MARDI 4 JANVIER

Cet hiver
qui nous pèse…

Vous avez l'impression d'être «à plat», et même d'être morose pendant les mois gris?

Vous vous réfugiez sous la couette, mangez plus que d'ordinaire (y compris du sucré) et avez tendance à prendre du poids? Vous souffrez peut-être de ce «blues de l'hiver», ou dépression saisonnière, qui toucherait 15 à 25 % de la population, surtout les femmes (3 à 4 fois plus que les hommes), et disparaît au retour des beaux jours.

Le responsable : le manque de lumière naturelle qui influe sur la sécrétion de mélatonine (un neurotransmetteur) et met alors le corps en mode hibernation. Nuits longues et journées courtes suffisent à impacter les personnes très sensibles à la luminosité, surtout celles qui travaillent à l'intérieur (pas toujours près d'une fenêtre), partent tôt le matin et rentrent à la nuit tombée.

S'il n'y a pas de solution miracle, on commence par s'obliger à marcher dehors le matin ou à l'heure du déjeuner afin de s'exposer à la lumière au moment où elle est la plus forte. Si le problème est important, on peut opter pour des lampes de luminothérapie, mais aussi une consultation avec un psychothérapeute, véritable aide pour mieux affronter la mauvaise saison.

LE CONSEIL DU JOUR

L'appli qui sauve

L'appli «Stopblues» (ou le site stopblues.fr) a été conçue par des chercheurs de l'INSERM et elle est financée intégralement par des fonds publics. Explications, vidéos, quizz, conseils, astuces, mais aussi vrai plan de soutien : elle se veut une aide pointue pour tous ceux dont le moral s'écroule. N'hésitez pas, sans attendre d'aller vraiment mal!

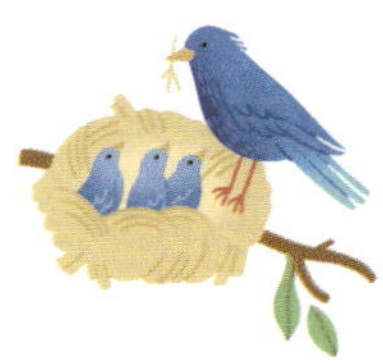

1/5

C'est la proportion de personnes qui pourraient être touchées au cours de leur vie par la «vraie» dépression.

Une traversée du tunnel plus durable que la déprime hivernale et bien plus lourde, qui occasionne une fatigue plombante et nécessite de consulter sans honte.

Le coup de pouce naturel

Cap sur la D

Non seulement la vitamine D entretient le système osseux et participe à l'immunité, mais en prime, elle soutient le moral, tout particulièrement pendant les mois d'hiver. Si vous n'avez pas commencé de «cure», c'est le moment! Prenez-en chaque jour (1000 IU), en gouttes, jusqu'au printemps, vous sentirez vite la différence!

On mange quoi aujourd'hui ?

Petit déjeuner

Thé vert, cake aux flocons d'avoine, 1 yaourt nature, kiwi.

Déjeuner

Radis avec houmous et graines germées, filet de poulet grillé au citron, gratin de blettes, compote sans sucre.

Dîner

Riz sauté au safran, noix de cajou, courgettes et champignons, poire au chocolat.

La recette punchy du jour : cake aux flocons d'avoine

Pour 4 personnes : Mélanger 150 g de farine, 50 g de flocons d'avoine, 80 g de noisettes en poudre, 60 g de sucre et 1 sachet de levure. Ajouter 3 œufs, 1 yaourt nature, 100 g de beurre fondu, les zestes de 2 oranges bio et 1 poignée de noix de pécan. Verser dans un moule et cuire 45 minutes à 180 °C. Démouler. Chauffer le jus des oranges, ajouter 2 c. à s. de miel, laisser fondre et arroser le gâteau chaud. Un gâteau énergétique pour éviter les coups de pompe.

L'aliment pleine forme : le chocolat, plaisir et énergie !

Très riche en magnésium (qui lutte contre fatigue et stress), il contient des substances psychoactives comme le tryptophane qui améliore l'humeur, la caféine et la théobromine qui augmentent la concentration. On le choisit idéalement noir et on le déguste avec modération chaque jour si on veut !

Le coup de pouce naturel

L'huile essentielle de menthe poivrée

Elle stimule les performances physiques et intellectuelles. Idéale en cas de coup de pompe. Nul besoin de l'avaler : la renifler au flacon suffit, 3 ou 4 fois par jour sans problème*. Un joker efficace à garder près de soi !

* Contre-indiquée chez la femme enceinte ou allaitante, l'enfant de moins de 7 ans et les personnes asthmatiques ou épileptiques.

LE CONSEIL DU JOUR

Des projets pour se motiver

Même s'il semble difficile de faire des projets quand on se sent exténué, s'y obliger donne des objectifs positifs et motive. Organiser un moment avec des amis, commencer ses recherches pour les vacances, s'inscrire à une formation : ces repères pour l'avenir (à court, moyen et long terme) redonnent du tonus. Alors, on fait quoi ?

LE COACHING DE **Dr. Good !**

Un réveil sans violence…

Encore couché, on s'accorde cinq minutes pour s'étirer de tout son long (en poussant les orteils vers l'avant), faire quelques respirations profondes, les yeux fermés. On s'assoit pour faire des rotations lentes et douces des poignets, puis de la tête, du buste, enfin on étire les bras vers le ciel, mains jointes et épaules basses avant de les écarter sur le côté… et hop, debout, on s'est réchauffé et assoupli !

JEUDI 6 JANVIER

LE CONSEIL DU JOUR

Pas de grasse mat' !

La grasse matinée du week-end est une fausse bonne idée : si elle permet de récupérer une ou deux heures de sommeil, elle perturbe l'horloge biologique. On risque d'avoir du mal à dormir la nuit suivante, plus encore si on en a profité pour veiller tard ! On lui préfère la sieste courte (vingt minutes environ) qui permet de retrouver de l'énergie.

STOP AUX IDÉES REÇUES

MOI, JE N'AI PAS BESOIN DE BEAUCOUP DORMIR !

En êtes-vous certain ? Ceux qu'on appelle les « courts dormeurs » (qui se satisfont pleinement de moins de six heures par nuit) ne représentent que... 5 % de la population. Par contre, 15 % ont besoin de plus de neuf heures. Pour connaître ses besoins physiologiques, pendant quelques jours de vacances, on se couche dès qu'on en ressent le besoin, et on se lève au réveil spontané. On note les horaires... et on fait le calcul. Parfois étonnant !

Ce cruel manque de sommeil...

6 h 41 par nuit : c'est la durée moyenne de sommeil des Français en semaine. Soit une heure de moins qu'il y a trente ans, ce qui explique que nous vivons dans ce que les spécialistes appellent « une dette de sommeil » qui nuit à notre énergie et notre résistance, tant physiques que mentales.

En effet, c'est pendant le sommeil dit lent et profond qu'une région du cerveau, l'hypophyse, produit l'hormone de croissance (somatotropine), qui participe à l'entretien et la réparation du corps : elle préserve la masse musculaire, les os et cartilages, l'énergie physique, la libido. Pour résumer, elle aide à rester en forme et un manque nous fatigue ! De bonnes nuits permettent aussi de conserver de bonnes défenses immunitaires et d'entretenir nos fonctions intellectuelles : c'est quand nous dormons que le cerveau stocke les informations dans son disque dur de mémoire ! Notre attention, notre concentration et notre humeur sont également dépendantes du sommeil... Bref, couchons-nous plus tôt !

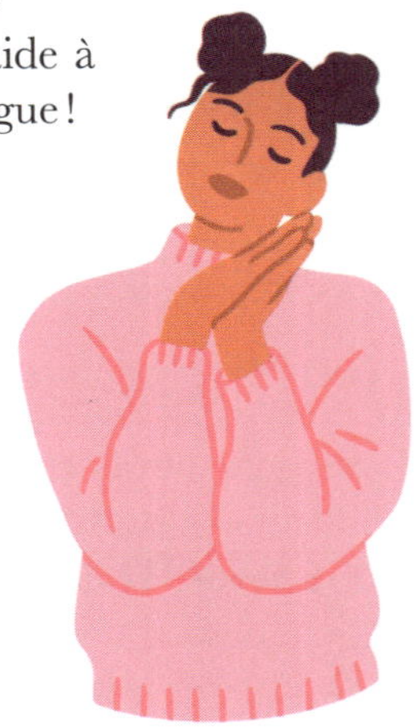

IL VAUT MIEUX LE SAVOIR

STRESS ET MANQUE DE SOMMEIL

DORMIR TROP PEU, C'EST AUSSI RÉDUIRE SA RÉSISTANCE AU STRESS. LES PETITS OU MAUVAIS DORMEURS PRÉSENTENT UN TAUX DE CORTISOL (HORMONE DU STRESS) PLUS ÉLEVÉ, Y COMPRIS LA NUIT : RÉACTIONS AU QUART DE TOUR, INQUIÉTUDE, IRRITABILITÉ... UN CERCLE VICIEUX PEUT AUSSI S'INSTALLER, CAR ON A SOUVENT DU MAL À S'ENDORMIR, ET ON PEUT SOUFFRIR D'INSOMNIES.

LE CONSEIL DU JOUR

Ne pas en faire trop !

La « précrastination » est une tendance à vouloir tout faire tout de suite, quitte à se précipiter, pour se sentir performant… parfois, au détriment de notre tonus et efficacité. Surtout en période chargée, on doit savoir distinguer l'important et l'urgent du reste qui peut attendre. Et laisser tomber ce superflu sans culpabilité !

On mange quoi aujourd'hui ?

Petit déjeuner	Déjeuner	Dîner
Thé vert, smoothie bowl multicolore, pain complet beurré.	Salade de carottes râpées, betterave et maïs, escalope de veau aux champignons, purée de châtaignes à la vanille.	Velouté au céleri-rave, tartine de pain de campagne avec tapenade, jambon et fromage râpé, salade d'endives, pomme.

La recette punchy du jour : smoothie bowl multicolore

Pour 1 personne : Dans un blender, mixer 125 g de yaourt avec ½ banane et une tasse de cassis surgelé. Verser dans un bol, décorer avec l'autre ½ banane, 1 kiwi en morceaux et quelques quartiers de clémentine (ou pamplemousse rose). Parsemer d'amandes concassées et de copeaux de noix de coco. Pour faire le plein de vitamines en un seul bol !

L'aliment pleine forme : la betterave rouge, une futée pour le tonus

Des études ont démontré son effet bénéfique sur les performances sportives, car ses nitrates élargissent les vaisseaux sanguins, aident les muscles à consommer moins d'oxygène et à être plus efficaces. En prime, ses pigments (lutéine et zéaxanthine) prennent soin des yeux fatigués.
À déguster 1 à 2 fois par semaine.

LE COACHING DE **Dr. Good !**

Bain délassant

Le soir, on évite le bain trop chaud, car s'il détend les muscles, il remonte aussi la température corporelle, signal de réveil pour l'organisme. Alors, pas plus de 37 °C ! Versez-y (dans un produit neutre ou 1 c. à s. de lait écrémé en poudre) 8 à 10 gouttes d'huile essentielle de lavande ou d'orange douce et on barbote quinze minutes yeux fermés. Détente garantie !

DITES-MOI DR. GOOD ?

Quelle dose de café ne pas dépasser ?

Fatigué, on enchaîne les tasses : la caféine dope l'attention et la vigilance et nous tient éveillé. Mais si on abuse, on risque le mal de ventre, la tachycardie, l'irritabilité… et on peut avoir du mal à s'endormir (il agit pendant six heures). Donc non au café de 17 heures et on stoppe à 3 tasses maximum par jour d'arabica (moins riche en caféine que le robusta).

SAMEDI 8 JANVIER

Repérer
le surmenage

S'il peut être nécessaire lors de périodes intenses, le surmenage devient parfois un «mode de vie» dangereux! Car à vivre le pied enfoncé sur la pédale d'accélérateur de l'organisme, on risque de déraper et perdre le contrôle de son précieux véhicule. Quels signes d'alerte?

- D'une part, un état de tension et d'agitation permanent : toute l'énergie est mobilisée non-stop, même quand cela ne se justifie pas, comme un moteur emballé qui ne parviendrait plus à ralentir.
- Puis la fatigue qui, masquée au début, s'intensifie jusqu'à ce que tout demande un effort surhumain.
- Des signes de «batterie à plat» qui doivent déclencher l'alerte avant de nuire à la santé physique, mais aussi mentale, car les nerfs s'épuisent.

Une prise de conscience s'impose pour ralentir et revenir à un rythme de vie acceptable et préserver son capital : on allège ses tâches (même s'il faut renoncer à certaines activités), on revoit ses priorités, et on fait de vraies pauses… bref, on passe en «mode éco» pour éviter le crash!

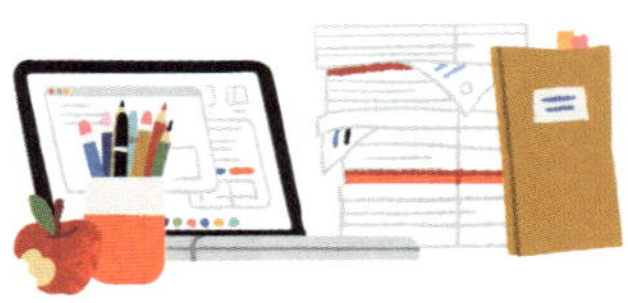

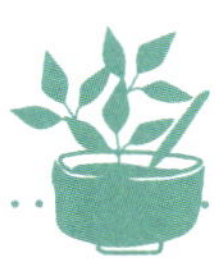

Le coup de pouce naturel

Vive le ginseng!

L'effet tonique de cette plante sans caféine a été cliniquement établi par l'OMS pour améliorer les capacités physiques et intellectuelles en cas de fatigue ou d'épuisement! On choisit le ginseng rouge coréen, extrait de racines anciennes (plus de 4 ans, c'est généralement précisé) pour garantir une forte concentration en principes actifs, et on en prend 500 mg/jour chaque matin pendant un mois.

LE CONSEIL DU JOUR

Une RTT pour soi

Ces journées de récup' ne doivent pas être passées uniquement à rattraper les tâches ménagères ou administratives en retard! Au moins une fois sur deux, on s'offre une journée off *pour soi et on se fait plaisir : promenade, ciné en solo, lecture… On en profite sans culpabiliser, car on sera plus serein et moins fatigué.*

LE COACHING DE Dr. Good!

Surmonter le coup de barre

On récupère en 2 temps 3 mouvements en fermant les yeux, et en se laissant dériver quelques minutes (dans le bus, sur le canapé, ou dans les toilettes du bureau), sans penser à rien… L'astuce pour ne pas s'endormir pour de bon? Garder son trousseau de clefs en main : quand il tombe parce qu'on s'écroule, le bruit nous réveille… et c'est reparti! Une sieste flash revigorante qu'on peut répéter dès qu'on en a besoin.

DIMANCHE 9 JANVIER

On mange quoi aujourd'hui ?

Petit déjeuner	Déjeuner	Dîner
Thé vert, 2-3 tartines de pain complet avec purée d'oléagineux, 1 yaourt nature, 1 poire.	Quiche aux courgettes et chèvre, salade verte, ½ mangue.	Lasagnes de la mer, compote pomme-orange-clémentine à la cannelle.

La recette punchy du jour : lasagnes de la mer

Pour 4 personnes : Émincer 3 blancs de poireaux, les faire revenir dans 1 c. à s. d'huile d'olive. Émincer 400 g de champignons de Paris, les faire suer, puis ajouter 4 poignées de pousses d'épinards. Dans une casserole, délayer 1 c. à s. de Maïzena dans 30 cl de lait, épaissir à feu doux en remuant. Couper 300 g de saumon cru en petits dés.
Dans un plat, monter les lasagnes. Couvrir de béchamel, saupoudrer de parmesan et chapelure, déposer des miettes de beurre, cuire à four chaud (200 °C) 40 minutes.

L'aliment pleine forme : le thé vert, pour mieux performer

Il réveille les facultés mentales et intellectuelles. Des études sur des sportifs de haut niveau ont montré un effet «booster» sur leurs performances, mais aussi leurs capacités de récupération après l'effort. À choisir idéalement bio, et déguster 3-4 tasses par jour.

Le coup de pouce naturel

Formidable gelée royale

Vitamines du groupe B qui participent à l'équilibre du système nerveux, oligoéléments… c'est un nectar vitalisant. Des expériences ont montré ses bienfaits chez les seniors avec des effets toniques et euphorisants pour soutenir le moral. À choisir fraîche, à raison de 1 g/jour (à jeun le matin), pendant un mois.

LE CONSEIL DU JOUR

Freiner l'alcool

Certes, il requinque et détend. Mais ce faux ami perturbe et fragmente le sommeil : on est alors plus stressé, anxieux et fatigué le lendemain. On s'autorise un unique verre de (bon) vin rouge maximum, et pas tous les jours.

LE COACHING DE Dr. Good !

Faire venir le sommeil

Allongé dans le lit, écartez les jambes puis pliez-les pour ramener vos pieds joints face au pubis. Les jambes forment un losange assez grand pour que ce soit confortable : c'est, en yoga, la position dite du papillon. Écartez légèrement les bras paumes vers le ciel, fermez les yeux et respirez doucement 5 à 6 minutes en laissant votre souffle devenir de plus en plus lourd et paisible.

Quand le stress nous épuise

Un Français sur deux se considère comme assez ou très stressé, surtout les femmes (68 % contre 38 % des hommes). Le travail est le motif le plus courant, suivi par les soucis financiers et la vie personnelle.

Le stress, s'il est normal et positif à petites doses, devient néfaste quand il s'intensifie ou se prolonge, avec des impacts dévastateurs sur l'état de forme et d'énergie :

- troubles du sommeil qui empêchent la récupération et aggravent la fatigue ;
- tensions musculaires et douleurs de dos ou troubles digestifs qui laminent corps et moral ;
- performances intellectuelles réduites ;
- respiration courte et superficielle (d'où une mauvaise oxygénation).

Si on ne peut pas toujours le supprimer, on peut apprendre à lui résister. Alimentation, sommeil, activité sportive voire méditation et cohérence cardiaque : on dispose de vrais outils pour rendre l'organisme plus résistant !

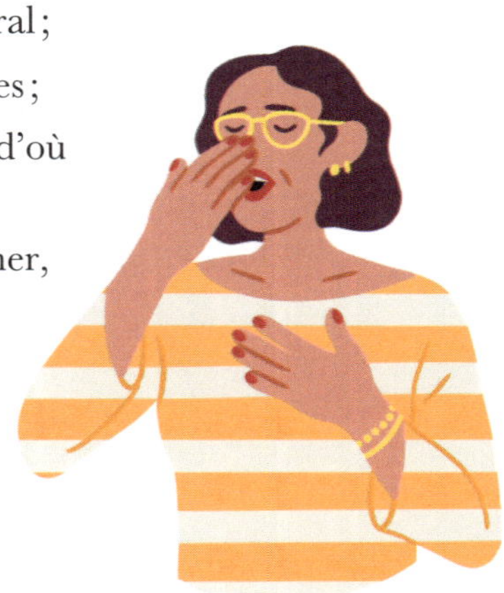

LE CONSEIL DU JOUR

Gagner en efficacité

Notre cerveau est monotâche : tout stimulus extérieur le distrait, ce qui fait chuter illico la concentration (qui peut mettre un quart d'heure avant de redevenir optimale). Mails, appels téléphoniques doivent être mis en stand-by quand on doit travailler intensément. On définit des plages horaires dédiées (entre deux dossiers par exemple) pour les consulter et y répondre. Le reste du temps, on coupe !

62 %

C'est le pourcentage de salariés stressés par le manque de temps au travail. Puis parmi les motifs de stress cités viennent le manque d'autonomie, la non-participation aux décisions, des objectifs difficiles à atteindre, un travail dans lequel on ne se sent pas utile et qui ne donne pas une bonne image de soi, le manque de soutien moral et enfin la mauvaise ambiance au travail.

IL VAUT MIEUX LE SAVOIR

LES RAVAGES DU BRUIT

AU TRAVAIL, 6 SALARIÉS SUR 10 SONT PERTURBÉS PAR LE BRUIT ET 72 % ESTIMENT QUE LA QUALITÉ DE LEUR TRAVAIL EN PÂTIT, NOTAMMENT EN TERMES DE CONCENTRATION. MAIS À LA MAISON ÉGALEMENT, LE BRUIT NOUS USE ET NOUS FATIGUE : IL NUIT À LA QUALITÉ DU SOMMEIL (C'EST LE PREMIER FACTEUR DE RÉVEIL POUR 60 % DES FRANÇAIS), IL INDUIT STRESS, NERVOSITÉ, IRRITABILITÉ. LA SOLUTION ? DE VRAIES PLAGES DE SILENCE REPOSANTES : COUPER LA MUSIQUE (OU LA TÉLÉ), PORTER UN CASQUE ANTIBRUIT OU DES BOUCHONS D'OREILLES POUR FAIRE UNE PAUSE RÉPARATRICE. CELA AIDE AUSSI À SE CALMER SI ON EST ÉNERVÉ.

On mange quoi aujourd'hui ?

Petit déjeuner	Déjeuner	Dîner
Thé vert, gâteau de semoule aux raisins, jus de 2 oranges avec un morceau de gingembre.	Radis et guacamole, pintade avec chou vert, pommes de terre et carottes, yaourt nature.	Soupe minestrone avec pâtes, parmesan et basilic, 2 tranches de jambon cru, panna cotta coco-kiwi.

La recette punchy du jour : panna cotta coco-kiwi

Pour 4 personnes : Peler 4 kiwis, les couper en tranches épaisses. Mettre 3 feuilles de gélatine à ramollir dans de l'eau froide. Verser dans une casserole 50 cl de crème fraîche liquide + 25 cl de lait de coco + 80 g de sucre. Chauffer jusqu'à ébullition, laisser bouillir 2 minutes. Hors du feu, ajouter les feuilles de gélatine essorées et remuer. Dans 4 verrines, disposer face contre verre les tranches de kiwis. Ajouter la crème chaude. Laisser refroidir puis placer 6 heures au réfrigérateur. Servir les crèmes parsemées de noix de coco râpée et graines de grenade.

L'aliment pleine forme : gingembre, une racine pleine de tonus

Stimulant, ce rhizome piquant réveille et est idéal en cas de baisse de forme ou de convalescence. En médecine chinoise, il est réputé pour réchauffer les glandes surrénales, qui sont au cœur du processus énergétique et fabriquent du cortisol impliqué dans la forme. À consommer frais !

On regarde ça de près

Mononucléose : les adultes aussi !

Si, chez l'ado, on suspecte souvent cette maladie virale en cas de fatigue intense et durable, la « maladie du baiser » (car elle se transmet par la salive) touche aussi l'adulte et il ne faut pas écarter cette explication ! Des couverts souillés à la cantine peuvent être responsables… Une analyse sanguine permettra d'en savoir plus.

LE CONSEIL DU JOUR

Tamiser la lumière en soirée

La réduire peu à peu prépare le corps au sommeil : on éteint les lumières violentes et on privilégie celles douces et plutôt orangées, qui facilitent la détente et l'endormissement.

ÇA, C'EST GOOD !

RIRE FAIT DU BIEN !

Rire améliore la circulation sanguine et l'oxygénation du sang, déclenche des endorphines bienfaisantes, réduit le taux de cortisol, favorise la détente musculaire : idéal pour se sentir mieux. Films comiques ou sketchs, jeux de mots ou de société, on a le choix !

Ces périodes délicates…

Certaines étapes dans la vie sont particulièrement génératrices de fatigue. Le savoir, c'est pouvoir rebondir et (re)trouver son rythme de croisière.

- C'est le cas notamment à l'arrivée d'un bébé, période délicate à gérer sur le plan organisationnel, alors que le corps est épuisé par la grossesse, mais aussi par les bouleversements hormonaux et les nuits trop courtes.
- La cinquantaine chez la femme est également une étape charnière, avec l'arrivée de la ménopause ce sont les œstrogènes, en chute libre, qui réduisent l'énergie et entraînent de véritables montagnes russes émotionnelles.
- À la soixantaine c'est l'arrivée à la retraite qui parfois, au lieu d'une libération qui redonne envie et tonus, peut déboussoler, et entraîner une forte fatigue mentale.
- Enfin, toute maladie chronique ou lourde, toute intervention chirurgicale importante peut être suivie d'une période de convalescence plus longue que prévu : le corps a été mis à rude épreuve, le moral également.

Dans tous les cas, il faut se donner le temps de récupérer peu à peu, garder courage et motivation.

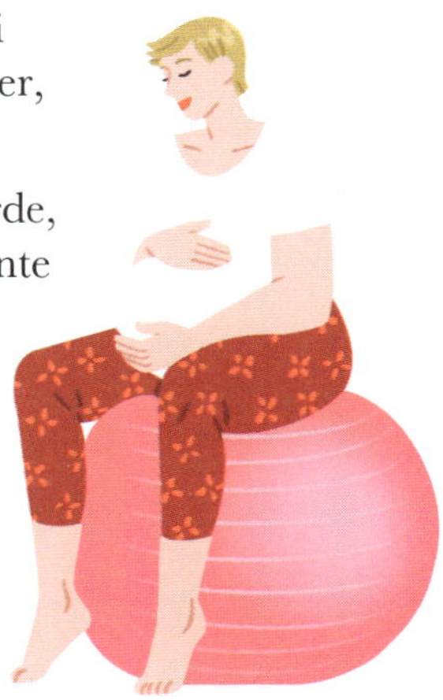

LE COACHING DE **Dr. Good !**

Soulager ses cervicales

On les libère de leurs tensions en penchant la tête vers l'avant et en posant le bout des 10 doigts en crochets derrière la nuque, coudes vers l'avant. Puis, tout en relevant doucement la tête, écarter lentement les mains en appuyant fortement des doigts sur tous les muscles, comme pour les « racler ». Répéter 3 à 5 fois.

LE CONSEIL DU JOUR

Stop au perfectionnisme

Maison impeccable, travail soigné, vêtements repassés, dîners équilibrés… et si, dans notre quotidien, on se mettait la pression, et que, juste, on en « faisait trop » ? Comment (et sur quoi) lâcher du lest ? Il ne s'agit pas de tout laisser à vau-l'eau, mais d'arrêter les fausses obligations qui nous épuisent. On essaie, pour voir ?

IL VAUT MIEUX LE SAVOIR

UN SOMMEIL TRANSFORMÉ

AVEC L'ÂGE, LE SOMMEIL CHANGE, IL DEVIENT MOINS PROFOND ET SE FRAGMENTE : LES RÉVEILS SONT PLUS FRÉQUENTS ET PLUS LONGS, CELUI DU MATIN, PLUS PRÉCOCE. RIEN D'ANORMAL, IL N'Y A PAS LIEU DE S'INQUIÉTER TANT QU'ON NE SOUFFRE PAS DE TROUBLES OU DE FATIGUE EN JOURNÉE. ET ON N'HÉSITE PAS À FAIRE UNE (COURTE) SIESTE SI BESOIN !

On mange quoi aujourd'hui ?

Petit déjeuner	Déjeuner	Dîner
Thé vert, brioche, yaourt nature avec miel et noix, ½ pamplemousse.	Poulet rôti, gnocchis, haricots verts avec ail et persil, mousse au chocolat.	Soufflé au fromage, salade verte avec graines germées, rouleaux de printemps aux fruits.

La recette punchy du jour : rouleaux de printemps aux fruits

Couper en petits morceaux 1 banane, ½ mangue, 2 kiwis et parsemer de menthe fraîche (ou surgelée), mélanger. Poser sur un torchon humide une feuille de riz pour la ramollir, remplir le centre du mélange de fruits, replier les extrémités puis rouler. Recommencer avec 3 autres feuilles de riz. Servir les rouleaux coupés en deux, avec un coulis cassis-framboise (surgelé).

L'aliment pleine forme : les graines germées, mini, mais maxi punchy !

Petites et piquantes, elles sont hautement concentrées en vitamines (notamment la vitamine C), en minéraux (magnésium, potassium, calcium…) et en enzymes qui bichonnent le système digestif et augmentent la vitalité. On les choisit au rayon frais en barquette (ou mieux, on les fait pousser avec un germoir), et on les déguste crues en salade ou parsemées sur nos plats.

IL VAUT MIEUX LE SAVOIR

UN BOULOT MORTEL

LE *KAROSHI* EST UN DÉCÈS PAR ÉPUISEMENT LIÉ AU SURMENAGE AU TRAVAIL, PROVOQUANT CRISE CARDIAQUE, AVC OU SUICIDE. UN DRAME COURANT AU JAPON (15 000 PERSONNES PAR AN), PROVOQUÉ PAR PLUS DE 100 HEURES SUPPLÉMENTAIRES TRAVAILLÉES PAR MOIS.

LE CONSEIL DU JOUR

Stop au « râlage »

Pain trop cuit, bus en retard : les Français râlent 15 à 30 fois par jour ! Si cela semble libérateur, l'effet est pervers, nous posant en victime permanente et créant un climat intérieur qui consume énergie et moral. Et si on arrêtait d'exagérer les aléas quotidiens ?

LE COACHING DE Dr. Good !

Pep's express

On se réchauffe, réoxygène et stimule : pieds écartés de la largeur des hanches, genoux légèrement fléchis, on inspire en dirigeant les bras vers l'avant, en les écartant sur le côté, puis en les tendant vers le plafond. Enfin on expire très fortement en les baissant, ainsi que le buste, vers l'avant et le sol. 8 à 10 répétitions redynamisent instantanément : c'est reparti pour un tour !

VENDREDI 14 JANVIER

Femmes : un travail de l'ombre épuisant

LE CONSEIL DU JOUR

Mieux évaluer son timing

La sensation de toujours courir et d'être en retard vient souvent du fait qu'on évalue mal le temps nécessaire à chaque tâche : préparer le repas ne prend pas 15 minutes, mais 40, faire les courses au supermarché 1 h 30 et non 45 minutes (il faut décharger et ranger). Pendant une semaine, on s'équipe d'un chronomètre et d'un carnet pour noter le temps réel nécessaire à nos obligations quotidiennes ! Ainsi, quand on établira sa to-do list, *on aura des horaires plus réalistes, donc on courra moins…*

Fortement touchées par la fatigue, les femmes souffrent non seulement de ce qu'on nomme la « deuxième journée » pour les mères qui travaillent, mais aussi d'une charge mentale qui relève souvent de la surcharge…

Premières levées et dernières couchées (leur déficit de sommeil a été estimé à 341 heures par an, soit 20 % de plus que les hommes), présentes sur le front professionnel, mais aussi familial et conjugal, elles s'épuisent à vivre « sans répit ». En effet, c'est encore essentiellement sur elles que reposent les tâches ménagères et l'éducation des enfants, mais aussi la gestion et le bien-être du foyer : des « petits riens » qui, mis bout à bout, créent une tension cérébrale permanente, un devoir d'organisation, de mémorisation et d'anticipation qui s'ajoute au travail professionnel, ne permettant jamais de se reposer mentalement, week-end et vacances compris !

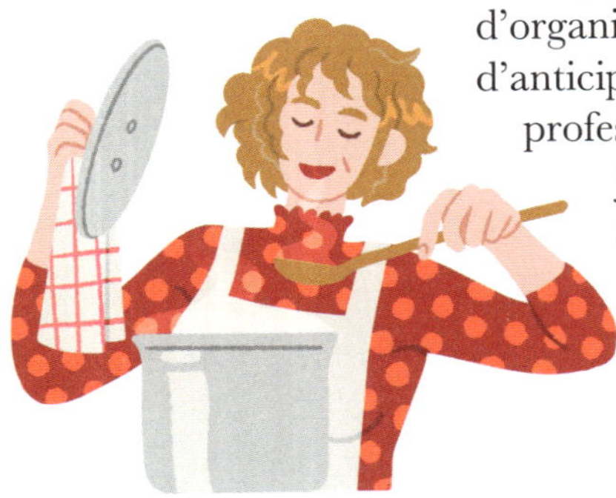

On regarde ça de près

Les dangers de la charge mentale

Les risques sur la santé sont ceux du surmenage : fatigue importante, difficultés de récupération, douleurs variées, nuits difficiles, hyper-réactivité émotionnelle (on est « à fleur de peau »), troubles anxieux, maladies de peau, maux de ventre, mais aussi risques cardio-vasculaires liés au stress chronique et risque de *burn-out*. D'autant qu'il a été établi que les femmes grignotent « spontanément » sur leur temps personnel (et bénéfique) de loisirs, sommeil, vie sociale et activités sportives pour réussir à tout mener de front.

3 h 26

C'est, selon l'INSEE, le temps passé chaque jour par les femmes à réaliser les tâches ménagères (ménage, cuisine, linge, courses et soins des enfants), contre… deux heures pour les hommes.

Au total, les femmes gèrent 71 % des tâches ménagères et 65 % des tâches parentales.

On mange quoi aujourd'hui ?

LE CONSEIL DU JOUR

Réduire le sucre

Fatigué, tendu, on a tendance à se « recharger » en grignotant du sucré, qui donne un coup de fouet. Mais c'est pour mieux nous assommer un peu plus tard, dès que le taux de sucre sanguin sera redescendu. Il faut briser ce cercle infernal, en supprimant les produits sucrés, surtout consommés isolément (soda de fin de journée, barre chocolatée de 10 heures), en les remplaçant par exemple par une banane ou une poignée d'amandes. Une « sugar détox » *utile pour l'énergie.*

Petit déjeuner	Déjeuner	Dîner
Thé vert, un bol de muesli sans sucre ajouté avec lait, 3 abricots secs, 1 poire, de la cannelle et des amandes concassées.	Betteraves « mimosa », une boîte de sardines à l'huile, 2 pommes de terre vapeur, 1 pomme.	Soupe de potiron et carotte, pâtes avec sauce tomate aux olives et parmesan, yaourt nature avec morceaux de poire et graines de grenade.

La recette punchy du jour : betteraves « mimosa »

Pour 1 personne : Couper en cubes une betterave rouge cuite. Faire durcir un œuf, le refroidir sous le robinet, l'écaler et le hacher grossièrement. Laver, sécher et ciseler une poignée de persil plat. Dans l'assiette, déposer les cubes de betterave, parsemer d'œuf, saupoudrer de persil, ajouter le jus d'un citron, 1 c. à s. d'huile d'olive, et de noix concassées. Une entrée simplissime pour faire le plein de vitamines et protéines.

L'aliment pleine forme : la grenade, une bombe !

Cette grosse baie contient de l'ellagitanine, un polyphénol que les bactéries intestinales utilisent pour fabriquer de l'urolithine A, qui entretient les capacités physiques et l'endurance de l'organisme. On en parsème ses plats sucrés ou salés, ou on en fait des jus acidulés.

STOP AUX IDÉES REÇUES

BAILLER RÉVEILLE

En réalité, cette irrépressible envie est une nécessité physiologique qui assurerait la régulation de la température du cerveau. Une façon « d'ouvrir la fenêtre » pour éviter la surchauffe de ses neurones, en quelque sorte !

LE COACHING DE Dr. Good !

Défatiguez vos yeux !

Sans bouger la tête, faites des cercles avec vos yeux (dans les 2 sens), puis enchaînez les mouvements visuels en diagonale, à l'horizontale, à la verticale, louchez… Répétez pendant 3-4 minutes (lors d'un trajet en bus ou métro par exemple), en début et fin de journée ou lors d'une pause devant l'ordi.

DIMANCHE 16 JANVIER

Je n'en peux plus
de mon travail !

Certes, il est normal qu'il nous fatigue, surtout si le rythme est intense. Mais parfois, il devient véritablement délétère… et cela peut expliquer un épuisement. Quand on a ainsi la sensation de subir plus que de choisir, il faut réagir.

- Au travail, on connaît désormais bien le *burn-out* (un épuisement généralisé qui « consume » la personne surinvestie dans son travail) : 18 % des salariés disent en avoir été victimes.
- Mais il existe aussi son opposé, le *bore-out* (qui traduit un ras-le-bol lié à l'ennui de celui qui manque de travail), tout aussi nocif.
- Plus récemment, on a vu apparaître le *brown-out*, un désinvestissement et une dégradation psychique provoqués par l'absurdité des tâches professionnelles, leur non-intérêt ou le non-respect de ses valeurs personnelles.

Trois vraies maladies psychologiques qui, bien que non reconnues comme professionnelles, exigent d'en parler avec le médecin du travail et de consulter son médecin traitant avant de sombrer pour de bon.

LE CONSEIL DU JOUR

Savoir dire non !

Annulation de congés, réunions à 19 heures, dossier urgent à terminer impérativement le week-end : on se laisse souvent envahir et on finit par travailler 7 jours sur 7, rentrer tard et vivre sous pression permanente, surtout si on nous prend par les sentiments (ou la culpabilité). Une solution ? Savoir dire non, poliment, mais fermement, sans s'embarrasser d'explications superflues ou complexes, ou de fausses excuses auquel notre interlocuteur s'empressera de trouver une parade.

6 minutes

C'est le temps qu'il faut au stress pour s'effondrer de 68 % quand on ouvre un livre : plus vite que la marche, la musique et… la télévision ! Ayons toujours un livre avec nous !

Le coup de pouce naturel

Antistress végétal

Débordé, tendu, grincheux, avec le moral qui flanche ? On mise sur la rhodiole (*Rhodiola Rosea*), plante adaptogène qui aide le corps à s'adapter au stress extérieur, stimule le système intellectuel et booste l'humeur. Son avantage ? Elle agit dès la première semaine : on prend en journée (matin et midi) 2 gélules dosées à 250 mg, pendant 3 semaines. On pourra même recommencer une seconde cure (après une semaine d'interruption).

On mange quoi aujourd'hui ?

Petit déjeuner
Thé vert, jus de carotte + orange + gingembre, pain complet beurré, yaourt nature avec mangue + 1 c. à s. de germes de blé.

Déjeuner
Chili con carne (haricots rouges, bœuf haché, tomates, poivrons), riz basmati, kiwi.

Dîner
Soupe à l'oseille, galettes vertes, salade verte avec noix, clémentines.

La recette punchy du jour : galettes vertes

Pour 2 personnes : Peler et râper 2 pommes de terre. Râper 2 courgettes. Mélanger et ajouter 2 poignées de petits pois (décongelés), 1 c. à s. de menthe ciselée et 100 g de féta émiettée. Lier avec 1 œuf et 10 cl de crème liquide, saler et poivrer. Façonner en galettes peu épaisses (1-2 cm) et cuire au four sur du papier sulfurisé à 190 °C 30 minutes en retournant à mi-cuisson. Idéal en famille, un mix de pomme de terre et verdure pour booster ses apports en vitamine C.

L'aliment pleine forme : le kiwi, vert et malin

Il contient juste ce qu'il faut de bons sucres et de fibres qui se gorgent d'eau et épaississent pour réguler la glycémie et éviter ses pics qui nous épuisent ! Il est aussi riche en vitamine C (3 fois plus que l'orange) et se digère bien.

LE COACHING DE **Dr. Good !**

De l'air pour se dynamiser

La respiration Kapalabhati, issue du yoga, donne un coup de fouet et facilite l'oxygénation cérébrale. On inspire profondément (5 secondes), puis on fait une dizaine (jusqu'à ce que les poumons soient vides) de petites, rapides et énergiques expirations par le nez comme si on voulait expulser une impureté logée dans ses narines. On continue pendant 2 à 3 minutes.

LE CONSEIL DU JOUR

Et si je manquais de fer ?

L'anémie épuise, et est courante en cas de règles abondantes. Les femmes ont tout intérêt à booster leurs apports en fer (viande rouge et abats, fruits de mer, légumineuses, à consommer en association avec des légumes verts, riches en vitamine C qui améliore son absorption). Pâleur et essoufflements s'ajoutent à la fatigue ? On fait une prise de sang !

ÇA, C'EST GOOD !

« RACONTE-MOI UNE HISTOIRE »

Parfois, on se sent trop épuisé pour lire… Optez pour le livre audio ! Ces histoires (des grands classiques aux romans les plus modernes) sont souvent lues par des comédiens célèbres et nous font passer d'agréables moments, nous évadent sans nous fatiguer ni céder à la facilité des écrans. Laissez-vous captiver et profitez de cette pause littéraire bien agréable !

MARDI 18 JANVIER

Cette « bonne fatigue »

LE CONSEIL DU JOUR

Adopter un ami

Augmentez votre activité physique en… adoptant un chien ! C'est le conseil de la Fédération française de cardiologie pour réduire la sédentarité à l'origine de maladies cardio-vasculaires, pour lutter contre l'isolement (qui augmente le risque de stress et de déprime), et pour augmenter sa sécrétion d'endorphines bienfaisantes pour le corps (détente) et l'esprit (bien-être) : parfait pour retrouver la forme !

L'activité physique régulière aide à réduire la fatigue. Avez-vous remarqué comme on se sent bien après une longue marche, une rando à vélo, une séance de natation ?

Bouger augmente la sécrétion d'endorphines antidouleur et relaxantes. Les muscles sont détendus, nous aussi : on améliore la qualité et la durée de son sommeil, pour mieux récupérer physiquement et nerveusement !

Le sport aide aussi à moins souffrir du dos (haut lieu de crispations musculaires, donc de douleurs fatigantes), et régularise le rythme cardiaque en entraînant le cœur (un muscle).

On améliore ses capacités respiratoires, donc son oxygénation, ce qui rend plus performant et endurant.

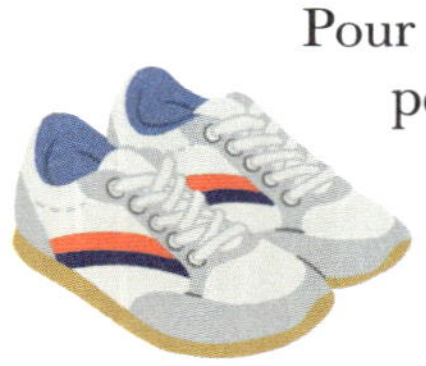

Pour l'esprit, le sport est un excellent exutoire, permettant d'évacuer les tensions, de moins cogiter et s'énerver. En prime, on libère de la dopamine, baptisée « hormone du bonheur » pour ses effets euphorisants garants d'une meilleure humeur et d'une meilleure forme !

LE COACHING DE **Dr. Good !**

Matin punchy

Fenêtre ouverte pour faire le plein d'air frais (s'il fait froid, on reste couvert), on respire à pleins poumons pendant quelques secondes, et on enchaîne avec une minute de footing sur place (on peut sautiller doucement), puis une minute de « boxe », en gardant les jambes souples et en envoyant 20 coups de poing dans le vide, en alternant les bras. On récupère une minute en respirant, et on recommence footing et boxe. Routine parfaite pour se réchauffer, stimuler ses muscles, et évacuer ses tensions.

STOP AUX IDÉES REÇUES

LES SPORTS INTENSES, C'EST MIEUX !

Non, les sports intenses ne sont pas forcément les meilleurs pour évacuer son stress, surtout s'ils nous challengent et nous mettent la pression. Des activités douces, mais prolongées sont aussi efficaces. Question de tempérament : choisissez ce qui vous plait pour être régulier, sans vous obliger à transpirer abondamment !

MERCREDI 19 JANVIER

On mange quoi aujourd'hui ?

Petit déjeuner	Déjeuner	Dîner
Thé vert, fromage blanc nature, muesli non sucré, 1 c. à s. d'amandes concassées et 1 c. à s. de germes de blé, 1 banane.	Salade façon Caesar, mousse au chocolat, clémentines.	Soupe de carotte et potiron, gratin de blettes au jambon et à la béchamel, compote de poire à la vanille.

La recette punchy du jour : salade façon Caesar

Pour 1 personne : Laver et sécher une poignée de salade romaine. Découper 1 blanc de poulet en lamelles et les paner (en les trempant dans la farine, puis un œuf battu, puis de la chapelure avant de les cuire dans une poêle chaude avec un peu d'huile). Dans une assiette, déposer la salade, 8 tomates cerises, 6 olives noires, ½ avocat tranché, les blancs de poulet panés, des lamelles de parmesan. Faire dorer 3 tranches de bacon et 1 c. à s. de graines de courge. Ajouter immédiatement et arroser de vinaigrette.

L'aliment pleine forme : ayez la banane !

C'est l'aliment rassasiant et anti-coup de pompe des sportifs, facile à digérer et antiacide, qui améliore la vitalité grâce à son magnésium et sa dopamine stimulante. En prime, elle est riche en vitamine B6 et tryptophane, qui améliorent l'humeur. On la choisit mûre, mais pas trop.

Le coup de pouce naturel

La chlorophylle

Ce concentré de vert détoxifie les organismes encrassés, et améliore l'oxygénation. À gagner, un vrai plus de vitalité ! On la choisit en poudre à diluer dans un verre d'eau (préférable aux capsules) et on fait une cure d'un mois (1 c. à c./jour).

LE CONSEIL DU JOUR

À tue-tête

Chanter à pleins poumons permet de faire circuler l'énergie, mieux oxygéner l'organisme, stimuler le transit, libérer le diaphragme et entraîner tout le système musculaire. Dans la voiture ou sous la douche, sur de la pop ou de la variété, lâchez-vous. En prime, chanter met en joie !

LE COACHING DE **Dr. Good !**

Point de tonus

Envie de piquer du nez ? Utilisez la digitopuncture (proche de l'acupuncture) en appuyant plusieurs fois pendant quelques secondes sur le point situé entre le sommet de la lèvre supérieure et la base du nez. Regain d'énergie assuré !

JEUDI 20 JANVIER

On mange quoi aujourd'hui ?

Petit déjeuner	Déjeuner	Dîner
Thé vert, yaourt nature avec myrtilles et amandes, 1 pain au lait.	Poireaux vinaigrette, pâtes aux courgettes et pesto d'avocat et persil, 1 pomme.	Soupe de châtaignes, salade d'endives avec noix concassées et 40 g de comté en cubes, 1 œuf poché (ou coque), compote pomme-orange-ananas.

La recette punchy du jour : **pesto d'avocat et persil**

Dans un blender, verser la chair de 2 avocats, ½ bouquet de persil plat, 1 poignée de feuilles de menthe, 50 g de pignons de pin et 30 g de féta. Mixer pour obtenir une pâte onctueuse. Ajouter le jus d'un citron entier et un peu de zeste (s'il est bio). Servir avec des pâtes et conserver au réfrigérateur.

L'aliment pleine forme : **la châtaigne, concentrée en tonus**

Toute simple, elle est un cocktail de fer, magnésium, potassium, cuivre, vitamines du groupe B et de bons sucres (essentiellement de l'amidon) digestes pour une énergie durable. On peut la consommer 1 à 2 fois par semaine, au naturel (on la trouve en bocaux ou surgelée), en purée ou sous forme de farine dans les gâteaux.

Le coup de pouce naturel

Tisane énergie (sans caféine)

Mélanger dans un bocal 50 g de feuilles de cassis, autant d'hibiscus, de sarriette et de menthe. Le matin, faire infuser 4 c. à c. de ce mélange dans 50 cl d'eau pendant 5 à 6 minutes, filtrer et stocker dans une bouteille thermos pour la boire en continu toute la matinée.

LE CONSEIL DU JOUR

Un déjeuner stimulant

Quand on déjeune lourd le midi, on digère mal et on a envie de dormir ! On limite le gras et les sauces, et on privilégie plutôt les protéines maigres qui tiennent éveillé (viandes type veau, filet mignon de porc, volaille ou poissons plutôt qu'entrecôte, travers de porc ou côtes d'agneau), avec des légumes et céréales (semoule, riz) au lieu des frites ou purée. Un fruit, zéro alcool, et on est rassasié, mais pas écroulé !

LE COACHING DE Dr. Good !

Chat antistress

À quatre pattes, creusez le dos en relevant la tête et en inspirant lentement et profondément. Puis arrondissez le dos en rentrant bien la tête tout en expirant. Répétez 10 fois, les yeux fermés, très lentement et de façon fluide. Idéal pour chasser le stress, éliminer les tensions et douleurs de dos.

Journée mondiale des câlins

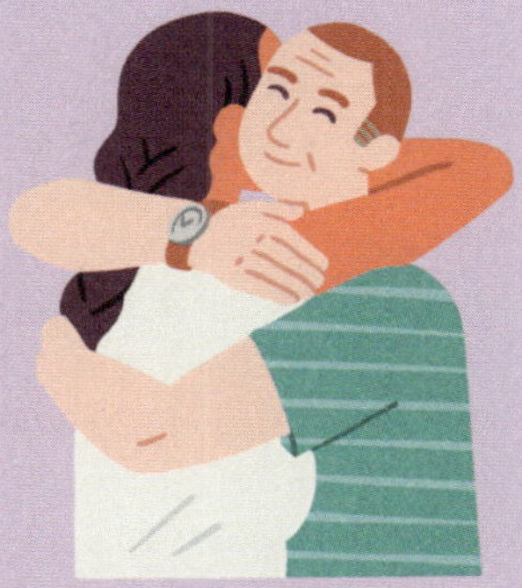

Les câlins, on n'en a jamais assez ! Ils nous calment, nous apaisent, nous rassurent, nous réconfortent… Il faut dire que la peau est l'interface entre le monde extérieur et notre «monde intérieur» : dès la naissance, nous avons besoin d'être touchés pour survivre !

POURQUOI C'EST IMPORTANT D'EN PARLER ?

Le toucher n'est pas qu'agréable : il est aussi bénéfique, voire indispensable, pour la santé tant physique que mentale. Dès la naissance, les nourrissons sont plus sereins et paisibles lorsqu'on les masse ou les caresse. L'adulte occidental lui, oublie trop souvent l'incroyable effet thérapeutique de ce contact corporel. Alors que le stress et les maux chroniques nous affectent de plus en plus, la peau compte plus de 700 000 terminaisons nerveuses, qui ne demandent qu'à être cajolées pour que la détente et le bien-être s'épanouissent et que le système nerveux s'apaise, améliorant ainsi le sommeil, les maux de dos ou la digestion.

DES EFFETS DÉMONTRÉS

Le toucher apporte un vrai moment de bonheur ! En cause, notamment, des neurotransmetteurs comme les endorphines aux vertus antalgiques, mais également l'ocytocine, qui joue un rôle essentiel dans le rapport à l'autre, procure du plaisir, de l'apaisement et de la confiance, mais aussi calme le rythme cardiaque et réduit la tension artérielle. Un effet puissant, qui va plus loin que le simple réconfort et peut agir en profondeur sur le corps et l'esprit !

OFFRONS DES CÂLINS !

Rien de sexuel dans le câlin : il est juste un moment partagé. Et aujourd'hui, même sans souhaiter en offrir à des inconnus (voir encadré), n'oublions pas toutes les personnes qui souffrent de ne pas être assez touchées : malades hospitalisés, personnes âgées et seules… Prendre dans les bras, caresser une main ou un bras, une joue : autant de petits gestes qui peuvent apporter un sourire. Avec les enfants et son compagnon également : à vivre ensemble, on oublie parfois ces moments de tendresse. Ne nous privons pas de leurs bienfaits, câlinons et faisons-nous câliner !

Câlins gratuits à volonté

Prendre quelqu'un dans ses bras, pour une étreinte amicale : le concept des câlins gratuits a vu le jour en 2004 dans un centre commercial à Sydney (Australie). Le phénomène est parti d'un homme seul, loin de chez lui… et a fait le tour de la planète avec un succès toujours croissant !

SAMEDI 22 JANVIER

LE CONSEIL DU JOUR

Focaliser sur ses progrès

On peut avoir l'impression d'avoir les pieds dans un bloc de béton… mais en vrai, on avance ! Noter chaque jour ses progrès aide à soutenir son moral et réaliser tout le chemin déjà parcouru : on a meilleure mine, un sommeil plus récupérateur, on se sent un peu plus reposé, on a été capable de retourner nager… Même si le chemin peut sembler long (surtout après une maladie), le baliser positivement, se focaliser sur le travail accompli améliore le moral !

LE COACHING DE **Dr. Good !**

Les intolérances, ça fatigue !

Si l'organisme supporte mal le lactose ou le gluten, il manifeste différents symptômes, dont la fatigue, et ce souvent dès le réveil. En effet, l'intolérance oblige le système immunitaire à un travail accru, permanent, d'où une fatigue chronique.

On mange quoi aujourd'hui ?

Petit déjeuner	Déjeuner	Dîner
Thé vert, jus de 2 clémentines + une orange + un morceau de gingembre frais, 3 tranches de pain d'épices, 1 yaourt nature.	Boudin noir grillé, haricots verts et fèves en cocotte à la tomate, yaourt nature avec confiture de cassis et pistaches.	Curry d'aubergines, lentilles corail et épinards, riz basmati, ananas frais.

La recette punchy du jour : curry d'aubergines, lentilles corail et épinards

Pour 4 personnes : Émincer 1 oignon et le faire revenir dans 2 c. à s. d'huile de coco. Ajouter 3 c. à s. de curry puis 2 aubergines en morceaux, 1 verre de lentilles corail et 1 boîte de tomates concassées. Couvrir d'eau, mener à ébullition et cuire à feu doux 30 minutes. Ajouter 30 cl de lait de coco et 3 poignées de feuilles d'épinards. Servir illico.

L'aliment pleine forme : le boudin noir, antifatigue pour les femmes

Ultrariche en fer, cet aliment très typé évite les carences en fer et les anémies qui sont une source de fatigue importante et durable. On le sert avec des légumes verts, car la vitamine C favorise l'assimilation du minéral.

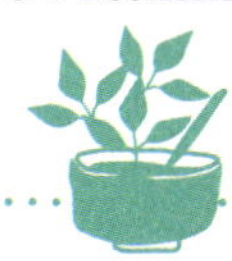

Le coup de pouce naturel

Tisane « bon dodo »

Eschscholzia californica (pavot jaune de Californie) est une plante sédative et anxiolytique qui linéarise les cycles du sommeil. On la boit le soir pendant trois semaines : 1 c. à s. de plante entière broyée (en herboristerie ou sur internet) dans 20 cl d'eau froide. Amener à ébullition, maintenir 2 minutes, couvrir et laisser infuser 10 minutes avant de filtrer et boire.

DIMANCHE 23 JANVIER

On se déconnecte !

L'abus d'écrans nous épuise, créant un état de tension permanent, une fatigue oculaire, mais aussi des veillées trop tardives et des troubles du sommeil. Et si on passait en mode *off* ?

En France, le droit à la déconnexion autorise à ne pas se connecter aux outils numériques ni être joint par son employeur pendant le temps non travaillé (soirées, week-end, congés, RTT), y compris en télétravail. Mais en réalité, 47 % des salariés utilisent les outils numériques professionnels le soir, 45 % le week-end, 35 % en vacances… et s'ils s'y refusent, 40 % culpabilisent !

Même sans raison professionnelle, nous vivons le portable à la main, et le consultons en moyenne… 150 fois par jour !

Pourtant, il est essentiel de se « désintoxiquer » et de tout éteindre pour s'offrir des plages de repos ! Ces *breaks* digitaux permettent de se reconnecter à soi, son couple, sa famille, la nature, et nous réapprennent que la vraie vie se passe autour de nous, pas dans notre téléphone…

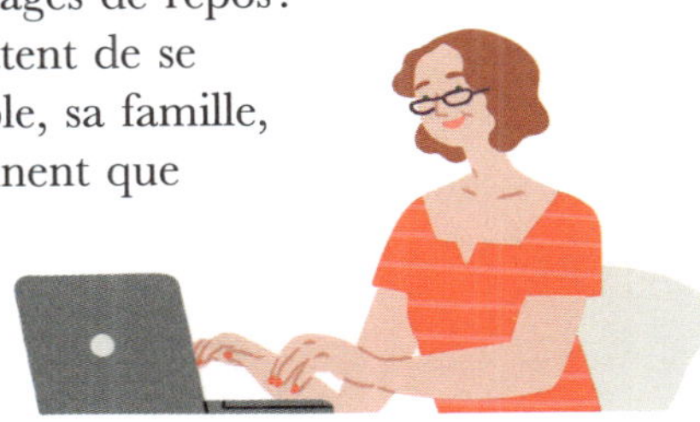

LE CONSEIL DU JOUR

S'obliger à « décrocher »

Pour réduire son temps quotidien d'écran, on peut « obliger » son téléphone à se déconnecter après un certain temps passé sur les réseaux ou certaines applis. On peut aussi le mettre sur silencieux ou en mode avion pour ne pas être dérangé. Étapes suivantes : aucun écran pendant une demi-journée, puis une journée, puis tout un week-end : chiche ?

39 %

C'est le pourcentage des Français qui utilisent ordinateur, tablette ou smartphone au lit… et perdent ainsi en moyenne trente minutes de précieux sommeil par nuit.
(INVS, 2016)

IL VAUT MIEUX LE SAVOIR

NE PAS « POLLUER » SA NUIT

LE SOIR, IL EST RECOMMANDÉ DE COUPER LES ÉCRANS NON PAS UNE FOIS AU LIT, MAIS AU MOINS 1 H 30 AVANT LE COUCHER. LES SPÉCIALISTES SONT UNANIMES : ILS PERTURBENT L'ENDORMISSEMENT, CAR LEUR FORTE LUMINOSITÉ RETARDE LA PRODUCTION DE MÉLATONINE (IMPLIQUÉE DANS LE SOMMEIL ET LES RYTHMES BIOLOGIQUES) ET TROUBLE LA SENSATION DE SOMNOLENCE. ILS TIENNENT ÉVEILLÉ LE CORPS MÊME S'IL ASPIRE À DORMIR…

On mange quoi aujourd'hui ?

Petit déjeuner	Déjeuner	Dîner
Thé vert, brioche, yaourt nature avec coulis de cassis, 1 c. à s. de germes de blé, kiwi.	Carottes râpées, filet mignon de porc sauce moutarde, haricots verts, gâteau chocolat poire à la farine de châtaignes.	Gratin dauphinois, salade avec graines germées, ananas.

La recette punchy du jour : gâteau chocolat poire à la farine de châtaignes

Fouetter 5 jaunes d'œufs avec 150 g de sucre. Ajouter 150 g de farine de châtaigne tamisée et 2 petits pots (250 g) de compote pomme-châtaigne. À part, faire fondre au bain-marie 200 g de chocolat noir, ajouter 100 g de beurre fondu. Mélanger les deux appareils. Ajouter délicatement les 5 blancs d'œufs montés en neige ferme. Dans un moule antiadhésif, disposer 3 poires pelées coupées en lamelles, recouvrir avec la pâte et cuire 35 minutes à 190 °C.

L'aliment pleine forme : le cassis, une bombe de vitamine C

Avec 190 mg/100 g, cette baie acidulée est le fruit le plus riche en vitamine C des régions tempérées. Elle participe au tonus physique et cérébral, et augmente l'assimilation du fer. Ses proanthocyanidines diminuent même la fatigue musculaire. À consommer frais ou surgelé (non sucré !).

LE COACHING DE **Dr. Good !**

Décrisper sa mâchoire

Contractée par le stress, elle occasionne maux de tête, tensions du dos et des cervicales ! On masse les maxillaires jusqu'au menton par des mouvements circulaires des doigts (en posant les coudes sur la table), puis on « mâchonne » comme si on avait un chewing-gum dans la bouche, en exagérant ses mouvements (bouche fermée et ouverte), lentement si on entend la mâchoire craquer.

LE CONSEIL DU JOUR

Bain de détente

L'idéal en fin de journée et de semaine pour chasser le stress ? Une douche ou un bain chaud, qui délasse, atténue les tensions corporelles et agit comme un sas de décompression au retour du travail. Plus efficace que juste avant de se coucher (car le chaud ne facilite pas l'endormissement), pour passer une soirée paisible…

ÇA, C'EST GOOD !

LES ALIMENTS FERMENTÉS

Yaourt, choucroute, fromages, pain au levain, mais aussi vinaigre, cornichons, olives non pasteurisées apportent au microbiote intestinal de bonnes bactéries (les probiotiques) qui le nourrissent, et améliorent l'assimilation de certains nutriments impliqués dans la forme et le moral comme le magnésium ou les vitamines du groupe B. À consommer régulièrement !

LE CONSEIL DU JOUR

Stop aux petits déj' « flingueurs d'énergie »

Pain de mie + confiture, verre de jus de pomme et yaourt aux fraises : voilà le petit déjeuner idéal pour… avoir un coup de barre dans la matinée ! Ces shoots *de sucre garantissent l'hypoglycémie réactionnelle, avec chute de concentration et d'efficacité. On choisit plutôt des fruits frais, des céréales complètes (muesli sans sucre, flocons d'avoine, pain complet…), du beurre, des laitages nature, du salé (œuf, jambon, fromage).*

Fuir l'ultra-transformé

Fibres, vitamines, minéraux, protéines, bonnes graisses et bons sucres sont le carburant indispensable de notre moteur. Pour optimiser notre forme, il importe donc d'avoir une assiette « à haute densité nutritionnelle » : on ne mange pas plus, mais mieux !

Notamment en réduisant au maximum les « AUT » (aliments ultra-transformés) prêts à manger : cordons-bleus, soupes, mais aussi crèmes desserts ou même burgers végétaux, ils représentent désormais 80 % de l'offre alimentaire de grande surface (y compris au rayon bio ou diététique, parfois faussement *clean* !). Des produits gavés de sel, sucre, graisses bas de gamme et additifs, mais pauvres nutritionnellement. À remplacer par de vrais aliments bruts pour plus de nutriments bénéfiques. Un exemple ? Pour l'équivalent de nuggets de poulet/frites, on peut faire un repas complet avec blanc de poulet ou œuf, légumes, légumineuses, laitage ou fromage et fruit : on devine ce qui sera le plus utile pour rester en forme !

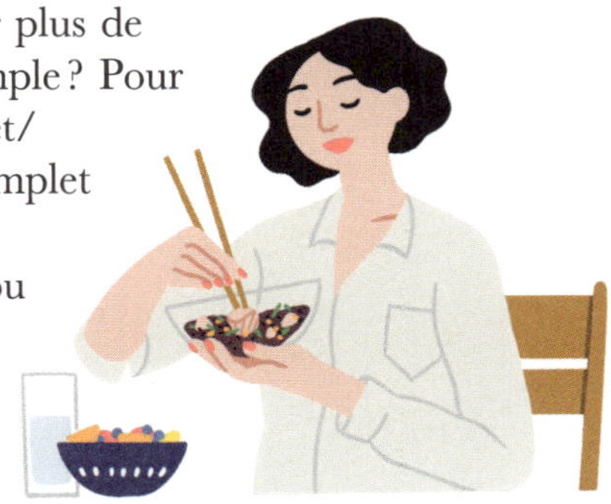

LE COACHING DE **Dr. Good !**

Apaiser corps et esprit

Allongé, on pose une main sur l'abdomen. On inspire profondément par le nez, en gonflant poitrine puis ventre, et on expire doucement par le nez jusqu'à creuser le ventre comme pour rapprocher le nombril du dos. À répéter, yeux fermés pendant cinq minutes pour sentir le cœur et le corps se calmer.

Le coup de pouce naturel

Cap sur la spiruline !

L'*Arthrospira platensis* est une algue ultraconcentrée en protéines (60 à 70 % de son poids sec), en fer et antioxydants. Les sportifs l'utilisent pour récupérer et améliorer leurs performances et leur résistance à l'effort. Alors on prend 1g/jour (en sachet ou comprimés compressés, plus faciles à utiliser) pendant une semaine, puis on augmente progressivement la dose (5 g maximum), pendant trois semaines.

LE CONSEIL DU JOUR

Moins s'agiter

Courir partout épuise… et est souvent vain, car peu efficace. On teste l'inverse : moins de mouvements (et plus lents), moins d'actions, de bavardages, et plus de silence. Une bonne façon de se poser et reposer.

ÇA, C'EST GOOD !

VOIR LE VERRE PLEIN

Pris dans le stress et la fatigue, on oublie souvent les bons petits moments de la journée. En effet, notre cerveau a tendance à se laisser impacter plus fortement par les événements négatifs. Y être attentif (et les noter chaque soir, au lit, sur un petit carnet) exerce à la gratitude et permet de mieux repérer, renforcer et cultiver ses émotions positives.

On mange quoi aujourd'hui ?

Petit déjeuner	Déjeuner	Dîner
Thé vert, pancakes à la banane au miel et aux noix, jus de pamplemousse pressé, 1 kiwi.	Assiette d'huîtres et crevettes + citron frais, filet de saumon grillé, épinards à la crème, mangue et sa boule de sorbet.	Soupe de courgettes, croque-monsieur, salade verte avec graines germées, salade d'oranges à la cannelle.

La recette punchy du jour : pancakes à la banane

Pour 2 personnes : Réduire en purée une banane bien mûre à la fourchette. Ajouter 1 œuf, 75 g de farine, ½ sachet de levure et mélanger. Ajouter progressivement 30 cl de lait pour obtenir une pâte épaisse. Cuire les pancakes dans une poêle chaude, avec un peu d'huile de coco ou de beurre. Servir avec des rondelles de banane, un filet de miel et des noix concassées. Gourmands, énergétiques, mais diététiquement corrects et digestes !

L'aliment pleine forme : la cannelle, une tonique naturelle

Ses proanthocyanidines (des tanins) en font un excellent tonique physique et intellectuel qui favoriserait la concentration et la mémorisation. Elle régule aussi les compulsions sucrées, courantes en période de fatigue, mais qui favorisent les « coups de pompe ». On prend 1 c. à c. de poudre par jour, dans une compote, un yaourt, un thé noir…

LE COACHING DE **Dr. Good !**

Coup de fouet « bonne mine » !

Teint de papier mâché ? On arrose son visage avec un jet d'eau fraîche qui va stimuler la circulation locale et réveiller la peau. Puis on effectue des pincements (doux, mais toniques) entre le pouce et l'index en commençant par le menton et en remontant jusqu'aux oreilles, puis sur les joues et pommettes. Enfin, on lisse le front, des deux mains vers l'extérieur, une dizaine de fois. Et hop, on a repris des couleurs !

Indispensable
magnésium !

LE CONSEIL DU JOUR

Magnésium naturel

Besoin de booster ses apports sans passer par la case compléments ? On choisit les aliments qui en sont riches : cacao et chocolat noir, fruits oléagineux (toutes les noix, amandes, graines de tournesol et de sésame), noix de coco sèche, bigorneaux, lait de vache, boissons végétales, riz et pain complets. On peut aussi faire une « cure » d'eau minérale riche en magnésium (Rozana, Hepar, Quezac), une bouteille par jour.

Ce minéral est votre «incontournable» de forme ! Réputé pour ses vertus antistress puisqu'il réduit l'hyperexcitabilité des neurones et entre dans la fabrication de la sérotonine (impliquée dans la sérénité), le magnésium intervient aussi sur les glandes corticosurrénales pour diminuer la fabrication de cortisol (une des principales hormones du stress).

Mais il est également un formidable antifatigue : il participe à la fabrication d'énergie à partir des sucres et des graisses, ainsi qu'au travail des muscles, qui contiennent environ 25 % du capital en magnésium de l'organisme. Il est même démontré qu'en cas de manque (assez fréquent, chez les sportifs notamment), les performances chutent et la récupération est moins bonne.
Quand on travaille dur et qu'on se sent fatigué, on n'hésite pas à en prendre en compléments alimentaires, plutôt sous forme de «glycérophosphate de magnésium», bien assimilé et toléré (moins laxatif que les autres formes).

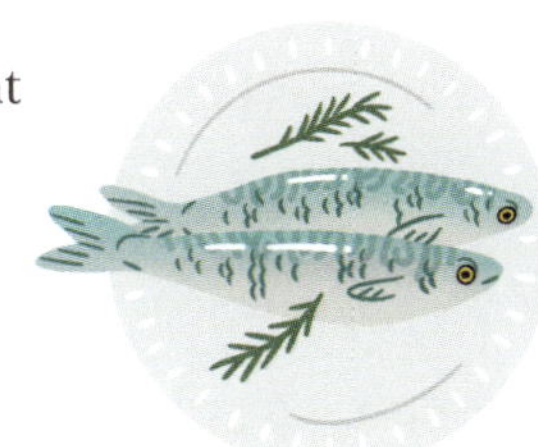

IL VAUT MIEUX LE SAVOIR

DES ARBRES QUI SOULAGENT

AU JAPON, LE *SHINRIN YOKU* (À TRADUIRE PAR «BAIN DE FORÊT») EST UNE BALADE LENTE AU MILIEU DES BOIS, DESTINÉE À UTILISER LES CINQ SENS POUR CHASSER LE STRESS ET SE RESSOURCER. EN FRANCE, ON PARLE DE SYLVOTHÉRAPIE, UNE PRATIQUE DE PLUS EN PLUS RÉPANDUE. LES BÉNÉFICES ? UNE CHUTE DU CORTISOL, PLUS DE CONCENTRATION, D'IMAGINATION ET D'INTUITION… ET MÊME UNE STIMULATION DU SYSTÈME IMMUNITAIRE ! ENVIE DE TESTER ?

70 %

C'est le pourcentage des Français ayant des apports insuffisants en magnésium (les recommandations sont de 375 mg/jour), et 1 Français sur 5 le retient moins bien que la normale, ce qui rend physiologiquement plus vulnérable au manque et au stress.

(Suvimax)

On mange quoi aujourd'hui ?

Petit déjeuner	Déjeuner	Dîner
Thé vert, jus (maison) de carotte + orange + menthe + gingembre, tartines de pain complet beurrées, compote pomme-poire sans sucre ajouté + 1 c. à s. de germes de blé + 1 c. à s. de noisettes concassées.	Salade «pep's» de carottes, filet de saumon grillé, lentilles, yaourt nature, ½ mangue.	Soupe de potimarron, 2 œufs coque, épinards à la crème, 1 kiwi.

La recette punchy du jour : salade «pep's» de carottes

Pour 1 personne : Laver et gratter une grosse carotte, la râper. À part, mélanger le jus d'une orange avec 1 c. à s. d'huile d'olive ou de colza et ½ c. à c. de moutarde, fouetter avant de verser sur les carottes. Parsemer de graines de courge dorées à la poêle, pépins de grenade et de graines germées.

L'aliment pleine forme : les lentilles, ultratoniques

Riches en fibres, en bons sucres pour l'énergie, en protéines végétales, en minéraux (fer, cuivre, zinc, phosphore, manganèse) et vitamines du groupe B (dont la B9 essentielle pour l'humeur et la sérénité), elles permettent de tenir le choc en période de fatigue, sans coup de barre après le repas.

LE COACHING DE Dr. Good !

Réveil tonique

Avec un bâton (ou simplement le manche d'un balai !) tenu à pleines mains à hauteur de taille (coudes pliés), enchaînez 25 rotations rapides du buste vers la droite et 25 vers la gauche. Récupérez 30 secondes puis recommencez cette fois avec le bâton au niveau des cuisses (bras tendus) puis, pour finir, avec le bâton à hauteur de poitrine (coudes pliés vers le haut). Ça réchauffe et met en forme !

LE CONSEIL DU JOUR

Un massage au magnésium

Appliqué sur la peau, le magnésium recharge l'organisme (par voie transcutanée) et aide à dénouer les tensions musculaires et zones stratégiques comme l'abdomen en apaisant les muscles lisses du tube digestif. On le trouve sous forme « d'huile de magnésium » (visqueuse, mais en réalité non grasse) obtenue par évaporation d'eau de mer. À tester pour un massage du soir.

STOP AUX IDÉES REÇUES

TENSION ET FATIGUE

On a beau dire « il a deux de tension » quand quelqu'un est mou, une tension basse (moins de 100 mmHg) ou une chute de tension n'est pas due à la fatigue, même si elle survient au saut du lit. C'est peut-être plutôt parce qu'on s'est levé trop brutalement !

Fatigue intense : et si c'était le SFC?

Quand la fatigue augmente, s'installe et devient invalidante (empêchant de mener normalement ses activités professionnelles ou personnelles), il peut s'agir d'un syndrome de fatigue chronique, ou SFC, peu connu, mais qui affecterait 50 à 200 000 personnes en France.

Reconnue par l'OMS depuis 1992, cette maladie aussi appelée encéphalomyélite myalgique apparaît souvent entre 40 et 50 ans. Elle provoque une fatigue intense pendant plus de six mois, un sommeil non réparateur, un épuisement disproportionné après un effort modéré suivi fréquemment de malaises, de pertes de mémoire, parfois des ganglions lymphatiques gonflés, des douleurs abdominales ou musculaires… Un effet de chute libre dont l'origine semble multifactorielle : anomalies immunologiques, neurologiques, inflammatoires, infections virales ou bactériennes semblent se combiner, accentuées par le stress et les difficultés à «vivre avec». Si aucun traitement miracle n'existe, la prise en charge s'effectue au cas par cas, avec un programme personnalisé pour une amélioration progressive.

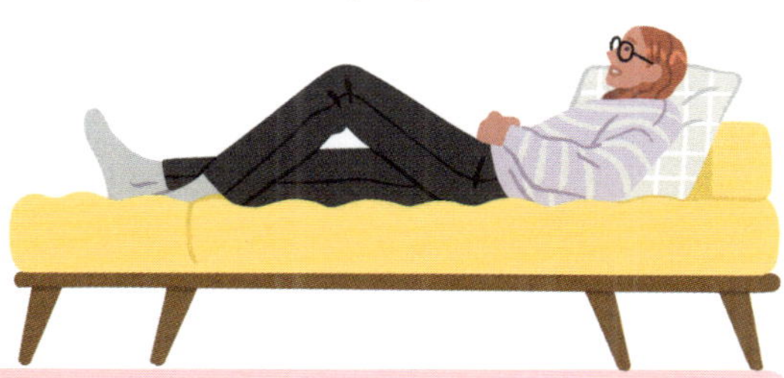

IL VAUT MIEUX LE SAVOIR

UN PSY CONTRE LA FATIGUE

ON N'Y PENSE PAS, MAIS LE PSYCHIATRE EST UN BON INTERLOCUTEUR QUAND LA FATIGUE EST (AUSSI) DANS LA TÊTE : ANGOISSES, ANXIÉTÉ, STRESS, RUMINATIONS, DÉPRESSION, MAL-ÊTRE, PERTE DE MOTIVATION… IL PRESCRIRA SI BESOIN DES MÉDICAMENTS ET PROPOSERA UN TRAVAIL PROGRESSIF PERSONNALISÉ (THÉRAPIE COMPORTEMENTALE ET COGNITIVE), POUR CHANGER D'ANGLE, ENCLENCHER UNE DYNAMIQUE DE CHANGEMENT ET RETROUVER «L'ENVIE D'AVOIR ENVIE».

LE CONSEIL DU JOUR

Une vraie prise en charge

Vous pensez être concerné par le SFC? Pas d'autodiagnostic sauvage : il faut consulter impérativement dans un service hospitalier de médecine interne, qui vérifiera que votre épuisement n'a pas d'autres causes cachées. Après le diagnostic, rapprochez-vous d'une association (asso-sfc.org) pour trouver du soutien et éviter de déprimer.

LE COACHING DE **Dr. Good !**

Squats forme

Parce qu'ils entraînent fessiers, jambes, abdos… les squats améliorent l'équilibre et la souplesse. De quoi démarrer la journée du bon pied! Debout, pieds parallèles écartés, fléchir lentement les jambes (le temps de compter jusqu'à 5) pour baisser les fesses juste au-dessus du niveau des genoux en inspirant profondément, et remonter rapidement (2 secondes) en expirant. À renouveler 10 fois, puis 30 secondes de récupération, et on inverse : descente rapide, remontée lente.

DIMANCHE 30 JANVIER

LE CONSEIL DU JOUR

Green vitamine

La nature nous est essentielle, nous apaise et nous énergise. Une immersion de deux heures par semaine participe à notre forme physique et mentale. Ce peut être simplement prévoir sa pause déjeuner au parc, faire un détour par un jardin en rentrant à la maison, embarquer les enfants ou le chien en forêt le week-end…

LE COACHING DE **Dr. Good !**

Brosser, c'est la santé !

Effectué à la serviette sèche un peu rugueuse, au gant de crin ou, idéalement, avec une brosse en poils naturels, le brossage corporel exfolie, accélère la microcirculation sanguine et stimule le système lymphatique. Un vrai réveil corporel ! On prend l'habitude de le faire chaque matin, sur tout le corps, par brossages légers avant de sauter sous la douche.

On mange quoi aujourd'hui ?

Petit déjeuner	Déjeuner	Dîner
Thé vert, pain complet beurré, yaourt nature avec 1 c. à s. de germes de blé, ½ pamplemousse rose.	Radis, ragoût de pois chiches à l'espagnole, mousse au chocolat, 1 kiwi.	Soupe miso, assiette de fromages variés avec pain complet, salade verte avec noix, pomme cuite à la cannelle.

La recette punchy du jour : ragoût de pois chiches à l'espagnole

Pour 2 personnes : Dans un faitout, faire fondre 2 oignons émincés dans l'huile d'olive. Ajouter un poivron rouge émincé, puis une boîte de pois chiches (cuits) égouttés et une boîte de tomates concassées. Laisser mijoter 10 minutes avec 2 feuilles de laurier. Juste avant de servir, glisser quelques fines tranches de chorizo piquant dans le ragoût. Un plat rassasiant riche en fibres, vitamine C et bons sucres.

L'aliment pleine forme : le miso, chaud et bénéfique

La pâte de soja fermentée, consommée traditionnellement au Japon, est riche en probiotiques bons pour les abdomens qui souffrent du stress, en protéines végétales et vitamines. En médecine asiatique, on en boit pour apporter une énergie « chaude » bienvenue au cœur de l'hiver.

Le coup de pouce naturel

Vive l'acérola

Cette « cerise » d'Amazonie est une bombe de vitamine C : 40 fois plus que l'orange ! C'est LA vitamine des glandes surrénales, seule réserve de notre corps et dont l'épuisement provoque une fatigue forte et durable. Elle apporte aussi magnésium, vitamines et fer. On prend 500 mg (minimum), et jusqu'à 1 g en 2 prises (matin et soir) aussi longtemps que nécessaire.

Fuir les dévoreurs d'énergie

Certaines personnes nous usent ou nous épuisent. Au travail, mais aussi dans la sphère amicale, sociale, voire familiale, elles ont le chic pour nous vider de notre énergie, augmenter notre lassitude et notre pessimisme, chercher sans cesse le conflit (épuisant nerveusement et émotionnellement).

Si ces personnes ne sont pas toxiques volontairement, il est bon de les fréquenter le moins possible, surtout en période de fatigue. Geignards, râleurs, tyranniques, égoïstes, jaloux, critiques, revanchards, donneurs de conseils et de leçons, faiseurs d'histoires et «d'embrouilles», surtout quand on manque de pep's, on les fuit!

Il ne s'agit pas de «rompre» (encore moins brutalement), mais d'apprendre à prendre discrètement de la distance, ne pas donner prise sans culpabiliser, et réduire les contacts pour pouvoir récupérer… sans se faire polluer!

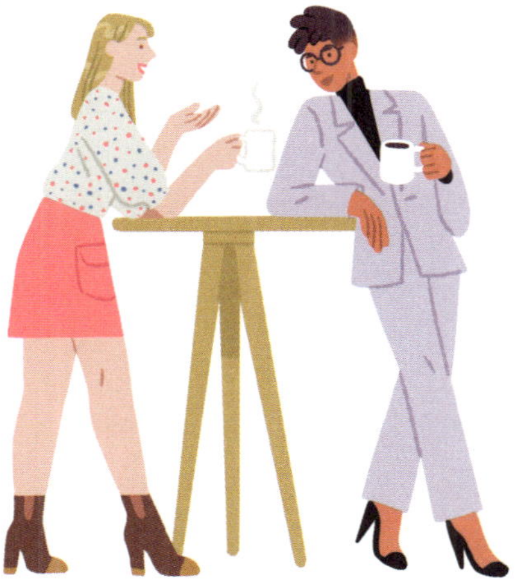

IL VAUT MIEUX LE SAVOIR

L'APNÉE DU SOMMEIL : FRÉQUENTE… ET FATIGANTE

DÉJÀ FATIGUÉ AU RÉVEIL ET UNE TENDANCE AUX RONFLEMENTS? LES APNÉES DU SOMMEIL, SORTES DE «PAUSES RESPIRATOIRES» NOCTURNES QUI DURENT PLUS DE DIX SECONDES, PEUVENT ÊTRE UNE EXPLICATION. ELLES CONCERNENT AU MOINS 1 FRANÇAIS SUR 10 ET SONT NON SEULEMENT ÉPUISANTES, MAIS AUSSI UN VRAI FACTEUR DE RISQUE CARDIO-VASCULAIRE. PARLEZ-EN AVEC VOTRE MÉDECIN…

LE CONSEIL DU JOUR

Ces amis qui nous font du bien

Même fatigué, il est essentiel de continuer à voir souvent (au moins 3 fois par semaine) ceux qui nous font vraiment du bien, et partager des moments qui redonnent énergie et sourire! Trop épuisé pour cuisiner ou sortir dîner? On va ensemble se promener, ou juste discuter dans un parc ou un salon de thé. Dans tous les cas, il faut savoir se forcer, car notre moral s'en trouvera régénéré!

LE COACHING DE Dr. Good!

Alléger sa tête

Tête lourde? Pianotez avec vos doigts sur vos trapèzes, puis remontez dans la nuque, avant de glisser les mains dans vos cheveux, pour masser le crâne (yeux fermés), en insistant sur les tempes et le haut du front. Puis attrapez vos cheveux par petites poignées, et tirez doucement, mais fermement comme pour soulever la peau du crâne, mèche après mèche : cela réoxygène, détend et allège!

JANVIER

Mon bilan

Alors... un peu plus tonique? Moins «au bout du rouleau»? En pleine forme? Ensemble, faisons un petit bilan pour estimer votre niveau d'énergie...

Ce que j'ai amélioré ce mois-ci

	Au top	Satisfaisant	Peut mieux faire	J'ai tout faux
Énergie physique				
Énergie mentale				
Moral				
Sommeil				
Écrans				
Gestion du stress				
Organisation				
Alimentation				
Activités physiques				
Petits plaisirs				
Oxygénation				

Mes objectifs

- ☐ Me sentir plus reposé, retrouver mon énergie physique.
- ☐ Améliorer mon humeur et gérer mon stress pour repartir du bon pied.
- ☐ Miser sur les aliments «tonus».
- ☐ Me «doper» naturellement pour me sentir plus en forme.

Mes notes perso

- Ce que j'ai bien réussi ....
- Ce que je peux améliorer ....
- Ce qui a été difficile ....
- Ce qui ne me convient pas ....
- Ce que je veux vraiment conserver ....

Mon tracker forme

☺ ....

😐 ....

☹ ....

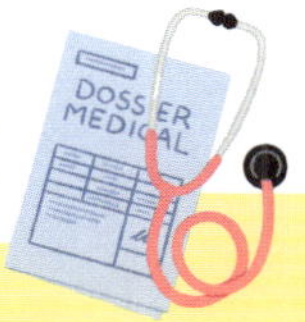

Bien utiliser les médicaments

Qu'on en prenne de façon ponctuelle ou régulière, les médicaments sont des substances actives, qui nécessitent des précautions d'usage. Voici 8 conseils de prudence.

1 **Respecter les prescriptions.** Augmenter sa dose pour «plus d'efficacité» est inutile, voire dangereux. Tout comme réduire ou arrêter le traitement parce qu'on se sent mieux, ou le prolonger parce qu'on n'est pas guéri ! Suivez bien les recommandations du médecin sur les doses et durées, mais aussi les heures et modalités de prise (au cours ou à distance d'un repas par exemple).

2 **S'organiser.** Si vous avez des traitements réguliers ou plusieurs médicaments, n'hésitez pas à acheter un pilulier, que vous pourrez préparer (ou faire préparer par le pharmacien ou l'infirmier qui vous suit) pour ne pas risquer de vous tromper.

3 **Éviter les erreurs.** Si votre médicament «de marque» est substitué par le pharmacien par un générique, demandez-lui d'inscrire sur la boîte le nom auquel vous êtes habitué, et la posologie.

4 **Avertir en cas de traitement et d'allergie.** Tout médecin qui vous fait une prescription doit savoir quels sont vos autres traitements : cela évite de mauvaises associations.

5 **Se renseigner.** Vous avez un doute ? Quel qu'il soit, n'hésitez pas à demander conseil, à votre médecin traitant, mais aussi au pharmacien, professionnel du médicament.

6 **Éviter les mauvais cocktails.** Certains sont incompatibles avec l'alcool, avec des aliments ou même… avec le jus de pamplemousse (il réduit l'effet des enzymes digestives, ce qui peut freiner l'élimination du médicament).

7 **Pas d'automédication sauvage.** Utiliser les médicaments d'un autre membre de la famille, ou ceux «de la dernière fois» est toujours risqué : consultez ! En pharmacie, quand vous demandez un médicament d'automédication, signalez vos autres traitements pour ne pas faire de mauvaises associations ou un surdosage.

8 **Faire un tri.** Antibiotiques d'il y a deux ans, médicaments sans boîtes ni notices, produits périmés : il faut régulièrement ranger sa pharmacie et se débarrasser des produits désormais inutiles ou non identifiés. Attention, il ne faut pas les jeter à la poubelle : rapportez-les en pharmacie.

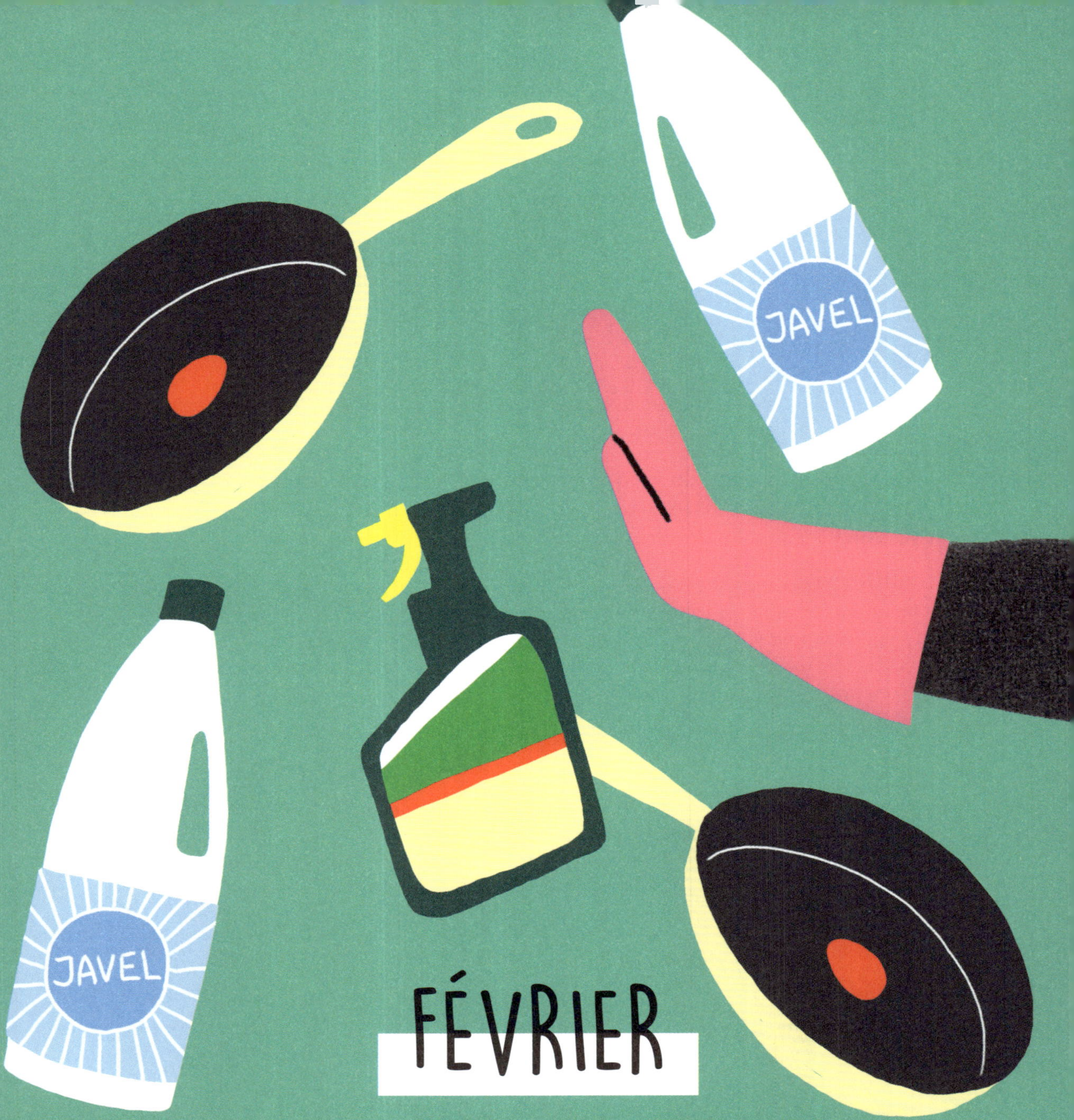

FÉVRIER

On évite les toxiques

(100 % alternatives *green*)

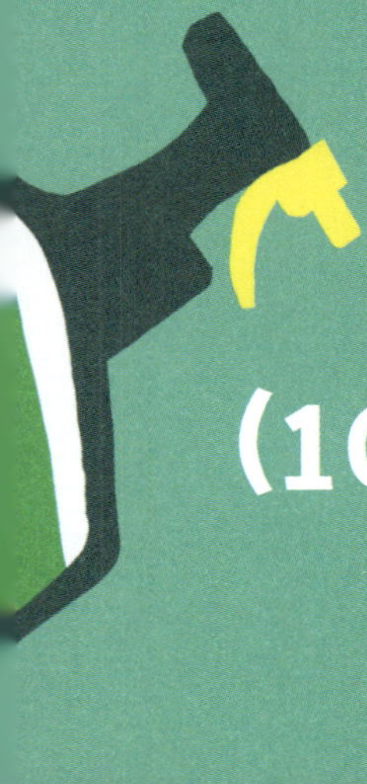

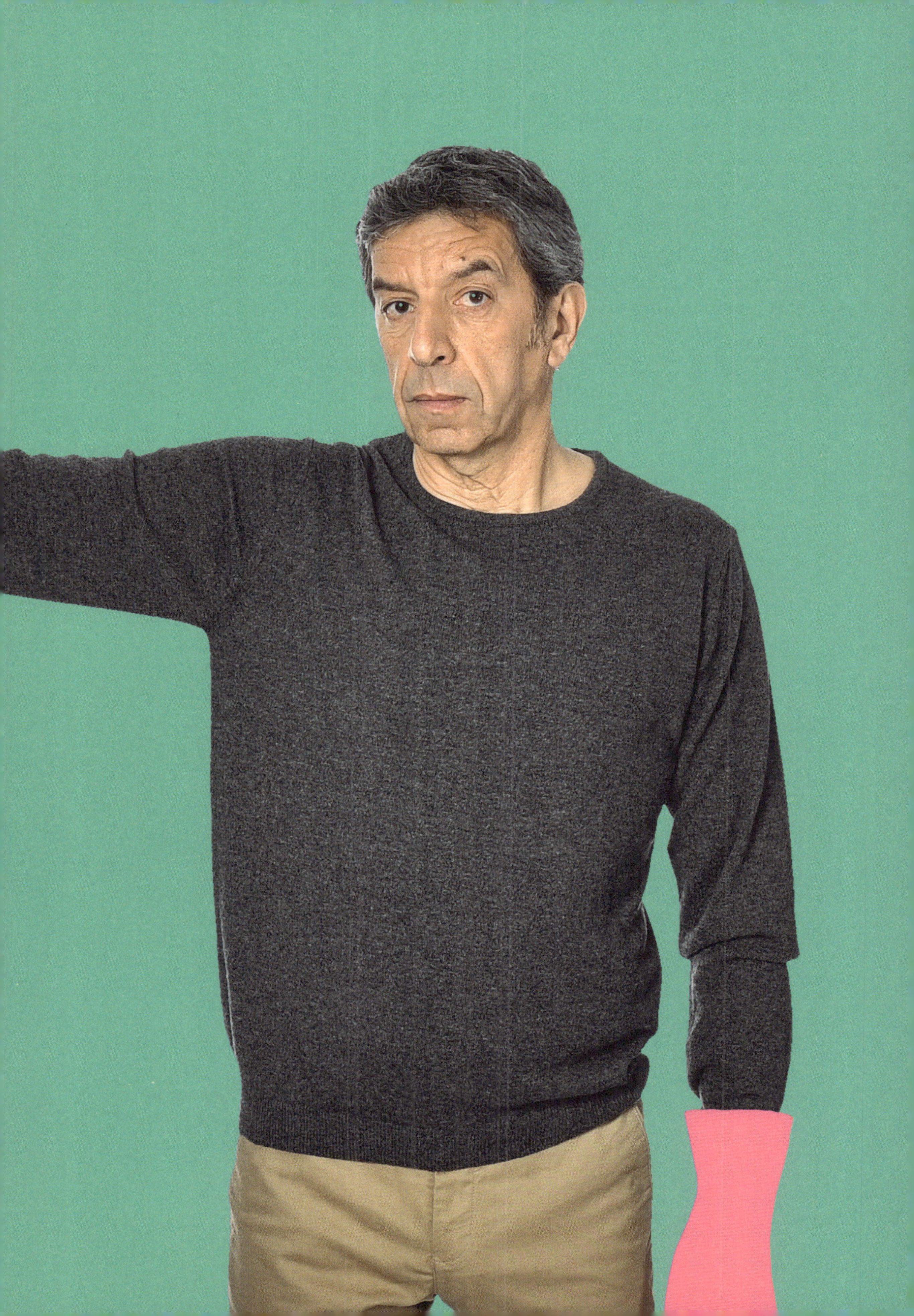

FÉVRIER

Des pesticides dans les légumes, des sulfates dans les shampoings, des ondes dans la maison… Les progrès acquis au fil des siècles apportent certes plus de bien-être, mais ils «empoisonnent» aussi notre quotidien avec des substances nocives qui peuvent potentiellement représenter un risque pour notre santé globale. Comment limiter leur impact? Essayons de fuir le plus possible les lieux très pollués et adoptons au quotidien de bons réflexes pour se prémunir au maximum contre les toxiques dans la maison, notre assiette, nos produits de soins…

OUI, LES TOXIQUES SONT PARTOUT AUTOUR DE NOUS. MAIS S'EN PRÉMUNIR AVEC DES GESTES SIMPLES, C'EST POSSIBLE ! ENCORE FAUT-IL SAVOIR OÙ LES TRAQUER…

Je traque les polluants

Très peu : certes, la planète est de plus en plus polluée, mais les méfaits des toxiques sur votre santé ne vous inquiètent pas vraiment.

Un peu : vous avez commencé à faire le tri dans vos produits ménagers, vous achetez parfois des cosmétiques bio et tâchez de moins utiliser de plastique.

Beaucoup : vous vous sentez concerné par le tri sélectif, vous utilisez des produits les plus naturels possible (savon de Marseille, shampoing solide…).

Passionnément : vous faites votre compost, vous n'utilisez jamais de spray parfumé, vous recherchez toujours les écolabels avant d'acheter…

Mes objectifs

- ☐ Mieux comprendre où se cachent les toxiques dans mon environnement.
- ☐ Adopter de nouvelles pratiques plus vertes, meilleures pour ma santé et celle des autres.
- ☐ Découvrir des recettes naturelles pour concocter moi-même des produits de soin ou ménagers.

Mon tracker forme

Comment allez-vous aujourd'hui ? Cochez chaque jour le smiley correspondant à votre état de forme et faites le bilan en fin de mois.

- 🙂 : EN PLEINE FORME
- 😐 : SANS PLUS
- ☹ : EN MODE BLUES

RENDEZ-VOUS EN PAGE BILAN À LA FIN DU MOIS DE COACHING

LE CONSEIL DU JOUR

Sortir à la bonne heure

Attention ! Lorsqu'on vit dans un centre-ville très pollué ou proche du trafic routier, on soumet sans le savoir notre organisme à rude épreuve en respirant des particules de dioxyde d'azote, de soufre, du monoxyde de carbone… Pour faire une balade ou son jogging (selon l'effort, le volume d'air respiré peut être multiplié par 10), on préfère donc un créneau hors des heures de pointe (6 à 9 heures le matin et 17 à 19 heures le soir) et des périodes de pic de pollution, si possible dans un parc plutôt que sur un trottoir à proximité des pots d'échappement.

De l'air ?
Oui, mais du bon SVP

Elle est invisible, silencieuse, souvent inodore… et pourtant la pollution atmosphérique fait chaque année des milliers de victimes en Europe.

C'est dire si, quel que soit notre âge, elle met notre santé en péril ! Le fait d'habiter à proximité du trafic routier serait responsable d'environ 15 % des types d'asthmes de l'enfant. Et les personnes âgées exposées pendant de longues années à la pollution atmosphérique voient leur santé respiratoire se dégrader avec plus de bronchites notamment.
Dans les grandes villes, le *smog* (brume épaisse surtout constituée de particules fines et d'ozone) est de plus en plus présent en dépit des actions menées ces dernières années pour réduire la pollution de l'air…

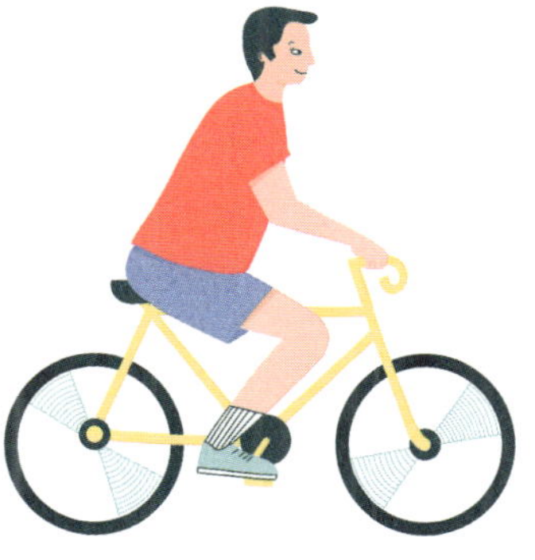

STOP AUX IDÉES REÇUES

À L'ABRI DANS MA VOITURE ?

Vous pensez être protégé de la pollution à l'abri de votre voiture ? Il n'en est rien ! Après avoir fait sillonner Rouen et Paris par un véhicule équipé de capteurs, des chercheurs ont constaté que la concentration en dioxyde d'azote est 10 fois plus élevée à l'intérieur du véhicule qu'à l'extérieur ! Voilà pourquoi il est préférable de circuler à vélo.

On regarde ça de près

Quid de la pollution dans nos villes ?

Au classement des villes les plus polluées en France, on retrouve sans surprise Paris où la densité du *smog*, liée à la densité de population et de circulation, est importante. Vient ensuite Marseille qui subit la synergie entre forte population, trafic routier et maritime.
Et à la troisième place, on serait tenté de penser à Lyon… mais non ! C'est Grenoble qui, bien que dans les Alpes, est construite dans une cuvette et entourée de montagnes qui empêchent l'air vicié de circuler et de se disperser.

Les toxiques se cachent aussi dans la maison !

LE CONSEIL DU JOUR

Garder le rythme !

Le grand ménage de printemps, c'est bien, mais ça ne suffit pas ! Pour limiter au maximum l'invasion de sa maison par les poussières, il est recommandé d'aspirer chaque pièce au moins une fois par semaine, voire deux dans les pièces où l'on passe plus de temps (cuisine, salon, salle de bain). Et on n'oublie pas d'aspirer sous et derrière les meubles !

Dans les poussières qui recouvrent sol, meubles, tapis, déco, jouets… plus de 250 substances chimiques ont été répertoriées par une équipe de l'INSERM de Rennes.

On peut citer parmi les principales :

- du plomb (dans les vieilles peintures notamment) ;
- des PCB (composés aromatiques chlorés) présents dans les isolants électriques, les adhésifs, etc. ;
- des pesticides, des retardateurs de flamme bromés (utilisés pour ignifuger les matériaux plastiques) ;
- des phtalates (composés chimiques utilisés dans les matières plastiques, certains « anciens » revêtements de sol en vinyle en contenant plus de 40 % !) ;
- des COV (composés organiques volatils chargés de substances cancérigènes et allergènes).

Toutes ces substances ont des effets nocifs pour les poumons des adultes comme ceux des plus jeunes qui ingèrent chaque jour quelques dizaines de milligrammes de poussières selon l'agence américaine pour l'environnement (EPA).

ÇA, C'EST GOOD !

LA NORME DE QUALITÉ

Un meuble fabriqué en panneaux de particules E1 garantit une teneur moindre en formaldéhyde. Le label NF Environnement Ameublement certifie l'utilisation de cette classe E1.

IL VAUT MIEUX LE SAVOIR

DES POLLUANTS SE CACHENT DANS VOTRE CHAMBRE

NOMBREUX SONT LES FRANÇAIS QUI DORMENT TOUTES LES NUITS SUR UN LIT COMPOSÉ DE BOIS AGGLOMÉRÉ OU QUI RANGENT LE LINGE DANS DES COMMODES DU MÊME GENRE. EN 2006, DES TESTS RÉALISÉS PAR LES EXPERTS DE *QUE CHOISIR* SUR 12 COMMODES POUR CHAMBRE D'ENFANT MONTRAIENT DES RÉSULTATS CATASTROPHIQUES EN RAISON DE LA POLLUTION DE L'AIR QU'ELLES ENGENDRAIENT ; DES QUANTITÉS IMPORTANTES DE FORMALDÉHYDE (UN GAZ IRRITANT, ALLERGISANT ET CANCÉROGÈNE) S'ÉCHAPPANT DES MEUBLES. DEPUIS, DU MOBILIER EN PANNEAUX DE PARTICULES (ASSEMBLAGE DE BOIS RECYCLÉ) TRÈS PEU POLLUANT A ÉTÉ DÉVELOPPÉ ET IL EST À PRÉFÉRER !

JEUDI 3 FÉVRIER

Nos assiettes sont-elles *safe*?

Les aliments qui nous régalent chaque jour sont pour certains chargés d'agents néfastes : plomb, arsenic, pesticides, dioxine, PCB, mercure, etc., provenant des sols, de l'eau des systèmes d'irrigation, des engrais, des insecticides. Comment? Eh bien ces vilaines molécules ont la peau dure puisqu'elles se dégradent très lentement dans la nature et se concentrent au fur et à mesure de la chaîne alimentaire, notamment dans les tissus graisseux des animaux à mesure que ceux-ci se nourrissent dans les prairies, se développent dans les rivières... Autant de perturbateurs endocriniens – molécules qui miment, bloquent ou modifient l'action d'une hormone dans l'organisme – qui arrivent jusque dans notre assiette et contre lesquels il est préférable de se prémunir.

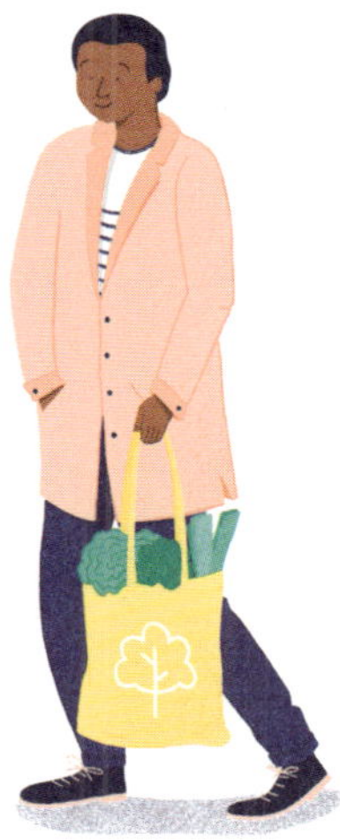

LE CONSEIL DU JOUR

Bio, mais sans emballage!

Acheter ses fruits et légumes bio, c'est l'assurance de manger des produits contenant nettement moins de pesticides. On vous conseille aussi de privilégier le vrac! Car les substances nocives des suremballages en plastique ou celles des encres imprimées sur les barquettes en carton migrent du contenant (barquette, film alimentaire...) à l'aliment : beurk!

ÇA, C'EST GOOD !

LE FILTRE AU CHARBON ACTIF

Le charbon végétal, emprisonné dans un filtre s'installe sur le robinet. Il absorbe les contaminants et les toxines. Le tout en éliminant également le goût et l'odeur désagréables du chlore. Comptez autour de 100 à 150 € par an pour un système de qualité dont la cartouche au charbon devra être changée tous les trois mois environ.

ÇA, C'EST PAS GOOD !

L'EAU PAS TOUJOURS PURE

La transparence de l'eau lorsqu'elle coule du robinet n'est pas un gage de pureté. Certains pesticides y persistent durablement, de même que des résidus de médicaments ou des sous-produits nocifs générés par le chlore utilisé dans les usines de traitement de l'eau pour tuer bactéries et microbes! Pour connaître la qualité de l'eau (régulièrement analysée par l'agence régionale de Santé) distribuée dans votre commune, renseignez-vous auprès de votre mairie afin d'obtenir le dernier contrôle sanitaire réalisé.

Journée mondiale contre le cancer

Le cancer est la deuxième cause de décès dans le monde… Pourtant, jusqu'à 3,7 millions de vies pourraient être sauvées chaque année grâce à une meilleure prévention, un dépistage précoce et la mise en place de traitements innovants.

POURQUOI C'EST IMPORTANT D'EN PARLER ?

On estime à 382 000 le nombre de nouveaux cas de cancers et à 157 400 le nombre de décès en France (Institut national du cancer). Le nombre de nouveaux cas de cancers détectés est de plus de 1 000 par jour. Les cancers les plus fréquents sont ceux de la prostate, du sein, du côlon-rectum et du poumon. Si la mortalité par cancer a diminué de 2 % par an chez les hommes et de 0,7 % par an chez les femmes entre 2010 et 2018, c'est sans aucun doute grâce à des diagnostics plus précoces, à des traitements plus efficaces et à la diminution globale du risque de mourir d'un cancer.

LA PRÉVENTION POUR ÉVITER UN TIERS DES CANCERS

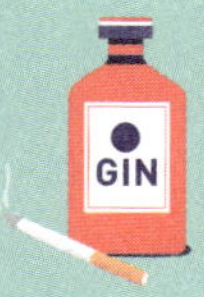

On connaît désormais les facteurs de risque les plus importants conduisant à développer un cancer. Parmi eux :

- le tabac arrive en tête de peloton : il serait à lui seul responsable de 19,8 % des cancers ;
- dans sa roue, on retrouve l'alcool (8 % des cancers) ;
- une alimentation déséquilibrée comportant trop peu de fibres, de fruits et de légumes, et trop de viandes rouges (5,4 %) ;
- le surpoids et l'obésité (5,4 %)…

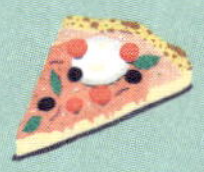

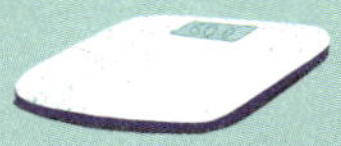

Mais en étant bien accompagné sur le plan médical et psychologique, il est ainsi possible d'adopter un mode de vie plus sain au quotidien.

CE QUE JE PEUX FAIRE

Prévenir ces méfaits par des changements de comportements et d'habitudes de vie. Quelques exemples…

L'arrêt du tabac, le plus précoce possible, diminue fortement le risque de cancer du poumon (le tabagisme multiplie par 10 à 25 le risque de cancer pulmonaire).

Limiter sa consommation d'alcool (2 verres maximum par jour et pas tous les jours !) prévient le cancer du sein, le plus fréquemment associé à la consommation excessive d'alcool.

ET DU CÔTÉ DES TRAITEMENTS ?

La Journée mondiale contre le cancer permet également de connaître les avancées majeures en termes de traitement : des médicaments très ciblés s'attaquant à des cellules cancéreuses particulières, en passant par l'utilisation combinée de différentes molécules, mais aussi par l'immunothérapie qui stimule le système immunitaire des patients afin qu'il détruise les cellules tumorales, les solutions thérapeutiques progressent, fonctionnent et sont porteuses d'espoir !

Plus d'infos

Worldcancerday.org, E-cancer.fr, Fondation-arc.org, etc.

LE CONSEIL DU JOUR

Dormir loin de son mobile

Aucune étude épidémiologique ou mécanisme biologique ne permet à ce jour de dire que l'utilisation du téléphone mobile augmente le risque de tumeur au cerveau : ouf! Toutefois, puisqu'on ne peut plus s'en passer le jour, rien n'empêche de s'en séparer la nuit pendant qu'il se recharge dans le salon, loin de notre oreiller.

STOP AUX IDÉES REÇUES

LES ONDES DU QUOTIDIEN

Celles qui génèrent les fréquences les plus hautes ne sont pas toujours celles que l'on croit : appareils électroménagers et lignes à haute tension (50 Hz), radio FM (100 MHz), antennes relais (entre 900 et 1 800 MHz), wifi et bluetooth (2,45 GHz), micro-ondes (2,5 MHz), LED ou lumière bleue (700 THz)…

Hz = hertz; MHz = mégahertz; GHz = gigahertz; THz = térahertz

Notre quotidien
dans un bain électromagnétique

Lignes à haute tension, antennes de télévision, antennes relais, radio FM, appareils électroménagers, wifi, bluetooth, téléphones mobiles, micro-ondes… notre environnement proche ou plus lointain est parcouru d'ondes électromagnétiques.

L'onde est une «vibration» qui se propage dans l'espace (le vide ou l'air) avec une vitesse avoisinant celle de la lumière, soit près de 300 000 km/seconde. Elle est par exemple produite par une charge électrique en mouvement comme le courant alternatif.
Comment réagit notre organisme face à ces radiofréquences? Avec les seuils de préconisation actuels, des chercheurs du CHU de Limoges n'ont détecté aucune altération des chromosomes ou des gènes, aucun facteur de stress ni de mort cellulaire. Pourtant, l'oreille chauffe lorsque le mobile y reste longuement collé… La faute à l'électronique qui chauffe, expliquent les scientifiques, et à la circulation de l'air impossible en gardant l'appareil contre soi. Aucun risque pour la santé donc, sinon de possibles maux de tête chez les personnes électrosensibles.

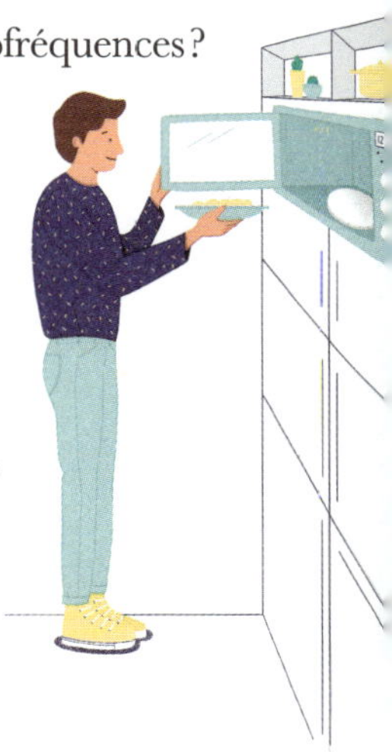

IL VAUT MIEUX LE SAVOIR

CERTAINES PERSONNES SONT ÉLECTROSENSIBLES

EN CRÉANT DES CHAMPS ÉLECTROMAGNÉTIQUES, LES ONDES GÊNENT UN CERTAIN NOMBRE DE PERSONNES QUI SE DÉCLARENT HYPERSENSIBLES ET SE PLAIGNENT DE CÉPHALÉES (MAUX DE TÊTE), VERTIGES, ACOUPHÈNES, INSOMNIES… SEULE SOLUTION POUR ELLES : VIVRE TRÈS LOIN DU WIFI DES VOISINS, DANS DES «ZONES BLANCHES» OÙ IL N'EXISTE AUCUN RÉSEAU. MAIS EN FRANCE, PAYS DE PLUS EN PLUS CONNECTÉ MÊME À LA CAMPAGNE, ELLES SE FONT DE PLUS RARES.

DIMANCHE 6 FÉVRIER

Journée mondiale sans smartphone

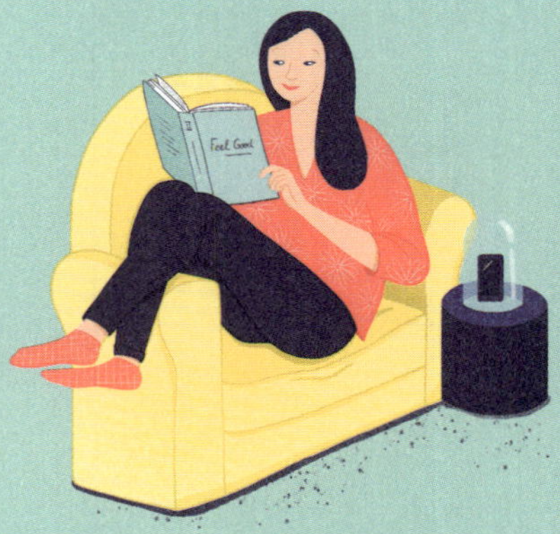

Lancée en 2001 à l'initiative de l'écrivain Phil Marso, cette journée se déroule désormais sur trois jours pendant lesquels chacun est incité à laisser de côté son mobile et à réfléchir à son niveau de dépendance à cet outil de communication...

POURQUOI C'EST IMPORTANT D'EN PARLER ?

Vivre sans smartphone aujourd'hui ? Si la question était encore d'actualité le 6 février 2001, le jour de la Saint-Gaston (vous connaissez la chanson !), elle n'a plus d'intérêt aujourd'hui, à l'heure ou (presque) chacun d'entre nous a un mobile, qu'il soit personnel, professionnel ou les deux. Aujourd'hui les interrogations sont plutôt : comment faire pour être moins dépendant à son téléphone ? Et comment faire pour éviter que l'usage des nombreuses applis qui nous sont proposées ne soit trop chronophage ?

GARE À LA NOMOPHOBIE

Bien sûr, il y a un delta entre un usage fréquent de son mobile et la nomophobie qui est l'angoisse d'être privé de son portable. Certaines personnes arrivent fort bien à « débrancher » pendant que d'autres gardent l'œil rivé sur leur écran, y compris en voiture (le téléphone au volant multiplie par 23 le risque d'accident !), le soir, le week-end, voire une bonne partie de la nuit. Lorsqu'on s'approche de cet état de dépendance, il est temps d'entreprendre un travail sur soi afin de lâcher prise.

CE QUE JE PEUX FAIRE

Décider d'un temps d'écran quotidien.

Éteindre mon portable à partir d'une certaine heure le soir.

Le couper pendant de longues heures le week-end et les vacances...

Paramétrer mon téléphone afin que certaines applis se coupent au bout d'un temps donné.

Consulter un psychiatre addictologue donne en général de bons résultats, lorsque c'est trop difficile.

PLUS D'APPLIS, MOINS DE TEMPS POUR SOI

Saviez-vous qu'en moyenne, un smartphone contient une centaine d'applis alors que l'usager n'en utilise vraiment qu'une trentaine ? Fort utiles pour s'informer, se repérer, prendre soin de sa santé... elles sont toutefois très chronophages, nous incitant, là encore, à passer du temps sur notre mobile souvent au détriment d'un véritable « temps pour soi » qui pourrait être dédié à la contemplation, la méditation, la balade, le sport... Sans compter qu'elles sont énergivores en grignotant 77 % de la batterie au quotidien, ce qui contribue à user prématurément le mobile... qu'il faudra changer plus rapidement. Et si vous profitiez de ces trois prochains jours pour entamer une « smartphone détox » et pour faire le ménage dans votre appareil en supprimant les applis qui ne vous servent à rien ?

Plus d'infos

Mobilou.net

LE CONSEIL DU JOUR

Penser au mode « avion »

Il est peu utilisé et c'est dommage, car il permet en deux secondes de couper les ondes émises par le wifi, le bluetooth ou encore la 4G. Il est possible de l'activer facilement sur son smartphone, sa tablette, sa liseuse… Il faut toutefois savoir qu'ensuite, son microprocesseur (ordinateur intégré) diffuse toujours des radiofréquences (mais leur rayonnement est faible) qui ne cesseront d'émettre que si le mobile est complètement éteint.

ÇA, C'EST PAS GOOD !

LES CRACHOUILLIS DE LA RADIO

En voiture, il faut savoir que lorsque la radio capte mal et que les sons deviennent des crachouillis désagréables, les ondes parasites sont alors très élevées. Mieux vaut éteindre si l'on est électrosensible ou changer de fréquence pour une de meilleure qualité.

6 conseils pour limiter les ondes autour de soi

Pour se protéger et prévenir d'éventuels désagréments (maux de tête, acouphènes, insomnies, etc.) qui pourraient être liés aux radiofréquences, voici quelques astuces faciles à adopter dans la maison…

1. Installer un IAC (interrupteur automatique de champs électromagnétiques biorupteur) dans le boitier électrique général. Il permet de déconnecter l'ensemble du circuit électrique quand il n'y a aucune consommation de courant dans la maison.
2. Préférer le réveil à piles (qui n'émet pas d'ondes) au réveil électrique.
3. Remplacer les ampoules fluo compactes (basse consommation) par des ampoules LED qui diffusent un taux de radiofréquences moins élevé.
4. Placer le babyphone à 2 mètres de bébé et dans tous les cas jamais dans son lit. Et éviter de téléphoner de longues minutes pendant que bébé dort dans nos bras.
5. Pour limiter les ondes du wifi, vous pouvez toujours connecter votre ordinateur à votre box avec un câble.
6. Prendre de la distance avec le micro-ondes quand il fonctionne (1,5 à 2 m) et le débrancher lorsqu'il ne sert pas.

IL VAUT MIEUX LE SAVOIR

LE BON DAS D'UN MOBILE

LE DAS (OU SAR EN ANGLAIS) INDIQUE LA QUANTITÉ D'ÉNERGIE VÉHICULÉE PAR LES RADIOFRÉQUENCES DANS UN TÉLÉPHONE PORTABLE. SI L'ON SOUHAITE INVESTIR DANS UN APPAREIL « ONDES-*FRIENDLY* », MIEUX VAUT ALORS QU'IL SOIT COMPRIS ENTRE 0,2 ET 0,3, JAMAIS AU-DESSUS DE 0,5. ET AU MOMENT DE S'EN SERVIR, VIVE LE KIT MAINS LIBRES ET LE HAUT-PARLEUR ! POUR CONNAÎTRE CELUI DE VOTRE MOBILE, DEMANDEZ CONSEIL AU VENDEUR OU CONSULTEZ LE SITE DE L'AGENCE NATIONALE DES FRÉQUENCES : ANFR.FR

MARDI 8 FÉVRIER

Produits ménagers :
pas top pour l'environnement

On pense bien faire en débarrassant notre maison de ses salissures. Mais on ne sait pas toujours qu'après usage, la plupart des produits d'entretien que nous utilisons se retrouvent dans les eaux usées domestiques. Et si ces eaux usées sont traitées dans les stations d'épuration, toutes les molécules chimiques n'y sont pas éliminées avant leur rejet dans le milieu naturel.

- C'est ainsi que les tensioactifs des détergents et de leurs adjuvants (anticalcaires, phosphates…), difficilement biodégradables, polluent l'eau des rivières. Les solvants qu'ils contiennent nuisent également au bon fonctionnement des fosses septiques et des stations d'épuration.
- Quant aux produits plus puissants comme l'acétone que l'on utilise pour venir à bout de certaines taches ou l'acide chlorhydrique qui permet de détartrer les surfaces, ils représentent une grande source de pollution de l'eau lorsqu'on s'en sert dans la salle de bain et les toilettes ou qu'on les jette avec l'eau du lavabo. Mieux vaut les éviter ou les porter ensuite à la déchetterie habilitée à les traiter.

ÇA, C'EST PAS GOOD !

LES DÉSODORISANTS

Dans les toilettes, la salle de bain, le salon… la plupart des sprays assainissants ou désodorisants sont riches en formaldéhyde, particules, benzène, composés organiques volatils (COV)… et sous couvert de bonne odeur, ils sont toxiques pour nos bronches, car très irritants et allergisants. Quelques gouttes d'huile essentielle de lavande sur un galet d'argile, ça marche aussi bien.

LE CONSEIL DU JOUR

Pas de lingettes dans les toilettes

Certes elles sont pratiques pour un nettoyage express de la cuvette des toilettes, mais elles sont responsables du bouchage des canalisations, de l'engorgement des fosses des stations d'épuration, et même celles qui s'affichent comme biodégradable n'ont pas le temps de se dissoudre avant d'arriver dans le centre de traitement des eaux usées. Mieux vaut donc les oublier et utiliser la brosse des toilettes avec un peu de vinaigre blanc.

STOP AUX IDÉES REÇUES

PLANTES DÉPOLLUANTES : MYTHE OU RÉALITÉ ?

Sinon pour la décoration, inutile de mettre des plantes dans toutes vos pièces pour les dépolluer. La conclusion des études sur le sujet est sans appel : même avec une dizaine de ficus dans la salle de bain, son atmosphère ne sera pas plus pure. Il en faudrait d'ailleurs plusieurs centaines dans une même pièce pour une réelle action antipollution !

MERCREDI 9 FÉVRIER

LE CONSEIL DU JOUR

Viser les labels écolos

Dans les rayons des supermarchés, la vigilance antitoxiques s'impose. Le plus sage : privilégier les produits ménagers écologiques porteurs de labels comme Ecocert, Nature & Progrès et l'Écolabel, le désormais célèbre « arbre vert » désignant le label européen. À la clé, l'assurance d'acheter un détergent dont les composants sont le moins toxiques possible, avec une base minérale ou végétale biodégradable.

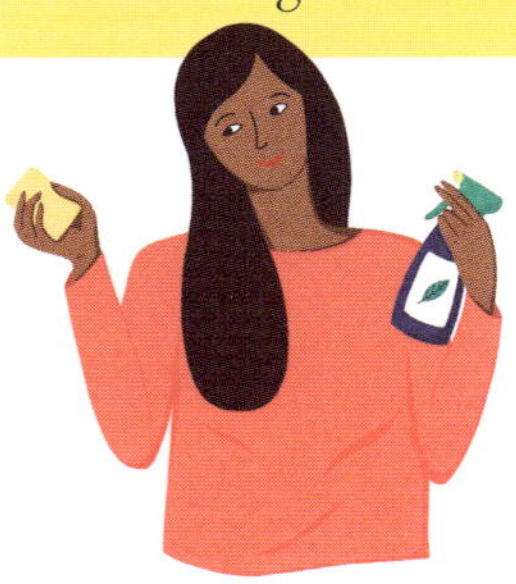

100 000

C'est le nombre de substances chimiques autorisées sur le marché européen pour les produits ménagers, de bricolage, les cosmétiques... Mais à ce jour on ne connaît les effets sanitaires que de 3000 d'entre elles.

(ADEME)

Les substances
à fuir pour un ménage plus vert

Lorsqu'on s'intéresse à la composition de nos produits d'entretien, il y a de quoi frémir...

- L'ammoniaque est par exemple présente dans certains nettoyants pour vitres, salle de bain et cuisinière ou encore des produits pour déboucher les tuyaux. Outre le fait qu'elle irrite les yeux et la peau, elle peut provoquer des irritations sévères des voies respiratoires.
- Les tensioactifs de synthèse sont aussi à fuir, car non seulement ils provoquent des irritations et allergies cutanées, mais ils polluent aussi l'eau et les océans. Ils se cachent sous de nombreux noms barbares (chlorure de benzalkonium, bromure de benzododécinium, laurylsulafate de sodium, stéarate de sodium...), de sorte qu'il n'est pas toujours facile de les repérer.
- Les terpènes, présents quant à eux dans la plupart des produits d'entretien, sont nocifs : c'est par exemple le cas du limonène qui, tout en donnant aux détergents une agréable odeur citronnée, peut également être irritant et allergisant.
- Enfin, les perturbateurs endocriniens ont envahi les produits ménagers : phtalates, triclosan, composés phénoliques, parabens, biocides sont à éviter, en plus de leur effet délétère sur le système respiratoire, ils sont suspectés de dérégler notre production hormonale et de diminuer le nombre de spermatozoïdes chez l'homme.

ÇA, C'EST PAS GOOD !

GARE AUX ALLÉGATIONS TROMPEUSES

Attention aux mots « naturel », « à base de produits naturels », « *green* », « préserve l'environnement » : ils restent de simples allégations sans fondement lorsqu'un produit ménager n'affiche aucune certification par un label écologique.

LE CONSEIL DU JOUR

Vinaigre à tout faire

Le vinaigre blanc n'a pas son pareil pour tout nettoyer du sol au plafond. Très peu cher, non toxique et biodégradable, il s'utilise pur ou dilué dans de l'eau pour désinfecter, dégraisser, détartrer et même laver les vitres sans laisser de traces (25 cl de vinaigre mélangés à 75 cl d'eau dans un vaporisateur).

DITES-MOI DR.GOOD ?

L'eau de Javel est une fausse amie ?

En effet, une étude européenne a montré que son utilisation augmentait le risque d'infection respiratoire chez l'enfant. Mieux vaut donc l'utiliser de temps en temps, en petite quantité et très diluée dans de l'eau froide (l'eau chaude provoque une réaction chimique produisant des dérivés de chlore très toxiques pour les bronches) pour désinfecter vos surfaces.

L'huile de coude c'est toujours mieux (que les produits décapants) !

Mieux vaut laisser de côté les détergents censés «nettoyer en profondeur» en quelques secondes avec leurs formules agressives et hautement toxiques pour les yeux, la peau, les poumons. La solution qu'utilisaient nos grands-mères et qui marche toujours : une bonne éponge, de l'huile de coude et un peu de vinaigre blanc ou de savon noir !

- Pour l'évier de la cuisine et le lavabo de la salle de bain, l'éponge végétale grattante vient à bout des saletés facilement avec sa surface abrasive, parfois sans même utiliser de nettoyant ou très peu.
- L'éponge à récurer en acier inoxydable (petite boule de fils d'inox mêlés) est également intraitable pour les éviers en inox et les casseroles très sales.
- Des éponges en microfibres plus ou moins douces sont également conçues pour récurer le calcaire de la douche ou simplement pour ôter la poussière des surfaces plus fragiles.

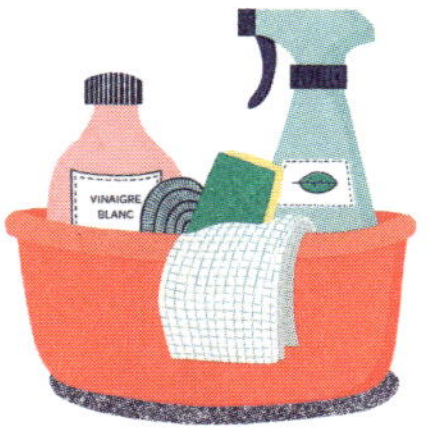

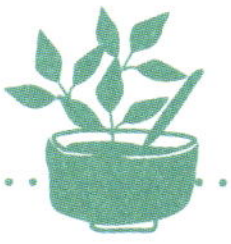

Le coup de pouce naturel

Le citron remplace le vinaigre

Le jus de citron est un allié naturel lorsqu'on n'a pas de vinaigre blanc sous la main : lui aussi désinfecte, dégraisse, détartre et fait briller, le tout en éliminant les mauvaises odeurs tout en laissant un délicat «parfum de propre». Vous pouvez compter sur lui et son parfum agréable si l'odeur du vinaigre vous rebute.

Ménage avec détergents : on se protège !

Parfois on ne peut s'en passer… Mais pour utiliser des produits détergents, on pense à protéger sa peau, ses yeux et ses poumons.

- **Jamais sans mes gants.** Les agents de nettoyage qui utilisent des produits ménagers tous les jours le savent bien : travailler sans gants c'est l'assurance d'avoir les mains sèches, irritées, crevassées, voire brûlées par certains nettoyants puissants. On investit donc dans une paire de gants de ménage en latex naturel (sauf allergie au latex), qui remontent jusque sur les avant-bras et on les change dès qu'ils sont percés.
- **Yeux protégés en pleine santé.** Rien de pire qu'une projection de détergent dans l'œil : malgré un rinçage soigneux à pratiquer à grande eau sans attendre et pendant au moins dix à quinze minutes, ça peut brûler longtemps. Voilà pourquoi les lunettes de protection transparentes sont utiles quand on fait un grand ménage et qu'on manipule des tas de flacons nocifs.
- **Pièce ventilée, poumons protégés.** Qu'il fasse chaud ou froid à l'extérieur, il est toujours recommandé d'ouvrir les fenêtres en grand pendant le temps du ménage et jusqu'à quinze voire trente minutes après pour éviter de respirer les vapeurs polluantes des détergents.

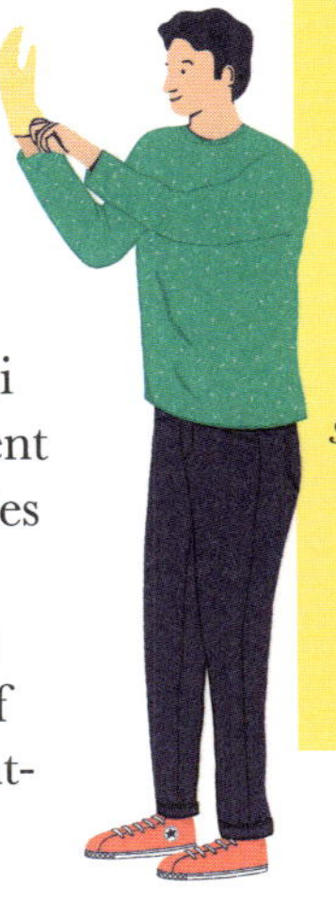

LE CONSEIL DU JOUR

Vive les microfibres

Ces fibres serrées, qui composent aujourd'hui les chiffons à poussière et les serpillières, accrochent mieux les salissures et les poussières. Résultat : on passe moins de temps à frotter tout en utilisant peu ou pas de détergent.

DITES-MOI DR.GOOD ?

Le savon noir, c'est une bonne idée ?

C'est un peu le roi du ménage vert. Traditionnellement composé de potasse (minéral salin) et d'huile de lin (ou d'olive), il est très économique (5 à 8 €/kg) en pâte, car plus concentré qu'en version liquide ce qui permet d'en utiliser moins. On peut l'utiliser seul sur une éponge pour dégraisser tout type de surface, ôter une tache sur le linge, se laver les mains après le bricolage. Dilué dans l'eau, il nettoie les sols.

Le coup de pouce naturel

La terre de Sommières dégraissante

Cette argile fluide ultra-absorbante utilisée depuis le XIXe siècle a depuis longtemps gagné ses lettres de noblesse. Pour enlever une tache sur un vêtement ou même dégraisser la grille du barbecue, on saupoudre la zone sale, on laisse agir trente minutes, on brosse et on aspire la terre. Essayez-la, c'est facile !

Les perturbateurs endocriniens dans le viseur

Vous en avez sans doute entendu parler sans pour autant comprendre qui ils sont et ce qu'on leur reproche. Les perturbateurs endocriniens sont en réalité des molécules nocives présentes dans l'eau, l'air, les jardins, les domiciles, les meubles, les crèmes, les vêtements… capables de dérégler notre système hormonal, provocant puberté précoce, infertilité, obésité. Certains dont l'effet néfaste a été établi par la recherche scientifique ont d'ailleurs été interdits dans les cosmétiques, notamment de nombreux phtalates, une large famille de produits chimiques utilisés dans les matières plastiques. Il n'en reste pas moins que de nombreux perturbateurs endocriniens classés « suspects » (propylparaben, méthylparaben, phénoxyéthanol…) sont encore utilisés dans les produits ménagers, les soins de beauté, etc. car on ne dispose pas encore d'études faisant clairement la preuve de leur toxicité.

LE CONSEIL DU JOUR

Mémoriser les plus fréquents

Certains produits sont fabriqués selon la réglementation européenne, d'autres nous arrivent de très loin avec une liste d'ingrédients riche en toxiques, allergènes et perturbateurs endocriniens. Voilà pourquoi pour se prémunir de ces derniers, il est utile de retenir certains noms à fuir comme parabène (un antibactérien et antifongique), bisphénol A (une substance chimique de synthèse présente dans les plastiques), ainsi que les phtalates (un groupe de produits chimiques dérivés de l'acide phtalique) qui sont également très présents dans les plastiques souples.

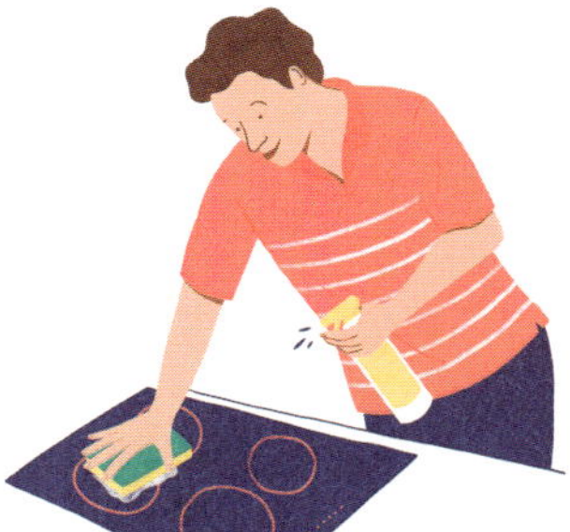

DITES-MOI DR.GOOD ?

Une astuce pour décrypter la formule d'un produit ?

Sur l'emballage, les ingrédients sont classés par ordre décroissant de concentration, ceux présents en plus grande quantité étant les premiers. Ainsi, avant de vous laisser séduire par l'allégation prometteuse « riche en beurre de karité » inscrite sur un pot de crème hydratante, prenez toujours une minute pour observer la liste des ingrédients : si le karité apparaît en début de liste, par exemple avec son dosage (karité 25 %), c'est bien. Mais s'il est inscrit en fin de liste après l'eau, la glycérine, les perturbateurs endocriniens… c'est qu'on se moque de vous !

LE SAVIEZ-VOUS ?

UN LABEL POUR LES ALLERGIQUES

MOLÉCULES PARFUMANTES, AGENTS LAVANTS, CONSERVATEURS, AUTANT D'ALLERGÈNES TOXIQUES POUR LES ALLERGIQUES OU LES PERSONNES À TERRAIN ALLERGIQUE. POUR LES ÉVITER, LE LABEL ECARF EST À RECHERCHER SUR LES ÉTIQUETTES, CAR 26 SUBSTANCES ALLERGISANTES SONT PROSCRITES DES PRODUITS LABÉLISÉS.

DIMANCHE 13 FÉVRIER

LE CONSEIL DU JOUR

Vive le savon de Marseille !

Il est parfait pour se laver le visage et le corps au quotidien sans dessécher. Mais sa composition originale n'ayant jamais été protégée par un brevet, il existe des tas de contrefaçons. Un savon de Marseille de qualité est donc fabriqué à Marseille (ou région), selon un procédé traditionnel au chaudron, avec des huiles végétales uniquement (ex. : olive), sans ajout de parfum, colorant, conservateur. Pour s'en procurer : Marius-fabre.com, Savon-de-marseille.com

On regarde ça de près

Et les autres labels ?

Il existe d'autres labels qualitatifs. L'Écolabel européen qui s'affiche sur les gels douche, shampoings, produits de rasage… exige par exemple la biodégradabilité des agents tensioactifs utilisés, l'interdiction des parabènes ou microplastiques, le recyclage de l'emballage, etc. Le label NATRUE offre l'assurance d'un soin dont les ingrédients sont 100 % naturels, sans ajout de molécules pétrochimiques.

Une cosmétoplus naturelle

La meilleure stratégie pour chasser les toxiques de ses produits cosmétiques, c'est d'ouvrir l'œil sur les labels bio de qualité ou de faire soi-même son savon, son eau démaquillante, son masque pour le visage…

- Cosmébio, sans aucun doute le label le plus connu, a été créé en 2002 et regroupe environ 450 sociétés aux valeurs éthiques fortes. Le cahier des charges de ce label impose notamment qu'au moins 95 % des ingrédients de chaque produit soient bio et d'origine naturelle, les 5 % restant, issus potentiellement de la chimie du pétrole, ne pouvant être choisis que dans une liste régulièrement réévaluée (les substances contestées, telles que les parabènes, en sont exclues).
- En plus du logo Cosmébio, on peut retrouver Cosmos Organic ou Cosmos Natural sur l'emballage : c'est un plus pour le consommateur puisque ces labels sont encore plus exigeants sur le pourcentage d'ingrédients végétaux bio.

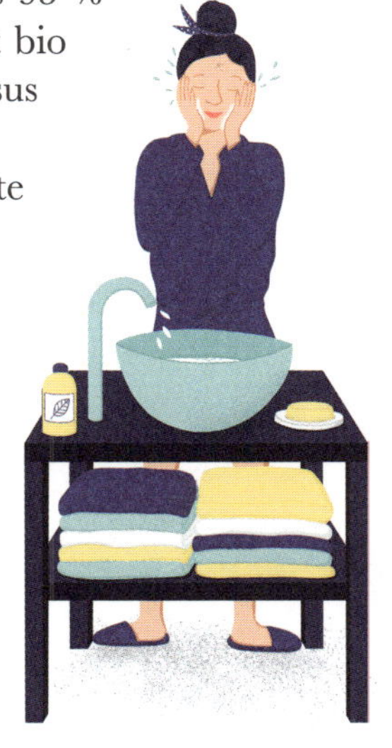

ÇA, C'EST PAS GOOD !

LE COTON À DÉMAQUILLER

La culture du coton est non seulement l'une des plus polluantes de la planète, mais le coton utilisé dans les disques à démaquiller est le plus souvent blanchi au chlore ou à partir de métaux lourds extrêmement toxiques (plomb, chrome). Mieux vaut donc se fabriquer ou investir dans des disques en tissu (bambou par exemple) ou utiliser une éponge en konjac naturel (fibre issue d'une racine asiatique qui gonfle au contact de l'eau) qu'on lavera.

LUNDI 14 FÉVRIER

Le déo, oui mais avec précaution

Partenaires privilégiés de notre routine d'hygiène quotidienne, les déodorants (sprays, rollers, sticks...) se vendent par millions chaque année. Depuis quelque temps, on est alerté à raison sur les ingrédients nocifs qu'ils peuvent contenir ainsi que sur leur système d'application.

- Ainsi, mieux vaut se passer des sprays qui diffusent dans l'atmosphère des COV (composés organiques volatils) à la toxicité avérée et dont le gaz propulseur peut être inflammable.
- Sur le plan de leur formulation, il faut savoir que l'alcool éthylique (alcohol) qui est l'antiseptique le plus communément utilisé, n'est pas doux et peut irriter la peau fragile des aisselles. L'idéal consiste donc à préférer une formule « sans alcool ».
- Les déodorants contiennent aussi des acides antibactériens, des parfums tel le benzyl salicylate soupçonné d'être un perturbateur endocrinien…
- Quant aux antitranspirants, ils renferment des sels d'aluminium afin de bloquer le processus de sudation. Or, ces molécules font l'objet de recherches scientifiques, certaines études pointant du doigt leur rôle possible dans la précocité du cancer du sein chez les utilisatrices d'antitranspirants. Là encore, la prudence doit être de mise : les produits les plus naturels possible sont à préférer.

IL VAUT MIEUX LE SAVOIR

ALUN = ALUMINIUM

SI VOUS DÉCIDEZ D'ÉVITER LES SELS D'ALUMINIUM DANS VOTRE DÉODORANT, ALORS BANNISSEZ AUSSI LA PIERRE D'ALUN. QU'IL SOIT D'ORIGINE NATURELLE (POTASSIUM ALUM) OU DE SYNTHÈSE (AMMONIUM ALUM), CE CRISTAL CONTIENT DES SELS D'ALUMINIUM DONT L'ÉTIQUETTE INDIQUE RAREMENT LA CONCENTRATION, QUI PEUT PARFOIS ÊTRE ÉLEVÉE.

LE CONSEIL DU JOUR

Privilégier le talc

Le talc au fort pouvoir absorbant peut, bien sûr, s'utiliser sous les aisselles, mais il fait également merveille sur les pieds pour éviter l'humidité et les mauvaises odeurs dans les chaussures.

LE COACHING DE Dr.Good !

Moins transpirer moins de déo

Au lieu de « parfumer » sa transpiration, de nombreux petits gestes permettent de limiter le déo ou de s'en passer : une douche par jour en frottant bien sous les bras, épiler ses aisselles (les poils humides favorisant la macération), porter des vêtements en fibre naturelle (coton, lin, pure laine...), limiter certains aliments (ail, oignon, curry) connus pour rendre la transpiration plus odorante.

Une cuisine
plus saine

Les toxiques se cachent parfois dans vos ustensiles de cuisine alors, profitez d'un jour de pluie pour faire le tri...

Poêle en téflon toute rayée : à jeter ? Oui, car les rayures laissent apparaître l'aluminium brillant situé juste en dessous de la couche de téflon, qui se trouve en contact avec les aliments. Or, on soupçonne les particules d'aluminium de fragiliser les tissus osseux (en prenant la place du calcium) et d'atteindre le cerveau pour favoriser notamment les maladies neurodégénératives comme Alzheimer. Ces poêles (le top des antiadhésifs, il faut le reconnaître) ne doivent pas chauffer trop fort, doivent être utilisées avec des ustensiles en bois (pour ne pas rayer) et lavées sans abrasion (non aux éponges «grattantes»).

Cocotte sans risque : comment choisir ? Idéalement, on préfère la bonne vieille fonte (alliage de fer et de carbone non toxique), de préférence non émaillée, car certains émaux, surtout de qualité moyenne, peuvent renfermer des composants toxiques.

Mes vieilles boîtes en plastique : poubelle ? Quand elles sont vieilles, rayées, qu'elles ont perdu leur transparence… on les jette sans regret ! Le seul plastique qui peut passer au micro-ondes sans risque de migration dans les aliments est le polypropylène (on trouve sur la boîte un symbole triangulaire portant le chiffre 5). Sinon, on ne chauffe pas ! À préférer : le verre, qui lui est garanti neutre.

DITES-MOI DR.GOOD ?

Utiliser du film étirable, c'est sain ?

C'est plutôt déconseillé. Surtout s'il est en contact avec des aliments gras, car les substances nocives qui entrent dans sa composition migrent facilement dans les graisses. Pour les mêmes raisons, il ne faut pas le chauffer même s'il est dit résistant à la chaleur. Idem pour le papier alu.

LE CONSEIL DU JOUR

Opter pour les moules en silicone « platinium »

Antiadhésifs, ils sont sans danger, car composés de silicone dit « platinium » (à base de platine, métal rare et précieux) sans risque de migration de particules et résistant à de très hautes températures. En revanche, on évite le silicone peroxydé (facile à reconnaître, car quand on le pince, une trace blanche apparaît) qui ne supporte pas plus de 240 °C.

ÇA, C'EST GOOD !

LE PAPIER SULFURISÉ

Il est parfait pour remplacer le film étirable et/ou le papier alu. Garanti sans danger, il s'utilise pour la cuisson des pâtisseries, fonds de tartes (sans besoin de graisser les plats), papillotes... pour emballer les aliments dans le frigo ou ceux destinés à la congélation.

MERCREDI 16 FÉVRIER

LE CONSEIL DU JOUR

Fuir les assouplissants

Oui ils rendent le linge tout doux, mais ce sont la nature et la peau qui trinquent ! Mieux vaut donc s'en passer, nombre d'entre eux contiennent en effet des substances toxiques pour les organismes aquatiques, encore présentes une fois que l'eau est passée par la case « station d'épuration », mais également des composés allergisants agressifs pour la peau même quand l'allégation « sensitive » est abondamment inscrite sur les emballages.

Du linge plus *green*

Agents tensioactifs efficaces, mais très toxiques pour la vie aquatique, agents de blanchiment avec du perborate de sodium nocif pour l'environnement, polymères antiredéposition (pour éviter que les saletés dissoutes se redéposent sur le linge) non écologiques, solvants et parfums non biodégradables… Les lessives qui lavent plus blanc que blanc sont un fléau pour la nature ! Pour la préserver, il est donc urgent de laver mieux en utilisant une lessive plus « verte » contenant moins d'ingrédients nocifs (Écolabel européen, Ecocert) ou en privilégiant les balles de lavage. Leur intérêt ? Elles « battent » le linge dans le tambour pour détacher et laver plus facilement le linge, ce qui permet de mettre moins de lessive, voire de s'en passer quand les vêtements sont peu sales. Pour une charge de 5 kilos, on en place une dizaine dans la machine que l'on pourra ensuite réutiliser jusqu'à 300 lavages.

Le coup de pouce naturel

Bain anti-odeur

Au lieu d'utiliser un produit antibactérien en plus de la lessive quand le linge sent mauvais, on le fait tremper une heure dans de l'eau avec 2 c. à s. de bicarbonate de soude avant de le passer à la machine.

LE COACHING DE Dr.Good !

Créer sa lessive

Efficace, facile à réaliser, elle est respectueuse de la peau et de l'environnement. La recette : verser dans 3,5 litres d'eau bouillante 150 g de paillettes de savon de Marseille (ou d'Alep) et une grosse poignée de cristaux de bicarbonate de sodium. Bien mélanger le tout et laisser refroidir avant d'ajouter 30 gouttes d'huile essentielle d'arbre à thé ou de lavande fine. Dans le tambour, verser environ un verre à moutarde de cette lessive « maison » ainsi que 1 à 2 c. à c. de bicarbonate de sodium avant de mettre en route la machine à laver.

LE CONSEIL DU JOUR

Opter pour des serviettes et culottes durables

Les serviettes lavables (durée de vie moyenne : trois ans) sont en coton bio certifié et vendues sur de nombreux sites dédiés (Dansmaculotte.com, Plim.fr…) autour de 15 € l'une. L'épaisseur du tissu et le format de la serviette s'adaptent au flux menstruel de chacune. Tout comme les culottes menstruelles également en coton « durable », elles sont garanties sans substances nocives. Certes, on passe un peu de temps à les laver, mais on ne pollue pas la planète.

Mon intimité
sans superflu !

Les polluants sont parfois là où on les attend le moins. Dans les tampons et les serviettes hygiéniques, on retrouve des perturbateurs endocriniens et des composés chimiques aux effets cancérogènes (hydrocarbures aromatiques, phtalates...) et des pesticides (comme le tristement célèbre glyphosate).

En cause, la contamination des matières premières, avec par exemple des pesticides dans les produits d'origine dérivés du coton, des dioxines et des furanes (hydrocarbures) produits par les agents chlorés utilisés dans le processus de blanchiment… Pour se protéger, la coupe menstruelle peut être une alternative : elle se place comme un tampon, mais au lieu d'absorber le sang, elle le recueille avant d'être retirée au bout de quelques heures et vidée. Elle existe en latex, mais il peut être allergisant alors le plus sûr consiste à la choisir en silicone médical sans risque pour la santé. Son tarif oscille entre 15 et 30 € (bien moins cher qu'une année de tampons ou de serviettes !) et on la trouve dans les magasins bio, de cosmétiques et certains supermarchés. Celles qui préfèrent les serviettes hygiéniques peuvent se tourner vers des serviettes sans colorant, parfum, allergènes avec un matelas absorbant en cellulose de bois (type Love & Green).

500 ans

C'est le nombre d'années que met en moyenne une serviette hygiénique jetée dans la nature pour se décomposer.

(Linfodurable.fr)

Le coup de pouce naturel

Gel intime « maison »

Une base lavante douce et sans risque de toxicité ou d'allergie pour les muqueuses. À feu doux, chauffer 5 ml d'huile de coco pour qu'elle fonde légèrement. La verser dans un bol. Ajouter 15 gouttes d'huile essentielle d'arbre à thé et 15 gouttes d'huile essentielle de palmarosa*. Bien mélanger avant d'ajouter 90 ml de savon d'Alep liquide. Verser le tout dans un flacon à conserver un mois.

*Contre-indiquées pendant les trois premiers mois de grossesse.

Envie d'un potager nature ?

Bye bye les engrais de synthèse : leur teneur en nitrates étant très élevée, cela les rend plus acides, ce qui détruit une partie des micro-organismes bénéfiques du sol et pollue les nappes phréatiques.

Bonjour les engrais naturels ! Le marc de café, l'infusion de gazon coupé, les cendres de bois et bien sûr le compost à base d'extraits de minéraux, de végétaux ou d'animaux qui se concentrent sur les plus petites racines de la plante et s'y décomposent en libérant les éléments minéraux (potassium, soufre, magnésium, calcium…) dont la plante se nourrit. Ces engrais naturels libèrent leurs composants nutritifs quand ils sont dégradés par les organismes vivants du sol. Ainsi, en plus de nourrir les végétaux, ils stimulent la vie biologique !

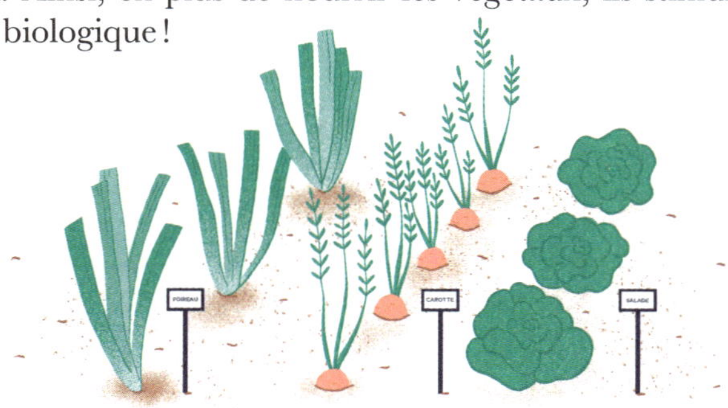

Le coup de pouce naturel

Des répulsifs naturels

Pour éviter la prolifération des insectes, telles les chenilles et autres limaces, ramasser les feuilles mortes, pailler ou désherber régulièrement (à la main) sont les gestes qui sauvent. On peut aussi semer certaines plantes dont l'odeur éloigne naturellement les indésirables entre les rangées de légumes : œillets d'Inde, basilic, ciboulette, ail… Quant à la bière, elle fait craquer les limaces qui l'adorent jusqu'à s'y noyer alors que le marc de café, lui, fait décamper les fourmis.

LE CONSEIL DU JOUR

Paillage contre mauvaises herbes

Nul besoin de glyphosate ultratoxique pour chasser les mauvaises herbes, le paillage est la solution lorsqu'on a de grandes surfaces de potager ou de parterres de fleurs. On peut aussi recouvrir la terre d'ardoise ou d'écorces de pin maritime (autour des plantes vivaces), de billes d'argile (dans les jardinières), d'éclats d'écorce de coco (autour des rosiers), de coques de cacao (pour ses vertus fertilisantes), de lauze ou de graviers pour chasser les mauvaises herbes des allées piétonnes.

LE COACHING DE **Dr.Good !**

Faire son compost

Pour booster la pousse des plantes potagères ou des herbes aromatiques. Dans le bac à compost, on met : épluchures de fruits et légumes, feuilles mortes, coquilles d'œuf, thé, marc de café, graines… On ne met pas : branches, agrumes, os, coquilles d'huîtres…

Plus d'air pur
dans ma maison et mon bureau !

Dans la maison et le bureau, l'air concentre les gaz toxiques de l'extérieur avec en plus, à l'intérieur, une forte concentration de composés organiques volatils (COV) issus des solvants et des produits d'entretien, des peintures, de la fumée du tabac… Une concentration jusqu'à 100 fois plus élevée qu'à l'extérieur ! Les gazinières émettent également des oxydes d'azote, les moquettes, tapis et rideaux sont des nids à acariens et poussières, sans parler des moisissures de la salle de bain…
Pour lutter contre ces envahisseurs toxiques, il est donc indispensable de renouveler l'air chaque jour dans ces pièces pendant dix à quinze minutes minimum (y compris en hiver). Une aération qui doit se pratiquer les volets et fenêtres grands ouverts, tôt le matin ou pendant la nuit en période de pollution ou lorsque les pollens sévissent (le vent ayant cessé, ils sont moins nombreux dans l'atmosphère).

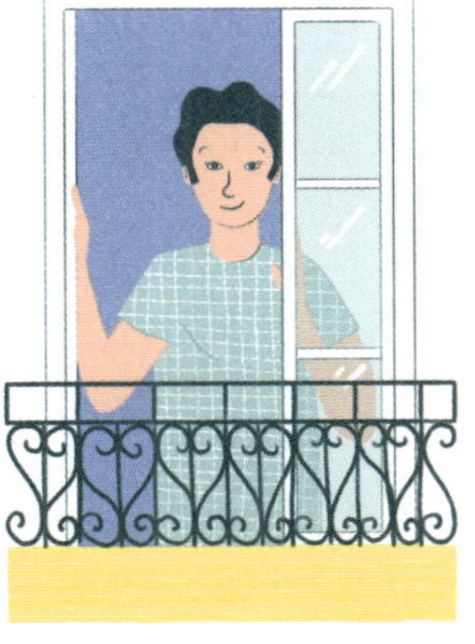

ÇA, C'EST PAS GOOD !

L'ENCENS

Selon une étude de l'Agence de l'environnement et de la maîtrise de l'énergie (ADEME), l'encens produit des concentrations élevées en benzène, toluène, éthylbenzène, formaldéhyde… ainsi que des hydrocarbures et des particules fines qui augmentent fortement le risque d'irritation des voies respiratoires et qui pénètrent de façon délétère dans le système cardio-vasculaire. Quant aux bougies et au papier d'Arménie, ils génèrent eux aussi des particules fines nocives. Mieux vaut donc fortement limiter la fréquence d'utilisation de ces produits.

LE CONSEIL DU JOUR

Stop aux aérosols

Depuis 1996, dans les pays industrialisés, les aérosols sont exempts de chlorofluorocarbones (CFC) responsables (entre autres) du trou dans la couche d'ozone. Mais les substances « remplaçantes » (propane, butane…) sont des hydrocarbures néanmoins polluants. On préfère donc les pulvérisateurs à pompe manuelle, les inhalateurs actionnés par l'inspiration, les déodorants à bille ou en sticks, les huiles essentielles plutôt qu'une bombe désodorisante…

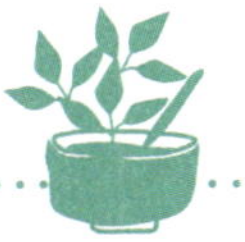

Le coup de pouce naturel

Les huiles essentielles

Diffusées via un appareil électrique, les huiles essentielles de ravintsara, arbre à thé, eucalyptus radié ou lavande fine, ont des vertus purifiantes. Pour les diffuser sans se tromper, on demande conseil au pharmacien.

Le bio, c'est toujours préférable !

Ce n'est pas parce qu'un produit est bio qu'il est garanti sans pesticides, sans engrais, nitrates (ion produit au cours du cycle de l'azote, très soluble dans l'eau et provoquant une pollution des eaux) ou composés nocifs tels que la dioxine (un polluant organique qui persiste dans l'environnement et finit par s'accumuler dans la chaîne alimentaire). La pollution en effet, qu'elle soit dans l'air, l'eau, le sol, ne s'arrête pas à la limite des cultures agricoles bio !

Toutefois, manger bio permet de manger moins de pesticides puisqu'on en disperse infiniment moins sur les terres consacrées à l'agriculture biologique en France. Et c'est aussi l'assurance d'acheter des produits plus riches en vitamines, sels minéraux, oligoéléments et donc, meilleurs pour la santé.
Quant à l'effet sur l'environnement, l'agriculture bio utilise en moyenne 30 à 40 % d'énergies fossiles (celles qui émettent des gaz à effet de serre nocifs) de moins que l'agriculture classique, et elle préserve la qualité des eaux en utilisant moins ou pas de pesticides.

LE CONSEIL DU JOUR

Un bon lavage

Pour éviter au maximum les pesticides des fruits et légumes (les plus contaminés : pêche et nectarine, pomme, poire, raisin, céleri, tomate, poivron, pomme de terre...), même s'ils sont bio, on les frotte sous l'eau froide puis on les laisse tremper dans un mélange de 90 % d'eau froide et de 10 % de vinaigre.

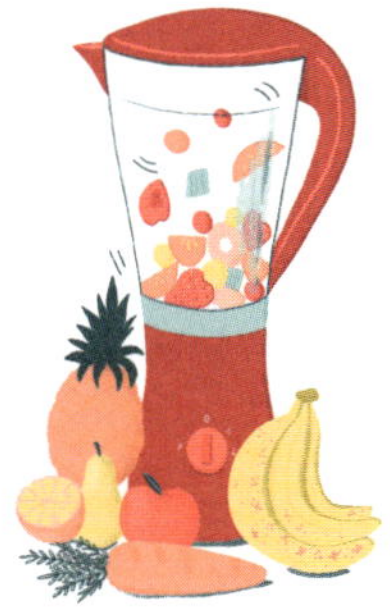

141

C'est le nombre de pesticides détectés dans le muesli non bio, dont 81 suspectés d'être des perturbateurs endocriniens.

(Enquête Exppert, 7 octobre 2016)

DITES-MOI DR.GOOD ?

Est-ce une bonne idée de recycler ses déchets alimentaires ?

Si c'est en effet économique et bon pour la planète, ce n'est pas toujours idéal pour la santé lorsqu'on utilise des produits classiques, souvent riches en substances nocives... C'est pourquoi il vaut mieux toujours privilégier le bio si l'on veut faire des chips de légumes avec des pelures de carotte ou de navet, ou fabriquer des écorces de citron confit (les pesticides peuvent être nombreux dans la peau des agrumes). Idem avec les graines, les céréales, etc. qui concentrent de nombreux résidus de produits phytosanitaires (insecticides, fongicides...) lorsqu'ils ne sont pas issus de l'agriculture biologique.

LUNDI 21 FÉVRIER

On traque les OGM !

Ils pourraient provoquer des allergies, une résistance aux antibiotiques et également diminuer la valeur nutritive des aliments...

Voilà pourquoi les organismes génétiquement modifiés (OGM) – des organismes dont on a modifié l'ensemble des gênes par exemple pour les rendre plus résistants aux insectes –, font peur et sont étudiés de près par les scientifiques qui s'inquiètent des risques sanitaires et écologiques qu'ils peuvent représenter. Toujours est-il que si la mise en culture de semences contenant des OGM est interdite en France, d'autres pays l'autorisent et exportent leur production de soja, de maïs… vers notre pays. Nous consommons donc tous les jours indirectement des OGM par le biais des produits animaux (viande, œuf, fromage, lait…), tous les animaux pouvant potentiellement être nourris avec des aliments contenant des OGM. Et rien ne contraint légalement les industriels à le mentionner sur les emballages…

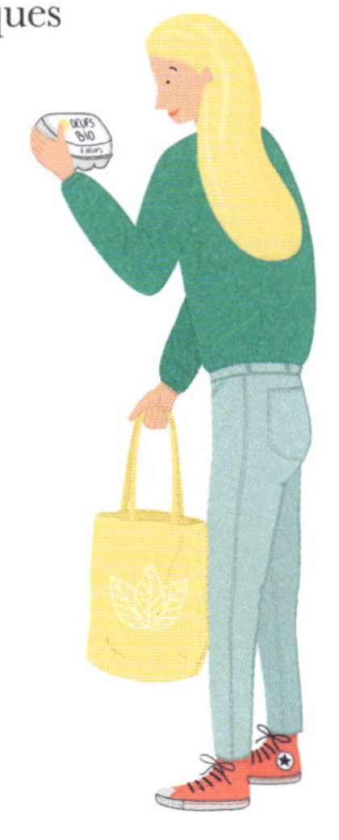

LE CONSEIL DU JOUR

Guetter la mention « sans OGM »

Elle n'est pas toujours bien visible et non obligatoire sur les produits dérivés d'animaux (viande, lait, œuf, fromage…) contenant moins de 0,9 % d'OGM. Toutefois, certains agriculteurs/producteurs font le choix de valoriser la non-utilisation d'OGM pour satisfaire et rassurer les consommateurs en apposant la mention « sans OGM » (ex. : viande), « issu d'animaux nourris sans OGM » (ex. : œufs) ou « sans OGM dans un rayon de 3 km » (ex. : miel). On traque donc ces allégations sur les emballages et, à défaut, on évite au maximum les plats cuisinés dont les ingrédients animaux (viande, lait…) proviennent souvent de bêtes nourries au soja transgénique.

ÇA, C'EST GOOD !

ÉLEVER UNE POULE

Pour qu'elle mange mieux et pour limiter ses déchets, on lui donne épluchures, fanes, fruits abîmés, salade flétrie... à compléter par 100 g/jour environ d'un mélange de grains sans OGM que l'on peut acheter en jardinerie ou magasin pour animaux.

IL VAUT MIEUX LE SAVOIR

STEAK SANS OGM

LA RACE DES VIANDES EST UN INDICE MAJEUR POUR ÉVITER D'AVALER DES OGM. EN EFFET, LES BÊTES PRODUISANT LA VIANDE CHAROLAISE, LIMOUSINE OU AUBRAC SONT NOURRIES D'HERBE, LE PLUS SOUVENT 100 % BIO, ET SANS SOJA TRANSGÉNIQUE. DEMANDEZ CONSEIL À VOTRE BOUCHER QUI SAIT EN GÉNÉRAL D'OÙ VIENT SA VIANDE ET COMMENT ELLE A ÉTÉ NOURRIE.

MARDI 22 FÉVRIER

Bricoler plus écolo, c'est mieux !

Lasure, peinture, enduit, vernis... pour bricoler sans polluer et sans tousser, il est important de ne pas se jeter sur le premier produit venu.

Dans les magasins de bricolage, on vise :

- Le label NF Environnement : il garantit une réduction des substances dangereuses, une teneur minimale en composés organiques volatils (COV) et en dioxyde de titane (utilisé pour ses propriétés d'absorption des rayons ultraviolets, il est soupçonné d'être cancérigène).
- Un label de qualité pouvant être accompagné de l'Écolabel européen qui, en matière de bricolage, apporte des garanties supplémentaires. Ainsi, une lasure qui prétend avoir des propriétés respirantes, hydrofuges (qui préserve de l'eau, de l'humidité) ou antifongiques, doit l'avoir démontré via des tests pour être certifiée.
- Le label Nature Plus : à retrouver sur les peintures à base végétale ou minérale, il garantit un moindre impact environnemental du produit.

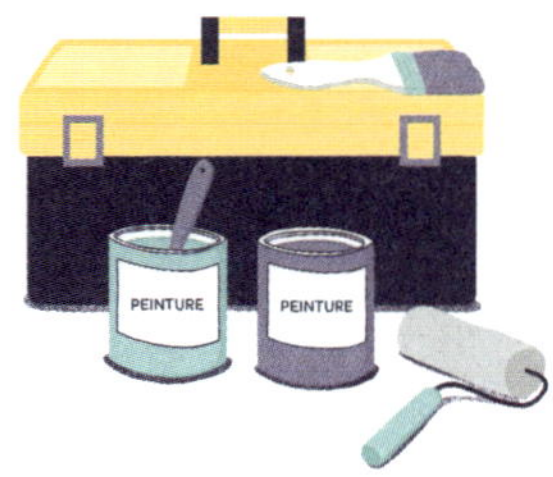

DITES-MOI DR.GOOD ?

La peinture à l'eau, c'est plus écolo ?

C'est vrai que l'utilisation de la peinture à l'eau (acrylique) ne nécessite pas ensuite l'emploi de solvant (ex. : white spirit) pour nettoyer pinceaux et rouleaux. Mais la peinture à l'eau n'est pas exempte de substances très toxiques lorsqu'on les respire à forte dose, par exemple les éthers de glycol. Le plus sûr quand on choisit sa peinture consiste donc à repérer l'Écolabel européen qui est la seule certification garantissant un produit avec le moins possible de solvants et pigments dangereux.

LE CONSEIL DU JOUR

Aller à la déchèterie !

Pour jeter peintures, solvants, détergents puissants... tous à la déchèterie ! Car lorsqu'on les jette dans les toilettes, éviers, bouches d'égout, les substances toxiques qu'ils contiennent (métaux, mercure...) contaminent rivières et nappes phréatiques. Les déchèteries en revanche sont habilitées à les recueillir pour les traiter.

Le coup de pouce naturel

Moquette nette

Dans un flacon vaporisateur, verser 1 verre de vinaigre blanc et ¼ de verre de bicarbonate. Mélanger. Ajouter 30 gouttes d'huile essentielle d'eucalyptus radié. Mélanger à nouveau. Vaporiser sur les taches puis faire pénétrer avec une éponge végétale. Laisser sécher, le temps que le bicarbonate absorbe les saletés, puis aspirer.

LE CONSEIL DU JOUR

Du verre c'est plus vert !

Le verre se recycle à 100 % et à l'infini. Voilà pourquoi pour préserver la planète, il est urgent de troquer ses boîtes en plastique contre de jolis bocaux pour stocker ses denrées, mais également pour y conserver les salades du pique-nique, le repas à emporter au bureau…

Le plastique, c'est pas fantastique : j'agis !

Réduire concrètement sa consommation quotidienne de plastique chargé de toxiques et polluants, c'est facile en respectant ces 5 commandements !

- **S'engager** à ne plus acheter d'eau en bouteille plastique, à moins qu'elle ne soit conçue en plastique recyclé. Et préférer une jolie gourde en inox, lavable et durable.
- **S'équiper** de sacs de courses en tissu, y compris pour le sac isotherme destiné au transport des produits surgelés, et en avoir toujours à portée de main dans sa voiture, les sacoches de son vélo, son sac à main, à dos…
- **Éviter** au maximum les aliments suremballés (ex. : des pommes bio dans une barquette plastique entourée de film alimentaire !) en préférant le vrac, de plus en plus développé dans les magasins alimentaires, y compris les hypermarchés.
- **Troquer** les pailles et couverts en plastique contre un set de couverts réutilisables en bambou et une paille réutilisable en inox, vendue avec son mini-goupillon pour un nettoyage aisé.
- **Remplacer** le film alimentaire par des emballages alimentaires réutilisables à base de cire d'abeille ou par des couvre-plats imperméables et lavables en tissu. Ils existent en différentes tailles pour s'adapter à tous les plats.

200 à 500 ans

C'est la durée de vie moyenne d'un sac en plastique abandonné au sol.

(ADEME)

IL VAUT MIEUX LE SAVOIR

PAS DE SACS DANS LE COMPOST

AUJOURD'HUI, LES SACS EN PLASTIQUE BIOSOURCÉS DISPONIBLES AU RAYON FRUITS ET LÉGUMES DES SUPERMARCHÉS QUI AFFICHENT LE LABEL « *OK COMPOST HOME* » SONT THÉORIQUEMENT COMPOSTABLES DOMESTIQUEMENT, DE MÊME QUE LES SACS 100 % PAPIER. TOUTEFOIS, L'ADEME PRÉCONISE QU'ILS SOIENT PLUTÔT ORIENTÉS VERS DES PLATEFORMES DE COMPOSTAGE INDUSTRIELLES (TRI SÉLECTIF PLASTIQUE ET PAPIER), CAR LEUR DÉGRADATION TRÈS LENTE N'EST PAS OPTIMALE.

Moins de polluants
dans mes vêtements

On n'y pense pas toujours, mais les vêtements, dont ceux que l'on porte à même la peau, renferment parfois des substances chimiques potentiellement toxiques.

Certaines sont utilisées pour obtenir différentes qualités de tissu (perturbateurs endocriniens), d'autres pour des effets infroissables ou imperméables (formaldéhyde, composés perfluorés), d'autres encore se cachent dans les teintures (colorants azoïques), les motifs (phtalates)… Bien sûr, tout le monde ne déclenche pas une allergie ou n'a pas de l'eczéma en portant ces matières, mais au moment de l'achat, lire les étiquettes et rechercher des labels écologiques « sans solvants » est une bonne idée. On peut aussi privilégier les fibres naturelles (lin, chanvre, fibre d'eucalyptus ou lyocell…) et bouder les t-shirts avec des motifs en « plastique ». Et pour se protéger d'une éventuelle allergie, laver ses vêtements neufs avant de les porter doit devenir un réflexe !

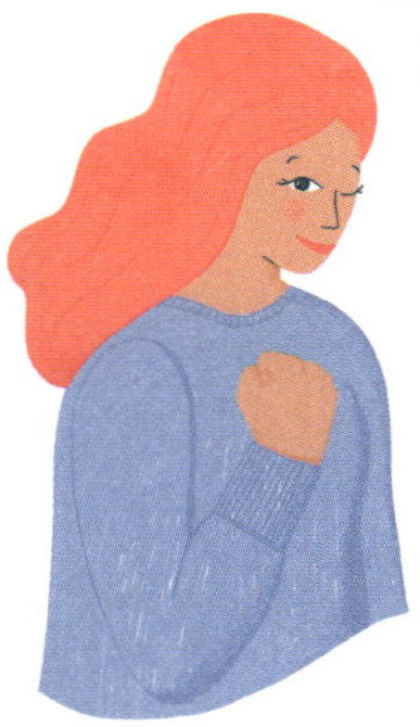

LE CONSEIL DU JOUR

Oser bannir la viscose

Il est vrai que, combinée au coton ou au jersey, elle donne de l'élasticité aux vêtements ce qui les rend plus confortables à porter. Mais, en provenant de la dissolution de la cellulose dans de la soude caustique, matière que l'on plonge ensuite dans un bain d'acide sulfurique et de sulfate de soude, la viscose n'est autre que le résultat d'un procédé chimique polluant et toxique ! On préfère le lyocell, 100 % cellulosique, biodégradable et tout aussi souple.

On regarde ça de près

Coton bio mieux que coton !

La culture du coton menace l'environnement : pour fabriquer un seul t-shirt, il faut 20 000 litres d'eau douce et 73 % des champs de coton proviennent de parcelles artificiellement irriguées. En outre, cette culture demande d'immenses quantités d'engrais de synthèse et de pesticides contaminant les nappes phréatiques. Mieux vaut donc préférer le coton biologique, garanti sans produit toxique à toutes les étapes de sa fabrication, plus respectueux de l'environnement. Pour choisir, sachez que les deux labels qui apportent le plus de garanties sont GOTS et OEKO-TEX.

ÇA, C'EST GOOD !

POLAIRE = PLASTIQUE RECYCLÉ

Un pull polaire en polyester recyclé est fabriqué à partir de 27 bouteilles en plastique. Broyées puis réduites en paillettes, le plastique est ensuite étiré en longs filaments qui, une fois tissés, donnent le tissu polaire.

Pic de pollution : rester enfermé, c'est la solution ?

Rester chez soi ? Sortir quand même ? *That is the question...*

Tout dépend d'abord du degré de sensibilité de chacun : les nourrissons, enfants, femmes enceintes et personnes âgées sont plus sensibles aux particules fines et à la pollution à l'ozone. Ces derniers peuvent sortir, mais en s'éloignant des grands axes routiers pendant les heures de pointe (entre 7 et 9 heures et entre 17 et 20 heures) et en avertissant le médecin si une gêne respiratoire ou cardiaque inhabituelle est ressentie.
Pour les sportifs, notamment ceux qui pratiquent des activités avec une respiration par la bouche entraînant un essoufflement (course à pied, vélo de route à bon rythme...), mieux vaut s'abstenir au risque d'inhaler de nombreuses poussières invisibles, mais délétères pour les poumons.
On peut continuer à aérer son logement dix minutes 2 fois par jour, mais, en tout début de matinée et tard le soir en cas de pollution aux particules fines et de préférence au milieu de l'après-midi et la nuit en cas de pic d'ozone.

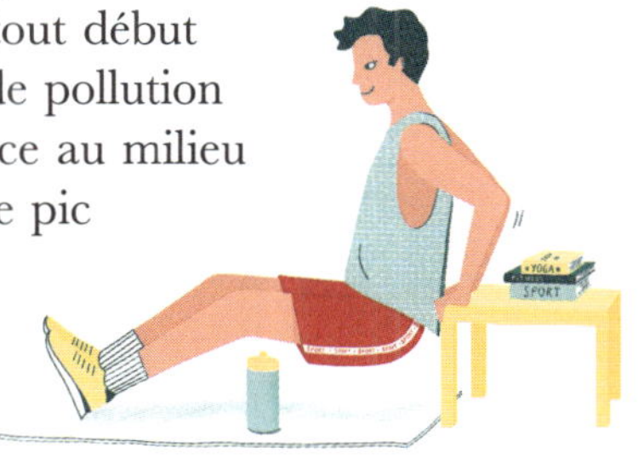

ÇA, C'EST GOOD !

VMC BIEN ENTRETENUE

Son entretien est recommandé tous les trois ans par un spécialiste. Entre temps, un nettoyage une fois par trimestre s'impose en déclipsant la partie amovible lavable et en la repositionnant après nettoyage. Pour les VMC double-flux, les filtres d'insufflation et d'extraction sont à changer une à deux fois par an selon les pièces, et au moins une fois après la saison des pollens.

LE CONSEIL DU JOUR

Ne pas boucher les entrées d'air

C'est une fausse bonne idée pour éviter que la pollution n'entre dans un logement. D'abord parce que pour empêcher que les polluants ne stagnent dans l'atmosphère il faut favoriser la circulation de l'air. Ensuite parce que des toxiques sont également émis à l'intérieur de la maison (monoxyde de carbone, COV, fumée de tabac...) et qu'il faut les évacuer.

LE SAVIEZ-VOUS ?

LA POUSSETTE PRÈS DES POTS D'ÉCHAPPEMENT

LES BÉBÉS EN POUSSETTE SONT DAVANTAGE EXPOSÉS QUE LES ADULTES À LA POLLUTION. ON ESTIME QU'ILS RESPIRENT JUSQU'À 30 % DE POLLUANTS DE PLUS LE NEZ AU RAZ DES VOITURES. LORS D'UN PIC DE POLLUTION, ÉVITEZ DONC LA SORTIE QUOTIDIENNE ET SI VOUS DEVEZ VOUS DÉPLACER AVEC UN BÉBÉ ENCORE PETIT, PORTEZ-LE PLUTÔT CONTRE VOUS, LE VISAGE TOURNÉ VERS VOUS.

SAMEDI 26 FÉVRIER

LE CONSEIL DU JOUR

Aspirer plus sain

Faire le ménage en mode green c'est bien, mais encore faut-il aspirer correctement ses surfaces avec un appareil assez puissant (400 watts minimum), dont le filtre est régulièrement changé et adapté pour limiter les allergènes et poussières très fines. Pour cela, on peut choisir un appareil à filtre HEPA ou EPA, dit à Très Haute Efficacité (THE) : le type de filtre qui est utilisé dans les hôpitaux et qui assainit l'air en aspirant les particules les plus fines et en rejetant un air filtré purifié.

ÇA, C'EST GOOD !

GUIDE DES ÉCOLABELS

Sur le site de l'ADEME*, 100 labels (hygiène et beauté, produits de nettoyage, alimentation...) ont été passés à la loupe pour aider le consommateur à acheter des produits moins toxiques et polluants.

*Agence de l'environnement et de la maîtrise de l'énergie

3 recettes naturelles
pour nettoyer la maison

Un atelier «fabrication de produits d'entretien», ça vous tente? Vous allez voir, c'est facile!

Désinfectant «maison». Dans un récipient, mélanger 1 litre de vinaigre blanc, 2 c. à s. de bicarbonate, 1 c. à s. d'huile essentielle de citron (bactéricide puissant) et 1 c. à s. d'huile essentielle d'arbre à thé (bactéricide et fongicide). Verser le tout dans un vaporisateur. Laisser reposer au moins une semaine afin que le vinaigre s'imprègne bien des autres ingrédients. Et les salissures n'ont qu'à bien se tenir!

Antimoisissure. Dans un vaporisateur, mélanger 10 cl de vinaigre blanc et 90 cl d'eau non calcaire. Ajouter 10 gouttes d'huile essentielle d'arbre à thé (désinfectant et antifongique) et 5 à 10 gouttes d'huile essentielle de citron ou de lavande aspic (antibactériennes). Secouer et vaporiser sur les joints, le bac et le rideau de douche pour éviter que moisissures et champignons raffolant d'humidité ne s'installent dans la salle de bain.

Dépoussiérant. Verser dans un vaporisateur, 5 c. à s. de jus de citron ou de vinaigre blanc, 5 c. à s. d'huile d'olive et 15 gouttes d'huile essentielle de citron. Mélanger énergiquement. Vaporiser bahuts et tables en bois avant de frotter avec un chiffon doux pour les dépoussiérer et les protéger contre les parasites.

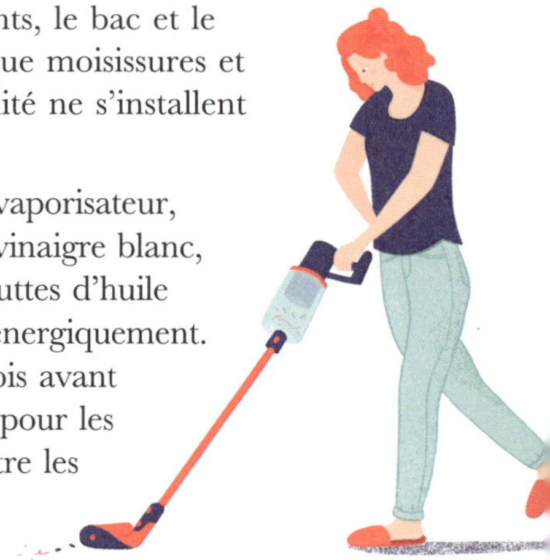

IL VAUT MIEUX LE SAVOIR

LA JAVEL NE SE MÉLANGE PAS

MÉLANGÉE AVEC UN DÉCAPANT, UN DÉTARTRANT, DE L'AMMONIAQUE, C'EST UNE BOMBE TOXIQUE QUI DÉGAGE UN MÉLANGE GAZEUX TRÈS DÉLÉTÈRE POUR LES POUMONS. ON LA REMPLACE PAR LE VINAIGRE BLANC POUR TOUT DÉSINFECTER.

DIMANCHE 27 FÉVRIER

LE CONSEIL DU JOUR

Évier façon « Mr. Propre »

Savez-vous que la pierre d'argile n'a pas son pareil pour récurer et dégraisser les surfaces : évier inox ou émail, plaque vitrocéramique, plan de travail, porte de four, robinetterie, baignoire… Vendue entre 10 et 15 € les 500 g, elle dure longtemps ! On frotte une éponge humide dessus et c'est parti pour une corvée de ménage 100 % écolo puisqu'elle est biodégradable et sans danger pour l'environnement.

ÇA, C'EST GOOD !

PLAN DE TRAVAIL IMPEC

Le plan de travail se retrouve en contact avec les aliments, les emballages et se charge de microbes : on lui offre une cure détox en le frottant avec un demi-citron aux vertus antibactériennes. On laisse agir cinq à dix minutes et on rince.

Frigo, cuisinière, four… Assainir sans polluants

On décape souvent ces trois endroits sensibles – car en contact avec la nourriture – avec des produits chargés de substances nocives. Pourtant, les solutions naturelles fonctionnent aussi bien !

Réfrigérateur. Tous les quinze jours, on dilue du vinaigre blanc ou du bicarbonate dans de l'eau chaude (2 c. à s. pour 2 litres d'eau), on imbibe une éponge avec ce mélange, on frotte et on rince à l'eau claire. On peut ensuite le parfumer en versant dans une petite coupelle quelques gouttes d'huile essentielle de cyprès, de lavande fine ou de pin sylvestre.

Cuisinière. Pour la dégraisser et l'assainir au quotidien, c'est facile, on frotte les traces noires de brûlé avec une éponge grattante et du vinaigre blanc pur.

Four. Pour les zones très encrassées comme les parois du four qu'on ne nettoie pas tous les jours, l'idéal consiste à fabriquer une pâte décapante : environ deux tiers de bicarbonate pour un tiers d'eau, la pâte devant être bien épaisse. On applique sur les parois du four et on laisse agir la journée ou la nuit. On enlève ensuite la pâte avec une éponge humide ou, au besoin, en frottant avec une brosse et c'est impeccable !

Le coup de pouce naturel

Nettoyant spécial poubelle

Nid à bactéries et substances toxiques, elle doit être lavée au moins une fois par semaine avec un assainissant. Dans un vaporisateur, on ajoute 25 gouttes d'huile essentielle de citron à 1 litre de vinaigre blanc et on utilise ce mélange désinfectant pour une poubelle toute belle !

LUNDI 28 FÉVRIER

Pesticides : on épluche ses fruits et légumes !

Le verdict tombe chaque année avec la *Dirty Dozen*, autrement dit la liste des aliments les plus riches en pesticides établie par une ONG américaine.

Fraise, épinard, chou kale/vert, nectarine et pomme sont les 5 fruits et légumes à arriver en tête de peloton des plus dopés. Plus de 90 % de leurs échantillons ont été testés positifs, car ils présentaient des résidus d'au moins deux pesticides. Des analyses qui ont également révélé qu'un seul échantillon de chou frisé ou vert pouvait renfermer jusqu'à 20 pesticides différents !

Les agrumes, quant à eux, ne sont pas en reste puisqu'un fongicide puissant (Imazalil) capable de bouleverser nos taux hormonaux et soupçonné d'être cancérogène a été détecté dans près de 90 % des échantillons.

Et la congélation à très basse température des fruits et légumes les plus contaminés n'a guère d'effet, ces derniers présentant encore des taux élevés de pesticides après surgélation.

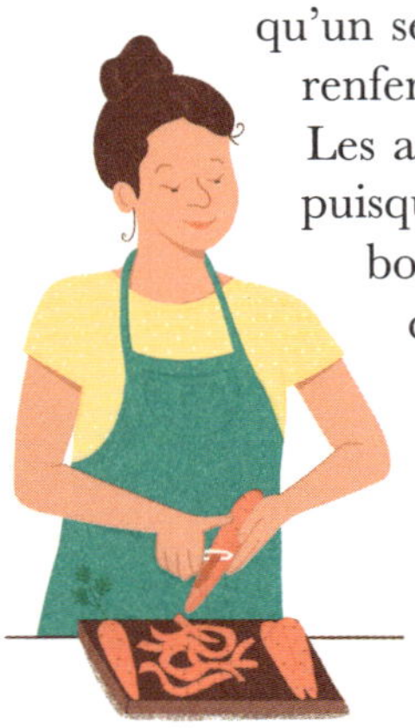

LE CONSEIL DU JOUR

Faut pas que ça brille !

Gare aux fruits et légumes trop « brillants », qui ne changent pas d'aspect pendant plusieurs jours, il y a des chances pour qu'ils soient fortement traités. Et pensez à éliminer la cire (morpholine) utilisée sur les pommes en les frottant au vinaigre blanc et en les rinçant sous l'eau tiède. Bien que les avis divergent sur sa toxicité, elle n'est pas recommandée par l'OMS.

On regarde ça de près

Manger bio : pas forcément plus cher

Le bio est plus cher parce que les producteurs sont correctement rétribués, parce qu'ils doivent payer pour obtenir leur certification, parce que ce type d'agriculture nécessite plus d'espace et de main-d'œuvre. Mais le bio présente un meilleur rapport qualité/prix, car les produits ne sont pas gonflés d'eau et ont conservé leur valeur nutritionnelle. Une pomme bio se mange avec la peau et ne perd donc pas un centimètre de chair à enlever pour ne pas avaler les traces de ses 36 traitements !

ÇA, C'EST GOOD !

LOCAL ET DE SAISON

C'est non seulement respecter le cycle de la nature, mais également se préserver des toxiques puisque ces fruits et légumes contiennent moins de conservateurs chimiques et de pesticides utilisés pour le stockage et la conservation.

Mon bilan

Février se termine… Avez-vous réussi à mettre en place quelques réflexes antitoxiques ? Trouvez-vous votre intérieur tout aussi propre qu'avant en le nettoyant avec des produits plus naturels ? Avez-vous adapté votre façon d'acheter des vêtements, des aliments… en optant pour des produits plus *green* ?

Avez-vous évolué vers un environnement plus green ?

- ☐ **Très peu**
- ☐ **Un peu**
- ☐ **Beaucoup**
- ☐ **Passionnément**

Mon tracker forme

- 🙂 ……………………………
- 😐 ……………………………
- ☹ ……………………………

Mes objectifs

	Atteint	Peut mieux faire
Mieux comprendre où se cachent les toxiques dans mon environnement.		
Adopter peu à peu de nouvelles pratiques plus vertes, meilleures pour ma santé et celle des autres.		
Découvrir des recettes naturelles pour concocter moi-même des produits de soin ou ménagers plus naturels.		

Et en pratique…

Vous avez troqué vos détergents classiques contre d'autres, plus naturels ou écocertifiés.	☐ OUI	☐ NON
Vous recherchez les labels *green* sur les emballages des soins de beauté avant de les acheter.	☐ OUI	☐ NON
Vous pensez à bien aérer votre intérieur deux fois par jour et vous ouvrez vos fenêtres lorsque vous faites le ménage.	☐ OUI	☐ NON
Vous essayez de préférer le bio pour certains aliments connus pour être « riches » en pesticides.	☐ OUI	☐ NON
Vous faites en sorte d'utiliser le moins de plastique possible dans votre quotidien.	☐ OUI	☐ NON

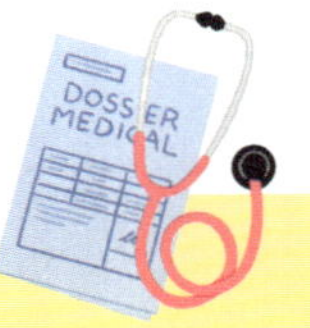

Rhinite allergique : comment réagir ?

Pour une personne sur 4, l'arrivée des premiers pollens est synonyme d'éternuements, gorge qui gratte, yeux qui piquent, nez bouché… un «rhume des foins» qui a de quoi faire détester les beaux jours !

De quoi s'agit-il ?

La rhinite allergique est une réaction excessive de l'organisme à une substance étrangère a priori inoffensive, en l'occurrence, les pollens. Si celle-ci peut rester intermittente et légère (moins de quatre semaines avec des symptômes peu gênants), elle est parfois modérée, voire sévère, et perturbe les activités quotidiennes, ou persiste plusieurs semaines.

De plus en plus d'allergiques

La rhinite allergique touche les enfants (parfois très jeunes), les adolescents, les adultes, mais également les seniors (même s'ils n'avaient jusque-là aucun symptôme). De plus en plus de personnes sont concernées, en France et dans le monde. Ainsi, si on comptait 2 à 3 % d'allergiques dans notre pays en 1970, ils sont aujourd'hui évalués à 30 % de la population (dont 44 % des moins de 35 ans), et selon l'OMS, en 2050, une personne sur deux sur la planète sera concernée (notamment à cause de l'urbanisation, l'industrialisation et la baisse de la biodiversité) !

Comment se protéger ?

Pendant la période des pollens auxquels on est allergique, on adopte quelques bons réflexes pour réduire autant que possible l'exposition… même quand on habite en ville, car minuscules, les pollens sont transportés par les vents !

- À l'intérieur, il faut aérer les pièces seulement le matin tôt et après le coucher du soleil ou quand il pleut ; aspirer fréquemment avec un appareil équipé d'un filtre HEPA ; se doucher soigneusement en rentrant le soir (en rinçant les cheveux et le visage, et en rinçant son nez avec un spray de nettoyage) et brosser quotidiennement ses vêtements en dehors de la chambre pour ne pas entrainer de pollens dans celle-ci.
- À l'extérieur, on porte des lunettes (pour réduire le dépôt de pollens sur les yeux) ; on ferme les fenêtres de la voiture pendant les trajets ; on ne sèche pas son linge en extérieur et on évite de tondre la pelouse ou s'occuper du jardin, pique-niquer dans l'herbe ou se promener dans les champs.

Quand consulter ?

En cas de symptômes de rhinite allergique même banals, il faut consulter le médecin traitant, qui orientera si besoin vers un allergologue pour un diagnostic précis : en effet, il faut repérer le ou les allergènes impliqués, et vérifier l'absence d'un asthme associé, facteur de gravité qui passe parfois inaperçu, mais concerne environ 1 allergique sur 5.

Le bon réflexe?

Consulter le calendrier des pollens (pollens.fr), car ils ne sont pas tous présents tout le temps : tout dépend de la météo et de votre région d'habitation.

Le calendrier des pollens

Le réchauffement climatique a pour effet d'allonger la période de la saison pollinique. En règle générale, la saison des pollens débute par ceux des arbres : dès la fin janvier dans le sud de la France, avec parfois des pics en février pour les pollens de cyprès, de frêne et d'aulne, et ce jusqu'au printemps. Le relais est pris par les graminées (chiendent, dactyle, céréales…) dont le temps fort se situe entre mai et juillet. En même temps débute la saison des herbacées (ambroisie, armoise, chénopode, plantain, urticacées…) qui se poursuit jusqu'à l'automne.

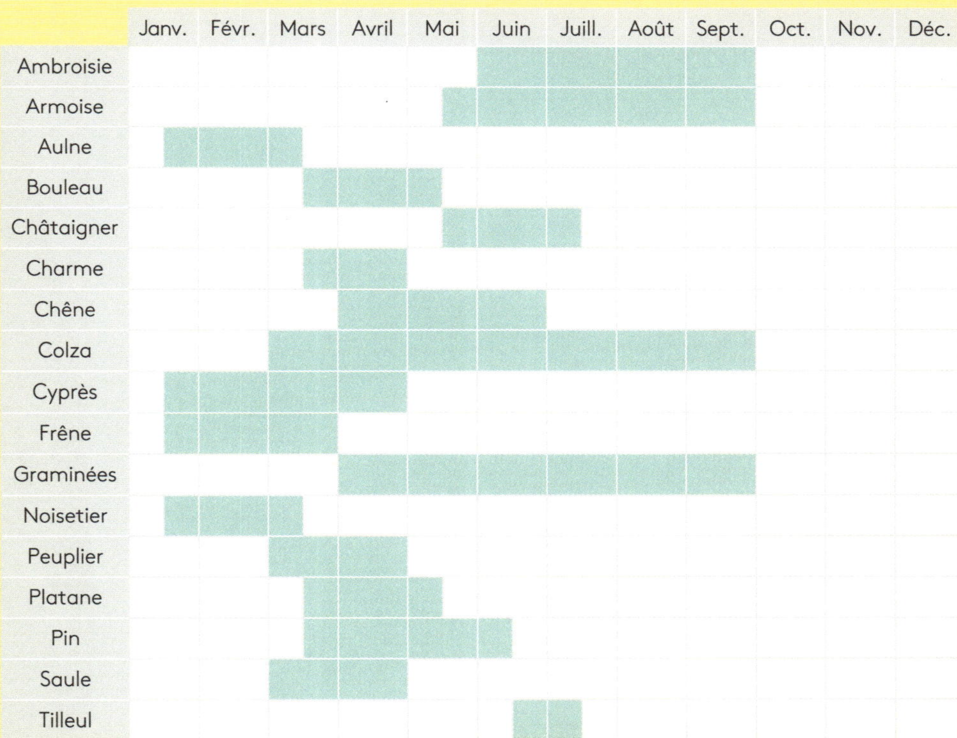

LE CHIFFRE

27 % des allergiques estiment que la maladie détériore leur qualité de vie. (JFA 2017)

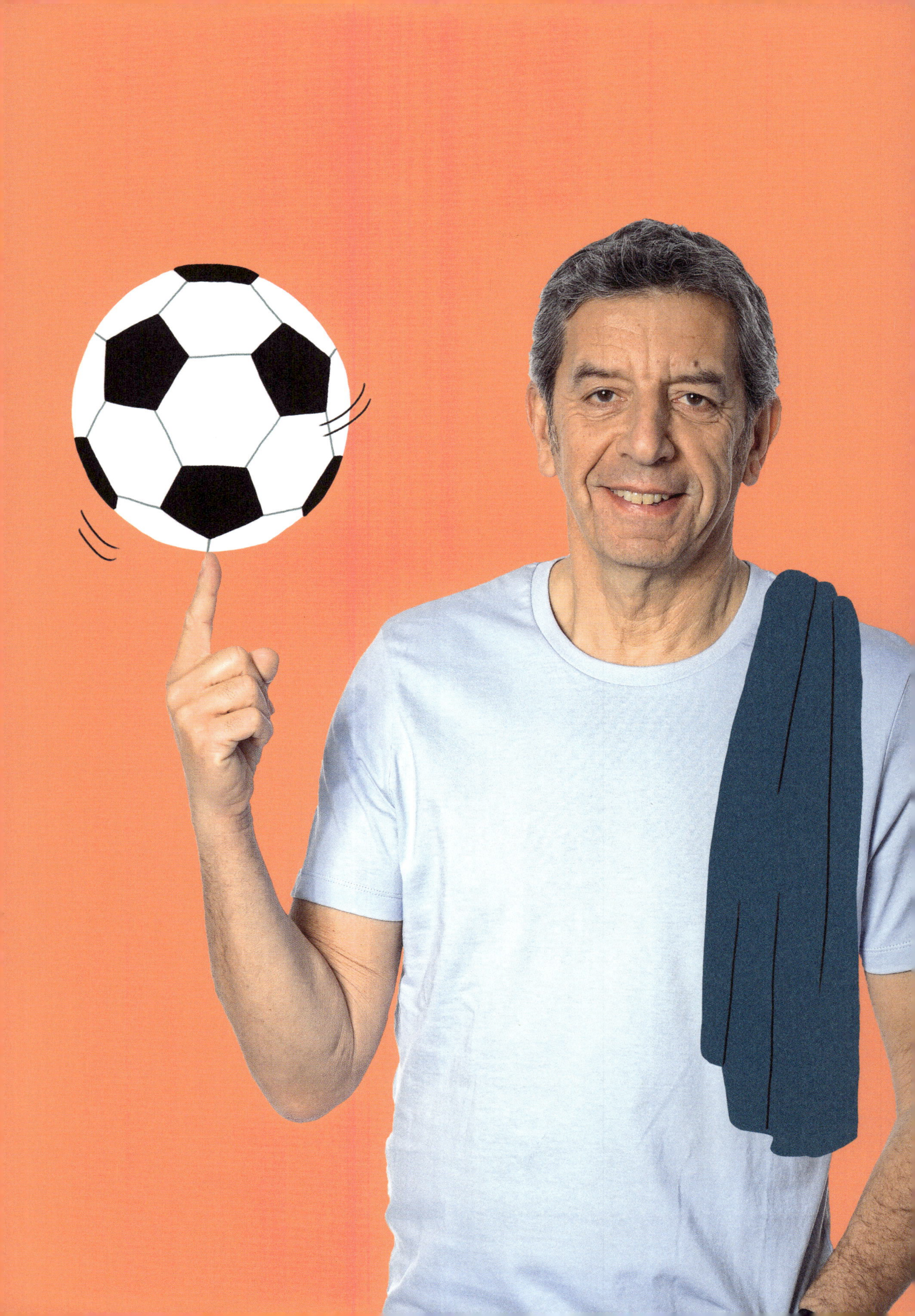

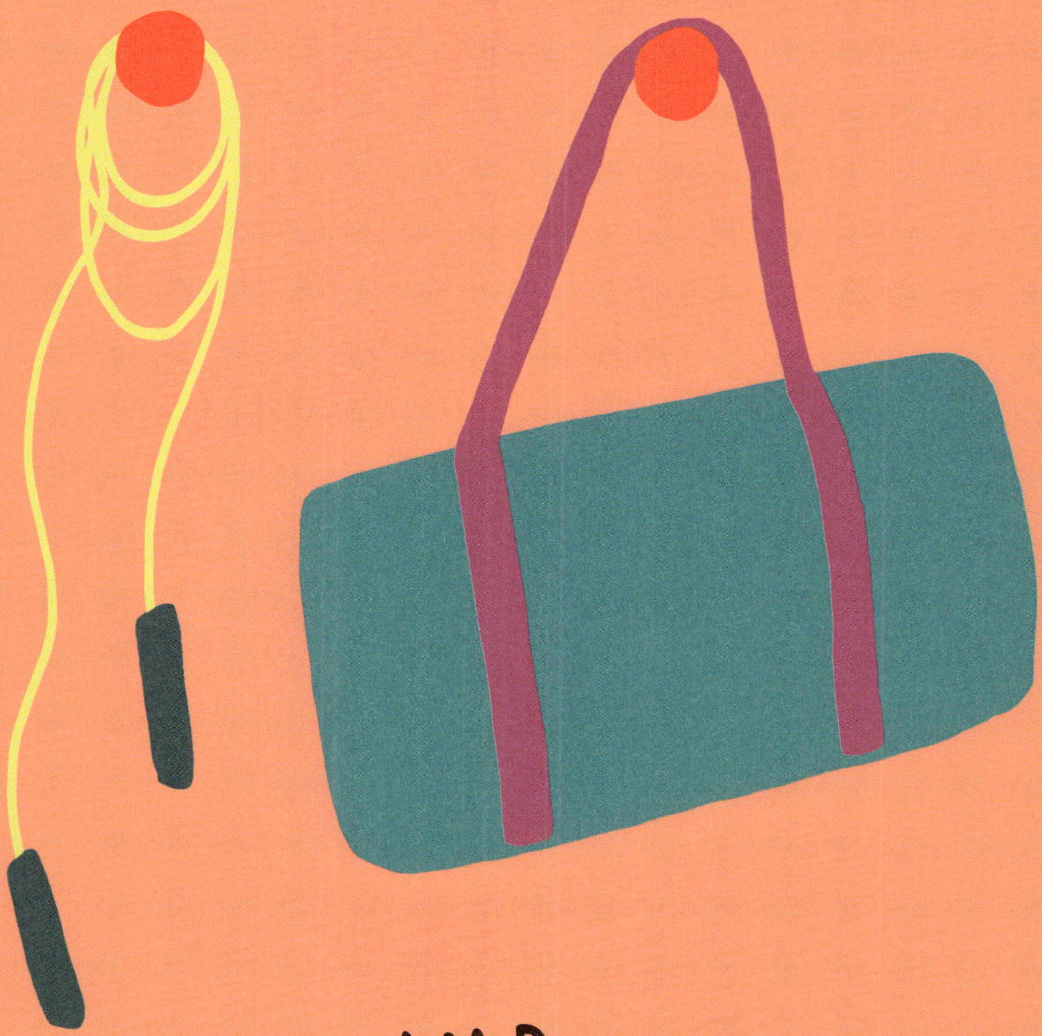

MARS

On se (re)met au sport !

(1, 2, 3... go !)

MARS

L'activité physique est une véritable assurance santé. Pour lutter contre la sédentarité, rien de tel que bouger trente minutes par jour : une routine quotidienne qui fait gagner deux ans d'espérance de vie ! Bon pour l'organisme au sens large – pour maintenir la masse musculaire, réguler son poids, améliorer son souffle, faire travailler son cœur, booster ses performances cérébrales –, le sport est également un formidable allié pour dompter son stress et conserver un moral au beau fixe. Une autre bonne nouvelle ? Plus on bouge, plus on a envie de bouger !

BOUGER PLUS POUR LE PLAISIR, MAIS AUSSI POUR RESTER EN PLEINE FORME. ALORS QUELLE ROUTINE SPORTIVE ADOPTER ? ON FAIT LE POINT POUR DÉFINIR UN PLAN D'ATTAQUE !

J'essaye de bouger...

Très peu : le sport n'a jamais été une passion. Et puis, entre le travail, la maison, les enfants, vous estimez que vous vous dépensez déjà bien assez.

Un peu : vous avez conscience que l'exercice physique est essentiel à une bonne santé générale, mais vous n'avez pas trouvé le sport qui vous convient. Alors vous marchez de temps en temps...

Beaucoup : vous avez conscience que le sport est bénéfique pour vous tant sur le plan physique que psychique. Vous en faites plusieurs fois par semaine pour vous entretenir et pour le plaisir !

Mes objectifs

- ☐ Découvrir les activités physiques qui me correspondent le mieux.
- ☐ Apprendre comment pratiquer plus régulièrement une activité physique sans forcément être inscrit dans un club.
- ☐ Mémoriser des mouvements faciles et efficaces afin de les intégrer dans une routine quotidienne.

Mon tracker forme

Comment allez-vous aujourd'hui ? Cochez chaque jour le smiley correspondant à votre état de forme et faites le bilan en fin de mois.

- 🙂 : EN PLEINE FORME
- 😐 : SANS PLUS
- ☹ : EN MODE BLUES

RENDEZ-VOUS EN PAGE BILAN À LA FIN DU MOIS DE COACHING

LE CONSEIL DU JOUR

Faire une expérience

Lorsqu'on fait du sport, la production de dopamine (une hormone du plaisir) augmente dans le cerveau et active le système de récompense. Bouger donne ainsi envie de bouger. A contrario, moins on est actif, plus on se sent fatigué… Faites l'essai sur une semaine en planifiant par exemple quarante-cinq minutes de marche, une heure à une heure et demie de vélo et vingt à trente minutes de renforcement musculaire : vous verrez comme vous vous sentirez bien après chaque séance !

LE SAVIEZ-VOUS ?

LE SPORT C'EST BON POUR NOTRE SEXUALITÉ

EN PLUS D'AMÉLIORER LA LIBIDO À TOUT ÂGE, LE SPORT FAVORISE LA SÉCRÉTION D'HORMONES SEXUELLES CHEZ LES FEMMES À LA MÉNOPAUSE, TANDIS QU'IL PERMET DE DIMINUER LE RISQUE D'IMPUISSANCE CHEZ LES HOMMES… MOTIVANT, NON ?

Pourquoi est-ce si important de bouger ?

L'Organisation mondiale de la santé (OMS) définit l'activité physique comme « tout mouvement produit par les muscles squelettiques (ceux qui permettent les mouvements volontaires du corps) responsable d'une augmentation de la dépense énergétique ». Son intensité est indiquée en MET (*metabolic equivalent of the task*), une unité de mesure qui correspond à une consommation d'oxygène de 3,5 ml par kilo de poids corporel par minute. Le sport est donc une activité physique, mais jardiner, prendre les escaliers, marcher pour aller chercher son pain et même faire le ménage le sont aussi. Or, aujourd'hui, il est scientifiquement prouvé que le manque d'activité physique régulière favorise la survenue de maladies chroniques (diabète de type 2, pathologies cardio-vasculaires, rhumatismes…). Il est donc urgent de prendre conscience à quel point bouger régulièrement est essentiel, le corps ne s'usant que si on ne s'en sert pas !

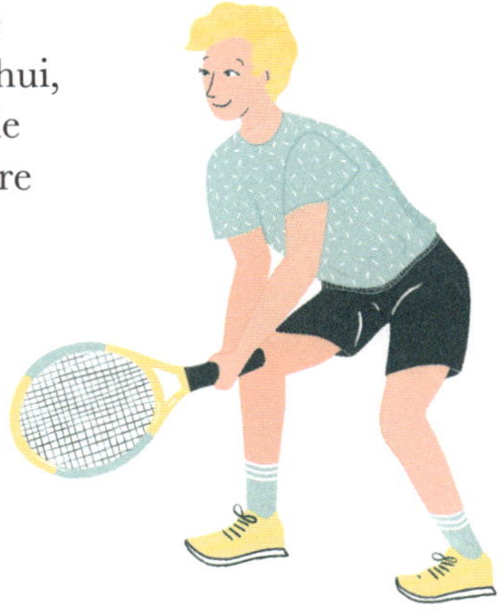

On regarde ça de près

L'exercice physique est un médicament pour le cœur

Selon les travaux du cardiologue du sport Stéphane Doutreleau, les bénéfices de l'activité physique sont nets aussi bien en prévention des maladies cardio-vasculaires qu'une fois la pathologie déclarée. Grâce à l'activité physique, le flux sanguin exerce un frottement accru sur la couche de cellules qui tapisse les vaisseaux sanguins, ce qui contribue à diminuer la formation de plaques de graisse (athérome) encrassant les artères.

2 astuces
pour dompter la flemme

Entre la paresse et le mouvement, c'est souvent la première qui l'emporte. À moins de mettre en place des stratégies malignes…

1 Le bon moment pour soi. Entre nos pulsions et émotions qui nous encouragent plutôt à l'inertie et nos objectifs personnels auxquels on a plus longuement réfléchi, la lutte est permanente et après une longue journée, la paresse l'emporte souvent.

La bonne idée : définir le moment de la journée où on aura le plus de chance de gagner le match contre la flemme. Tôt le matin avant de partir travailler ? À midi, juste avant de déjeuner ? Le mercredi soir, car c'est une journée plus cool au travail ? À vous de décider !

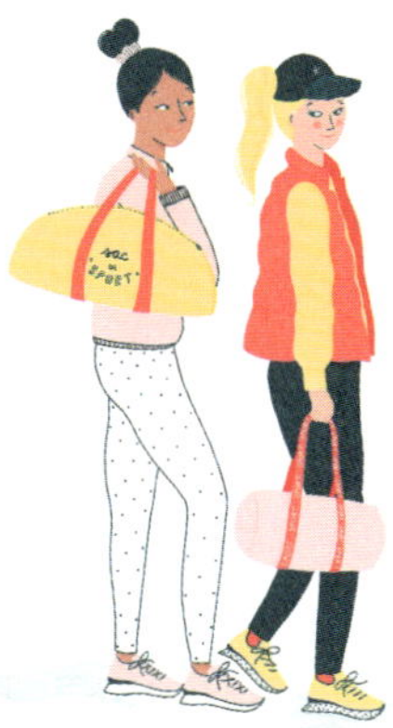

2 Le plaisir pour susciter le désir. S'inscrire à la natation alors qu'on n'aime pas nager, s'astreindre à courir plutôt que marcher en pensant que les kilos s'envoleront plus vite est une mauvaise idée. Le combo activité physique + joie est toujours préférable pour bouger sur la durée.

La bonne idée : choisir le sport qui nous plait quitte à lâcher ses amis qui préfèrent autre chose. L'occasion, en prime, de nouer de nouveaux liens sociaux !

DITES-MOI DR.GOOD ?

Pourquoi la baisse de moral favorise-t-elle la paresse ?

La déprime est directement associée à la baisse des neurotransmetteurs intervenant dans la régulation de l'humeur et de l'énergie (sérotonine, dopamine, noradrénaline). Au rendez-vous : démotivation, perte de désir/envie, voir même état apathique. Si votre mal-être s'installe et persiste au fil des semaines, il faut alors consulter pour retrouver peu à peu le sourire et la pêche !

LE CONSEIL DU JOUR

Faire sa *to-do list*

En inscrivant dans son agenda hebdomadaire les horaires de ses séances de sport, au même titre que les rendez-vous professionnels, la visite chez le dentiste du petit dernier ou la réunion de copropriété du mardi soir, le sport deviendra vite un rendez-vous impossible à manquer !

ÇA, C'EST GOOD !

LE SPORT RENFORCE L'ESTIME DE SOI

En pratiquant régulièrement, on progresse, on change de silhouette, on est de meilleure humeur. Le regard des autres change, on se sent capable d'atteindre des objectifs qu'on n'aurait pas imaginé se fixer auparavant. Petit à petit, on est fier de soi, on gagne en assurance, notre estime de soi se renforce et avec elle, notre motivation et notre volonté !

S'équiper
pour pratiquer à la maison

Pas le temps d'aller à la salle de sport : qu'importe ! Ces dernières années, le sport à la maison a gagné du terrain, les clubs de sport proposant de plus en plus de cours en ligne, de même que les applis de coaching pour smartphone ou les livres richement illustrés.

Reste à avoir à portée de main les bons objets pour pratiquer confortablement et efficacement :

- une grande serviette éponge un peu épaisse en guise de tapis de sol ;
- la corde à sauter des enfants pour faire travailler cœur et souffle lors de l'échauffement ;
- 2 bouteilles d'eau de 50 cl (pleines !) pour remplacer les haltères et muscler ses biceps ;
- un coussin pour caler sa tête ou son dos lors des positions de yoga ;
- un escalier à proximité pour enchaîner les montées et renforcer ses jambes ;
- un ballon à serrer entre ses genoux et à « écraser » pour tonifier l'intérieur des cuisses ;
- un manche à balai à caler derrière sa tête, sur ses épaules pour se faire une taille de guêpe en effectuant des rotations avec le haut du corps… Les astuces ne manquent pas !

LE COACHING DE **Dr. Good !**

Entrer dans un cercle vertueux

Dès que vous ressentirez les premiers bienfaits de l'activité physique, vous entrerez dans un cercle vertueux. Vous allez vous sentir mieux et par conséquent avoir envie de prendre plus soin de vous (maquillage, vêtements, soins du corps…), de faire attention à ce que vous mangez, de vous coucher plus tôt… bref, de vous faire du bien !

LE CONSEIL DU JOUR

Bouger au moins dix minutes par jour

Trente minutes de sport par jour vous semblent difficiles à caser ? Commencez par dix minutes d'affilée par jour pendant une semaine. Dites-vous que dix minutes valent mieux que zéro et vous verrez qu'en installant cette parenthèse régulière, vous aurez tôt fait d'en faire plus !

LE SAVIEZ-VOUS ?

BOUGER PLUS POUR SOUFFRIR MOINS

VOUS SOUFFREZ DE MAL DE DOS, D'ARTHROSE, DE RHUMATISMES INFLAMMATOIRES… SACHEZ QUE L'ACTIVITÉ PHYSIQUE EST UN ANTI-INFLAMMATOIRE NATUREL. DES EFFETS DUS À CERTAINES MOLÉCULES SÉCRÉTÉES PAR LE MUSCLE LORSQU'IL SE CONTRACTE, LES MYOKINES, QUI SE DIFFUSENT DANS L'ORGANISME POUR DIMINUER LE NIVEAU D'INFLAMMATION.

VENDREDI 4 MARS

LE CONSEIL DU JOUR

Faire plus si on en a envie

Pour ceux qui veulent tirer plus de bénéfices du sport, l'OMS conseille de doubler la dose par semaine. Soit cinq fois une heure d'activité d'intensité modérée, ou cinq fois trente minutes d'activité d'intensité soutenue, avec deux séances hebdomadaires d'exercices de renforcement musculaire.

ÇA, C'EST GOOD !

LE TEST D'EFFORT

Selon le club des Cardiologues du Sport, un bilan médical est recommandé avant toute reprise du sport à partir de 35 ans pour les hommes et de 45 ans pour les femmes. L'occasion de faire un état des lieux et de savoir à quelle fréquence d'effort s'entraîner en toute sécurité. Si tout va bien, vous pouvez, a priori, pratiquer tous les sports que vous voulez, à condition de rester à l'écoute de votre corps.

Chacun son âge, chacun sa pratique !

De 18 à 64 ans, l'OMS recommande à tous de pratiquer chaque semaine au moins deux heures et demie d'activité physique d'intensité modérée, c'est-à-dire qui vous demande un effort, mais pendant laquelle vous pouvez parler : marche rapide, vélo ou natation sans forcer... En clair, cela représente cinq séances de trente minutes. Mais selon votre âge, votre état de forme, votre emploi du temps, ce timing peut ne pas vous convenir. Il existe alors d'autres options, comme...

- **Une heure et quart par semaine d'une activité physique d'intensité soutenue,** c'est-à-dire qui vous demande un effort important pendant lequel votre rythme cardiaque s'accélère et qui ne vous permet pas de tenir une conversation : running, tennis, danse ou fitness toniques, vélo ou natation à vive allure... Cela fait seulement trois séances de vingt-cinq minutes !
- **Ou une combinaison équivalente d'activités d'intensité modérée et soutenue.** Par exemple, trois séances de trente minutes de marche (intensité modérée) et une séance de trente minutes de running (intensité soutenue) dans la semaine.

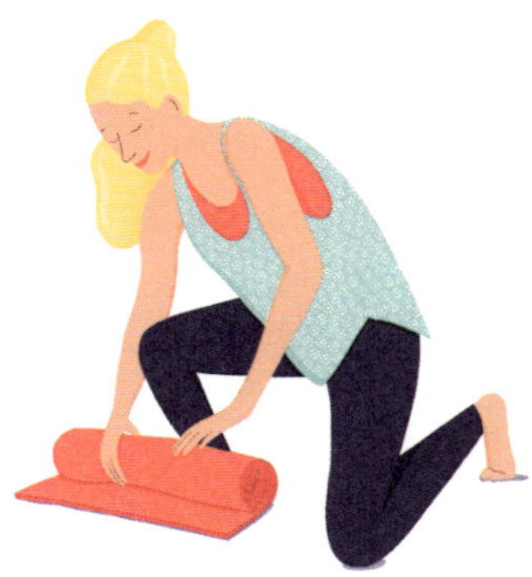

DITES-MOI DR.GOOD ?

Et si on n'aime pas le sport ?

Vous faites partie de ceux qui pensent que le sport n'est pas fait pour vous et êtes persuadé que vous n'aimez pas ça ? C'est souvent une fausse croyance... Avez-vous au moins essayé ? Dès que vous aurez vos premiers shoots d'endorphine et que vous vous sentirez en meilleure forme, vous mordrez sans doute à l'hameçon !

Se (re)mettre au sport, ça se prépare !

Partir courir bille en tête un soir sans trop savoir pourquoi est le meilleur moyen de ne pas recommencer le lendemain. Pour installer durablement l'envie de bouger régulièrement, mieux vaut se questionner un peu...

Prenez le temps de faire le point sur les sports qui pourraient vous plaire ou qui vous attirent. Si vous n'avez pas d'idées, vous remémorer ceux que vous aimiez pratiquer à l'école ou au collège peut déjà être une première piste. Sinon, consultez le site du ministère chargé des Sports qui regroupe les coordonnées des 115 fédérations sportives en France : de quoi découvrir des disciplines auxquelles vous n'avez peut-être pas pensé.

Privilégiez une ou des activités que vous pourrez pratiquer facilement et sur le long terme. Par exemple, si vous décidez de vous mettre à la natation alors que la piscine est loin de chez vous, vous risquez d'abandonner rapidement. Mieux vaut opter pour la marche ou le footing, question de bon sens…

Définissez votre objectif. Avoir un but est une bonne source de motivation et permet de ne pas lâcher en cas de coup de mou… Que vous vous mettiez au sport pour mincir, vous muscler, améliorer votre condition physique et votre santé, vous déstresser ou tout simplement parce que votre médecin vous l'a conseillé, gardez votre objectif en tête.

LE COACHING DE **Dr. Good !**

Tenir un petit journal

Tenir un petit journal peut être une bonne idée pour suivre votre évolution et vos progrès. Vous pouvez y noter votre poids de départ, votre ressenti après chaque entraînement, vos objectifs à court et à long terme (augmenter la durée de vos séances, perdre une taille de pantalon, vous inscrire à votre première compétition…). Avoir un historique de votre parcours sportif peut vous rebooster lors des éventuelles périodes de démotivation.

LE CONSEIL DU JOUR

Annoncer la couleur

N'hésitez pas non plus à en parler autour de vous : en prévenant votre entourage que vous commencez ou reprenez le sport, vous aurez de fortes chances de recevoir des encouragements motivants et aussi, de faire des émules en entraînant une cousine, un copain… dans votre sillage.

ÇA, C'EST GOOD !

UNE PLAYLIST POUR GARDER LE RYTHME

Une bonne façon de rester motivé : se préparer des playlists à écouter lors de ses entraînements. C'est le moment de réécouter vos morceaux préférés ou de découvrir les derniers albums de vos musiciens favoris. Pensez aussi aux podcasts (il y en a de plus en plus, sur toutes les thématiques) et aux émissions de radio que vous n'avez pas le temps d'écouter d'habitude.

DIMANCHE 6 MARS

Déverrouiller ses articulations sinon rien !

C'est la base avant de commencer une activité... À ne zapper sous aucun prétexte, les gestes de préparation à l'effort et de récupération sont essentiels pour éviter les blessures et optimiser votre entraînement. Faites de ces moments un rituel, en répétant les mouvements dans le même ordre avant et après chaque séance.

1 Debout, mobilisez vos articulations tout en douceur en effectuant 5 rotations (dans chaque sens) des chevilles, des genoux, du bassin.

2 Effectuez 5 grands cercles vers l'arrière avec vos épaules, puis 5 vers l'avant.

3 Posez vos mains sur vos épaules, levez les coudes devant vous et dessinez 5 cercles avec vos coudes dans un sens, puis dans l'autre. Pour les mains et les poignets, croisez les doigts, paumes jointes, et décrivez des 8 à l'horizontale, 5 fois dans un sens, puis dans l'autre.

4 Tournez lentement votre tête à droite, puis à gauche, puis vers le haut et vers le bas, 3 fois et sans forcer.

5 Terminez par une flexion de la colonne vertébrale en fléchissant le buste vers l'avant pour toucher le sol (ou pas) avec vos mains. Pour vous redresser, fléchissez légèrement les genoux et déroulez votre dos, une vertèbre après l'autre, en relevant la tête en dernier.

LE CONSEIL DU JOUR

Dix à quinze minutes au démarrage

Comme une voiture que l'on fait chauffer en hiver pour éviter de faire souffrir la mécanique, on prend le temps de s'échauffer tranquillement avant chaque séance de sport. D'abord, on mobilise ses articulations afin de « huiler la machine » et de vérifier que tout va bien. Puis on fait « chauffer le moteur » pour préparer progressivement le corps, en particulier le cœur et les muscles, à faire un effort. Et n'hésitez pas à prolonger votre échauffement de cinq minutes les premiers temps, si vous avez arrêté l'entraînement plus de quinze jours ou par temps froid si vous pratiquez en extérieur.

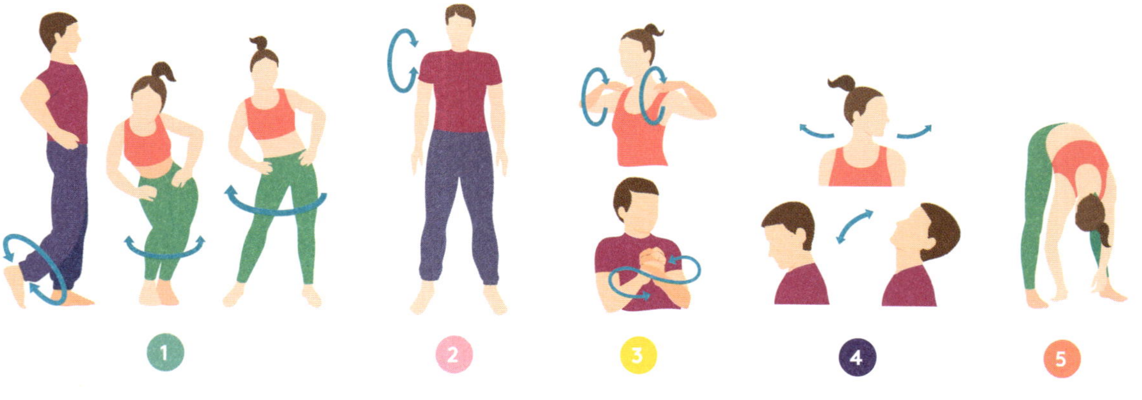

LE CONSEIL DU JOUR

Attention aux pics de pollution

Quand on habite en ville, il est tout de même possible de s'entraîner en extérieur lors des pics de pollution, à condition de ne pas avoir de problèmes respiratoires et de pratiquer avec une intensité légère, en veillant à ne pas augmenter son rythme respiratoire. Évidemment, on privilégie les parcs et on évite les grands axes routiers et les heures de pointe.

LE SAVIEZ-VOUS ?

LE SPORT AÈRE LES POUMONS ET BOOSTE LE SOUFFLE

PENDANT L'EFFORT, ON RESPIRE PLUS FORT ET PLUS SOUVENT. LE VOLUME D'AIR BRASSÉ PAR LES POUMONS PASSE DE 5 À 8 LITRES PAR MINUTE AU REPOS À 80 À 150 LITRES PAR MINUTE SELON L'INTENSITÉ DE L'EXERCICE. À LONG TERME, LA CAGE THORACIQUE SE DÉVELOPPE, LES MUSCLES RESPIRATOIRES FONCTIONNENT MIEUX ET LA VENTILATION ET LA DIFFUSION DE L'OXYGÈNE SONT AMÉLIORÉES.

Toujours faire monter sa température corporelle !

Au début de la séance, effectuez toujours un exercice d'intensité légère dont vous allez augmenter la difficulté, jusqu'à ce que vous sentiez que vous avez chaud et que votre souffle s'accélère légèrement.

- **Vous allez courir ?** Marchez rapidement pendant deux minutes, puis de plus en plus vite, ou encore montez et descendez des escaliers de la même manière. Si vous êtes en intérieur, marchez puis sautillez sur place en faisant des talons-fesses et n'oubliez pas de bouger vos bras d'avant en arrière avant de sortir courir ou avant de vous installer sur votre tapis de course.
- **Vous sortez faire du vélo ?** Ajoutez aux mouvements décrits précédemment quelques squats et fentes. Une fois en selle, pédalez doucement (jouez avec les vitesses) sur du plat et augmentez la cadence petit à petit.
- **Vous entamez un match de tennis ?** Pensez aux pas chassés, aux sauts sur place, aux changements de direction (course vers l'avant puis demi-tour), aux courses vers l'avant puis en marche arrière… et faites des cercles bras tendus sur les côtés, d'abord petits, puis plus grands, lentement et de plus en plus vite.

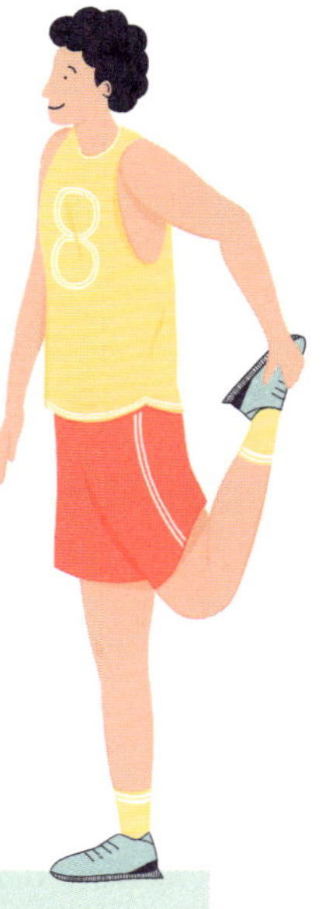

LE COACHING DE **Dr. Good !**

Faire ami-ami avec la pluie

Il fait gris, froid, il pleut… Au lieu de rebrousser chemin et remettre à plus tard votre session de marche active, de running, etc., pensez simplement à bien vous équiper ! Des baskets imperméables (en Gore-Tex par exemple), un coupe-vent ou pluie, un tour de cou, un petit bonnet et des gants pour éviter de vous enrhumer et hop, c'est parti ! Et ce sera à coup sûr vivifiant.

Renforcer ses muscles
pour commencer

Pendant les deux premières semaines, mieux vaut privilégier la qualité des mouvements plutôt que leur quantité. On pense donc à bien synchroniser sa respiration de façon à se familiariser avec chaque exercice pour soigner son exécution et se muscler jour après jour. Pour commencer, travaillez en douceur et en profondeur votre sangle abdominale : à la clé, des muscles plus solides, mieux dessinés (sans toutefois ressembler à une tablette de chocolat !) et un ventre plus plat !

Les abdos doux

1. Allongé sur le dos, jambes fléchies, pieds à plat au sol et écartés de la largeur du bassin, tendez les bras et posez les mains sur les cuisses. Baissez légèrement le menton pour allonger la nuque.
2. Inspirez lentement par le nez en rentrant légèrement le ventre.
3. Expirez par la bouche en contractant fort les abdominaux et enroulez lentement la tête, puis le haut du dos jusqu'à ce que les omoplates décollent du sol. Simultanément, sentez que le bas de votre dos (les lombaires) se plaque au sol.
4. Inspirez sans relâcher le ventre et, à l'expiration, déroulez lentement le dos au sol, une vertèbre après l'autre.

Le bon tempo : 3 à 5 répétitions la première semaine, 5 à 7 répétitions la deuxième semaine.

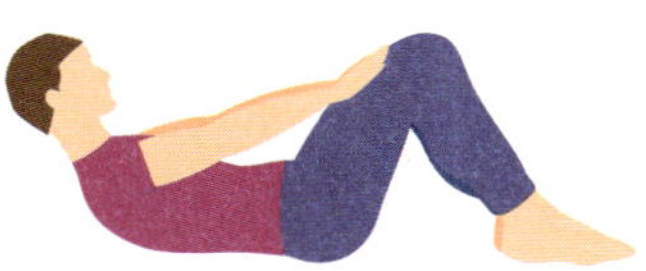

LE COACHING DE **Dr. Good !**

Pour redescendre le haut du dos et la tête au sol, utilisez la force de vos abdominaux en contrôlant le mouvement.

Pour aller plus loin

1. Faites l'exercice les bras le long du corps (et non plus les mains posées sur les cuisses) ou avec les doigts croisés derrière la nuque, coudes ouverts.
2. Levez le buste un peu plus haut à chaque montée, mais seulement si vous pouvez maintenir des mouvements fluides et sans à-coups.

Le bon tempo : 7 à 10 répétitions la troisième semaine, 10 à 15 la quatrième semaine.

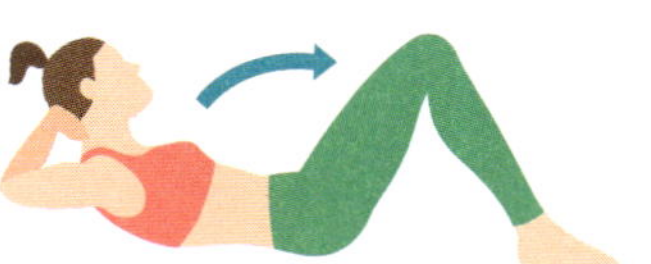

LE CONSEIL DU JOUR

Investir dans de bonnes baskets

C'est l'équipement minimum pour pratiquer. Le bon choix : des chaussures de running qui feront l'affaire aussi bien pour marcher que pour vos séances de renforcement musculaire. Achetez-les de préférence en boutique pour pouvoir les essayer et vous faire conseiller. Allez-y plutôt en fin de journée, lorsque vos pieds sont un peu gonflés. Et si vous comptez courir, n'hésitez pas à prendre une paire dans laquelle il vous reste 1,5 à 2 cm à l'avant du pied.

6 bonnes raisons de faire du sport

Le sport change notre corps… en mieux ! Voyez par vous-même ses bienfaits à long terme chez les hommes comme chez les femmes…

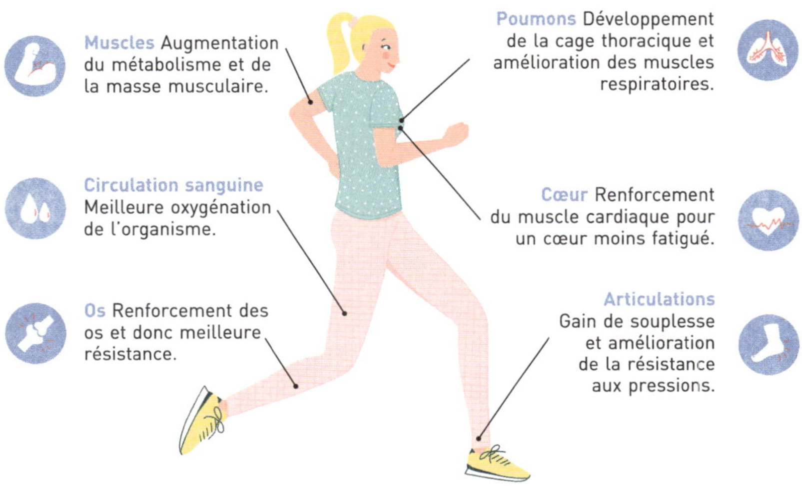

7 h 24

C'est le temps que les Français (trop sédentaires !) passent assis chaque jour contre 5 h 50 pour les Finlandais. Hop, hop, hop ! On se lève !

(Étude Harris Interactive pour l'association Attitude Prévention, avril 2018)

ÇA, C'EST GOOD !

LA BRASSIÈRE DE SPORT

Même si vous avez une petite poitrine, il est indispensable de porter une brassière de sport adaptée à votre morphologie et à l'intensité de vos activités. Le mieux est d'en avoir deux pour en avoir toujours une de propre. Côté maintien, optez pour celles prévues pour les sports à forts impacts si vous faites du 90 B ou plus. Dans tous les cas, elle doit être confortable, en matière technique et sans coutures mal placées ou irritantes.

JEUDI 10 MARS

Journée nationale de l'audition

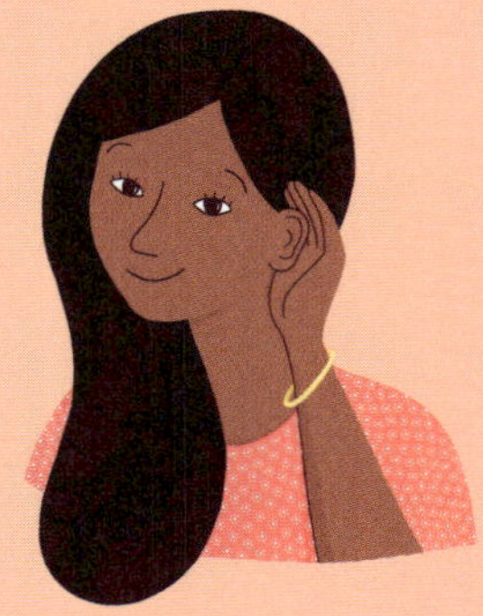

Être « dur de la feuille », ça n'arrive pas qu'aux seniors. Cela touche de plus en plus de jeunes et jeunes adultes, a fortiori lorsqu'ils multiplient les comportements à risque...

POURQUOI C'EST IMPORTANT D'EN PARLER ?

La perte d'audition liée à l'âge (presbyacousie) est due au vieillissement normal du système auditif. Mais lorsque ce dernier faiblit prématurément, cela impacte la santé autant que la qualité de la vie quotidienne.

L'association JNA (Journée nationale de l'audition) le crie pourtant haut et fort depuis plus de vingt ans : l'audition des Français se dégrade, et ces derniers doivent impérativement préserver les besoins physiologiques de leurs oreilles s'ils veulent bien entendre le plus longtemps possible. Un message qui peine à se faire « entendre » chez les jeunes (malgré les écouteurs vissés en permanence – ou presque ! – sur leurs oreilles).

LES JEUNES FONT LA SOURDE OREILLE

Notamment lorsqu'on pointe du doigt le danger des modes d'écoute toujours plus forts.

DES CHIFFRES ALARMANTS

25 %

C'est le pourcentage des Français déclarant opter pour un volume sonore élevé : un chiffre qui grimpe à 43 % pour la tranche des 15-17 ans.

2 h/jour

C'est le temps minimum d'écoute à un volume trop élevé en moyenne chez les Français.

10 %

des Français seulement ont le réflexe de « brider » leur téléphone en définissant un seuil de volume maximum.

51 %

Des ados déclarent avoir déjà ressenti des acouphènes suite à l'écoute prolongée de musique.

PROFITEZ DE LA JNA POUR RÉALISER UN DÉPISTAGE GRATUIT !

Lors de cette journée dédiée à l'audition, en plus des expositions, conférences, animations culturelles et pédagogiques, de nombreux spécialistes proposent au public d'effectuer un bilan auditif et répondent aux interrogations des personnes désireuses de s'informer sur leur capital auditif. En moyenne, près de 2 500 points d'accueil et relais d'information sont mis à la disposition de tous à travers l'Hexagone, ce qui permet d'accueillir près de 100 000 personnes de tous âges pour un test de dépistage gratuit de l'audition. Pour savoir où consulter près de chez vous, rendez-vous sur le site de l'association...

Plus d'infos

journee-audition.org

Tonifier ses muscles
fessiers et ses abdos

Le « relevé de bassin » est l'exercice phare à maîtriser pour renforcer les muscles de sa sangle abdominale de même que ses fessiers pour un « popotin » plus ferme et rebondi, au masculin comme au féminin !

Les relevés de bassin

1. Allongé sur le dos, jambes fléchies, pieds au sol écartés de la largeur du bassin, vos bras le long du corps, paumes des mains au sol, baissez légèrement le menton pour allonger votre nuque. Vos épaules sont détendues et éloignées des oreilles.
2. Inspirez lentement en contractant légèrement le ventre. À l'expiration, approfondissez la contraction des abdos, soulevez lentement le bassin, puis les lombaires et le milieu du dos jusqu'à ce que les omoplates décollent du sol.
3. Inspirez sans relâcher complètement le ventre et pressez sur vos pieds et vos bras pour ajuster l'alignement des épaules, du bassin et des genoux. Serrez les fesses et poussez le pubis vers le ciel.
4. À l'expiration, contractez à nouveau fort les abdominaux et revenez lentement à la position de départ en déroulant la colonne vertébrale, une vertèbre après l'autre.

Le bon tempo : 3 à 5 répétitions les 15 premiers jours, puis 7, puis 10 à mesure que l'on se sent capable d'augmenter la difficulté.

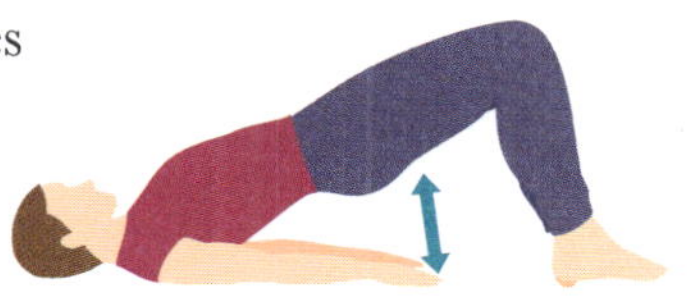

ÇA, C'EST GOOD !

RESTER DANS SA ZONE DE CONFORT

Lors de l'échauffement, on peut avoir tendance (déjà) à pousser trop loin certains mouvements. Attention ! Tant que le corps n'est pas chaud, ça peut entrainer une contracture musculaire ou une douleur articulaire.

LE COACHING DE Dr. Good !

Faites l'exercice lentement, en privilégiant une bonne synchronisation de la respiration et du mouvement et un engagement des abdominaux à la montée et à la descente du bassin.

Pour aller plus loin

1. Faites l'exercice en contractant fort le périnée (en plus des muscles abdominaux) à chaque montée pour intensifier l'engagement du muscle transverse.
2. Faites l'exercice avec une jambe tendue vers le ciel, en veillant à ce que les hanches restent bien alignées.

Le bon tempo : 10 à 15 répétitions, voire au-delà, au fil des semaines.

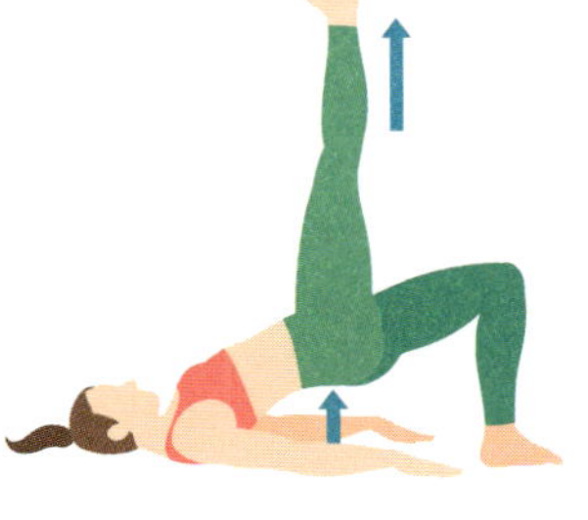

Avoir le *smile* grâce au sport, c'est possible ?

Oh que oui puisque l'activité sportive favorise la sécrétion des fameuses hormones du bien-être.

- À partir de trente minutes de pratique, la libération d'endorphines (dont la structure ressemble à celle de la morphine) procure une sensation de plaisir, de plénitude, parfois même d'euphorie, qui perdure plusieurs heures après l'effort.
- La dopamine a un effet booster et permet d'augmenter la vigilance et de se sentir moins fatigué pendant sa séance.
- Enfin, le sport augmente la sécrétion de tryptophane, un acide aminé qui entre dans la fabrication de la sérotonine, une substance qui améliore notre humeur. Tout pour pratiquer avec le sourire !
- Sans compter qu'en plus de défouler, le sport entraîne l'augmentation de noradrénaline, une substance chimique qui permet au cerveau de mieux réagir face au stress ou aux situations pesantes.

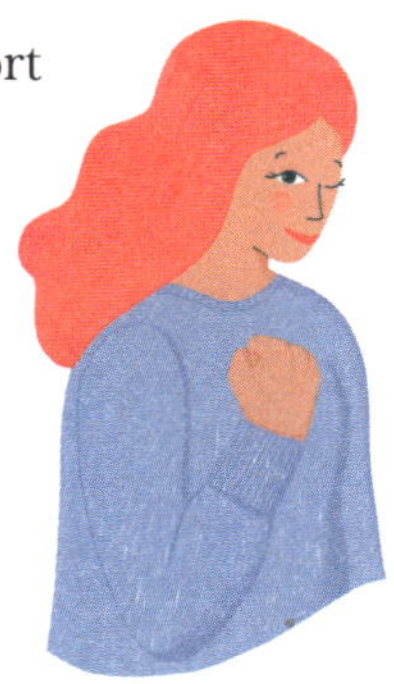

DITES-MOI DR.GOOD ?

Je suis fatigué : je me force ou je zappe ma séance ?

En cas de réelle fatigue (manque de sommeil, épuisement professionnel...), mieux vaut vous reposer quelques jours. Cela vous évitera le risque d'être dégoûté (puis démotivé) et de vous blesser. Et vous serez plus efficace à votre prochaine séance. S'il s'agit d'une flemme passagère, motivez-vous en pensant à l'état de bien-être que vous avez ressenti après votre dernière séance. Le plus dur, c'est d'y aller... après, c'est que du bonheur !

LE CONSEIL DU JOUR

Se faire coacher

Pour pratiquer par exemple la marche méditative, la rando-sophrologie, le paddle-yoga, le tai-chi... *: des activités sportives qui associent les bienfaits sur le plan physique, mais également mental. Le coach spécialisé montre comment adopter les bons gestes et les bonnes postures. Il donne aussi les consignes pour déconnecter son esprit des tracas quotidiens de façon à obtenir au fil des séances une meilleure humeur.*

STOP AUX IDÉES REÇUES

LE YOGA N'EST PAS UN « FAUX SPORT »

Activité zen par excellence (et ouverte aux hommes rappelons-le !), le yoga reste un sport à part entière qui sollicite la plupart de nos chaînes musculaires en profondeur, qui améliore la souplesse, l'équilibre... et qui a en plus l'avantage de relaxer le mental. Hatha yoga, yin-yoga, yoga vinyasa, bikram..., il y en a forcément un qui vous conviendra !

DIMANCHE 13 MARS

Objectif : cuisses en béton !

Les squats sont particulièrement conseillés et efficaces pour renforcer tous les muscles des cuisses, mais également les fessiers et les abdominaux. À condition, mesdames et messieurs, d'exécuter le mouvement dans les règles de l'art…

Les squats

1 Debout, dos droit, jambes légèrement écartées et pieds tournés vers l'extérieur, vos bras sont le long du corps.

2 Inspirez en contractant les abdominaux et fléchissez les genoux en poussant les fesses vers l'arrière (comme pour vous asseoir), jusqu'à ce que vos cuisses soient parallèles au sol. Simultanément, levez les bras tendus devant vous à hauteur des épaules. Gardez le dos droit et sentez que le poids du corps est sur vos talons.

3 Expirez en remontant et en gardant le ventre contracté. Simultanément, ramenez vos bras le long du corps.

Le bon tempo : 3 à 5 répétitions les 15 premiers jours, puis 7, puis 10 au fil du temps, à mesure que l'on se sent capable d'augmenter la difficulté.

Pour aller plus loin

1 Debout, dos droit, pieds écartés de la largeur du bassin, posez les mains sur les hanches.

2 Faites un grand pas avec la jambe droite et prenez appui sur la pointe du pied gauche.

3 Fléchissez les jambes en veillant à ce que le genou droit soit aligné avec la cheville droite, poids du corps au milieu.

4 Avant que le genou gauche ne touche le sol, remontez en appuyant fort sur le talon du pied droit pour revenir dans la position initiale.

5 Recommencez avec la jambe gauche et continuez.

Le bon tempo : 5 répétitions pour chaque jambe, puis 7, puis 10 au fil des semaines.

LE COACHING DE **Dr. Good !**

Lors de la descente, les genoux suivent la direction du gros orteil sans jamais dépasser la pointe des pieds.

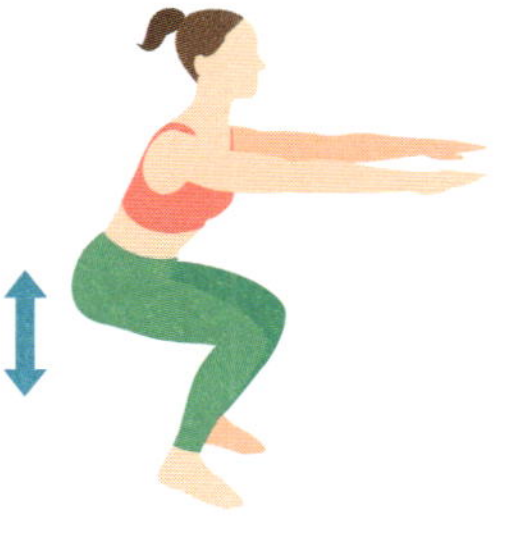

LE COACHING DE **Dr. Good !**

Gardez vos abdos engagés et votre dos bien droit et immobile pendant tout l'exercice. Essayez de contracter un peu plus le ventre à chaque expiration.

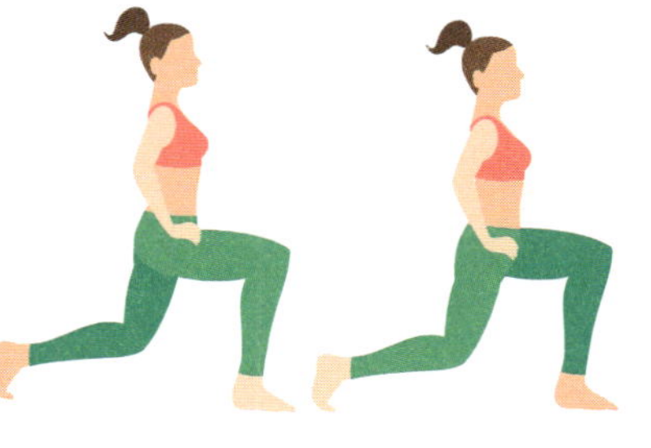

Bouger quand on est enceinte, une bonne idée ?

Non seulement la pratique sportive pendant la grossesse est possible, mais elle détend, muscle et améliore la circulation sanguine et le souffle. De sacrés atouts pour se préparer à l'accouchement ! En l'absence de contre-indication médicale, il est recommandé de pratiquer une activité physique d'intensité modérée d'au moins trente minutes par jour (ou au minimum trois fois par semaine).

- **Vigilance le premier trimestre.** Tant que vous vous sentez bien, pratiquez comme vous le voulez, mais sans jamais forcer, car la consommation en oxygène augmente, le cœur a tendance à s'emballer, la fatigue est plus fréquente.
- **Modération le deuxième trimestre.** Le ventre s'arrondit… et change le centre de gravité et l'équilibre, rendant certaines positions ou certains gestes inconfortables. C'est le moment de passer à des activités plus douces comme le yoga ou le Pilates prénatal, qui musclent, assouplissent et améliorent la respiration.
- **Douceur le troisième trimestre.** Les kilos sont là et avec eux la fatigue, le mal de dos et les jambes gonflées… Restez à l'écoute de vos sensations et reposez-vous si le ventre tiraille ou si vous ressentez des contractions.

DITES-MOI DR.GOOD ?

Tous les sports sont-ils autorisés ?

Certaines activités sont à proscrire, notamment celles comportant un risque de chute (équitation, ski, rollers, vélo, running…) et/ou de chocs (sports de balle et de combat, CrossFit…). Interdite également, la plongée sous-marine, qui présente un risque d'hypoxie (c'est-à-dire un manque d'oxygène dans le sang) pour le fœtus.

LE CONSEIL DU JOUR

Bouger dans l'eau

La grossesse est une bonne occasion de troquer ses sessions de running ou de cyclisme contre des cours d'aquagym. Portée par l'eau, vous vous dépenserez sans risque pour vos muscles et articulations, le tout en apprenant à vous relaxer et à bien respirer.

ÇA, C'EST PAS GOOD !

REPRENDRE LE SPORT TROP VITE APRÈS L'ACCOUCHEMENT

Vous avez accouché il y a peu et vous brûlez d'envie de reprendre le sport (avec l'idée de perdre quelques kilos) ? Tout doux bijou ! Attendez d'abord le bilan de votre visite postnatale (six semaines après l'accouchement), de même que la fin des exercices de rééducation du périnée. Et en cas d'épisiotomie ou césarienne, ne reprenez pas avant la cicatrisation complète, soit deux à trois mois après la naissance de bébé.

MARDI 15 MARS

Envie de se dessiner
de jolis bras…

En pratiquant régulièrement ces pompes « magiques » avec les genoux au sol, on muscle à la fois biceps, triceps, pectoraux, épaules et abdos. Un mouvement qui convient aussi bien à Popeye qu'à Olive !

Les pompes, genoux au sol

1 Allongé sur le ventre, placez vos mains à plat au sol au niveau de la poitrine (l'extrémité de vos doigts doit être sous vos épaules). Écartées d'un peu plus de la largeur de vos épaules, vos mains sont légèrement dirigées vers l'intérieur.

2 Inspirez en contractant légèrement le ventre.

3 À l'expiration, approfondissez la contraction abdominale, serrez les fesses et poussez sur les mains pour soulever le torse en gardant les genoux au sol. Votre dos est droit et votre tête dans le prolongement de la colonne vertébrale, regard vers le sol.

4 Puis, inspirez et fléchissez les bras jusqu'à ce que le nez, la poitrine et l'abdomen frôlent le sol, avant de remonter à l'expiration suivante et de continuer.

Le bon tempo : 3 à 5 répétitions les 15 premiers jours, puis 7, puis 10 au fil du temps, à mesure que l'on se sent capable d'augmenter la difficulté.

Pour aller plus loin

1 Faites l'exercice sans poser les genoux au sol.

2 Ralentissez le mouvement à la descente, sur 3 temps, puis 4, puis 5…

Le bon tempo : 5 à 10 répétitions voire plus à partir de la troisième semaine.

LE COACHING DE **Dr. Good !**

Gardez les muscles abdominaux et fessiers contractés et le dos bien droit pendant tout l'exercice.

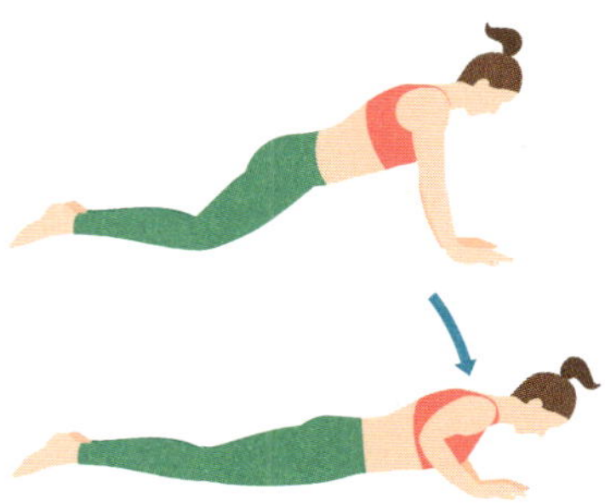

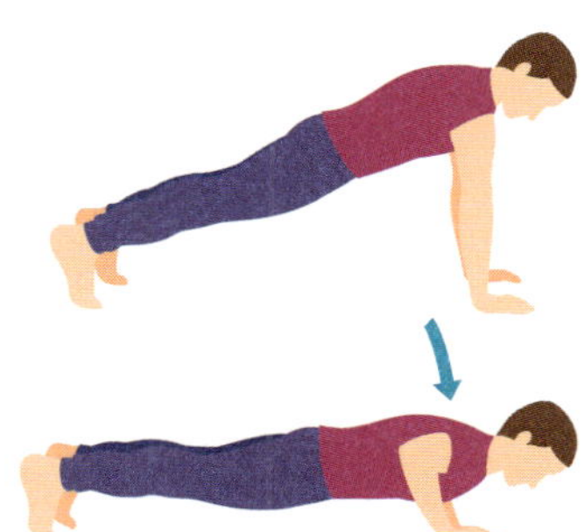

MERCREDI 16 MARS

Adapter son activité
avec l'âge, c'est essentiel

Prendre de l'âge n'empêche en rien de bouger! Toutefois, le corps change et quelques adaptations sont nécessaires...

- **À partir de 40 ans.** Si vous constatez une perte de souplesse et de vélocité, privilégiez les activités d'endurance (natation, running, cyclisme…) et laissez aux vingtenaires les sports extrêmes demandant beaucoup de force ou de gestes très techniques.
- **De 50 à 65 ans.** Pour certains, c'est le temps des premières douleurs articulaires, du cholestérol, de l'essoufflement qui arrive plus vite à l'effort et de la fonte musculaire (à partir de 60 ans). Avant de vous lancer, passez par la case médecin. Le feu est au vert? Pensez à allonger la durée de votre échauffement et allez-y progressivement. Préférez les sports d'endurance (marche rapide, jogging, cyclisme, natation…) adaptés à vos possibilités et raisonnables en laissant tomber les efforts trop éloignés de votre zone de confort… ou les records!
- **Après 65 ans.** Si certains sexagénaires sont capables de pratiquer des activités intenses (running, fitness…), d'autres devront être plus vigilants, privilégier des sports plus doux et sans trop de sollicitations (marche, natation, gym douce…), sous surveillance médicale impérativement.

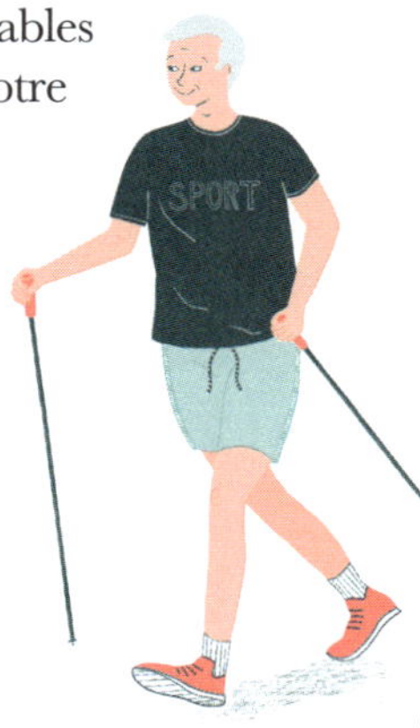

LE SAVIEZ-VOUS?

SPORT CONTRE DIABÈTE : ÇA MARCHE!

POUR LUTTER CONTRE LE DIABÈTE DE TYPE 2, IL N'Y A PAS QUE LES MÉDICAMENTS ET LE RECADRAGE ALIMENTAIRE! L'ACTIVITÉ PHYSIQUE FAIT PARTIE INTÉGRANTE DU TRAITEMENT AVEC POUR EFFET UNE BAISSE DE LA GLYCÉMIE (TAUX DE SUCRE DANS LE SANG). CETTE PATHOLOGIE DONNE DROIT AU PROTOCOLE SPORT SUR ORDONNANCE PRESCRIT PAR LE GÉNÉRALISTE.
PLUS D'INFOS. SPORT-ORDONNANCE.FR

LE CONSEIL DU JOUR

Marcher tous les jours

C'est la solution facile et gratuite pour rester en forme et en bonne santé. 10 000 pas par jour (environ 7,5 km), c'est l'idéal, mais l'OMS recommande d'en faire 6 000 par jour pour déjà bénéficier des effets positifs. L'essentiel c'est de marcher, surtout si à la base on n'avait aucune activité physique.

ÇA, C'EST GOOD !

LES BÂTONS POUR ÉVITER LA CHUTE

Bâtons de rando ou de marche nordique (avec gants intégrés pour ne pas les lâcher), ils sont un soutien de taille pour prévenir le risque de chute quand les articulations se fragilisent ou font mal. On s'équipe en essayant différents modèles en magasin de sport!

Plancher
sur la planche

C'est sans doute l'exercice le plus connu des séances de renforcement musculaire. Il muscle de très nombreuses zones du corps en même temps : sangle abdominale, ceinture lombaire, fessiers, cuisses, dorsaux, bras… Hop, hop, hop, vous avez du pain sur la planche messieurs-dames !

La planche

1. À quatre pattes, posez les coudes au sol dans l'axe des épaules. Reculez une jambe, puis l'autre, et prenez appui sur les orteils. Le dos est droit, la tête est dans le prolongement de la colonne vertébrale et le regard dirigé vers le sol.
2. Contractez le ventre et les fesses très fort en maintenant la position statique (sans bouger). Les fesses ne sont ni trop hautes ni trop basses, et le corps doit former une ligne droite : oreilles, épaules, bassin et genoux sont alignés.

Le bon tempo : Tenir la position 10 à 15 secondes les 15 premiers jours, puis 15 à 20 secondes, voire 30 secondes, au fil du temps, à mesure que l'on se sent capable d'augmenter la difficulté.

Pour aller plus loin

1. Depuis la position de la planche « classique », en appui sur les avant-bras ou sur les mains, contractez fort les muscles abdominaux et fessiers.
2. Puis, levez la jambe droite tendue (mais pas trop haut pour ne pas cambrer le bas du dos) et tendez le bras gauche devant vous, dans le prolongement de votre épaule, sans bouger le reste du corps.
3. Maintenez la position sans bouger le temps indiqué et recommencez de l'autre côté.

Le bon tempo : Tenir 30 secondes à partir de la troisième semaine puis, jusqu'à 1 minute la quatrième semaine.

LE COACHING DE **Dr. Good !**

Gardez la sangle abdominale bien contractée pendant tout l'exercice. Pour le faciliter, posez les genoux au sol ; pour l'intensifier, prenez appui sur les mains, bras tendus.

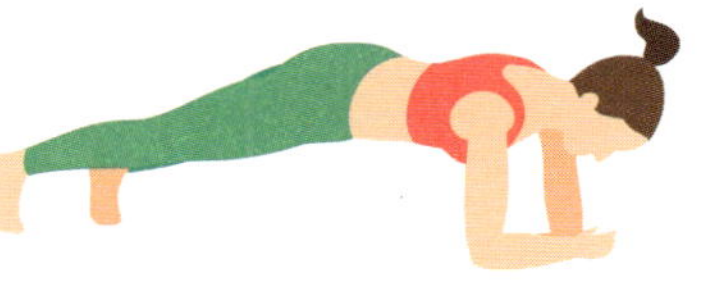

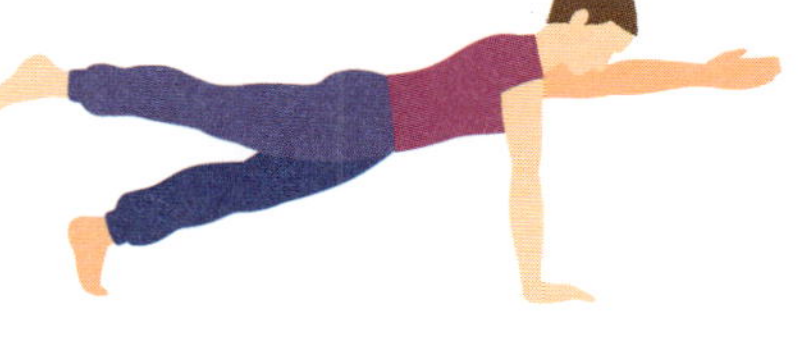

Croire que le sport peut tout est une erreur !

Malgré tous ses bienfaits, il ne peut pas tout. Démêlons le vrai du faux…

Il fait perdre du poids. *Vrai et faux.*

Pour perdre du poids, le corps doit dépenser plus de calories qu'il n'en consomme. Une perte de poids est donc possible au démarrage, si vous commencez un sport suffisamment énergivore sans changer ou augmenter votre alimentation. Cependant, au fil du temps, le poids sur la balance peut être identique, voire supérieur au poids de départ, car vous aurez gagné du muscle. À volume égal, ce dernier pèse plus lourd que la graisse !

Il transforme le gras en muscle. *Faux.*

Le gras ne peut pas se transformer en muscle et inversement. En revanche, la pratique du sport augmente la masse musculaire et favorise, notamment, une réduction de la graisse abdominale.

Intense, il aide à brûler des calories. *Vrai.*

Le nombre de calories brûlées pendant une activité physique dépend de la discipline sportive, de son intensité, de la condition physique et du poids de la personne qui la pratique. Toutefois, plus l'activité demande d'efforts, plus la dépense énergétique est augmentée et plus on brûle de calories.

DITES-MOI DR.GOOD ?

Mieux vaut éviter le sport quand on est asthmatique ?

Longtemps contre-indiquée, l'activité physique permet en réalité d'améliorer la qualité de vie des asthmatiques et leur tolérance à l'effort. Elle est aujourd'hui recommandée et reconnue bénéfique pour ces derniers, dès lors qu'ils sont bien soignés.

LE CONSEIL DU JOUR

S'abstenir de manger plus

Ne pensez pas que vous pouvez ingérer deux fois plus de calories sous prétexte que vous vous êtes mis au sport. Vous êtes affamé juste après votre entraînement ? Commencez par boire ! On pense souvent avoir faim quand, en réalité, on a simplement soif.

LE SAVIEZ-VOUS ?

LE SPORT EST UNE BONNE ARME ANTICANCER

UNE ÉTUDE SUR L'INCIDENCE DE L'ACTIVITÉ PHYSIQUE SUR QUINZE TYPES DE CANCER A ÉTÉ MENÉE SUR PLUS DE 750 000 PERSONNES PENDANT DIX ANS. RÉSULTAT : UNE PRATIQUE HEBDOMADAIRE DE DEUX HEURES ET DEMIE À CINQ HEURES À INTENSITÉ MODÉRÉE RÉDUIT SIGNIFICATIVEMENT LES RISQUES D'APPARITION DE SEPT CANCERS : CÔLON, SEIN, ENDOMÈTRE (UTÉRUS), REIN, MYÉLOME (MOELLE OSSEUSE), FOIE ET LYMPHOME NON HODGKINIEN (SYSTÈME IMMUNITAIRE).

SAMEDI 19 MARS

Travailler
son équilibre à tout âge

La proprioception, c'est la capacité naturelle du corps à se maintenir en équilibre grâce au travail des récepteurs proprioceptifs (situés dans les articulations pour la plupart) qui indiquent au cerveau la position du corps dans l'espace.

Pour simplifier, elle permet, en plus de protéger nos articulations, de ne pas trébucher lorsqu'on marche sur un terrain escarpé, de dévaler des escaliers sans tomber ou encore de tenir en équilibre sur une jambe. Que l'on soit jeune ou plus âgé, la bonne nouvelle c'est que l'équilibre peut s'améliorer, les gestes sportifs et le renforcement musculaire améliorant notre sensibilité proprioceptive.

LE COACHING DE Dr. Good !

Ce super exercice d'équilibre peut être pratiqué chaque jour, une jambe après l'autre, en essayant de rester bien droit sans bouger le plus longtemps possible.

Le flamant rose

1. Debout, pieds nus, tête et dos bien droits, jambes écartées de la largeur du bassin, mains sur les hanches, fixez l'horizon.
2. Déportez le poids du corps sur la jambe gauche, puis levez le genou droit devant vous, un peu plus haut que les hanches (ou plus bas si c'est trop difficile).
3. Maintenez la position pendant 10 à 20 secondes avant de fermer les yeux et d'essayer de tenir au moins 5 secondes.

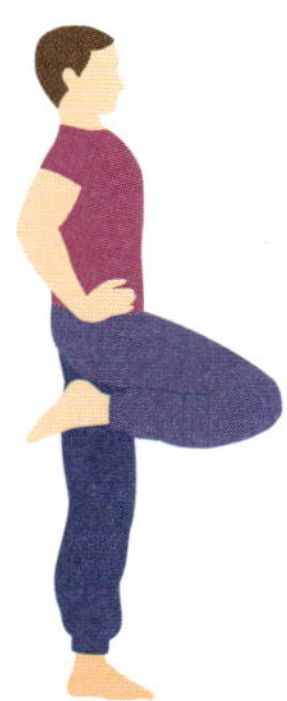

4. Recommencez avec l'autre jambe.

Le bon tempo : Répétez 3 fois de chaque côté en essayant de garder les yeux fermés un peu plus longtemps au fur et à mesure.

Pour aller plus loin

1. Debout, pieds nus, dos droit, bras le long du corps, contractez les muscles abdominaux et déportez le poids du corps sur la jambe gauche.
2. Placez votre cheville droite sur votre cuisse gauche, juste au-dessus du genou.
3. Fléchissez le genou gauche, comme pour vous asseoir.

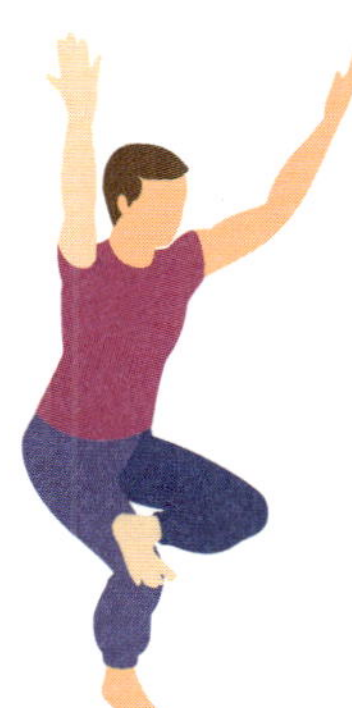

4. Maintenez la position pendant 10 à 30 secondes (ou plus) avant de revenir de face en contrôlant le mouvement.
5. Changez de jambe.

Le bon tempo : Répétez trois fois de chaque côté.

DIMANCHE 20 MARS

Articulations fragiles, comment bouger ?

Vous avez des problèmes d'arthrose, d'ostéoporose et craignez que le sport n'aggrave la situation ? Rassurez-vous : la plupart du temps, lorsqu'il est adapté, non seulement il est recommandé, mais il peut même faire partie du traitement. En cas de doute, demandez l'avis de votre médecin.

- **Sports « portés » en cas d'arthrose.** Oubliez les sports à forts impacts ou entraînant des torsions des articulations : running, tennis, sports de ballon, danse… En revanche, les activités d'intensité modérée avec peu ou pas d'impacts (marche, natation, vélo, renforcement musculaire…) vont vous aider à maintenir un poids de forme et favoriser la production de cartilage. Adaptez le choix de l'activité en fonction de la localisation de l'arthrose.
- **Sports à impacts en cas d'ostéoporose.** L'idéal est de pratiquer un mélange de renforcement musculaire (qui va protéger les os) et de sport à impacts au sol (qui va renforcer les os), en alternant des séances d'intensité soutenue de trente minutes à une heure. Côté renfo, privilégiez les exercices avec charges (haltères, poids à fixer aux chevilles…). Côté activités, optez pour celles qui sont les plus efficaces sur la consolidation osseuse (jogging, tennis, step, danse…), mais qui ne sont pas trop brutales ou à risque de chute (ski, escalade…).

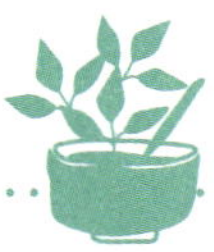

Le coup de pouce naturel

Boisson de l'effort maison

Pour 1 litre à emporter par exemple en rando, à vélo, etc., mélangez : 500 ml d'eau plate, 500 ml de jus de fruits bio (raisin, pomme, orange…), 2 cuillerées à café de sel de table (pour pallier les pertes de sodium liées à la sudation).

LE CONSEIL DU JOUR

Bouger même quand le dos fait mal

Même si vous ressentez des douleurs, il est nécessaire de mobiliser et d'assouplir votre dos avec des exercices doux que votre médecin vous indiquera. Côté activités, optez pour la marche (rapide, nordique) et les sports dits « portés » comme le vélo et la natation. Le renforcement musculaire ciblant ceinture abdominale et dos est recommandé en prévention.

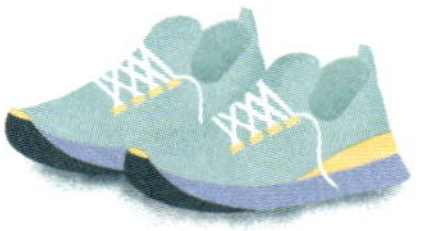

ÇA, C'EST GOOD !

PORTER DES VÊTEMENTS ADAPTÉS

Pour être à l'aise, optez pour des coupes confortables, des matières qui évacuent la transpiration (polyester, élasthanne, Coolmax®…) et sont agréables sur la peau.

LE CONSEIL DU JOUR

Adopter une routine

La clé de la réussite pour que les petits mouvements pratiqués au bureau ou à la maison soient efficaces : le mouvement réflexe ! En clair, ne pas pratiquer ces mouvements comme des exercices de gym, mais les adopter définitivement comme une routine quotidienne afin de rendre efficaces nos actions les plus banales. Un peu comme les danseuses du Moulin Rouge à Paris qui, pour répondre à l'exigence de fessiers hautement galbés, ont acquis le réflexe de ne jamais s'asseoir sur leur séant sans le contracter…

3 exos pour bouger entre maison et bureau

Pour se muscler l'air de rien tout au long de la journée, ces 3 exercices efficaces sont à pratiquer plusieurs fois par jour dès que l'occasion se présente.

- **Escalier… et cuisses fuselées.** Pour muscler ses quadriceps – muscles situés sur les cuisses, véritables soutiens des genoux ! – on monte systématiquement les marches d'escalier deux par deux, le pied posé bien à plat sur la marche, en contractant les fessiers ainsi que les abdos pour conserver une posture droite. Plus efficace encore : le faire en courant, en s'aidant au début de la rampe pour ne pas perdre l'équilibre.
- **Mur… et bras galbés.** Faire 20 pompes debout pour des bras galbés (biceps et triceps), c'est facile ! Contre le mur de la cuisine, du bureau, du parking…, on pose ses mains à plat et on plie les coudes doucement avant de remonter au même rythme. L'exercice est d'autant plus efficace qu'il est pratiqué lentement.
- **Siège… et fessiers en béton.** Non sollicités, nos fessiers se ramollissent. Sur la chaise de la cuisine, du restaurant, sur le siège du bus, du métro, de la voiture…, on contracte puis on relâche une fesse après l'autre, jusqu'à 100 fois de suite.

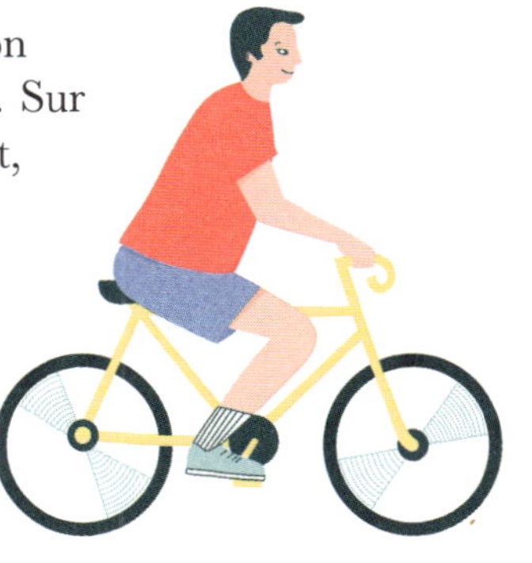

ÇA, C'EST GOOD !

LE TAPIS DE GYM

Idéal pour réaliser les mouvements au sol sans se faire mal. Choisissez-le antidérapant, épais (10 à 15 mm), avec une mousse dense et une sangle pour l'emporter partout.

ÇA, C'EST PAS GOOD !

GRIGNOTER APRÈS LA SÉANCE

Bouger au bureau, c'est top. Mais foncer sur le distributeur automatique de douceurs au prétexte qu'on s'est dépensé quelques minutes, c'est complètement contre-productif. On préfère un grand verre d'eau et au besoin, 3 à 5 amandes.

Combiner cardio
et renforcement musculaire

C'est le combo gagnant pour tonifier le cœur et les muscles.

On travaille son endurance. Le premier muscle dont il faut s'occuper est le cœur en développant son endurance via des activités « cardio », qui sollicitent principalement le cœur et la respiration : marche rapide, vélo, natation, sports de balle… Vous n'avez pas pratiqué depuis longtemps ? Qu'importe : en l'absence de problèmes cardiaques connus, vous pouvez vous lancer sans danger à condition de ne pas franchir le seuil d'essoufflement (vous devez pouvoir continuer à parler pendant la pratique). Au début, privilégiez plusieurs séances courtes plutôt qu'une longue.

Et on renforce ses muscles. En améliorant la qualité de nos muscles, on améliore aussi leur capacité à capter l'oxygène. Cœur et muscles sont donc liés pour optimiser le fonctionnement de l'organisme et s'entraîner de la manière la plus efficace possible. Les exercices doivent cibler les chaînes musculaires de l'ensemble du corps. Idéalement, il faut les effectuer juste avant sa séance cardio (pour être plus efficace) ou lors de séances à part entière. Après quelques semaines d'entraînement, les bénéfices sont là : les sacs de course nous paraissent moins lourds, on se tient plus droit, on a moins mal au dos…

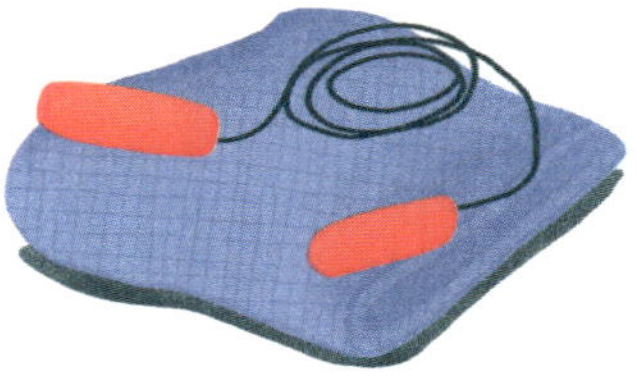

On regarde ça de près

Quelle activité cardio choisir ?

Vous aimez pratiquer seul(e) ? Marche rapide, running, trail, natation, vélo, VTT, corde à sauter, sport en salle (vélo elliptique, rameur…). En groupe ? Rando, running ou trail dans une fédération, un club, aquagym, cyclisme en salle, fitness, Zumba, gym suédoise, CrossFit…

LE CONSEIL DU JOUR

Inutile de courir, il faut partir à point

Commencez toujours par un échauffement. Puis démarrez jusqu'à sentir le cœur battre un peu plus vite. Vous avez de plus en plus chaud et vous êtes légèrement essoufflé. Dès que votre cœur « s'emballe », que vous êtes à bout de souffle, arrêtez (ou ralentissez) le temps que le rythme cardiaque se régule. Puis repartez en essayant de trouver un rythme de croisière.

ÇA, C'EST PAS GOOD !

DOULEUR À L'ÉCHAUFFEMENT

Lors de votre déverrouillage articulaire, vous pouvez sentir que « ça craque » ou que « ça tire » un peu, mais vous ne devez pas ressentir de douleur. Si c'est le cas, consultez votre médecin.

MERCREDI 23 MARS

Monter peu à peu
en intensité

Au bout d'une ou deux semaines de reprise du sport, une fois que l'on maîtrise bien chaque mouvement, que l'on s'est remis à marcher ou pédaler plus régulièrement, on peut assurer 3 séances par semaine de cardio et renforcement musculaire en rallongeant le tempo...

Ma séance renfo. Continuez de privilégier la qualité des mouvements à leur quantité en les exécutant consciencieusement et toujours en synchronisation avec la respiration. Cela vous permettra d'intensifier les contractions musculaires et de réaliser les exercices avec plus de fluidité et de contrôle. Comme précédemment, n'hésitez pas à réduire ou à augmenter le nombre de répétitions si vous sentez que c'est trop difficile ou trop facile, pour atteindre vingt-cinq à trente minutes d'activité par séance.
Ma séance cardio. Maintenant que vous pratiquez depuis quinze jours, vous devriez pouvoir faire vos séances sans vous arrêter. Gardez ce rythme d'intensité légère à modérée, sans chercher à accélérer, mais plutôt à allonger la durée de vos séances (trente-cinq à quarante-cinq minutes) en gardant le même rythme respiratoire du début à la fin.

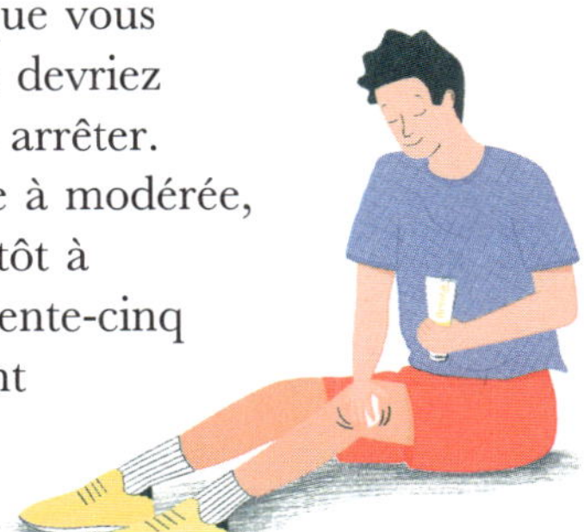

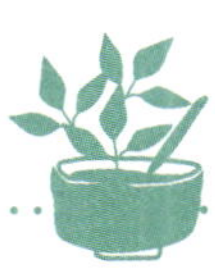

Le coup de pouce naturel

Cataplasme antidouleur

Le chou est un bon anti-inflammatoire naturel : détachez une feuille épaisse d'un chou vert, ôtez la grosse côte, scarifiez la feuille avec la pointe d'un couteau, écrasez le tout avec un rouleau à pâtisserie pour faire sortir le suc, appliquez sur la zone douloureuse toute la nuit au besoin en maintenant la feuille à l'aide d'une bande.

LE CONSEIL DU JOUR

Aller plus loin

À mesure que les positions deviennent plus faciles à tenir, ajoutez un peu de difficulté. Par exemple pour les squats : à la fin de vos répétitions, maintenez sans bouger la position (cuisses parallèles au sol) pendant 5 secondes, puis 10, puis 15... et remontez.

DITES-MOI DR.GOOD ?

Comment soulager mes courbatures ?

Elles apparaissent souvent après un effort physique intense ou inhabituel. Pour les soulager, le massage est efficace : il va décontracter et apaiser vos muscles endoloris tout en améliorant la circulation sanguine et en favorisant l'élimination des déchets. Utilisez une huile à l'arnica ou une huile végétale mélangée à quelques gouttes d'huile essentielle de gaulthérie aux propriétés anti-inflammatoires. Massez doucement, mais fermement les zones contractées.

JEUDI 24 MARS

Obtenir des abdos
de plus en plus costauds

Avec cette position difficile à tenir au début (si si Messieurs, même vous vous allez tirer la langue !), mais ultra-efficace à mesure qu'on l'exécute de mieux en mieux, on renforce sa sangle abdominale en profondeur.

Le bateau

1. Assis, dos bien droit, jambes fléchies et pieds joints à plat au sol, reculez légèrement le buste en tendant les bras devant vous à hauteur des épaules.
2. Soulevez lentement les jambes en gardant les pieds joints, et trouvez votre équilibre en contractant les muscles abdominaux et en redressant le dos pour ouvrir la cage thoracique.
3. Maintenez la posture sans bouger, en respirant lentement et profondément, et en approfondissant la contraction abdominale à chaque expiration.

Le bon tempo : Tenir la position 10 à 15 secondes les 15 premiers jours, puis 15 à 20 secondes, voire 25 secondes, au fil du temps, à mesure que l'on se sent capable d'augmenter la difficulté.

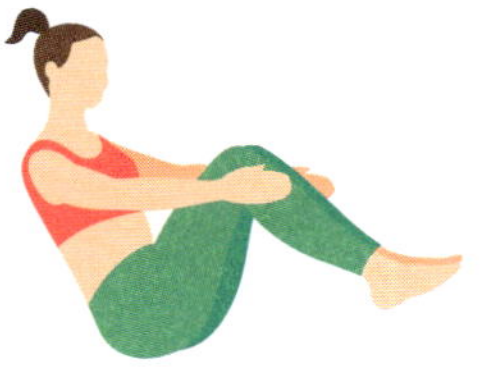

Pour aller plus loin

1. Faites l'exercice en levant les pieds à hauteur des yeux.
2. Faites l'exercice en tendant les jambes, pieds à hauteur des yeux (ou plus haut).

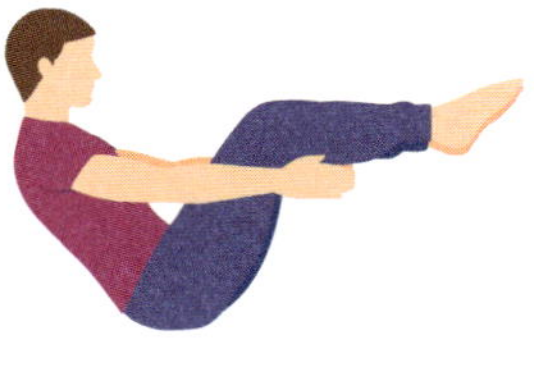

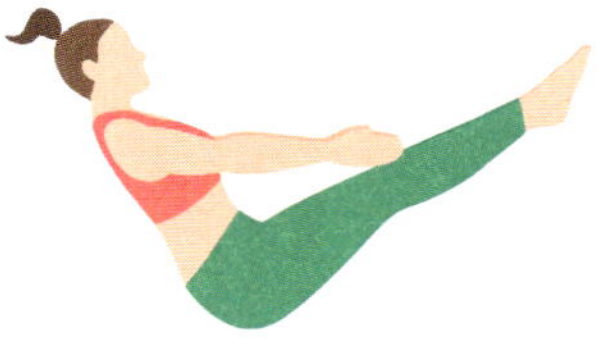

LE COACHING DE **Dr. Good !**

Gardez le dos bien droit et le ventre contracté. Pour faciliter l'exercice, levez les jambes moins haut et fléchissez les pieds en dirigeant les orteils vers vous.

DITES-MOI DR. GOOD ?

Puis-je fractionner ma séance du jour en deux ?

Vous voulez scinder votre séance de quarante minutes en deux fois vingt minutes ? C'est possible, si vous n'avez pas le choix... Dans ce cas, faites une séance de cardio et une séance de renforcement musculaire (une le matin et une le soir, par exemple). Mais évitez de couper votre activité cardio en deux séances, surtout si sa durée est de moins de trente minutes. Car le but de ces séances est d'améliorer votre endurance et votre résistance à l'effort, et c'est sur une durée continue que cela va se faire, petit à petit...

Que manger avant
et après le sport ?

Le sport requiert de bien s'alimenter pour éviter les baisses d'énergie, mais également reconstituer ses réserves (eau, protéines, vitamines...) après l'effort.

Avant le sport : prenez un repas nourrissant, mais pas trop riche en gras et sucre pour éviter l'inconfort digestif.

- Vous vous entraînez le matin ? Vous pouvez rester à jeun si vous avez l'habitude de ne pas prendre de petit déjeuner et si votre séance d'intensité légère ne dure pas plus de quarante-cinq minutes. Si vous prenez un petit déj', mangez une heure avant le sport.
- Vous bougez à la pause déjeuner ? Optez pour une collation (yaourt + fruit) vers 10 ou 11 heures, allez faire votre sport, puis déjeunez après.
- Vous vous entraînez l'après-midi ? Déjeunez sans dessert (sauf fruit), alcool, soda, deux ou trois heures avant pour ne pas être en pleine digestion.
- Votre séance est en fin de journée ? Prévoyez une collation une à deux heures avant.

Après le sport :

- Reconstituez vos réserves avec un repas riche en glycogène (sucre) : riz, pâtes, céréales, fruits, légumes, légumineuses…
- Réparez les microlésions musculaires avec des protéines : poisson, viande, quinoa, épeautre…
- Le sport ayant tendance à acidifier le corps, évitez alcool, soda, crudités, fruits acides et produits laitiers et privilégiez légumes verts, pomme de terre, banane, raisins secs…
- Pas de repas prévu dans les deux heures qui suivent votre séance ? Prenez une petite collation (compote + 2 biscuits), puis hydratez-vous par petites gorgées jusqu'au déjeuner ou dîner.

LE CONSEIL DU JOUR

Boire régulièrement

À partir de trente minutes d'effort, buvez 3 à 5 gorgées d'eau toutes les quinze à vingt minutes. Pour une séance de plus d'une heure et demie, une boisson d'effort (voir p. 100) est recommandée dès le début de la pratique. Après l'effort, réhydratez-vous dans les deux heures qui suivent en buvant entre 1 et 1,5 litre d'eau plate ou gazeuse par petites gorgées et petit à petit.

DITES-MOI DR.GOOD ?

Quel encas sucré grignoter en cas de coup de pompe ?

Pour les efforts de plus d'une heure, une boisson de l'effort suffit en général. Au-delà de deux à trois heures (rando, cyclisme, trail…), on peut manger une pâte de fruit, d'amande, une barre de céréales, des fruits séchés (abricot, raisin) ou encore un petit tube de gel énergétique sucré (vendu en magasin de sport).

Journée mondiale contre l'endométriose

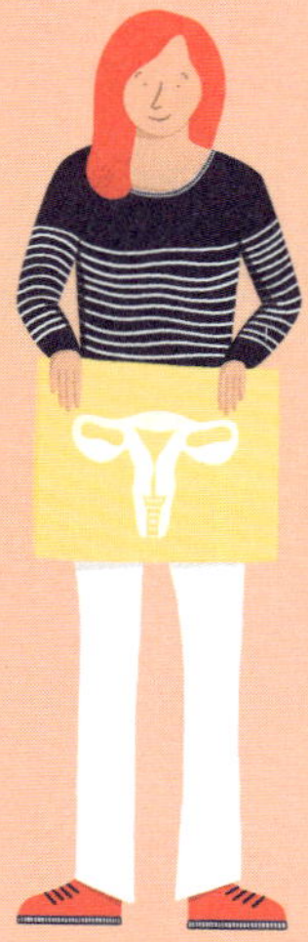

Initiée aux États-Unis en 2014 et présente dans plus de 60 pays, l'EndoMarch, la marche mondiale contre l'endométriose, a pour but de mieux faire connaître cette maladie gynécologique chronique, qui peut être douloureuse et fortement invalidante.

POURQUOI C'EST IMPORTANT D'EN PARLER ?

Maladie encore énigmatique, l'endométriose touche 180 millions de femmes dans le monde, avec une estimation entre 2,1 et 4,2 millions en France.

Bien qu'ayant été découverte en 1860, l'endométriose est mal connue du grand public et même de certains médecins, alors qu'elle fait souffrir de nombreuses femmes dans le silence.

C'est une maladie multifactorielle, résultant de l'action combinée de facteurs génétiques et environnementaux, et de facteurs liés aux menstruations qui se caractérise par la présence de tissu semblable à l'endomètre en dehors de la cavité utérine. Cela provoque aux endroits où il se trouve, des lésions, nodules ou kystes ainsi que des réactions inflammatoires avec formation de tissu cicatriciel et d'adhérences accolant les organes avoisinants entre eux et empêchant ainsi leur bonne mobilité et leur bon fonctionnement.

QUEL IMPACT SUR LA QUALITÉ DE VIE ?

Il n'existe pas une, mais plusieurs endométrioses et chaque patiente est touchée à sa manière avec des dysménorrhées (douleurs en rapport avec les règles), dyspareunies (douleurs lors des rapports sexuels), des douleurs pelviennes (aux ovaires, contractions utérines...), de la fatigue chronique, des maux de dos, une infertilité... L'impact sur la qualité de vie et la vie sexuelle peut être lourd, la maladie générant en plus beaucoup d'anxiété, de frustration voire un état dépressif.

QUELLES SOLUTIONS ?

C'est une maladie incurable à ce jour. Et son diagnostic est souvent tardif (en moyenne sept ans après la survenue des symptômes chez les patientes françaises).

LES TRAITEMENTS

Ils peuvent être prescrits pour atténuer les désordres hormonaux et la douleur.

Des contraceptifs
comme une contraception œstro-progestative, pose de stérilet (en première intention), contraception microprogestative orale, implant.

Des thérapies alternatives
comme l'acupuncture, l'ostéopathie, le yoga ou l'hypnose sont utiles pour améliorer la qualité de vie.

Des médicaments
empêchant la production de certaines hormones (en deuxième intention), anti-inflammatoires non stéroïdiens (AINS).

Une chirurgie
est parfois envisagée pour détruire (au laser) ou retirer les lésions d'endométriose.

Plus d'infos

endomarch.fr, endofrance.org

DIMANCHE 27 MARS

Avoir du pain
sur la planche

Quand l'exercice de la planche statique devient trop facile, corsez votre séance avec ces deux variantes qui sollicitent un peu plus encore vos chaînes musculaires...

La planche latérale

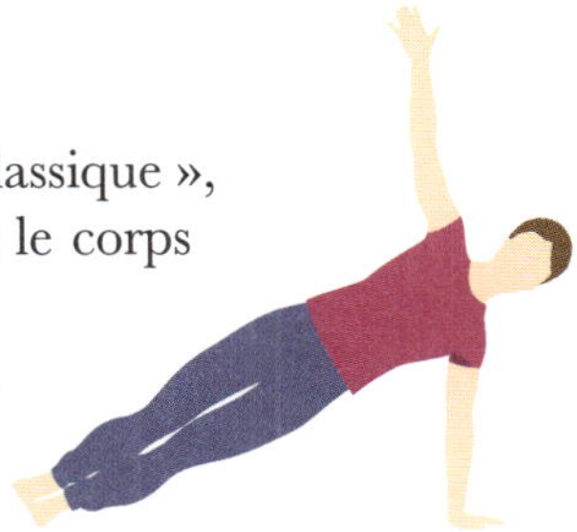

1. Depuis la position de la planche « classique », prenez appui sur le bras droit et pivotez le corps vers la droite.
2. Placez le pied gauche devant ou sur le pied droit.
3. Gardez les muscles abdominaux et fessiers bien contractés et veillez à ne pas laisser le bassin s'affaisser : votre corps doit former une ligne droite (oreilles, épaules, bassin et genoux sont alignés).
4. Puis levez le bras gauche vers le ciel dans le prolongement de l'épaule.
5. Maintenez la position sans bouger le temps souhaité, et recommencez de l'autre côté.

Le bon tempo : Tenir la position 30 secondes les 15 premiers jours, puis jusqu'à 1 minute au fil du temps, à mesure que l'on se sent capable d'augmenter la difficulté.

La planche dynamique

1. Depuis la position de la planche « classique », en appui sur les avant-bras, contractez fort les muscles abdominaux et fessiers.
2. Sans bouger le reste du corps, tendre le bras droit, puis le bras gauche en expirant.
3. Sur l'inspiration suivante, fléchir le bras droit, puis le bras gauche pour revenir en appui sur les avant-bras.
4. Continuez le temps souhaité en veillant à bien garder le corps gainé pendant tout l'exercice.

LE COACHING DE
Dr. Good !

Quand vous réalisez une planche, qu'elle soit statique ou en mouvement, rappelez-vous toujours qu'il vaut mieux exécuter le mouvement à la perfection dix secondes plutôt que de tenir une planche « peu solide » trente secondes, en creusant par exemple son dos au risque de se faire mal.

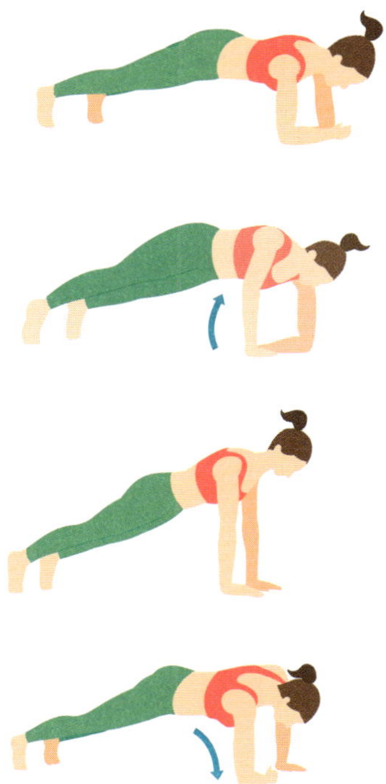

LUNDI 28 MARS

Reprendre tout doucement après une blessure

LE CONSEIL DU JOUR

Retrouver ses marques chez le kiné

Après une blessure, des séances de proprioception sont souvent prescrites chez le kiné : ne les zappez pas ! Cette rééducation qui passe par la réalisation de mouvements lents et contrôlés (flexion, extension…) en équilibre sur un pied, des exercices yeux ouverts puis fermés… est importante pour retrouver une mobilité et un équilibre optimaux.

ÇA, C'EST GOOD !

LES CHAUSSETTES DE COMPRESSION

Après une séance de sport intense ou lorsqu'on reprend son activité après une blessure, les chaussettes de compression facilitent la récupération en exerçant des pressions spécifiques autour des mollets. En accélérant le retour veineux, elles améliorent l'élimination des toxines ce qui minimise la fatigue musculaire.

Une fois la rééducation terminée et avec l'aval du médecin (ou kiné), la reprise du sport est possible avec modération, sachant qu'à la moindre douleur, on arrête et on consulte.

- **Après une entorse.** Si elle est bénigne (foulure), une mise au repos de dix jours peut suffire. En cas de déchirure ligamentaire, il faut attendre deux à trois mois après la rééducation pour éviter toute récidive, et en privilégiant des sports sans impacts les premiers temps (natation, vélo…).
- **Après un claquage.** Cette rupture des fibres musculaires, due au manque d'échauffement ou à la fatigue musculaire, se soigne par le repos et quelques exercices d'étirement doux. Mais la cicatrisation prend environ six semaines, et il faut attendre trois mois avant un rétablissement complet.
- **Après une tendinite.** Le traitement passe par une période de repos total, plus ou moins longue selon le degré d'inflammation. Poignet, coude, épaule : il faut compter deux à trois mois. Tendon d'Achille : trois à six mois. Pour éviter la récidive, il faut corriger le mouvement déclencheur et/ou adapter son matériel (chaussures de sport, souris d'ordinateur…).

On regarde ça de près

Les semelles orthopédiques, ça vaut le coup?

Elles ne soignent pas la blessure, mais une fois le traitement et la rééducation par un kiné terminés, elles peuvent être conseillées et prescrites si des douleurs persistent pour apporter du confort ou si un déséquilibre subsiste pour corriger la posture. Demandez conseil à votre kiné ou généraliste.

LE CONSEIL DU JOUR

Ralentir vaut mieux que d'arrêter

N'hésitez pas à ralentir le rythme si vous sentez que c'est trop difficile. Par exemple, si vous courez, alternez marche et course, si vous pédalez, jouez avec les vitesses de votre vélo… L'important étant de ne pas vous arrêter pour vous habituer à l'effort petit à petit.

ÇA, C'EST GOOD !

LE CARDIO-FRÉQUENCEMÈTRE

En mesurant votre fréquence cardiaque pendant l'activité, cet appareil permet à chacun de connaître sa fréquence cardiaque maximale (FCM), atteinte après un effort maximal tenu entre deux et trois minutes (soit une FMC d'environ 180 battements par minute autour de 40 ans). Un chiffre qui permet de savoir dans quelle zone d'effort on se situe et de s'entraîner sans trop forcer sur ses capacités cardiaques.

Comment bien respirer ?

Que ce soit pendant votre séance de renforcement musculaire ou pendant votre activité cardio, il est d'usage d'inspirer par le nez et d'expirer par la bouche.

Lors de la pratique d'exercices, l'inspiration et l'expiration sont souvent de même durée. Mais l'effort se faisant toujours sur une expiration, celle-ci peut être un peu allongée. Lors des activités d'endurance, il est recommandé d'allonger la durée de l'expiration, ce qui n'est pas toujours évident lorsqu'on débute… Par exemple, on inspire sur deux temps et on expire sur trois temps, ou on inspire sur trois temps et on expire sur quatre temps. À expérimenter lorsque vous marchez, pour savoir ce qui vous convient le mieux et pour que peu à peu votre rythme respiratoire s'installe en mode quasi automatique !

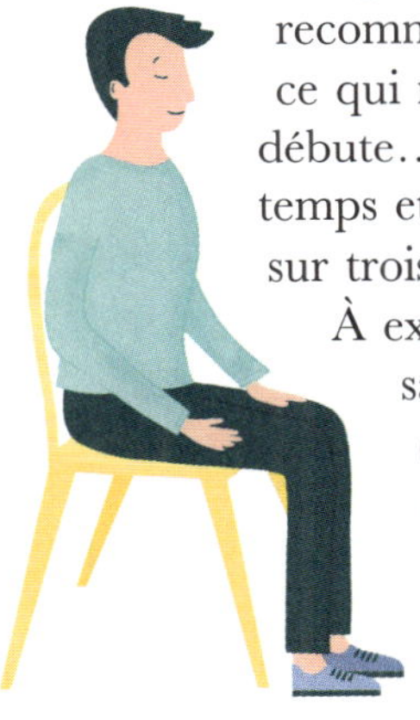

DITES-MOI DR.GOOD ?

Que faire en cas de point de côté ?

Provoqué par un manque d'oxygène qui occasionne une sorte de crampe du muscle de la respiration (le diaphragme), le point de côté est douloureux. Arrêtez votre activité, mais pas complètement : marchez lentement en vous concentrant sur votre souffle et essayez de réguler le rythme de votre respiration. Inspirez sur deux ou trois temps, expirez sur quatre ou cinq temps, pendant une à deux minutes. Ça ne passe pas ? Continuez en levant les bras au-dessus de la tête pour étirer en douceur le diaphragme, et repartez tranquillement, sans oublier de respirer !

S'étirer après le sport, c'est important !

Sportives et sportifs, pensez à vous étirer après le sport pour détendre vos muscles et éviter les courbatures en déroulant ces différentes positions…

Le dos et les flancs

1 Debout, levez les bras vers le ciel et étirez-les au maximum tout en essayant de grandir votre corps, comme si vous vouliez que le sommet de votre tête touche le ciel.

2 Puis, attrapez votre poignet gauche avec votre main droite et penchez le buste sur le côté droit (en gardant les épaules alignées), jusqu'à sentir l'étirement du flanc gauche. Recommencez de l'autre côté.

3 Pour finir, fléchissez les jambes et penchez votre buste vers l'avant, jusqu'à ce que votre ventre touche vos cuisses. Puis relâchez tout le poids de votre tête vers le sol, bras ballants ou mains croisées derrière vos chevilles. Si vous le pouvez, tendez les jambes pour étirer l'arrière des cuisses et des mollets en même temps.

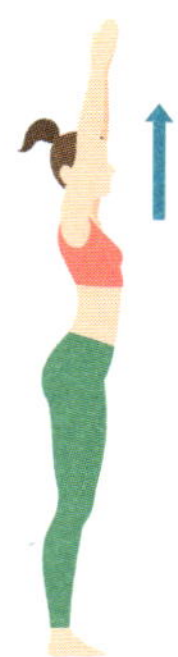

1

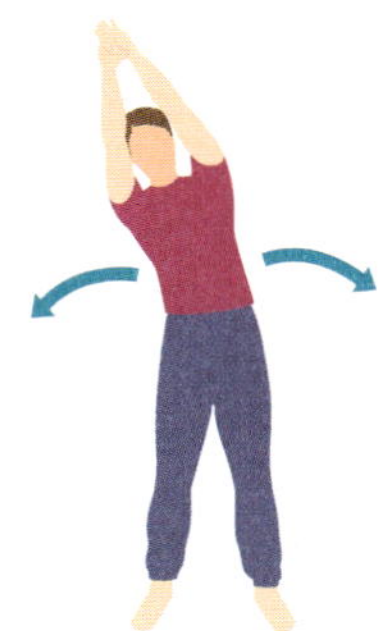

2

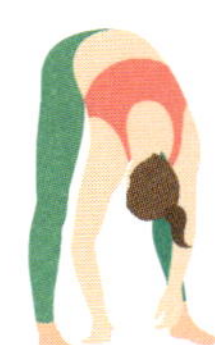

3

Les bras et les épaules

4 Debout, dos droit, levez le bras droit au ciel et fléchissez le coude pour avoir la main droite dans le dos. Attrapez le coude droit avec la main gauche et exercez une pression vers la gauche jusqu'à sentir un étirement du bras et du haut du dos. Recommencez de l'autre côté.

5 Debout, mains dans le dos, croisez vos doigts et levez vos bras tendus vers le ciel jusqu'à sentir un étirement des épaules.

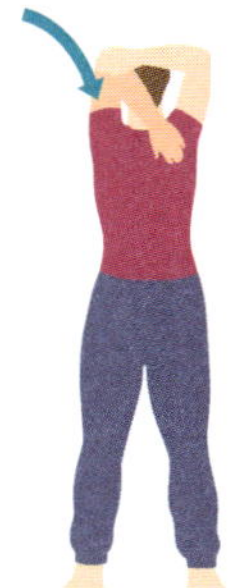

4

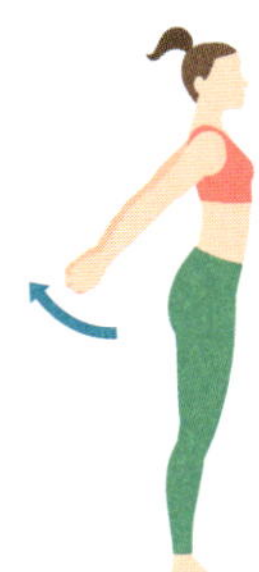

5

Les hanches

6 En position de fente, genou de la jambe gauche au sol, mains sur les hanches, amener le bassin vers l'avant (fesses rentrées et pubis vers l'avant) jusqu'à sentir un étirement dans l'avant de la hanche gauche. Pour intensifier l'étirement, étirez le bras gauche vers le ciel et légèrement vers la droite. Recommencez de l'autre côté.

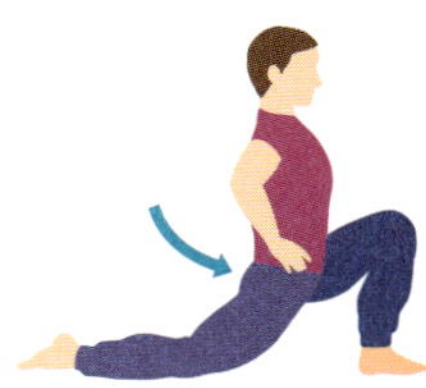

6

JEUDI 31 MARS

LE CONSEIL DU JOUR

Monter en puissance

Vous avez démarré votre coaching sportif et si vous avez été assidu, vous devez vous sentir en super forme ! Vous êtes prêt pour intensifier votre entraînement en augmentant le temps des séances (cardio et renfo) et en ajoutant de nouveaux exercices de renforcement musculaire.

DITES-MOI DR.GOOD ?

Quelle routine après mon entraînement du soir ?

À la fin de votre séance, comptez trois heures avant le coucher afin d'être bien apaisé pour mieux dormir. Une fois rentré, privilégiez une douche tiède et terminez par un jet d'eau fraîche pour faire baisser la température du corps. Puis dînez léger pour éviter l'inconfort digestif qui peut perturber la qualité du sommeil, en évitant les excitants (alcool, thé ou café).

Adopter les 10 règles d'or du sportif

Édictées par la Fédération française de cardiologie selon les recommandations du Club des Cardiologues du Sport, ces règles de bon sens visent à prévenir les accidents cardio-vasculaires liés à l'activité physique et à inciter tous les sportifs à adopter de bons réflexes.

1. Je respecte toujours un échauffement et une récupération de dix minutes lors de mes activités sportives.
2. Pendant ma pratique, je bois trois à quatre gorgées d'eau toutes les trente minutes.
3. Je contrôle mon pouls régulièrement pour surveiller ma fréquence cardiaque.
4. Je m'accorde un temps de repos suffisant après chaque effort.
5. J'évite les activités intenses par des températures extérieures défavorables (< -5 °C ou > 30 °C) et lors des pics de pollution.
6. Je ne fume jamais deux heures avant ou après une pratique sportive.
7. Je ne consomme jamais de substances dopantes et j'évite l'automédication en général.
8. Je ne fais pas de sport en cas de fièvre ni dans les huit jours qui suivent un épisode grippal (fièvre et courbatures).
9. Je pratique un bilan médical avant de reprendre une activité sportive d'intensité soutenue si j'ai plus de 35 ans pour les hommes, et plus de 45 ans pour les femmes.
10. Je signale à mon médecin toute douleur dans la poitrine ou tout essoufflement anormal, toute palpitation cardiaque et tout malaise survenant pendant ou après l'effort.

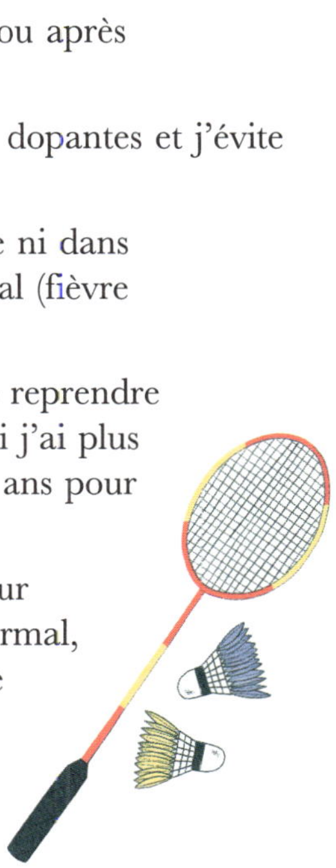

MARS

Mon bilan

Mars se termine… Avez-vous profité de ce mois pour vous remettre en mouvement ? Avez-vous ressenti le bien-être physique et mental après votre marche, votre rando à vélo, votre cours de fitness ? La reprise d'une activité sportive vous a-t-elle permis de vous reconnecter avec votre corps, de vous sentir plus en forme, de mieux manger et dormir ?

Avez-vous pratiqué des activités sportives ?

- ☐ **Très peu**
- ☐ **Un peu**
- ☐ **Beaucoup**
- ☐ **Passionnément**

Mon tracker forme

- 🙂 ……………………
- 😐 ……………………
- ☹ ……………………

Mes objectifs

	Atteint	Peut mieux faire
Découvrir les activités physiques qui me correspondent le mieux.		
Apprendre comment pratiquer plus régulièrement une activité physique sans forcément être inscrit dans un club.		
Mémoriser des mouvements faciles et efficaces afin de les intégrer dans une routine quotidienne.		

Et en pratique…

Vous avez compris que le corps est physiologiquement conçu pour bouger et que le mouvement participe directement à sa bonne santé.	☐ OUI	☐ NON
Vous avez pris du temps pour vous en planifiant 2 à 3 séances d'exercice par semaine et en bougeant en famille le week-end.	☐ OUI	☐ NON
Vous avez essayé de vous tenir à votre routine sportive sans chercher d'excuse pour ne pas bouger et reporter au lendemain.	☐ OUI	☐ NON
Vous avez fait chaque jour trente minutes de marche active et vous y avez pris goût.	☐ OUI	☐ NON
Vous avez profité de cette remise en mouvement pour recadrer votre alimentation, veiller à dormir suffisamment et lutter contre le stress.	☐ OUI	☐ NON

C'est la saison

Au printemps, je mets quoi dans mon panier? On profite des aliments de saison, de préférence cultivés de façon raisonnée ou bio et produits localement...

Légumes

Artichaut, asperge, aubergine, betterave, carotte, céleri, chou-fleur, chou rouge, concombre, courgette, cresson, épinard, fève, navet, oignon, oseille, petit pois, poireau, pois gourmand, poivron, radis, salade frisée, laitue ou romaine, tomate.

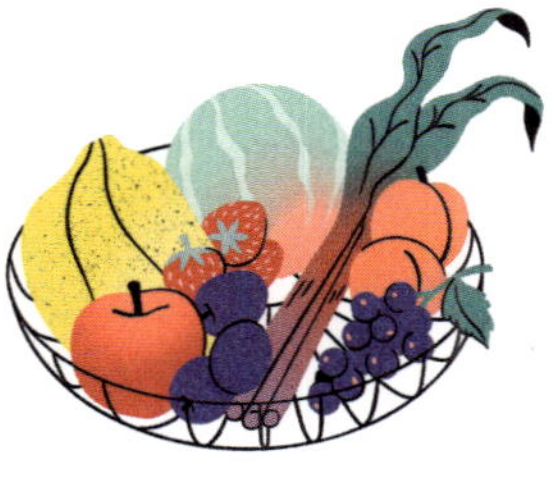

Fruits

Abricot, amande fraîche, banane, cassis, cerise, fraise, fraise des bois, framboise, melon, mûre, pomme, prune, rhubarbe.

Poissons et fruits de mer

Brochet, chinchard, coquille Saint-Jacques, dorade grise, églefin, hareng, homard, langoustine, lieu jaune, lieu noir, maquereau, merlan, saint-pierre, sardine, thon blanc, tourteau.

Fromages

Bleu d'Auvergne, bleu de Gex, Bleu des Causses, boulette d'Avesnes, brie de Meaux, brie de Melun, brocciu, cabécou, camembert, cancoillotte, coulommiers, emmental, époisses, féta, fourme d'Ambert, gorgonzola, langres, livarot, maroilles, mascarpone, mimolette, Morbier, mozzarella, munster, neufchâtel, parmigiano reggiano, pont-l'évêque, pouligny-saint-pierre, reblochon, ricotta, Saint-nectaire, Tomme de Savoie.

ET POUR LES VIANDES?

Il n'y a pas de saisonnalité pour les viandes de boucherie : on en trouve maintenant tout au long de l'année.

Liste établie par MangerBouger, programme national de nutrition et santé.

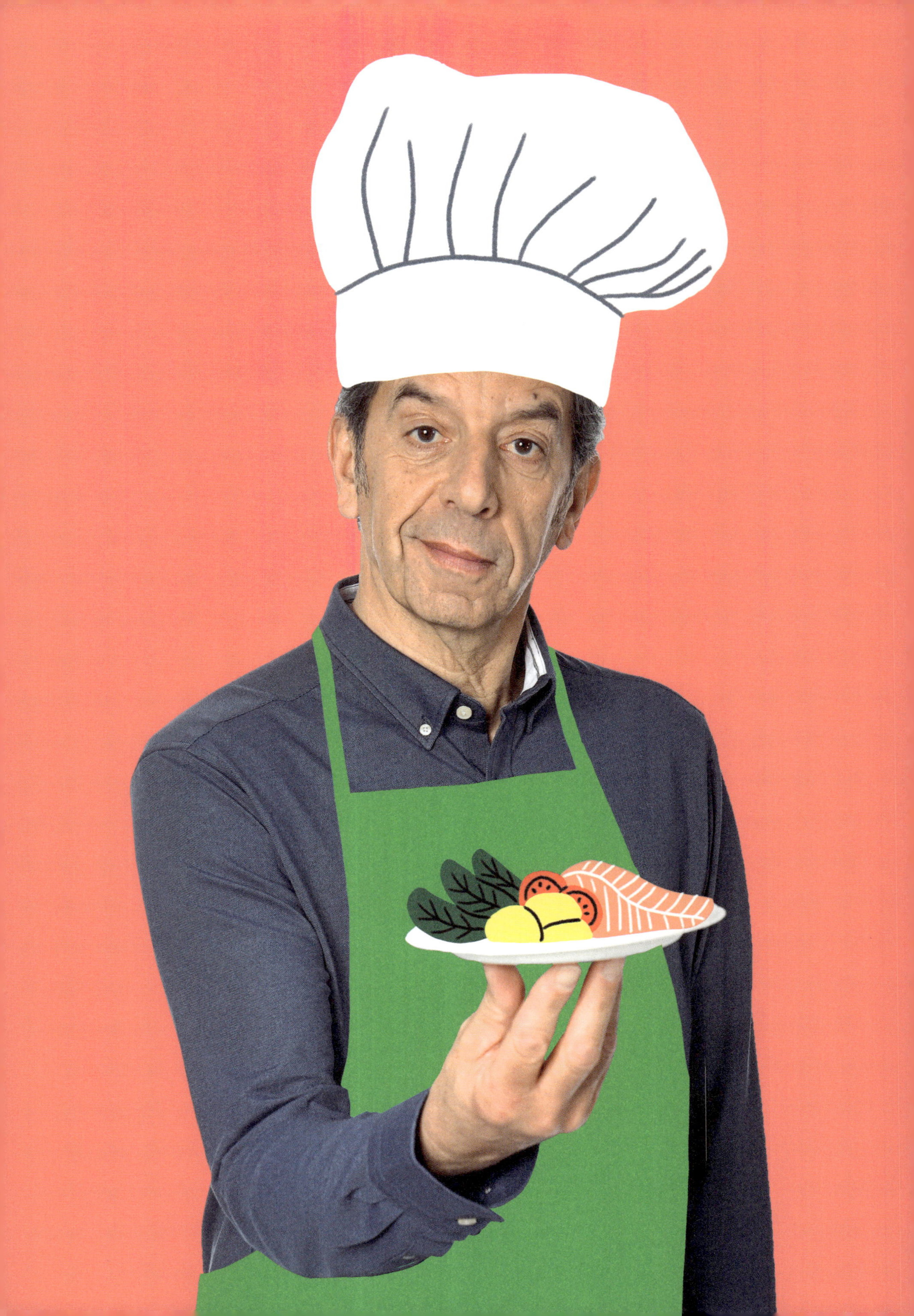

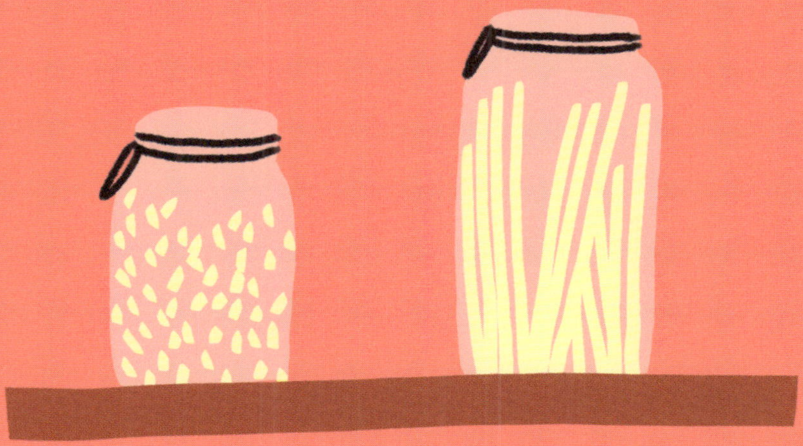

AVRIL

On mange équilibré

(sans se priver !)

AVRIL

Entre sandwichs à la va-vite le midi, *junk food* devant l'écran et craquages sucrés antiblues, on mange souvent un peu n'importe quoi, en se disant qu'on fera mieux demain. Le printemps, avec l'arrivée du soleil et des petits légumes croquants, est le moment parfait pour rééquilibrer son assiette... Attention, on ne vous parle pas de régime, mais de rééquilibrage en douceur, sans interdictions ni dosages. Ici, pas de quota de protéines, de fibres ou de vitamines, ni d'index glycémique : une assiette n'est pas une ordonnance ! Au menu : plaisir, simplicité, saveurs... et petites astuces pour apprendre à mieux vous nourrir chaque jour.

OÙ EN EST VOTRE ALIMENTATION ? TROP RICHE ? TROP MONOTONE ? TROP GRASSE ? TROP SUCRÉE ? ON FAIT LE POINT SUR SES MAUVAISES HABITUDES, AFIN DE RETROUVER L'ÉQUILIBRE... MAIS AUSSI LE PLAISIR DU « BIEN MANGER » !

Mes fragilités

Un manque de repères. Entre allégations nutritionnelles et informations contradictoires, vous ne savez plus comment faire pour bien faire.

Un manque de temps. Vous n'avez pas le temps, vous usez et abusez du « tout prêt » à réchauffer ! Mais entre le quasi systématique plat tout préparé et le « j'ai passé trois heures derrière les fourneaux », il y a de la marge !

Un manque d'envie. Vous avez tendance à confondre équilibre et régime restrictif : vous allez être surpris de découvrir que bien manger, c'est aussi se régaler.

Mes objectifs

- ☐ Faire le plein de bons nutriments pour booster ma vitalité.
- ☐ Cuisiner plus, mais simplement pour que cela reste un plaisir.
- ☐ Me sentir plus légère, avec une digestion plus facile.
- ☐ Ne plus culpabiliser de « mal faire » et manger sans me poser trop de questions.

Mon tracker forme

Comment allez-vous aujourd'hui ? Cochez chaque jour le smiley correspondant à votre état de forme et faites le bilan en fin de mois.

- 🙂 : EN PLEINE FORME
- 😐 : SANS PLUS
- 🙁 : EN MODE BLUES

RENDEZ-VOUS EN PAGE BILAN À LA FIN DU MOIS DE COACHING

VENDREDI 1ER AVRIL

LE CONSEIL DU JOUR

C'est quoi l'assiette idéale ?

S'il est inutile de peser ses aliments (ouf!), un repère visuel est toujours pratique quand on ne sait pas très bien proportionner ses repas. Pour faire simple, comptez la moitié de l'assiette de légumes crus et/ou cuits, le quart de féculents ou céréales, et le dernier quart pour le poisson, la viande ou les œufs…

ÇA, C'EST GOOD !

PAREILLES, MAIS DIFFÉRENTES

Pâtes hier… et, re-pâtes aujourd'hui ? Comme les Italiens, gardez la base, mais changez la garniture. Si hier c'était « bolo », agrémentez plutôt de champignons sautés avec crème et parmesan, ou de courgettes et poivrons grillés au basilic, de petits pois, fèves (surgelés) et blanc de poulet, d'aubergines avec romarin et sauce tomate… ce n'est pas difficile d'innover !

Manger équilibré, c'est manger varié !

Bien manger, ce n'est pas s'astreindre à ne consommer qu'une liste stricte d'aliments « sains », sans gras ni sucre, en se refusant un éclair au chocolat ou une soirée raclette.

Au contraire : la première règle, pour trouver l'équilibre, c'est de varier au maximum ses aliments. À l'opposé du « c'est lundi, c'est raviolis », il faut ouvrir ses horizons, fuir la monotonie qui restreint notre champ gustatif, nos envies, mais aussi nos apports. Car aucun aliment n'est parfait, et n'apporte tout ce dont nous avons besoin en termes de protéines, de fibres, d'acides gras, de vitamines ou minéraux : seule la variété permet de couvrir l'éventail de nos besoins nutritionnels. Du cru, du cuit, des couleurs différentes, une assiette changeante en fonction des saisons, des jours, de notre appétit, des circonstances : voilà le secret ! Cela permet aussi de compenser, sans y penser, les repas trop lourds ou copieux, et donc de ne pas culpabiliser les jours où notre assiette est loin d'être parfaite !

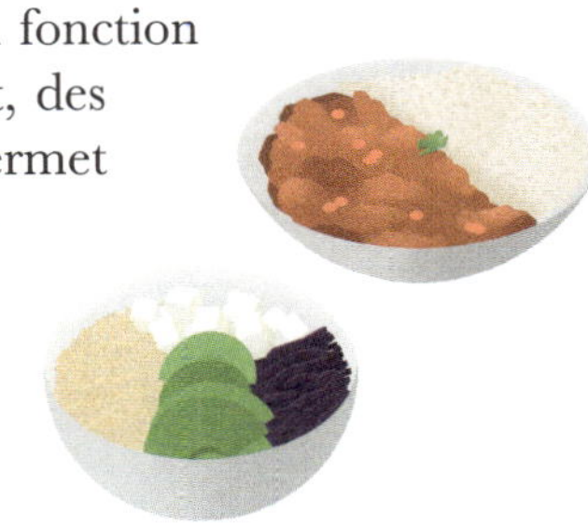

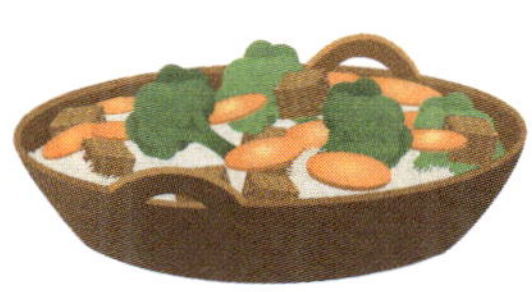

On regarde ça de près

C'est quoi, la néophobie ?

La peur (et le refus) de goûter des aliments nouveaux, inconnus, touche surtout les enfants de 2 à 5 ans. Considérée comme une étape normale du développement, elle s'atténue en grandissant. Mais elle est parfois encore présente chez l'adulte : certains ne supportent pas plus d'une quinzaine d'aliments ! Ce trouble alimentaire provoque des carences et un isolement social. Relevant des phobies, il peut être traité.

SAMEDI 2 AVRIL

On mange quoi aujourd'hui ?

LE CONSEIL DU JOUR

Cap sur les oméga-3

Ces « bons » acides gras (qu'on trouve essentiellement dans les poissons gras, l'huile de colza, les fruits oléagineux, les fruits de mer et algues) préviennent l'infarctus et les troubles cardio-vasculaires, protègent le cerveau et ses neurones et entretiennent l'humeur et l'équilibre émotionnel. Ils sont dits « essentiels » et ils le sont pour nous maintenir en bonne santé !

Petit déjeuner

Boisson chaude sans sucre, porridge maison : flocons d'avoine, lait ou boisson végétale, copeaux de coco, vanille, 4 c. à s. de myrtilles surgelées, rondelles de banane.

Déjeuner

Avocat farci de thon en boîte au naturel mixé avec du fromage frais, poivre et ciboulette, quinoa revenu à l'huile d'olive avec oignons, poivrons rouges et tomates, 1 kiwi.

Dîner

Tartine de pain de campagne avec tapenade d'olives, jambon blanc, rondelles de courgette et mozzarella râpée, salade de pousses d'épinards, papillote exotique d'ananas.

La recette facile du jour : papillote exotique d'ananas

Éplucher un ananas et le couper en morceaux. Sur une feuille de papier sulfurisé, déposer les morceaux d'ananas avec un peu de jus. Parsemer chaque papillote d'une bonne c. à s. de noix de coco râpée, et d'½ c. à c. de sucre vanillé. Fermer et cuire 20 minutes à 200 °C. Servir chaud ou tiède. Pour un repas festif, on peut ajouter une boule de glace vanille. Si on n'a pas d'ananas frais, on choisit sans culpabilité une conserve d'ananas, mais pas au sirop : au naturel, c'est-à-dire dans son jus.

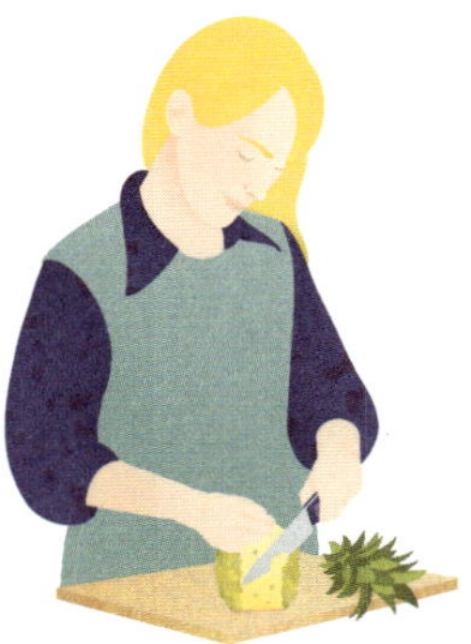

STOP AUX IDÉES REÇUES

LA BANANE, C'EST LE FRUIT LE PLUS SUCRÉ…

Que nenni ! Si elle contient 12 g de sucres/100 g, elle est battue à plate couture par la cerise (15 g) et… le raisin blanc qui plafonne à 16 g ! On en picore une petite grappe, mais pas des kilos. Pour les fruits aussi, on varie !

DITES-MOI DR.GOOD ?

Le chocolat, autorisé ou interdit ?

Autorisé bien sûr ! Mais du vrai chocolat, pas des barres chocolatées, fourrages pralinés ou caramel. On peut manger 3 (voire 4) carrés par jour, si possible noir plus riche en cacao. Si on craque sur le « lait », on cherche celui avec le plus de cacao et le moins de sucre possible (on en trouve !), et on le déguste en fin de repas, ou au goûter avec une poignée d'amandes et un fruit frais ou une boisson chaude.

Vive le fait maison !

Manger de tout, oui… mais à condition de cuisiner soi-même des aliments bruts, et pas de réchauffer des soupes, quiches et gratins tout préparés et aux ingrédients souvent obscurs et bas de gamme !

Quand on confectionne soi-même un plat, on maitrise de A à Z sa composition, on n'y glisse pas d'additifs ou d'arômes, on ne le saupoudre pas de sucre, d'épaississants ou de conservateurs ! Alors, certes, c'est une mission quotidienne, mais on peut anticiper, s'organiser, faire participer le reste de la famille et surtout, faire simple quand on a peu de temps.

- User des surgelés bruts bien pratiques, investir (par exemple) dans une mijoteuse électrique ou un cuit-vapeur qui fonctionnent sans surveillance, préparer de plus grosses quantités et congeler.
- Une bonne option également, le *batch cooking* (littéralement « cuisine par lots ») : on planifie à l'avance les repas : le week-end, on pèle, coupe et précuit les aliments qui peuvent l'être pour n'avoir plus qu'à assembler son plat dans la semaine. Pratique !
- Gardons les plats préparés pour les (vrais) dépannages et n'en faisons surtout pas une habitude de vie : passons moins de temps devant la télévision, et plus en cuisine, car si on y prend goût cela devient un vrai plaisir… avec la fierté de dire « c'est moi qui l'ai fait » !

LE CONSEIL DU JOUR

Une pizza, oui, mais…

Si certaines sont aussi peu chères, c'est parce que la qualité (et la quantité !) de leurs ingrédients laisse fortement à désirer. Alors qu'on peut choisir une simple pâte à pizza, ajouter un bocal de coulis de tomate et composer soi-même la sienne avec jambon, thon, courgettes en tranches, champignons émincés et mozzarella (à acheter entière et à râper). Facile, rapide, personnalisée et bien meilleure !

68 %

C'est le pourcentage de Français qui déclarent aimer cuisiner « au quotidien » : c'est 15 % de plus qu'en 2007 !

(Credoc, 2019)

ÇA, C'EST GOOD !

ALLER AU MARCHÉ

Gai, coloré, vivant : le marché réveille les envies et l'appétit, sans compter que les produits (fruits et légumes, mais aussi poissons et viandes) sont souvent moins chers qu'au supermarché… et plus frais ! On y choisit des produits de saison (meilleurs en goût, plus riches sur le plan nutritionnel et plus économiques), idéalement locaux, en repérant les petits producteurs. Et on n'hésite pas à se laisser guider par ses envies : oh, les beaux radis !

LUNDI 4 AVRIL

LE CONSEIL DU JOUR

Vive les épices !

Sans elles, la vie serait vraiment fade ! Elles donnent de la saveur aux plats, apportent de petites touches d'antioxydants, mais aussi facilitent la digestion (gingembre, cumin), sont anticancéreuses (curcuma), apaisantes (safran), calment les envies de sucre (cannelle)... Idéales à saupoudrer sur tous les plats, autant pour nous aider à moins saler ou sucrer que pour faire vibrer nos papilles.

STOP AUX IDÉES REÇUES

LA POMME DE TERRE, C'EST UNE BOMBE !

Plus ce féculent est émincé, râpé ou écrasé, plus il fait grimper brutalement la glycémie (taux de sucre sanguin), ce qui peut entraîner des coups de pompe à retardement (hypoglycémie). Privilégiez les pommes de terre cuites à la vapeur... et avec la peau. Sans vous en priver, évitez la purée, surtout en sachet qui agit dans l'organisme comme du sucre en poudre.

On mange quoi aujourd'hui ?

Petit déjeuner	Déjeuner	Dîner
Boisson chaude sans sucre, tartines de pain complet légèrement beurrées, 1 morceau de fromage à pâte dure, ½ pamplemousse.	Radis à la croque au sel, riz épicé sauté aux légumes, faisselle de campagne au miel et noix.	Filet de cabillaud en papillote au citron et au thym, pomme de terre vapeur, salade verte, compote de rhubarbe.

La recette facile du jour : riz épicé sauté aux légumes

Pour 4 personnes : Chauffer 2 c. à s. d'huile d'olive dans un wok, y déposer 1 oignon émincé, 3 gousses d'ail écrasées, 2 c. à s. de curry, 1 c. à c. de cumin moulu et 300 g de riz basmati cru. Faire dorer légèrement, puis ajouter 1 boîte (400 g) de pulpe de tomates, l'équivalent en eau, 4 poignées de haricots verts surgelés, et laisser mijoter 10 minutes. Ajouter ensuite 4 poignées de pousses d'épinards. Servir chaud parsemé de ciboulette avec 1 c. à s. de yaourt grec par personne.

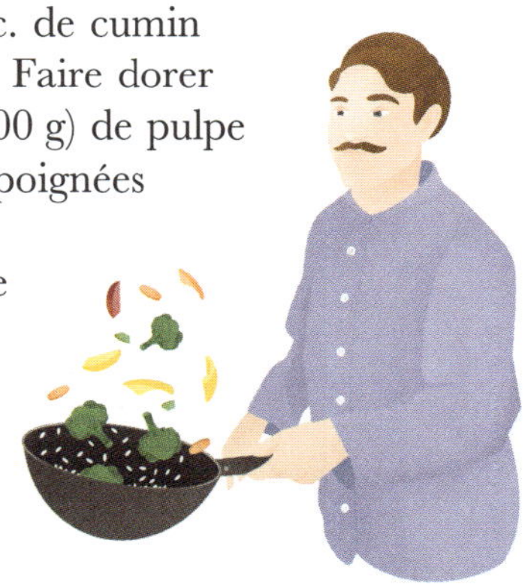

On regarde ça de près

Des graines qui nous protègent

On sait que les amandes, noix et autres pistaches et noisettes apportent de bons acides gras qui protègent le cœur et le cerveau. Un rapport commissionné par l'OMS, qui a mobilisé pendant trois ans quelque 37 experts de 16 pays différents pour établir un « régime de santé planétaire », recommande d'en manger 50 g par jour, l'équivalent d'une vingtaine de cerneaux de noix ou autant d'amandes.

MARDI 5 AVRIL

L'équilibre
et le plaisir, pas le régime

Souvent, quand on veut « manger équilibré », c'est juste parce qu'on souhaite perdre quelques kilos, avant la plage ou après l'hiver. Pourtant, par définition, un régime alimentaire à visée minceur est déséquilibré : il supprime certains aliments (comme le fromage, la charcuterie, le pain ou les pommes de terre), en privilégie d'autres (parfois consommés à outrance, comme le pamplemousse ou le concombre) et il est souvent pénible, difficile à tenir, car il nous « prive » de ce qu'on aime. Résultat, il ne dure qu'un temps et nous reprenons nos mauvaises habitudes.

Et si nous changions d'angle, pour comprendre que manger équilibré est une règle de vie au long cours, tout à fait agréable puisqu'elle n'interdit rien, ni un sandwich-rillettes ni une double glace au chocolat ? Il s'agit juste de manger « bien », de soigner son corps en lui donnant un carburant de qualité. Ainsi, au lieu de se frustrer puis de craquer, on mange avec plaisir, tous les jours… et forcément, cela aura un impact favorable non seulement sur la silhouette (si on avait vraiment des kilos à perdre), mais aussi sur la forme, l'énergie, l'immunité, l'humeur et la résistance au stress. On se sentira mieux dans son corps… et pas puni au régime !

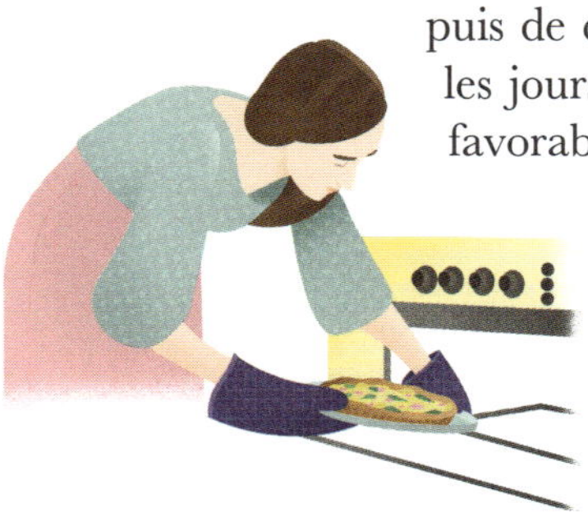

On regarde ça de près

C'est quoi, l'index glycémique ?

Calculé pour chaque aliment contenant du sucre, l'index glycémique (ou IG) exprime sa capacité à faire bondir la glycémie (taux de sucre sanguin), donc à déclencher la production d'insuline. Plus il est élevé (pour le pain de mie ou un soda par exemple), plus le pancréas travaille (ce qui peut l'épuiser), plus le risque de stockage est élevé. Pour l'éviter, il faut privilégier les aliments à IG bas ou modéré (légumineuses, céréales complètes, légumes…).

LE CONSEIL DU JOUR

Manger… ce qu'on aime !

Vous détestez les carottes ? Les poires ? Le poisson ? Il existe suffisamment d'aliments pour ne pas s'obliger à en consommer dans la douleur ! Que ce soit à la cantine, au restaurant, avec les enfants ou… dans les menus proposés ici, quand vous n'aimez pas un aliment, changez pour un équivalent que vous appréciez ! À condition, bien sûr, de l'avoir déjà goûté et pas sur la base d'a priori !

LE SAVIEZ-VOUS ?

UN VERRE, ÇA VA…

ON CONNAIT LES EFFETS DÉLÉTÈRES DE L'ALCOOL SUR NOTRE SANTÉ… MAIS AUSSI EN TERMES DE CALORIES. ALORS POUR LES CONSOMMATEURS (HORS FEMME ENCEINTE BIEN SÛR), ON RECOMMANDE DE NE PAS BOIRE PLUS DE 10 VERRES STANDARD PAR SEMAINE, ET PAS PLUS DE 2 VERRES PAR JOUR, SANS OUBLIER DE PRÉVOIR DES JOURS *DRY* DANS LA SEMAINE.

MERCREDI 6 AVRIL

On mange quoi aujourd'hui ?

Petit déjeuner

Boisson chaude sans sucre, 2 oranges pressées, 1 yaourt nature avec un filet de miel, muesli non sucré, 1 kiwi.

Déjeuner

Carottes râpées et maïs vinaigrette, pavé de saumon au citron, épinards, 1 banane.

Dîner

Velouté de petits pois, crumble aux légumes du soleil, salade verte, compote pomme-poire sans sucre ajouté.

La recette facile du jour : crumble aux légumes du soleil

Pour 4 personnes : Laver et couper en rondelles 1 kg de courgettes, les cuire rapidement à la vapeur (elles doivent être encore légèrement croquantes). Les déposer dans un plat à four, ajouter 100 g de tomates confites émincées, mélanger. Dans un bol, émietter 100 g de farine, 100 g de parmesan moulu, 4 c. à s. d'huile d'olive, 40 g de pignons et 1 c. à s. d'origan. Disposer les miettes sur les légumes, enfourner à 200 °C pendant 25 minutes.

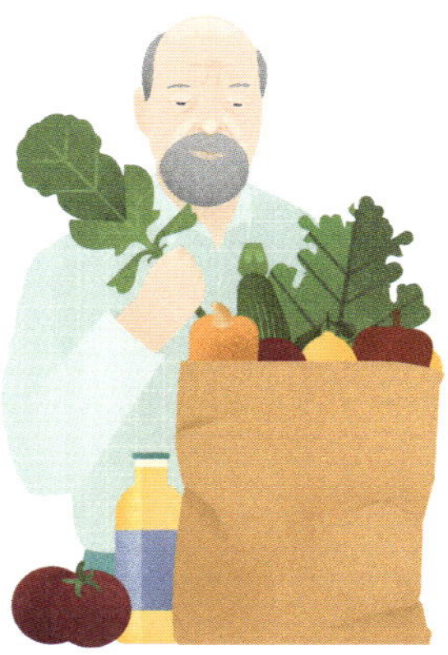

DITES-MOI DR.GOOD ?

Pourquoi les asperges donnent-elles une odeur si forte aux urines ?

Vous avez remarqué ? Sans aucun doute, car l'odeur, très forte, est déplaisante ! Elle est liée aux composés soufrés créés lors de la transformation, par le système digestif, de l'acide asparagusique qu'elles contiennent naturellement. Ces composés sont alors 1 000 fois plus concentrés que dans l'urine normale et on les retrouve aussi dans les urines… du putois ! Mis à part ce détail, les asperges sont très bénéfiques pour la santé, légères (si on ne les noie pas sous la sauce) et… diurétiques !

LE CONSEIL DU JOUR

Petits pois (presque) frais !

La saison arrive, mais si vous n'en trouvez pas encore, oubliez ceux en conserve, souvent trop salés. Utilisez plutôt les surgelés, plus proches question goût et apparence : ils seront parfaits pour votre velouté, cuits avec un petit oignon revenu dans l'huile d'olive et un bouillon en cube aux légumes, en ajoutant une fois les légumes mixés du persil ciselé et une touche (légère) de crème. Un potage fin et… ultrarapide !

ÇA, C'EST GOOD !

BOIRE 1,5 LITRE

Eau, thé, café, infusion non sucrés…, il est recommandé de boire 1,5 litre de boisson par jour. Or selon Santé publique France, 30 % des adultes n'atteignent pas cette quantité ! Et les besoins augmentent forcément en cas de forte chaleur, d'activité physique ou avec certaines pathologies (fièvre, diarrhée).

Bien mâcher

LE CONSEIL DU JOUR

Manger « entier »

Arrêtons tout ce qui est « prémâché » (viande hachée, pain de mie, compotes et soupes moulinées, purées de légumes, nuggets…) et retrouvons le goût des aliments « à haut capital mastication » : pain bien craquant avec sa croûte, oléagineux à parsemer sur les salades, fruits et légumes ni trop cuits ni écrasés trop finement, viande entière… cela nous réapprend à bien mâcher !

Nous avalons souvent « tout rond » nos aliments : par réflexe, manque de temps, ou parce que nous privilégions des aliments « zéro mastication » tels que purée, viande hachée, compote, pain de mie, soupe moulinée…

Pourtant, manger trop vite est un gâchis sur le plan sensoriel (on distingue moins les saveurs), ça contrarie la digestion (mastiquer est une étape de prédigestion importante), et ça nous pousse souvent à manger trop. En effet, il faut compter quinze à vingt minutes après la première bouchée mastiquée pour que notre cerveau enclenche le signal de satiété, que nous traduisons par « je n'ai plus faim » et mène donc à l'arrêt de la prise alimentaire. Plus on mâche longuement, plus on met de temps à manger, et donc logiquement, moins on aura avalé d'aliments avant de se sentir pleinement rassasié. On évite ainsi de se gaver à vitesse grand V !

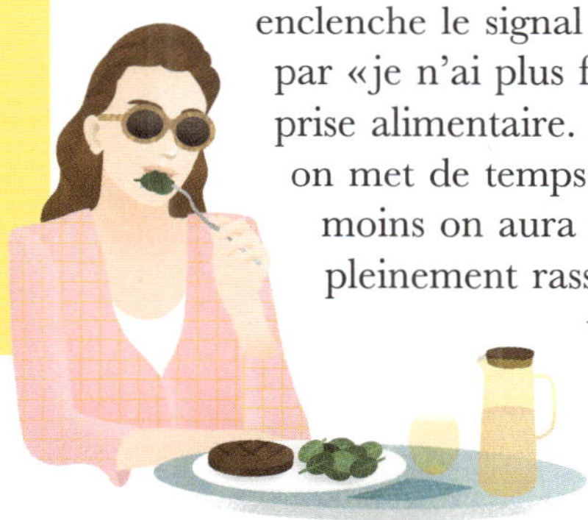

On regarde ça de près

Sacré coupe-faim !

Une étude française (menée à l'INRA, 2010) a eu des résultats étonnants : on a demandé à des personnes de mâcher longuement des aliments puis… de les recracher au lieu de les avaler. À la fin de leur « repas », qu'ils n'avaient finalement pas réellement consommé, tous disaient ne plus avoir faim !

LE COACHING DE Dr.Good !

Mastiquer, mode d'emploi

Pas si simple d'apprendre à mâcher quand on a naturellement tendance à engloutir : il faut se surveiller, à chaque prise alimentaire, jusqu'à ce qu'on ait intégré ce nouveau réflexe. La règle : reposer sa fourchette après chaque bouchée, et mastiquer au moins 15 fois jusqu'à obtenir une vraie bouillie en bouche (en profiter pour pleinement apprécier les saveurs qui sont alors décuplées), et seulement ensuite avaler et reprendre sa fourchette ! L'idéal est de disposer d'au moins vingt minutes pour son repas.

LE CONSEIL DU JOUR

Cuire un artichaut au micro-ondes

Cuire un artichaut à l'eau est long, énergivore… et il est souvent trop cuit! L'astuce : casser la tige, le rincer, le placer dans un plat adapté au micro-ondes et le couvrir d'un couvercle adapté, puis le cuire, 1 minute pour 100 g (soit 4 minutes pour un « moyen » de 400 g). On attend 5 minutes avant de le sortir du plat avec précaution pour ne pas se brûler, et il est prêt!

DITES-MOI DR.GOOD?

Par quoi remplacer la confiture?

Celles du commerce contiennent beaucoup de sucres ajoutés (l'équivalent de la moitié de la portion) : on évite d'engloutir le pot. Pour changer, sur ses tartines, on met un peu de miel, une purée d'oléagineux, de la compote non sucrée. Dans ses laitages, on coupe un fruit frais, on saupoudre de noix de coco râpée, de vanille ou cannelle, on ajoute un coulis de fruits (surgelé)… délicieux!

On mange quoi aujourd'hui?

Petit déjeuner	Déjeuner	Dîner
Boisson chaude sans sucre, tartines de pain aux céréales avec purée de cacahuètes, 1 yaourt nature avec un filet de miel, ½ pamplemousse.	Artichaut vinaigrette, boulettes de poisson, riz basmati, salade kiwi-pomme-fraise.	Omelette aux champignons persillés, Salade verte aux noix, fromage de chèvre, 2 carrés de chocolat noir.

La recette facile du jour : boulettes de poisson

Pour 4 personnes : Mixer 700 g de poisson blanc (au choix) frais et sans arêtes. Ajouter une poignée de persil émincé, un œuf entier et 2 c. à s. de chapelure, puis façonner à la main des boulettes. Dans un faitout, faire dorer 2 gousses d'ail, ajouter 2 boîtes (de 350 g environ) de tomates concassées, du paprika et du piment d'Espelette. Quand la sauce tomate est bien chaude, y pocher délicatement les boulettes, puis baisser le feu et laisser chauffer doucement 15 minutes environ. Parsemer de coriandre ciselée juste avant de servir.

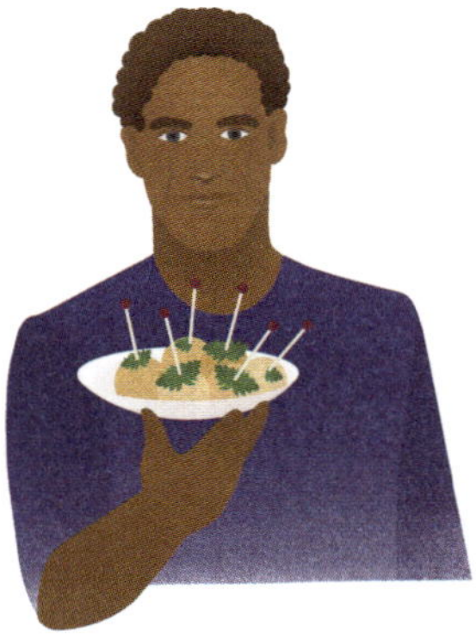

On regarde ça de près

J'ai vraiment trop faim quand je rentre le soir

C'est peut-être que vous ne mangez pas assez le midi, que vous êtes fatigué ou que vous rentrez tard. Faites comme les enfants, goûtez! Un fruit frais (pomme, banane, clémentine, kiwi…) + une dizaine de noix ou d'amandes + 2 ou 3 carrés de chocolat et un thé ou tisane, et même un yaourt ou fromage blanc si vous avez de l'appétit! Ainsi vous tiendrez le choc et éviterez de craquer sur des chips en rentrant!

SAMEDI 9 AVRIL

LE CONSEIL DU JOUR

Tous flexitariens ?

Le flexitarisme consiste à manger moins de viande, mais de meilleure qualité. On la remplace en semaine par les œufs, produits laitiers ou des plats végétariens. Il est simple de ne pas mettre de steak haché dans la sauce tomate des pâtes, de cuisiner des lasagnes chèvre-épinards ou une galette œuf-champignons sans mourir de faim, ni se sentir faible, ni s'obliger à manger du tofu. Changez vos habitudes, pour un nouvel équilibre un peu plus végétal !

DITES-MOI DR.GOOD ?

Quid des protéines végétales ?

Quand on parle de « protéines » végétales, on pense spontanément au tofu. Mais il ne faut pas oublier les autres champions et les légumes secs. Lentilles, pois cassés, haricots rouges et pois chiches apportent plus de 20 g de protéines au 100 g, avec des fibres en plus…

Viande : moins, mais mieux

Même si la viande apporte des protéines, du fer, du zinc des vitamines (B12 antifatigue) nécessaires à notre organisme, nous devrions réduire un peu sa consommation, surtout la viande rouge. Elle a en effet été classée comme « probablement cancérogène » par le CIRC (Centre international de recherche sur le cancer). Ainsi, le Haut Conseil de la santé publique recommande de consommer 500 g par semaine (poids cuit) de viande de boucherie (bœuf, porc, veau, mouton, chèvre, cheval, gibier…). Soit par exemple 1 steak haché, 1 pavé de bœuf (format restaurant) et 1 brochette d'agneau. Certains experts recommandent même de se limiter à 400 g par semaine, ce qui est vite le cas au restaurant si vous partagez une côte de bœuf à deux !

L'idée ce n'est pas de se priver d'un bon tournedos ou du rosbif du dimanche, mais de préférer la qualité à la quantité ou à la fréquence…

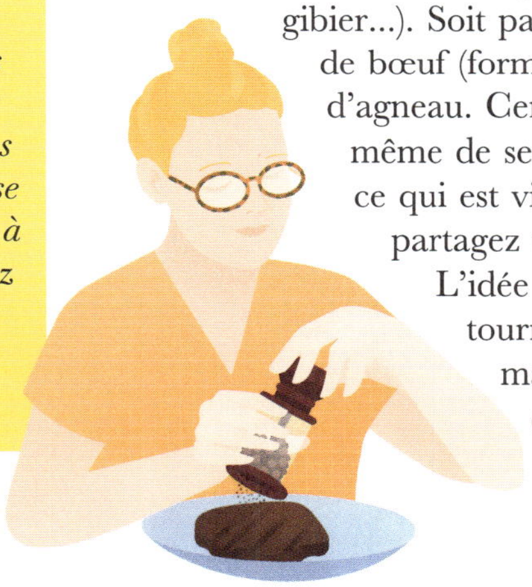

On regarde ça de près

La « barbaque » bas de gamme mauvaise pour la santé

C'est prouvé, les protéines des viandes issues d'élevages intensifs sont moins nombreuses et de moins bonne qualité (avec notamment moins d'acides aminés soufrés). En prime, elles s'accompagnent de plus de cholestérol et graisses saturées (nocives pour le cœur en cas d'excès), de tissus conjonctifs (tendons, ligaments). En résumé, question bienfaits nutritionnels, rien à voir entre le steak à 15 % de matière grasse sous vide et l'onglet d'une Charolaise bien élevée…

DIMANCHE 10 AVRIL

On mange quoi aujourd'hui ?

Petit déjeuner

Boisson chaude sans sucre, fromage blanc avec rondelles de banane, copeaux de noix de coco et amandes, orange pressée.

Déjeuner

Verrine de printemps, poulet rôti, haricots verts et flageolets, 2 carrés de chocolat.

Dîner

Velouté de courgettes au basilic, aubergines grillées au four avec thym et mozzarella râpée, jambon cru, pomme cuite à la cannelle.

La recette facile du jour : verrine de printemps

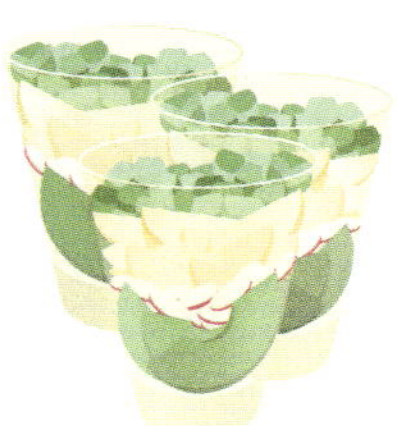

Pour 2 à 4 verrines selon leur taille : Couper en rondelles une botte de radis bien lavés. Couper en petits cubes une pomme granny, ½ concombre non pelé, mais évidé et un petit avocat. Disposer joliment les légumes dans une verrine en faisant des couches de couleur. Mélanger 3 c. à s. de crème liquide et le jus d'un citron, verser dans les verrines. Décorer chacune de 1 c. à s. de graines de grenade et servir bien frais.

DITES-MOI DR.GOOD ?

L'avocat, c'est vraiment trop gras ?

Eh bien non ! Certes, il contient 22 g de graisses pour 100 g, ce n'est pas rien, mais ses graisses sont surtout des acides gras insaturés, proches de l'huile d'olive et bénéfiques pour la santé. De plus, très riche en fibres, il est si rassasiant qu'une étude californienne a montré que manger un demi-avocat le midi réduit les envies de grignotage de 40 % jusqu'à trois heures après le repas (et de 25 %, cinq heures après). Donc, c'est gras, mais on se l'autorise quand on veut, juste... sans mayo ou vinaigrette, plutôt associé à d'autres crudités ou écrasé en guacamole.

LE CONSEIL DU JOUR

Cuisiner les fanes de radis

Très simple (et zéro déchet) : lavez-les immédiatement avec les tiges, coupez-les grossièrement et glissez-les dans n'importe quelle soupe de légumes : elles sont parfaites dans un velouté de courgettes ou un potage poireau-carottes-pommes de terre et apportent une petite touche poivrée. Si vous ne voulez les cuisiner que le lendemain, lavez-les et gardez-les dans l'essoreuse à salade.

ÇA, C'EST GOOD !

LES VIANDES ROUGES PEU GRASSES

L'entrecôte, les côtelettes d'agneau et les travers de porc sont vraiment gras, mais d'autres morceaux contiennent moins de 10 % voire parfois 5 % de lipides : rosbif, steak (y compris haché), joue de bœuf et bourguignon, escalope de veau, filet de porc (et filet mignon), filet et gigot d'agneau, foie de veau. De quoi varier et se régaler !

Le bio : des bénéfices dans l'assiette

LE CONSEIL DU JOUR

Bio, oui, mais brut…

Au rayon bio des supermarchés (qui se sont rués sur ce marché, car les marges de bénéfices sont élevées), on trouve aussi des « cochonneries » gavées de sirop de glucose ou d'huile de palme, des suremballages en plastique, des fruits et légumes absolument pas mûrs qui ont fait le tour de la planète avant d'être présentés. Oui, il y a l'étiquette « bio », mais ce n'est ni équitable (pour les producteurs), ni soutenable (pour l'environnement). On évite ces arnaques et on cherche plutôt les petits producteurs, et les aliments bruts !

Une étude de Newcastle a montré dans les végétaux bio une réduction des composés indésirables (cadmium, nitrates, nitrites), et à l'inverse, des niveaux de nutriments bénéfiques plus élevés, notamment les antioxydants, avec un bonus de 19 % à 68 % pour certains d'entre eux ! Selon les auteurs « la consommation de fruits, légumes et céréales bio conduirait ainsi à une augmentation de 20 à 40 % (parfois 60 %) de consommation en composés polyphénoliques (des antioxydants), sans augmenter l'apport calorique ». Pour résumer, on mange plus concentré en nutriments.

D'ailleurs, l'organisme des consommateurs de bio présenterait des niveaux plus élevés de magnésium, de vitamines et bons acides gras. Cela s'explique par le fait que la matière sèche (après déshydratation) des aliments bio est supérieure, car ils contiennent moins d'eau, avec donc un taux plus élevé de micronutriments et de composés protecteurs (vitamines, minéraux, oligoéléments, antioxydants…).

Question goût, comme les qualités organoleptiques d'un végétal sont apportées par ses nutriments qui sont des supports pour les saveurs et les arômes… eh bien le bio est également meilleur. Double bénéfice !

71 %

C'est le pourcentage de Français qui consomment des aliments bio au moins une fois par mois… Ils ne sont que 14 % à le faire tous les jours. Allez encore un effort !

(Agence Bio/Spirit insight, 2020)

LE COACHING DE **Dr.Good !**

Les essentiels à acheter en bio

Si on ne veut pas tout acheter bio, certains aliments sont à privilégier : les œufs (plus de vitamine D et d'acides gras oméga-3), le poulet (il aura vécu 81 jours au lieu de 42 et sa viande sera plus riche en protéines), le lait, les céréales complètes (l'enveloppe du grain concentre les pesticides), les fruits et légumes qu'on ne peut pas éplucher : salade, épinards, aromatiques, fruits rouges. Quant aux pommes, les traditionnelles sont traitées jusqu'à 35 fois !

MARDI 12 AVRIL

On mange quoi aujourd'hui ?

Petit déjeuner

Boisson chaude sans sucre, brioche, yaourt nature avec compote non sucrée et 1 c. à s. de noix concassées, ½ pamplemousse.

Déjeuner

Carottes râpées, pâtes à la sauce tomate avec basilic et thon au naturel, soupe de fraises à la menthe.

Dîner

Curry de crevettes aux lentilles corail, ananas avec graines de grenade et menthe fraîche.

La recette facile du jour : curry de crevettes aux lentilles corail

Pour 4 personnes : Décongeler des crevettes ou gambas épluchées. Dans un faitout, chauffer 1 c. à s. d'huile de coco, faire blondir 2 échalotes émincées avec 1 c. à c. de graines de coriandre, 2 c. à s. de curry, un petit morceau de gingembre frais émincé. Ajouter les crevettes, laisser dorer 5 minutes, puis ajouter 250 g de lentilles corail rincées, 1 boîte (400 g) de pulpe de tomates et 50 cl d'eau. Laisser mijoter 10 minutes, réduire le feu, verser une petite brique de lait de coco (200 ml). Saupoudrer de coriandre ciselée et de noix de cajou concassées avant de servir.

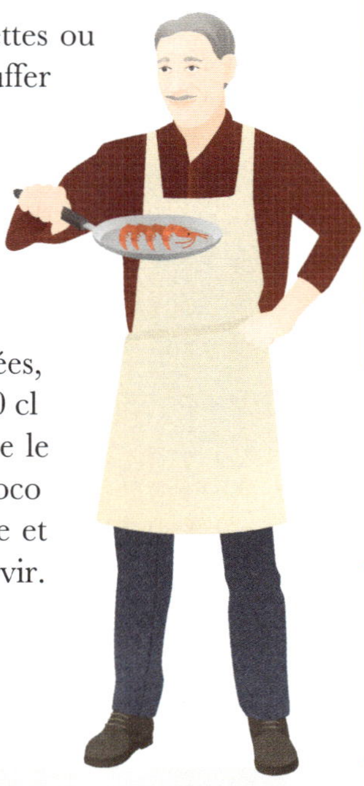

DITES-MOI DR.GOOD ?

Quelles graines oléagineuses choisir ?

Toutes celles que vous voulez du moment que vous les consommez non grillées et non salées, l'idéal étant là aussi de les varier ! L'amande est la plus équilibrée, la cacahuète la plus riche en protéines, la noix de Grenoble la plus riche en antioxydants qui luttent contre les radicaux libres (donc le vieillissement), la cajou la moins grasse et la noix du Brésil est la championne du magnésium. Testez-les toutes !

LE CONSEIL DU JOUR

Viandes et poissons : achetez brut !

Stop aux filets de poulet ou de cabillaud (et autres viandes et poissons) marinés, panés, transformés, souvent bien loin de l'original ! Riches en mauvaises graisses, mais aussi sucres, colorants et autres, ces produits cachent souvent une origine obscure, voire douteuse, et une qualité très médiocre. Mieux vaut choisir de la viande et du poisson bruts (même surgelés) à préparer vous-même.

STOP AUX IDÉES REÇUES

LE JUS DE CITRON C'EST DÉTOX

Détox ? Si boire un jus de citron le matin (dilué bien sûr) réveille le système digestif et réduit l'acidité du corps (malgré son goût, c'est un aliment alcalin), le citron ne dissout pas les graisses, n'aide pas à maigrir et ne « détoxifie » pas l'organisme. Buvez-en si vous aimez, mais n'en attendez pas de miracle ni d'effet « *summer body* » !

On réduit le sel !

D'après l'Organisation mondiale de la santé (OMS), on ne devrait pas dépasser la dose de 5 g de sel par jour, car celui-ci favorise l'hypertension artérielle, un des principaux facteurs de risque de maladie cardio-vasculaire.

Hélas, plus on consomme de produits transformés qui en contiennent généralement en bien trop grande quantité (le sel est en effet un excellent conservateur), plus on risque de doubler la dose, voire plus encore, sans même en avoir conscience. Car certes, on en trouve à profusion dans les soupes en cartons (ou déshydratées), les sauces, bouillon en cubes, chips ou produits apéritifs qui tous ont une saveur salée, mais aussi dans les biscuits sucrés et même dans les céréales de petit déjeuner !
Pour protéger sa santé et limiter les quantités ingurgitées, il faut réduire au maximum les aliments transformés, et en cuisine et à table, arrêter de saler avant d'avoir goûté, essayer de diminuer la dose progressivement en usant le plus possible d'herbes et d'épices pour donner de la saveur aux plats. Quant aux produits en conserves, on évite d'en manger trop souvent, et quand on le fait, on rince systématiquement l'aliment (haricots verts, maïs, pois chiches), et on ne les sale surtout pas !

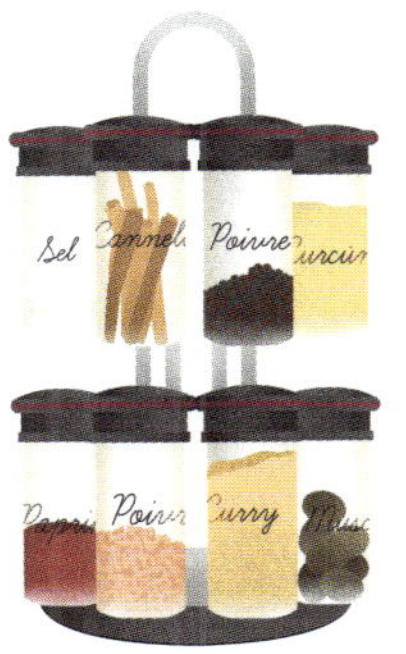

LE CONSEIL DU JOUR

Un sel maison plus sain

Et si vous remplaciez votre sel habituel par du gomasio, une version très gourmande et… moins salée ? Pour cela, dans une poêle antiadhésive chaude, faites blondir légèrement et à sec 20 c. à s. de graines de sésame complet. Laissez refroidir puis mixez très grossièrement (et rapidement). Déposez les graines dans un pot (type pot à confiture vide), ajoutez 2 c. à s. de sel fin non raffiné (gris) et 2 c. à s. de curcuma en poudre. Mélangez bien, et utilisez comme le sel traditionnel : délicieux !

STOP AUX IDÉES REÇUES

LES FROMAGES SONT GAVÉS DE SEL

En fait… pas tous ! Les « persillés » (bleu, roquefort), mais aussi le saint-marcellin, la féta, la fourme, le maroilles ou le parmesan tournent autour de 3 g de sel (pour 100 g de fromage) : on les mange plutôt avec une salade que du pain (déjà salé). Mais la mozzarella, la ricotta, l'emmental et le Saint-nectaire en apportent moins de 1 g.

7 g

C'est la dose moyenne de sel consommée chaque jour par les femmes en France (et 9 g pour les hommes). Au lieu des 5 g maximum recommandés.

(Étude INCA 3, 2017)

JEUDI 14 AVRIL

LE CONSEIL DU JOUR

Conserve hors délai

Haricots verts, lentilles ou maïs en boîte sont bien pratiques… mais si la boîte est périmée, que fait-on ? Si la date est dépassée depuis moins de deux ans, pas de souci, on garde (sauf si la boîte est cabossée ou gonflée) : la date indiquée est souvent une limite d'utilisation optimale (« à consommer de préférence avant… »). Par contre, une fois ouverte, on en retire l'aliment (pour le mettre plutôt dans un bol ou une assiette) et on mange dans les deux jours maximum. N'oubliez jamais de rincer le produit avant de le consommer !

On mange quoi aujourd'hui ?

Petit déjeuner	Déjeuner	Dîner
Boisson chaude sans sucre, un bol de muesli sans sucre ajouté avec du lait, 1 poire coupée en morceaux, cannelle en poudre et amandes concassées.	Salade de tomates avec mozzarella et basilic, filet mignon de porc à la crème et champignons, quinoa, fraises.	Poireaux vinaigrette, saumon fumé et citron, salade verte aux noix, yaourt nature, pommes crues/cuites express.

La recette facile du jour : pommes crues/cuites express

Peler une pomme et demie. Couper la pomme entière en tranches d'un demi-centimètre d'épaisseur, et les disposer en rosaces dans un plat individuel. Saupoudrer de cannelle, arroser du jus d'une demi-orange, parsemer d'amandes et noisettes concassées (l'équivalent de 1 c. à s.) et ajouter 1 c. à c. de miel liquide et une noisette de beurre salé. Couvrir et cuire 3 minutes au micro-ondes. Sortir, râper la dernière moitié de pomme sur le dessus pour un contraste moelleux-croquant et servir immédiatement.

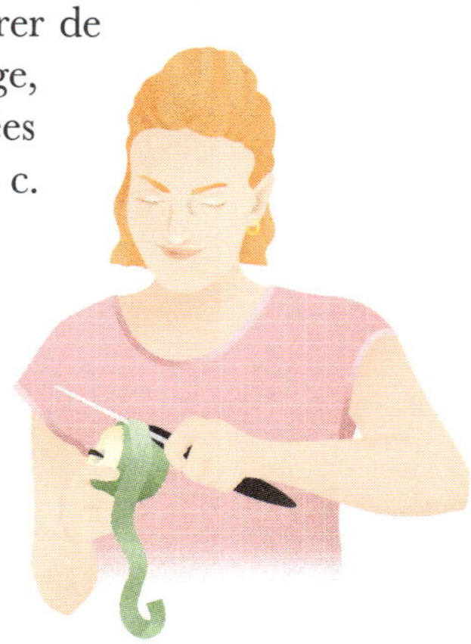

54 %

C'est le pourcentage des Français qui utilisent aujourd'hui une application d'information nutritionnelle, de type Yuka.

(Observatoire Alimentation et familles, 2020)

DITES-MOI DR.GOOD ?

C'est vrai qu'il ne faut pas manger le vert des poireaux ?

Ce légume légèrement laxatif (car riche en fibres) peut déclencher des maux de ventre chez les personnes aux intestins fragiles et facilement irrités. Effectivement, on recommande dans ce cas de ne pas consommer les feuilles vertes et dures, et de plutôt privilégier le blanc, et les feuilles d'un vert clair, plus tendres et dont les fibres, plus douces, sont mieux tolérées.

VENDREDI 15 AVRIL

Vive les légumineuses !

Lentilles vertes, blondes, béluga ou corail, haricots rouges, blancs ou noirs, fèves, pois chiches ou pois cassés sont des indétrônables pour un repas sans viande.

Outre un bon taux de protéines végétales (environ 20 g pour 100 g), toutes les légumineuses favorisent en effet la satiété, car elles sont très riches en fibres, et leurs sucres rassasient sans faire grimper la glycémie. En prime, elles apportent du fer (surtout les lentilles), du magnésium, du manganèse et du cuivre (notamment les pois chiches) ainsi que des vitamines du groupe B (qui participent à l'influx nerveux). Bref, parfaites, super-économiques, il en existe beaucoup et on peut les consommer chaudes ou froides en salades en accompagnement de légumes ! À tester absolument, les « néopâtes » fabriquées à partir de lentilles ou pois chiches, parfait pour changer des coquillettes ou les farines pour varier ses recettes de blinis ou cakes !

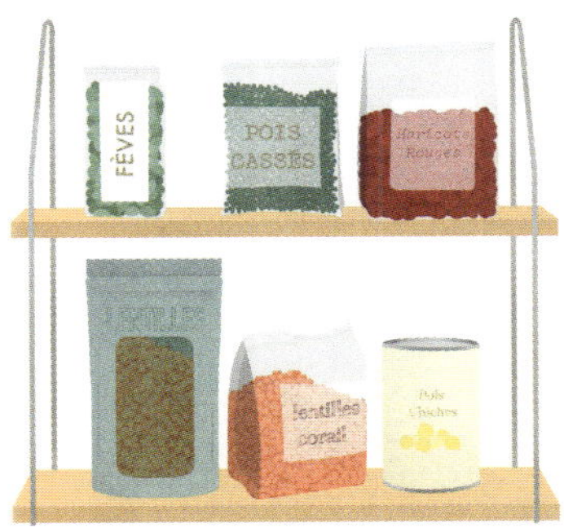

LE CONSEIL DU JOUR

Faire tremper !

Vous supportez mal les légumineuses, même bien cuites ? Faites-les tremper une nuit complète, puis laissez-les à l'air libre (dans une passoire) un ou deux jours de plus (en rinçant une ou deux fois), jusqu'à apercevoir le petit germe : ainsi, on lève la dormance de la graine et le processus de germination débute, ce qui les rend beaucoup plus digestes. Vous n'aurez même plus besoin de les cuire beaucoup ou de les écraser pour éviter les ballonnements.

On regarde ça de près

Légumineuses françaises

Pas besoin d'acheter des légumineuses issues du bout du monde ! En France aussi, on en produit d'excellentes et qui voyagent beaucoup moins. Essayez donc les lentilles (du Berry, Label Rouge ou du Puy avec AOP), les pois chiches (saviez-vous que nous sommes le plus gros producteur d'Europe avec 30 000 tonnes/an ?), les haricots de toutes couleurs (comme le gros Tarbais, le tout rond coco de Paimpol ou la fine mogette de Vendée). Privilégions nos producteurs !

7,2 kg

C'était la quantité de légumineuses consommée par Français en... 1920, soit 4 fois plus qu'aujourd'hui !

(CISAL, 2016)

SAMEDI 16 AVRIL

On mange quoi aujourd'hui?

LE CONSEIL DU JOUR

Vrais laitages

Les crèmes desserts vanille, caramel ou chocolat, mousses, yaourts aux fruits, aux céréales et autres ne sont pas des yaourts : riches en sucres, graisses, arômes, colorants et épaississants, ils n'apportent rien sur le plan nutritionnel, généralement même pas (ou très peu) de calcium. On choisit plutôt des yaourts nature, à « pimper » avec : fruits frais, oléagineux, muesli, coulis, miel, confiture : meilleur et plus sain!

Petit déjeuner	Déjeuner	Dîner
Boisson chaude sans sucre, *milkshake* (25 cl de lait ou de boisson végétale à l'amande + 1 banane + 150 g de fraises ou de myrtilles surgelées), une crêpe maison avec de la compote ou du miel.	Chili con carne (haricots rouges, steak haché, tomates, poivrons), riz basmati, kiwi.	Asperges, bricks aux blettes, salade verte avec huile de noix et 1 c. à s. de noix concassées, mousse au chocolat.

La recette facile du jour : bricks aux blettes

Pour 4 bricks : Émincer le blanc de 2 belles blettes, et le faire fondre 5 minutes dans une poêle avec 1 c. à s. d'huile d'olive en ajoutant un petit fond d'eau si besoin. Ajouter ensuite dans la poêle le vert émincé et prolonger la cuisson de 5-7 minutes. Poivrer, laisser tiédir puis ajouter 2 c. à s. de parmesan râpé, 2 c. à s. de ricotta et 1 œuf entier, mélanger. Couper 2 feuilles de brick en 2, verser sur chacune un quart de la préparation et la plier en triangle. Badigeonner d'huile d'olive au pinceau et cuire les triangles au four à 190 °C pendant 15-20 minutes en les retournant à mi-cuisson.

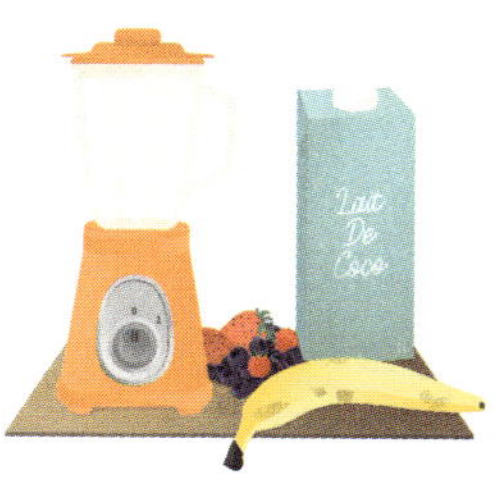

97 %

C'est le pourcentage d'eau (par rapport à son poids) du concombre : une petite assiette apporte l'équivalent d'un verre d'eau! Ultraréhydratant aux beaux jours!

On regarde ça de près

Repérer les produits indésirables sur les étiquettes

Si la liste de composition est longue (plus de 6 ou 7 ingrédients), qu'elle contient des mots barbares à la signification inconnue et/ou des sigles chiffrés type E100, 200, 300, 400 (qui cachent divers additifs : colorants, conservateurs, agents de texture... 300 d'entre eux sont autorisés dans l'Union européenne!), mieux vaut faire l'impasse.

Journée mondiale de l'hémophilie

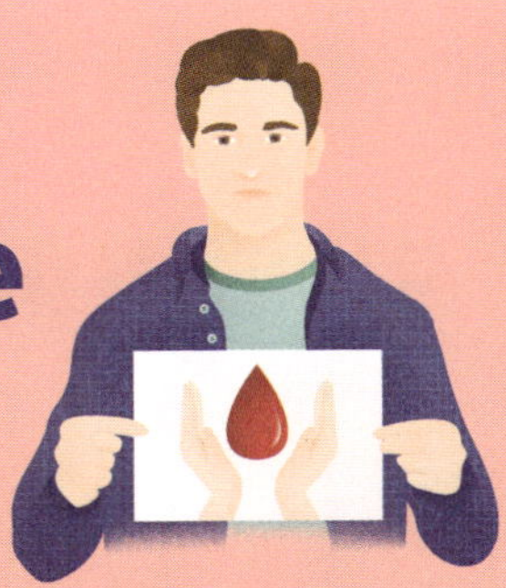

Maladie génétique rare et grave qui affecte la coagulation du sang, l'hémophilie touche 8 000 personnes en France à différents niveaux de sévérité, mais reste mal connue.

C'EST QUOI ?

Liée à un déficit en facteurs de coagulation (facteur VIII dans l'hémophilie A et facteur IX dans la B), l'hémophilie provoque des hémorragies spontanées ou prolongées. Les saignements ne sont pas plus impressionnants que chez une personne normale, mais ils durent plus longtemps, car le caillot sanguin qui permet l'arrêt de l'hémorragie ne se fait pas correctement. Les saignements étant surtout internes (notamment dans les articulations), l'hémophilie est une maladie « invisible » qui impacte le quotidien, toute la vie.

LES HOMMES… MAIS AUSSI LES FEMMES

Cette maladie génétique est associée au chromosome sexuel X. On a longtemps cru que seuls les hommes étaient touchés, et que les femmes ne pouvaient que transmettre la mutation à leurs enfants. En fait, un tiers d'entre elles présentent des taux de facteurs de coagulation abaissés, donc des troubles hémorragiques. Même si ces troubles restent souvent mineurs, les femmes doivent être prises en charge, notamment pour gérer leurs règles qui peuvent être très abondantes, la grossesse et l'accouchement.

QUEL IMPACT SUR LE QUOTIDIEN ?

S'il est possible de vivre presque normalement (aller à l'école, travailler, faire du sport), il faut bien sûr éviter le plus possible les traumatismes (chocs, coupures…), même mineurs, qui pourraient déclencher des saignements prolongés.

CE QUI PEUT AIDER…

Des mesures sont mises en place pour les gestes médicaux, interventions chirurgicales ou extractions dentaires.

De nouveaux médicaments, fabriqués par génie génétique ou d'origine plasmatique, permettent aujourd'hui d'espacer les injections intraveineuses, ou peuvent être administrés en sous-cutané, simplifiant ainsi la vie des malades.

Les malades bénéficient d'une éducation thérapeutique et peuvent s'autoadministrer leur traitement pour prévenir les accidents hémorragiques par des injections régulières et systématiques du facteur antihémophilique.

À SAVOIR

Il existe d'autres anomalies de la coagulation sanguine, comme la maladie de Willebrand, des pathologies plaquettaires ou des déficits des protéines de la coagulation. Au total, 15 000 personnes seraient concernées par un trouble de la coagulation (hémophilie comprise).

Plus d'infos

Association française des hémophiles (AFH) : afh.asso.fr

Oui aux bons gras

Entre le gras qu'on ajoute en cuisine et le gras naturellement présent dans les aliments, celui qu'on dit bon pour la santé et celui qu'il faut éviter pour le bien de nos artères, on s'y perd un peu. On reprend les bases!

Les acides gras monoinsaturés, bons pour le cœur.

Ils favorisent la diminution du mauvais cholestérol (LDL), et l'augmentation du bon (HDL). Même s'ils sont largement présents dans l'alimentation, il semble que nous n'en consommions pas suffisamment : les autorités de santé recommandent qu'ils représentent entre 15 et 20 % de l'apport énergétique total, alors que la réalité se situerait autour de 11 %...

Où les trouver? Dans les olives, les graines de colza, les noix (pistaches, amandes, noisettes, noix de cajou, noix de pécan), les arachides, l'avocat, et les huiles qui en sont tirées.

Les acides gras polyinsaturés (oméga-3 et oméga-6), essentiels, car notre corps ne sait pas les fabriquer.

Notre alimentation moderne nous apporte souvent plus d'oméga-6 que de 3, ce qui nuit à la bonne assimilation de ces derniers… Pour rétablir l'équilibre, réduire sa consommation d'aliments riches en oméga-6 est indispensable (tout en forçant sur les oméga-3 bien sûr!).

Où trouver les oméga-6 : graines de tournesol, de sésame, pépins de raisin, noix, soja, maïs, germes de blé et les huiles qui en sont tirées, viandes, produits industriels, viande d'animaux issus de l'élevage intensif nourris au soja et au maïs…

IL VAUT MIEUX LE SAVOIR

LES GRAISSES TRANS

SI LES TERMES « GRAISSES VÉGÉTALES PARTIELLEMENT HYDROGÉNÉES » APPARAISSENT SUR UNE ÉTIQUETTE, LE PRODUIT CONTIENT DES ACIDES GRAS TRANS. OR, UNE CONSOMMATION IMPORTANTE DE CEUX-CI EST ASSOCIÉE À UNE AUGMENTATION DU MAUVAIS CHOLESTÉROL LDL VOIRE À DES CANCERS. L'OMS (ORGANISATION MONDIALE DE LA SANTÉ) A LANCÉ UN APPEL POUR LES ÉLIMINER, PARTOUT DANS LE MONDE, À L'HORIZON 2023.

LE CONSEIL DU JOUR

On limite les acides gras saturés

Beurre, fromages et laitages entiers, viandes grasses, pâtisseries, lard, margarines… nous apportent des acides gras saturés, taxés d'être mauvais pour nos artères. Mais ils sont aussi nécessaires, car ils participent à différents rôles dans l'organisme : production d'énergie, constitution des membranes, etc. Donc inutile d'en traquer le moindre gramme : la règle c'est la modération…

Où trouver les oméga-3 : poissons gras (saumon, sardine, maquereau…), noix, graines de lin, de chia et de chanvre, huiles de lin, colza, caméline, chia, chanvre…

99 %

C'est le pourcentage de Français qui ne consomment pas assez oméga-3.

(Terres Oléo Pro)

MARDI 19 AVRIL

On mange quoi aujourd'hui ?

Petit déjeuner

Boisson chaude sans sucre, fromage blanc nature avec myrtilles surgelées, flocons d'avoine, 1 c. à s. d'amandes concassées et rondelles de banane.

Déjeuner

Sardines grillées au citron, épinards frais à la crème, purée de patate douce, fraises.

Dîner

Poivrons marinés à l'huile d'olive et herbes de Provence, quiche légère aux poireaux et chèvre, salade verte aux noix, pomme.

La recette facile du jour : quiche légère aux poireaux et chèvre

Dans un moule à tarte, déposer 3 « feuilles filo » (vendues au rayon frais avec les pâtes à tarte, ou dans les rayons exotiques) très légèrement huilées au pinceau, en les superposant de façon à ce qu'elles débordent du moule.

Dans une sauteuse, faire fondre à feu doux le blanc et vert tendre de 4 poireaux avec 1 c. à s. d'huile d'olive. Dans un bol, battre 3 œufs, ajouter 20 cl de lait demi-écrémé, puis émietter un fromage frais de chèvre, poivrer généreusement. Verser les poireaux sur les feuilles filo, ajouter l'appareil, replier légèrement les feuilles (façon tourte) et cuire 30 minutes à 180 °C.

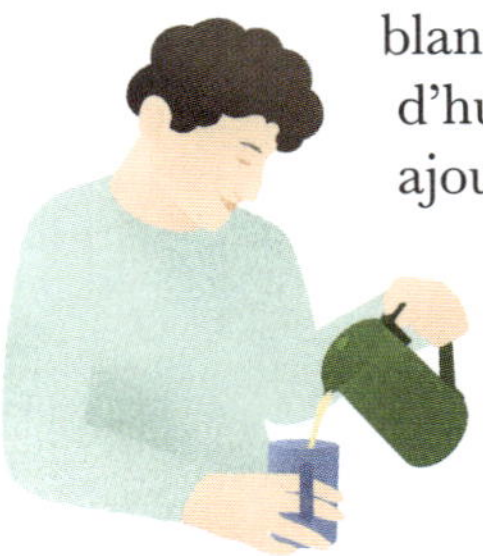

LE CONSEIL DU JOUR

Craquage, mode d'emploi

Vous fondez sur un gâteau au chocolat ou une tarte au citron ? Dégustez-les plutôt en fin de repas et non en collation : en étant mélangés au reste du bol alimentaire, ils élèveront moins la glycémie ! On évite ainsi l'effet boomerang de l'hypoglycémie « réactionnelle » et ils seront moins stockés.

DITES-MOI DR.GOOD ?

Le kiwi, ça vient du bout du monde, non ?

Eh bien… absolument pas ! La France en produit chaque année 75 000 tonnes (plus de 700 millions de fruits !), surpassant la Nouvelle-Zélande, premier pays à l'avoir cultivé et commercialisé. On compte en France environ 1 500 producteurs, dont plus de la moitié dans le sud-ouest : le « kivi-kivi », achetons-le bien de chez nous !

33 g

C'est le poids du sucre dans une canette de soda, soit 6,5 morceaux n° 3…

Sachant qu'on ne doit pas dépasser 25 g par jour selon l'OMS !

Savoir cuire
les légumes

Bien acheter, c'est essentiel, mais il faut aussi savoir préserver la valeur nutritionnelle de nos aliments. Or, certains modes de cuisson dégradent les nutriments : c'est le cas par exemple de la cuisson dans l'eau puisque les vitamines B et C y fuient illico (il faut dans ce cas consommer cette eau, sous forme de bouillon ou soupe), mais aussi de l'autocuiseur (la fameuse «cocotte-minute»), bien que pratique et rapide, elle monte à une température de cuisson de 122 °C ce qui détruit les vitamines (et peut en prime ramollir les légumes). On privilégie plutôt :

- les cuiseurs à vapeur douce (souvent électriques) ;
- les cocottes traditionnelles dans lesquelles on cuit doucement à l'étouffée, ou les papillotes.

Même chose avec la poêle, mais aussi la plancha. On saisit et on fait sauter rapidement, sans brûler (ce qui apporte des composés toxiques) ni surcuire : les légumes, légèrement *al dente*, sont plus nutritifs, mais aussi plus savoureux, ne perdent pas leur tenue, et nécessitent d'être plus longuement mâchés.

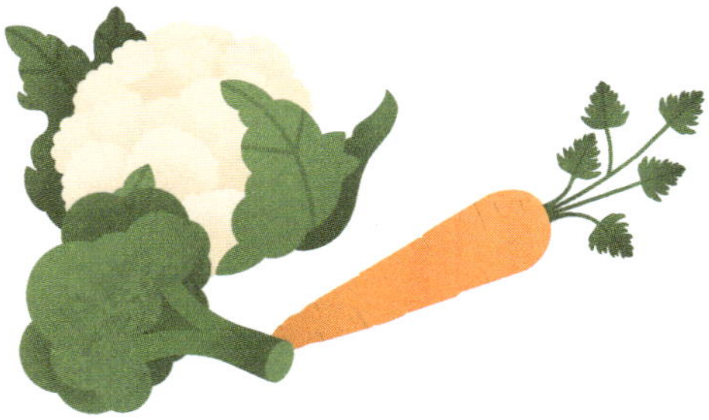

On regarde ça de près

Barbecue plus sain

Au barbecue, la viande, riche en graisses, brûle vite... trop vite! Une bonne solution est de la faire mariner avant cuisson, ce qui la rend plus tendre, moins sèche, mais aussi forme une pellicule protectrice. Huile d'olive, sauce soja, vinaigre balsamique, miel, jus d'orange, mais aussi épices et herbes : laissez votre inspiration parler!

LE CONSEIL DU JOUR

Zapper l'épluchage

Beaucoup de légumes n'ont pas besoin d'être pelés, d'autant que la peau concentre souvent les nutriments (et même les saveurs) : il suffit de les brosser très soigneusement et longuement sous le robinet. C'est le cas pour les pommes de terre, carottes, courgettes, tomates, aubergines, champignons... et même la courge butternut ou la patate douce! Une raison de plus pour les acheter bio.

LE SAVIEZ-VOUS?

FRAÎCHEUR DE PRINTEMPS

LES LÉGUMES PRIMEURS (JEUNES CAROTTES, POMMES DE TERRE NOUVELLES, PETITS NAVETS, BOTTES D'OIGNONS BLANCS AVEC LEUR TIGE, FINS POIREAUX) PRINTANIERS SONT CUEILLIS AVANT LEUR PLEINE MATURITÉ, ET CONTIENNENT PLUS D'EAU, DE VITAMINES ET DE MINÉRAUX QUE LEUR VERSION HIVERNALE. PLUS TENDRES ET CROQUANTS, PLUS DOUX ET PRESQUE SUCRÉS, ILS APPORTENT ÉGALEMENT DES FIBRES PLUS FACILEMENT DIGESTIBLES.

JEUDI 21 AVRIL

LE CONSEIL DU JOUR

Revisiter les frites !

Les enfants en réclament trop souvent ? Étape 1, remplacez-les par des pommes de terre coupées de la même façon, mais huilées légèrement (au pinceau) et cuites au four bien chaud (210-220 °C) avec un peu de sel et de poivre : délicieuses et moins redoutables ! Étape 2 ? Remplacez la pomme de terre par de la patate douce, plus sucrée, mais aussi plus digeste et mieux équilibrée : ça change et ça fait du bien !

ÇA, C'EST GOOD !

5 FRUITS ET LÉGUMES PAR JOUR

Ou 4 légumes et 1 fruit… Même si vous en mangez moins que ça, augmenter même légèrement sa consommation de légumes et de fruits est bon pour la santé. L'idéal est d'alterner entre fruits et légumes, de diversifier les variétés et de les intégrer le plus souvent possible dans vos recettes.

On mange quoi aujourd'hui ?

Petit déjeuner

Boisson chaude sans sucre, yaourt nature avec tranches de pomme et de banane + graines de grenade et 1 c. à s. d'amandes concassées, 1 petit pain au lait.

Déjeuner

½ avocat aux crevettes, flan gourmand à l'italienne, salade verte aux noix, 1 kiwi.

Dîner

Filet de thon frais grillé, germes de soja sautés avec lamelles de poivron, riz basmati, faisselle de campagne avec un filet de miel.

La recette facile du jour : flan gourmand à l'italienne

Pour 4 personnes : Laver et râper grossièrement 3 courgettes, les faire suer 5 minutes avec 1 oignon émincé dans 2 c. à s. d'huile d'olive. Dans un récipient, battre 3 œufs et 30 cl de crème liquide, ajouter 2 c. à s. de tomates semi-confites coupées en petits morceaux et 1 boule de mozzarella râpée. Poivrer et parsemer de romarin. Verser la préparation dans 4 petits moules individuels en silicone (ou dans un grand moule familial), cuire 10 minutes à 200 °C (20 minutes dans un grand moule). Servir tiède ou froid.

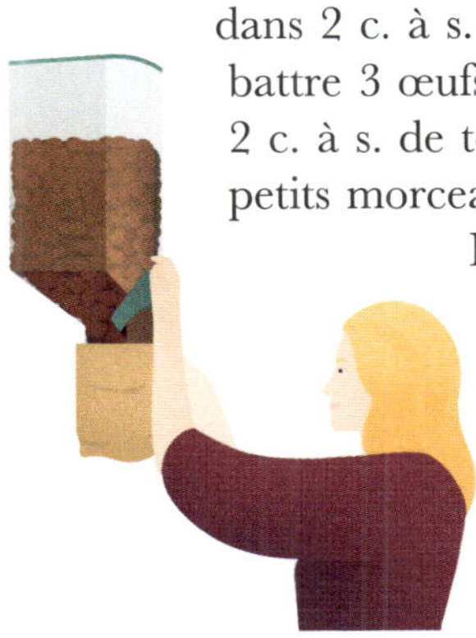

IL VAUT MIEUX LE SAVOIR

VERT… MAIS MÛR

LE CITRON VERT N'EST PAS UN CITRON « PAS MÛR », MAIS UNE VARIÉTÉ DIFFÉRENTE QU'ON APPELLE LA LIME, FRUIT DU LIMETTIER. EN PROVENANCE DES ANTILLES, DU MEXIQUE OU D'AMÉRIQUE DU NORD, IL EST EXTRÊMEMENT PARFUMÉ (SURTOUT LE ZESTE, TRÈS FIN), MAIS SOUVENT UN PEU MOINS JUTEUX… ET PLUS ACIDE ! SIMPLE À UTILISER (QU'IL SOIT VERT OU JAUNE), LE CITRON EST RICHE EN VITAMINE C, MAIS AUSSI EN POLYPHÉNOLS ANTIOXYDANTS. IDÉALEMENT, ON DEVRAIT EN CONSOMMER AU MOINS UN PAR JOUR !

LE CONSEIL DU JOUR

Vive le brunch !

Pour apprécier son dimanche sans abuser des sucres, on opte pour un brunch qui mixe petit déjeuner et déjeuner : brioche ou banana bread, *mais aussi et surtout quiche aux légumes, salade de pâtes ou cake salé, œufs coque ou brouillés, crudités à croquer, grande salade de fruits frais : si on n'abuse pas du sucré, on est calé pour la journée sans déséquilibre !*

DITES-MOI DR.GOOD ?

Et le dîner dans tout ça ?

Une soupe et au lit ? Cela dépend de vous et de ce que vous avez mangé dans la journée. L'équilibre ne change pas : pour moitié de légumes crus et/ou cuits, un quart de féculents ou céréales (complètes de préférence), et le dernier quart pour le poisson, la viande ou les œufs... Plus un produit laitier et un fruit (ou un dessert sucré de temps en temps). Bien sûr, on évite les plats trop lourds à digérer.

C'est quoi le « bon » petit déj' ?

Officiellement, on ne cesse de nous répéter qu'il doit être « un repas de roi », en arguant qu'il donne l'énergie nécessaire pour affronter la journée, mais aussi nous aide à mieux répartir nos prises alimentaires ce qui contribue à maintenir notre poids stable.

Mais dans la réalité, d'une part il n'est pas nécessaire à tous les adultes (certains s'en passent aisément, sans compenser sur les repas suivants), mais surtout, en France, on a tendance à y consommer surtout des sucres. Pain de mie, jus de fruits en bouteille, yaourts aux fruits, confiture, mais aussi céréales au miel, soufflées ou caramélisées : un menu idéal pour provoquer une hypoglycémie en milieu ou fin de matinée qui nous procure un coup de pompe.

Quelles solutions ?

- Soit opter pour la version salée (jambon, œuf, fromage, saumon) ;
- soit réduire les sucres en choisissant des fruits frais entiers, yaourts nature, du pain complet, noir ou aux céréales, des purées d'oléagineux (au lieu de la confiture), des flocons d'avoine ou du muesli non sucré.

Enfin, si on n'a pas faim, il ne faut pas s'obliger ! On peut prendre une boisson (sans sucre), et emporter une banane, une pomme ou même du pain à croquer plus tard dans la matinée.

On regarde ça de près

Exit le sans-gluten industriel

Si le « no-glu » (sans gluten) se justifie chez les malades cœliaques, de nombreuses marques ont fait des produits « sans » un argument marketing. Mais ils ne sont pas toujours de qualité : outre les farines de remplacement, ils contiennent souvent des additifs, graisses ou émulsifiants pour donner du volume ou du gonflant. Résultat, ils sont encore plus industrialisés que la version traditionnelle, et font plus rapidement grimper la glycémie. À éviter !

SAMEDI 23 AVRIL

LE CONSEIL DU JOUR

Croquer la courgette crue !

On a peu l'habitude de la déguster sans la cuire, juste râpée ou coupée en rondelles fines, et pourtant cela préserve beaucoup mieux sa vitamine C ! Choisissez-la petite (elle sera plus ferme et goûteuse, et n'aura pas de pépins), et laissez-vous tenter par ses différentes variétés et couleurs (jaune, vert très clair, vert plus vif…) : vous pourrez faire de très belles assiettes et vous régaler l'œil… et les papilles !

On mange quoi aujourd'hui ?

Petit déjeuner	Déjeuner	Dîner
Boisson chaude sans sucre, jus d'orange frais pressé, tartines de pain complet avec une fine tranche de jambon blanc (ou de poulet) et un morceau de fromage à pâte dure, 1 pomme.	Salade 100 % verte, papillote de cabillaud au citron, fromage blanc, ½ pamplemousse.	Aubergines farcies (au riz, féta, raisins secs, menthe et pignons), clafoutis aux cerises.

La recette facile du jour : salade 100 % verte

Pour 4 personnes : Laver et râper 2 courgettes (sans les peler). Blanchir 3 poignées de petits pois (frais ou surgelés) pendant 4 minutes et les laisser refroidir. Les ajouter aux courgettes ainsi que 3 poignées de pousses d'épinards. Préparer une vinaigrette classique avec 3 c. à s. d'huile d'olive et le jus de 2 citrons, ajouter le zeste d'un citron (bio), verser sur la salade et remuer. Faire blondir dans une poêle chaude 2 c. à s. de graines de courge et 1 c. à s. de pignons de pin, ajouter sur la salade juste avant de servir.

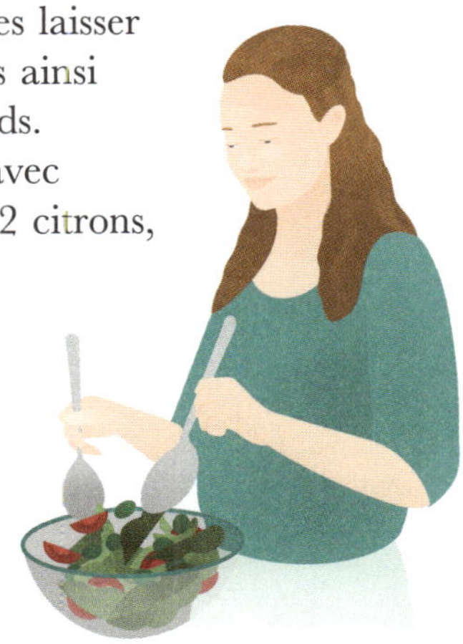

STOP AUX IDÉES REÇUES

LA FRAISE, C'EST ULTRARICHE EN SUCRES !

Ce fruit « bonbon » (qui reste le préféré des Français), est en réalité pauvre en sucres (moins de 5 g pour 100 g) et en calories (33 kcal/100 g) : aucune raison de s'en priver, d'autant qu'on n'en trouve hélas pas toute l'année ! Profitez-en pleinement, c'est la saison !

DITES-MOI DR.GOOD ?

Ça vient d'où la ciboulette ?

Issue de la famille de l'ail, de l'oignon et de l'échalote, elle est plus douce en goût… mais peut se révéler surprenante ! Aussi appelée cive, elle est cultivée depuis Charlemagne dans les « domaines royaux ». Elle a donné son nom au « civet », car on l'utilisait pour parfumer les ragoûts de lièvre. Parsemez-en vos salades, elle est très digestive, riche en vitamine C, K et B9 et polyphénols, et en prime, elle lutte contre la constipation !

DIMANCHE 24 AVRIL

Quelles (bonnes) huiles choisir ?

Comme pour tout le reste, il faut varier les huiles alimentaires afin de consommer différents types d'acides gras. Toutefois, on sait qu'il faut consommer le moins possible d'acides gras dits « trans » (présents notamment dans les margarines), et avec parcimonie les acides gras oméga-6 qui sont fortement inflammatoires (on les trouve à foison dans les huiles de maïs, de tournesol ou de pépins de raisins). Alors, lesquelles utiliser au quotidien ?

- Idéalement, une huile d'olive à consommer crue, mais aussi pour la cuisson. Ses oméga-9 bénéfiques préservent la santé cardio-vasculaire, éloignent le diabète et le syndrome métabolique qui associe excès de poids, de triglycérides, de mauvais cholestérol, de sucres sanguins et qui augmente le risque cardio-vasculaire.
- Une huile de colza et/ou de noix/noisette, riches en oméga-3 (bienfaisants pour le cœur et le cerveau) dans les salades (il ne faut pas les chauffer).
- Et l'huile de coco ? Si elle est riche en acides gras saturés, des études ont montré que ceux-ci sont recommandables et peu stockés. De plus on peut l'utiliser pour cuire, même à très forte température.
- L'huile de palme, qui augmente fortement le taux de cholestérol en plus d'être antiécologique, est à éviter.

ÇA, C'EST GOOD !

LES PÂTES SEMI-COMPLÈTES !

Les pâtes complètes sont très différentes des classiques en goût et texture, tout le monde n'apprécie pas. Essayez plutôt les semi-complètes : leur index glycémique est toujours plus bas que les classiques et elles contiennent plus de fibres, c'est moins radical. Et pensez systématiquement à cuire *al dente*, et à les agrémenter de légumes et non exclusivement de lardons, de gruyère râpé et de beurre ou crème !

LE CONSEIL DU JOUR

Ne vous privez pas de beurre !

Non, le beurre n'est pas « nocif » : il apporte de la vitamine A, il faut simplement ne pas en abuser (idéalement 10 g/jour). Choisir un « vrai beurre » de qualité (fermier ou label rouge) et surtout… le consommer cru et non pas l'utiliser pour cuisiner, surtout si on a tendance à le laisser roussir, voire noircir dans la poêle, car il libère alors des composés (par ce qu'on appelle la réaction de Maillard) considérés comme toxiques et même cancérigènes.

LE SAVIEZ-VOUS ?

ATTENTION FRAGILE

PLUS UNE HUILE EST « BÉNÉFIQUE », PLUS ELLE RANCIT VITE : C'EST EN EFFET LIÉ À LA QUALITÉ DE SES ACIDES GRAS. ON ACHÈTE DONC SES BONNES HUILES EN PETITES BOUTEILLES ET ON LES CONSERVE À L'ABRI DE LA CHALEUR ET DE LA LUMIÈRE (IDÉALEMENT AU RÉFRIGÉRATEUR). ON PEUT ÉGALEMENT LES MÉLANGER À DE L'HUILE D'OLIVE (25 %) POUR MIEUX LES CONSERVER.

LUNDI 25 AVRIL

On mange quoi aujourd'hui ?

Petit déjeuner

Boisson chaude sans sucre, 1 yaourt nature avec noisettes concassées, 1 banane, 1 muffin avec de la compote sans sucre ajouté.

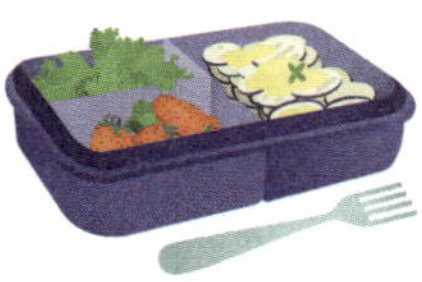

Déjeuner

Carottes râpées, parmiggiana, salade verte, 1 boule de glace vanille avec des fraises.

Dîner

Assiette fromages et fruits : 3-4 fromages au choix, noix et amandes, une grosse salade verte de saison (vinaigrette à l'huile d'olive, colza ou noix), pain de campagne ou céréales, 1 pomme en lamelles, 1 poire et une petite grappe de raisin.

La recette facile du jour : parmiggiana

Pour 4 personnes : Laver 4 aubergines et les couper en tranches pas trop épaisses. Les disposer sur un papier sulfurisé, parsemer de thym et romarin, verser un filet d'huile d'olive (on peut aussi les huiler au pinceau), les glisser au four à 200 °C et laisser cuire 20 minutes. Pendant ce temps, préparer une sauce tomate avec ail, oignon et basilic. Dans un plat, disposer une couche de sauce tomate, puis une couche d'aubergines. Saupoudrer de parmesan et de mozzarella râpés et monter comme des lasagnes. Terminer par la sauce et le fromage, cuire à four chaud (190 °C) pendant 25 minutes.

DITES-MOI DR.GOOD ?

Et si je ne devais choisir qu'un vinaigre, ce serait lequel ?

Sans hésiter, le vinaigre de cidre ! Le balsamique est souvent trafiqué (et riche en sucre), celui de vin agressif pour l'estomac... alors que celui de cidre a longtemps été inscrit au Codex, le recueil des médicaments ! Plus doux, il est bon pour la flore intestinale, riche en potassium et régulerait la glycémie. On le choisit non pasteurisé, bio et artisanal.

LE CONSEIL DU JOUR

Bien choisir un plat préparé...

Oui, ça dépanne, mais hors de question d'acheter n'importe quoi ! Regardez bien l'étiquette, et choisissez-en dont le taux de glucides est inférieur à 20 % du total, et celui de sel inférieur à 1,2 g pour 100 g. Intéressez-vous ensuite au ratio entre les protéines et les lipides, qui doit être supérieur ou égal à 1 : ainsi, si votre plat apporte 12 g de protéines et 23 g de lipides, reposez-le !

LE SAVIEZ-VOUS ?

LE PETIT POIS, C'EST UN LÉGUME OU UN FÉCULENT ?

ET BIEN C'EST PRÉCISÉMENT... UNE LÉGUMINEUSE, COMME LES POIS CHICHES OU LES HARICOTS ROUGES ! MAIS SA COMPOSITION EST PROCHE DE CELLE D'UN LÉGUME VERT : PEU CALORIQUE (BEAUCOUP MOINS QUE LE MAÏS PAR EXEMPLE), RICHE EN VITAMINE C, EN EAU ET EN FIBRE.

MARDI 26 AVRIL

Le « zéro sucre », c'est justifié ?

Cette formulation très à la mode ne veut en réalité absolument rien dire ! En effet, s'il y a des sucres (nocifs et en excès) dans les sodas et les pâtisseries, on en trouve également dans les fruits, les légumes, les céréales, les légumineuses, le pain et les féculents : chercher à manger « zéro sucre » n'a donc aucun sens, on ne pourrait quasiment plus rien avaler !

Simplement, il faut savoir faire le distinguo entre les « bons » sucres, qui sont associés à des fibres, vitamines et minéraux et dont on peut profiter (ce qui ne veut pas dire en excès) et les « mauvais » qui n'apportent rien d'autre que des calories, et en prime font grimper violemment la glycémie, qui en toute logique sont à éviter. Les bons réflexes à adopter ?

- Arrêter de sucrer son thé, son café, ses laitages et ses fruits (fraises, compotes), et tirer un trait sur les sodas, boissons aux fruits, nectars, sirops… pleins de sucres ajoutés.
- Remplacer ses grignotages de bonbons et gâteaux par un fruit, 2 carrés de chocolat noir et des oléagineux (amandes) qui rassasient et chassent le stress grâce au magnésium et aux oméga-3.

Vous éviterez ainsi la plus grande part des sucres superflus, et pourrez vous offrir un bon dessert de temps en temps sans culpabilité ni déséquilibre !

ÇA, C'EST PAS GOOD !

LES FAUX SUCRES

Les édulcorants sont à éviter : ce sont des produits de substitution, d'origine industrielle, qui entretiennent l'appétence pour le sucré (favorise les craquages ou la surconsommation), n'aident pas à perdre du poids, perturbent le comportement alimentaire, mais aussi le métabolisme et la flore intestinale !

LE CONSEIL DU JOUR

Gare au sucre caché

Sur les étiquettes, le suffixe « -ose » cache des sucres difficiles à identifier : fructose, glucose, saccharose, dextrose, lactose, maltose… Même chose pour les « sirops » (glucose-fructose, betterave, malt, maïs) : on les oublie, surtout s'ils figurent dans les premiers ingrédients (car ceux-ci sont classés par ordre décroissant de quantité).

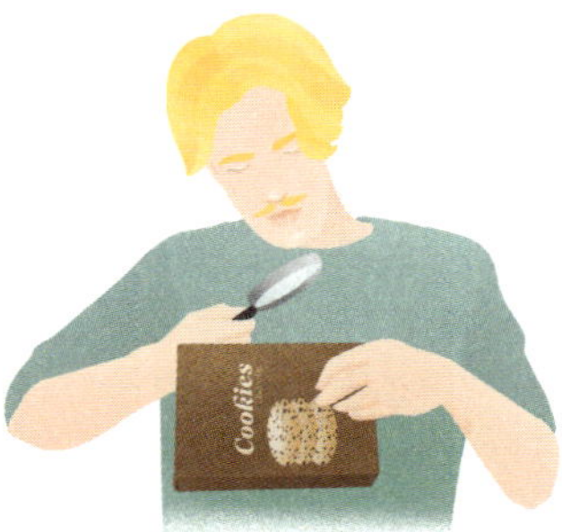

35 kg

C'est la quantité de sucre avalée par an et par Français, presque 100 g par jour !

(AGrimer)

On mange quoi aujourd'hui ?

LE CONSEIL DU JOUR

Bien cuisiner le riz

Il doit, comme les pâtes, être cuit al dente *: trop cuit et mou, il fait grimper fortement la glycémie et c'est le coup de barre (et la faim) garanti rapidement ! Évitez les riz à cuisson rapide, dont l'effet est tout aussi désastreux (c'est lié à l'amidon) : un riz standard ne prend que dix à douze minutes pour être prêt, offrez-vous ce temps ! Préférez un bon riz basmati, parfumé et délicieux !*

Petit déjeuner	Déjeuner	Dîner
Boisson chaude sans sucre, jus de pamplemousse, tartines de pain complet légèrement beurrées, 1 morceau de fromage à pâte dure avec une dizaine de noix ou amandes.	Radis et guacamole, escalope de veau grillée, semoule à la tomate et poivrons rouges, compote de pêches.	Pizza végétarienne, salade verte et graines de courge, salade d'ananas, fraises et kiwi.

La recette facile du jour : pizza végétarienne

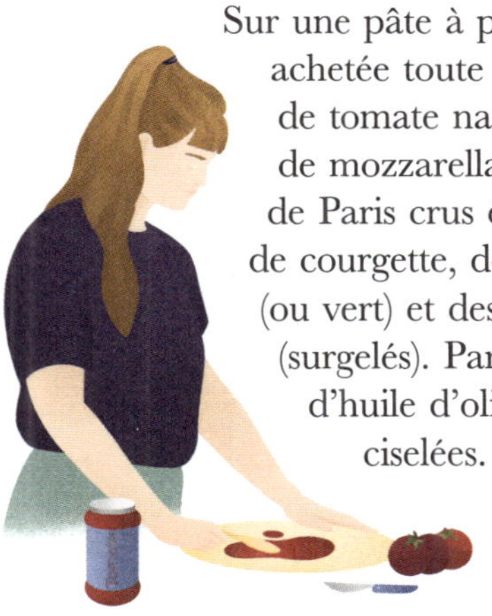

Sur une pâte à pizza fine (faite maison ou achetée toute prête), étaler 3 c. à s. de coulis de tomate nature. Ajouter ensuite 4 c. à s. de mozzarella râpée, puis des champignons de Paris crus émincés, de fines lamelles de courgette, des lanières de poivron rouge (ou vert) et des petits cœurs d'artichauts (surgelés). Parsemer le tout d'un filet d'huile d'olive et de feuilles de basilic ciselées. Enfourner 10-15 minutes à four très chaud (250 °C).

ÇA, C'EST GOOD !

HEALTHY DRINK

Envie d'un soda ? Testez plutôt ce cocktail sain et ultrafrais : mixez dans un blender, un concombre entier (avec sa peau et ses pépins), avec 1 cm de racine de gingembre épluchée et hachée et 12 feuilles de menthe. Ajoutez le jus de 2 citrons verts. Versez dans des verres et complétez avec de l'eau gazeuse bien froide.

DITES-MOI DR.GOOD ?

Par quoi remplacer les cubes de bouillon du commerce ?

Trop salés et/ou trop gras (avec souvent de l'huile de palme), ils contiennent aussi souvent des arômes et colorants. On évite... et on utilise à la place des herbes fraîches ou surgelées, des épices moulues, un bouquet garni, tout aussi goûteux, mais bien plus naturels ! Et si on est courageux, on fait de temps en temps un bouillon maison (avec les fanes des légumes, la carcasse du poulet rôti), qu'on congèle !

S'offrir un vrai temps de repas

Avoir une assiette équilibrée sur le plan des nutriments, c'est bien, mais cela ne suffit pas pour «bien manger» : il est tout aussi essentiel d'être disponible «dans sa tête», de pouvoir déguster son repas dans un état de détente et de sérénité, de rester attentif à ses sensations alimentaires (afin de manger suffisamment, mais sans excès), et bien sûr, de prendre du plaisir!

Pour cela, il faut (re)donner au repas sa juste place, en faire un moment agréable et calme. Quelques conseils :

- On consacre à son repas au minimum vingt minutes. Cela nécessite de s'asseoir à table, et non pas de manger à la va-vite sur un coin de bureau devant son ordinateur.
- On évite le plus possible de manger devant la télévision (car on engloutit sans y prêter attention, et on mange souvent trop) ou de faire autre chose en même temps (comme travailler, téléphoner, lire ou même de trop discuter avec les autres convives!).
- On pense également à se préparer une belle assiette, la plus colorée et appétissante possible, à utiliser des couverts, à prendre le temps de regarder son repas, le humer…

LE CONSEIL DU JOUR

Une parenthèse zen

Dans son emploi du temps quotidien, on se réserve le temps nécessaire pour cuisiner, mais aussi pour manger tranquillement. Idéalement, avant de passer à table, on se relaxe (on peut faire deux ou trois minutes de cohérence cardiaque, respirer, méditer…). C'est parfois plus difficile le midi (dans ce cas, on simplifie le repas, avec un plat complet et un fruit, par exemple), mais le soir, on prend le temps, et on évite les conflits et discussions compliquées : l'ambiance aussi compte!

ÇA, C'EST PAS GOOD !

TÉLÉPHONE ET REPAS

Quand on mange… on mange et on ne fait pas autre chose. Or 55 % des Français répondent au téléphone ou envoient des textos au moment des repas. Et si vous le laissiez hors de la cuisine? Prenez le temps de manger et profitez, on vous dit!

DITES-MOI DR.GOOD ?

Quelle alternative au sandwich du déjeuner ?

Le midi, vous avalez presque toujours un sandwich acheté à la boulangerie du coin? Investissez plutôt dans une lunch box, petite boîte compartimentée qui permet d'emporter un vrai repas cuisiné maison. Quelques crudités à picorer, un plat à réchauffer (si on dispose d'un micro-ondes ou d'une boîte «chauffante») ou une salade, un laitage ou du fromage, une compote ou un fruit déjà coupé, et même des amandes ou un peu de chocolat… variez le contenu! Vous gagnerez du temps, de l'argent… et du plaisir!

On mange quoi aujourd'hui ?

Petit déjeuner
Boisson chaude sans sucre, tartines de pain complet avec beurre de cacahuète ou d'amande, 1 yaourt nature avec myrtilles surgelées.

Déjeuner
Purée d'aubergines avec radis et bâtonnets de carotte, gratin de blettes au four (avec béchamel et fromage), compote de rhubarbe.

Dîner
Pavé de saumon grillé, lentilles (chaudes ou froides), salade verte aux noix, poire en papillote.

La recette facile du jour : poire en papillote

Peler une poire en la laissant entière (il faut garder le trognon). La déposer sur une feuille de papier sulfurisé. Arroser la poire avec le jus d'½ orange, râper le zeste de celle-ci si elle est bio, ajouter 1 c. à s. de pistaches décortiquées et terminer en râpant sur le dessus 3 carrés de chocolat noir. Refermer la papillote et cuire 15 minutes au four à 200 °C. Ouvrir la papillote, saupoudrer d'une pincée de noix de coco râpée et servir avec une boule de glace vanille ou chocolat.

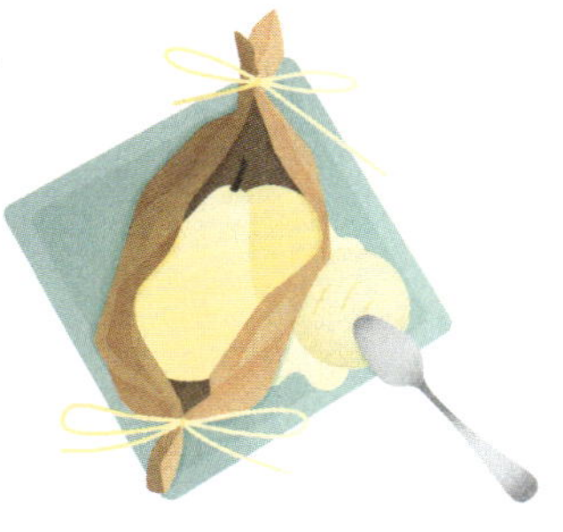

LE CONSEIL DU JOUR

Tester le gâteau mystère

Envie d'alléger votre dessert ? Testez ce gâteau réalisé avec… de la courgette ! Non seulement c'est un liant qui remplace le beurre, mais en plus promis, personne ne le devinera ! Mélangez 100 g de sucre et 3 œufs, puis 200 g de courgette (épluchée et râpée), puis 200 g de chocolat noir fondu, 75 g de farine et un sachet de levure. Cuire 30 minutes à 200 °C.

DITES-MOI DR.GOOD ?

Ces eaux « intelligentes » qui contiennent « plus que de l'eau », c'est utile ?

C'est… marketing, totalement superflu et cher ! Si nous mangeons bien, nous n'avons aucun besoin d'une eau « dopée » aux vitamines, plantes ou minéraux ! Mieux vaut investir dans une thermos (réutilisable, à l'inverse de ces bouteilles ou capsules jetables), y verser de l'eau avec quelques feuilles de menthe ou des quartiers de citron, ou encore une tisane chaude ou froide.

STOP AUX IDÉES REÇUES

LE SUCRE DE COCO, UNE ARNAQUE MARKETING

Non. Obtenu à partir de la sève des fleurs de cocotier, ce sucre n'induit pas de choc glycémique, ce qui le rend bien plus acceptable… Bien sûr, ça reste du sucre, il n'y a donc pas de raison d'en abuser ! Mais il peut remplacer avantageusement le sucre traditionnel que vous consommez, et offre un léger arôme exotique très plaisant.

SAMEDI 30 AVRIL

Équilibrer... sans s'obséder

S'intéresser au contenu de son assiette, bien manger, c'est très bénéfique... mais cela ne doit pas devenir une obsession!

En faire une surveillance intensive permanente s'apparente à ce qu'on appelle l'orthorexie, vraie «fixette» qui mène à classer systématiquement les aliments en «sains» et «malsains», et ne s'autoriser que la première catégorie. Cette obsession ne concerne pas le poids, mais plutôt la santé et elle s'accompagne de nombreuses restrictions alimentaires (pouvant induire des carences), parfois d'exercice physique intense «pour être au top», d'une image déformée du corps, d'angoisse et de culpabilité en cas d'entorse à la règle. Un dérapage dangereux qui transforme la recherche d'équilibre en un ensemble de règles strictes, qui fait perdre toute spontanéité et convivialité... et relève du trouble du comportement alimentaire. Ne tombez pas dans le piège de cette fausse perfection!

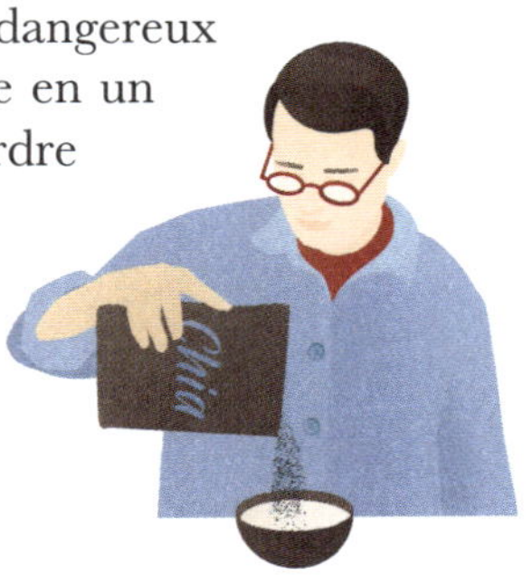

On regarde ça de près

Se faire aider si besoin

Si vous savez que votre relation à la nourriture n'est pas saine, que vous vous sentez perdu, que vous culpabilisez et passez de régime en régime... consultez! Un(e) diététicien(ne)-nutritionniste formé au comportement alimentaire (voir l'annuaire du GROS – Groupe de recherche sur l'obésité et le surpoids), ou un psychologue spécialisé dans les problématiques nutritionnelles peuvent vous aider et vous soutenir pour vous réconcilier avec l'alimentation... et avec vous-même!

LE CONSEIL DU JOUR

Ressentir au lieu de culpabiliser

Mangez à la hauteur de votre appétit : ni trop ni trop peu! Fiez-vous à vos sensations (ce qui implique de manger lentement). Vous avez le droit de vous resservir (en cas de grosse faim), ou... de ne pas finir votre assiette. Et si vous avez choisi des pâtes au fromage au lieu des haricots verts, ne culpabilisez pas, mais profitez pleinement! L'équilibre ne se construit pas sur la journée, mais sur la durée (une semaine), et cet «écart» se rattrapera les jours suivants.

LE COACHING DE Dr.Good!

Faim ou pas?

Fringale, coup de stress? Avant de grignoter, respirez lentement, yeux fermés, pendant 2-3 minutes, faites quelques mouvements, buvez par petites gorgées un verre d'eau... et faites le point : vous avez vraiment faim? Mangez! Sinon, c'est une faim «émotionnelle» : trouvez un dérivatif pour vous occuper et ne plus y penser.

AVRIL

Mon bilan

Alors… cette nouvelle assiette «équilibre et plaisir»? Avez-vous eu la sensation de manger mieux, mais aussi de façon agréable et gourmande?

Mon bilan du mois passé

- Nombre de jours où j'ai cuisiné moi-même : . . . .
- Nombre de jours où je n'ai pas grignoté : . . . .
- Nombre de jours où j'ai bien digéré : . . . .
- Impact sur ma silhouette : . . . .
- Impact sur ma forme : . . . .

Mon tracker forme

☺ ....

😐 ....

☹ ....

Ce que j'ai entrepris ce mois-ci

	Au top	Satis-faisant	Peut mieux faire	J'ai tout faux
Acheter moins de «tout prêt», cuisiner davantage maison.				
Manger plus varié.				
Maitriser ma consommation de sucre.				
Manger plus de légumes.				
Manger moins de viande.				
Réduire la *junk food.*				
Faire de vrais repas.				
Prendre plaisir à table et prendre le temps de manger.				
Tester de nouveaux aliments ou recettes.				

Mes notes perso

- Ce que j'ai bien réussi :
  . . . .
- Ce que je peux améliorer :
  . . . .
- Ce qui ne me convient pas :
  . . . .

Mes objectifs

- ☐ Varier mon alimentation.
- ☐ Manger frais et de saison.
- ☐ Me sentir mieux et plus léger.

Le b.a.-ba des gestes d'urgence

Les accidents de la vie courante sont nombreux, fréquents et pour vous, vos proches et même des inconnus en péril, il est utile de connaître les principaux gestes qui sauvent. Illustration à travers ces 3 gestes d'urgence, et d'autres à découvrir sur le site de la Croix-Rouge française…

Fausse route Quand un aliment « passe par le trou du dimanche » comme on disait dans le temps, il faut agir sans attendre, car l'étouffement est à craindre.
Le bon geste. Laissez la personne dans la position où elle se trouve, placez-vous sur le côté, légèrement derrière. Soutenez son thorax avec une main, penchez-la vers l'avant. Donnez-lui 5 claques vigoureuses dans le dos, entre les deux omoplates avec le talon de l'autre main ouverte. Stoppez dès que la désobstruction est obtenue. Ça ne marche pas ? Réalisez une compression abdominale (méthode de Heimlich) en vous plaçant derrière son dos, vos bras passés sous les siens, de part et d'autre de la partie supérieure de son abdomen. Posez le poing au creux de son estomac (entre nombril et sternum), placez l'autre main par-dessus et tirez franchement en exerçant une pression à la fois vers l'arrière et vers le haut. Cette manœuvre peut être répétée jusqu'à 5 fois pour aider la victime à évacuer l'aliment qui l'étouffe.

Quand appeler les secours ? Seulement après avoir tout essayé en prodiguant ces gestes sans attendre. La personne perd connaissance ? Allongez-la au sol sur le dos et joignez le 15.

Noyade Baignade après un repas copieux et alcoolisé, dans le courant puissant de l'océan, enfant seul dans la piscine ou le bain alors qu'il ne sait pas nager… Le risque de malaise est grand.
Le bon geste. Si l'individu est conscient, qu'il respire (même mal) : libérez les voies aériennes en ouvrant la bouche, voire en la désobstruant ainsi que le nez, tournez la victime en position latérale de sécurité et vérifiez régulièrement sa respiration.

ÇA AIDE…

Pompiers : 18

Samu : 15

Police secours : 17

Centres antipoison : il y en a un dans chaque région. Numéros à joindre sur Centres-antipoison.net.

Se former aux gestes de secours : Croix-rouge.fr mais également Protection-civile.org.

S'il ne respire plus : agenouillez-vous près de la victime allongée sur le dos sur le sol dur. Placez le talon d'une de vos mains au milieu de sa poitrine nue et le talon de l'autre main sur votre première main. Épaules à l'aplomb du noyé, bras tendus, comprimez verticalement le sternum en l'enfonçant de 5 à 6 cm puis laissez la poitrine reprendre sa forme initiale afin que le sang revienne vers le cœur. Effectuez 30 compressions à une fréquence de 100 par minute, soit 2 compressions par seconde, c'est rapide ! Pratiquez ensuite le bouche-à-bouche : pincez ses narines, couvrez entièrement sa bouche ouverte par la vôtre en insufflant lentement de l'air tout en vérifiant que sa poitrine se soulève. Chaque insufflation doit durer environ 1 seconde. Inspirez puis pratiquez-en une deuxième avant de reprendre 30 compressions. Gardez ce rythme jusqu'à l'arrivée des secours.

Quand appeler les secours ? Immédiatement et avant toute chose si la victime ne respire plus. Après avoir dégagé ses voies respiratoires et l'avoir placée en position latérale de sécurité si elle respire.

Gros saignement Parfois impressionnante, une hémorragie nécessite pourtant un seul et même geste, quelle que soit son intensité.

Le bon geste. Si l'hémorragie est importante, allongez la victime pour retarder ou empêcher une détresse liée à la perte massive de sang. Puis réalisez une compression locale en appuyant fortement sur l'endroit qui saigne avec les doigts ou la paume de la main. Vous disposez d'un tissu propre (mouchoir, torchon, vêtement) ? Glissez-le entre la plaie et vos doigts. Dans le cas contraire, compressez à main nue sans jamais relâcher la pression jusqu'à l'arrivée des secours. Cette technique de secourisme vaut pour vous-même si vous êtes la victime. N'hésitez pas à parler régulièrement au blessé pour le rassurer, car perdre son sang est impressionnant. Et si vous êtes à l'extérieur, couvrez-le pour le protéger du froid.

Quand appeler les secours ? L'idéal, c'est de faire appeler pompiers ou Samu alors que vous commencez la compression. Si vous êtes le seul secouriste ou que vous êtes la victime, remplacez quelques instants la compression avec la main par une bande élastique, un torchon ou une cravate enroulée et serrée autour de la plaie, le temps de téléphoner.

COMMENT SAVOIR SI UN DÉFIBRILLATEUR EST DISPONIBLE ?

Vital, cet appareil permet de délivrer un choc électrique au niveau du cœur d'une victime d'arrêt cardiaque. L'appli « Staying Alive », gratuite et disponible en plusieurs langues, cartographie les défibrillateurs autour de vous dans différents pays dont la France.
Sur App Store et Google Play.

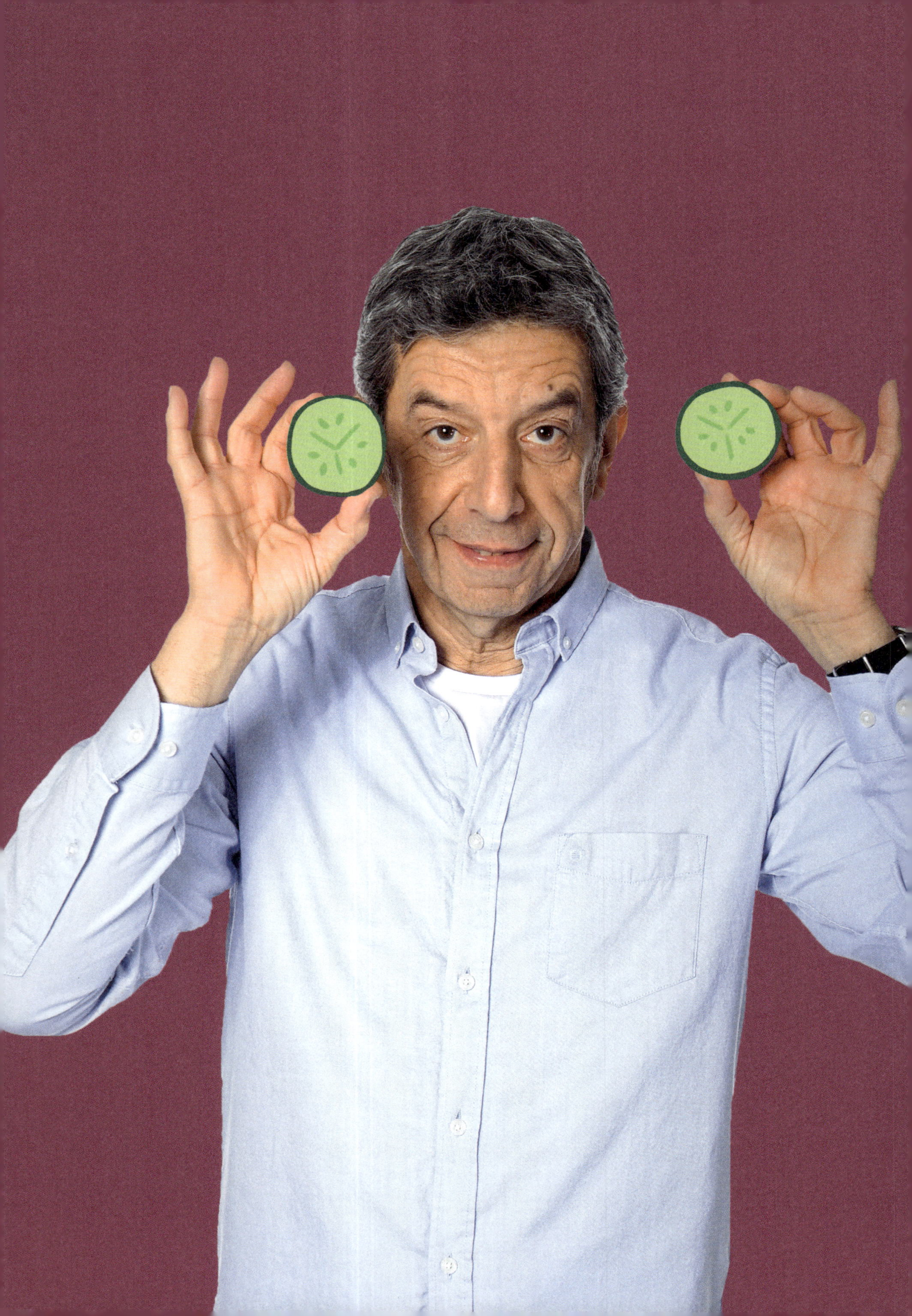

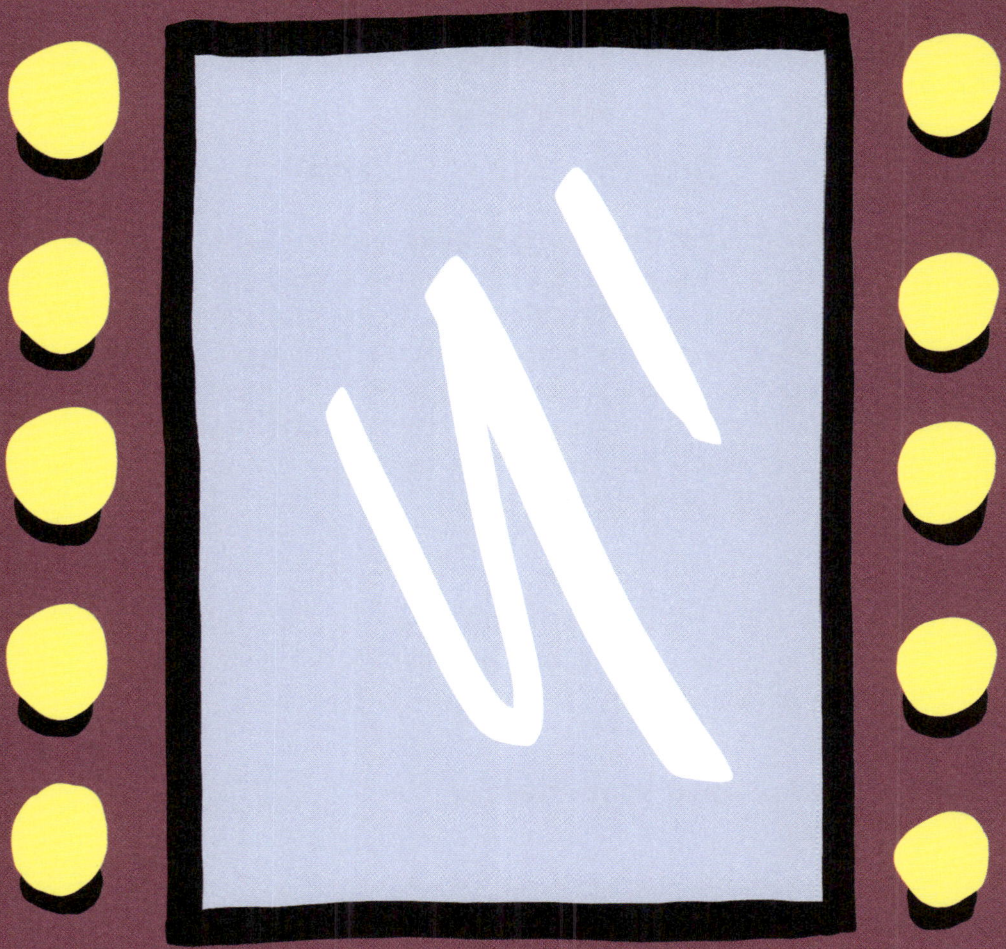

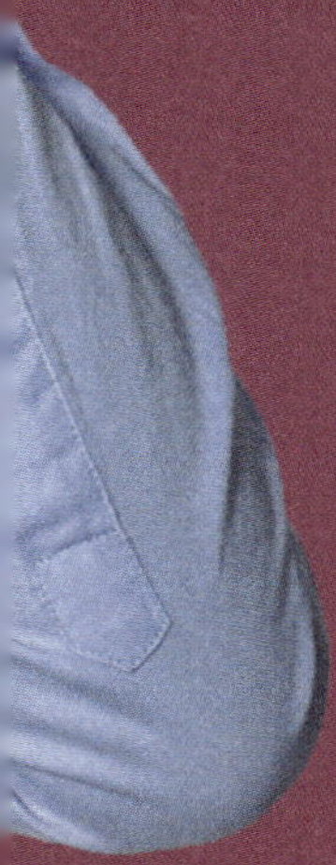

MAI

On se (re)fait une beauté

(souriez !)

MAI

Miroir, mon beau miroir, dis-moi comment je peux, jour après jour, redonner de l'éclat à ma peau, de la brillance à mes cheveux et de la force à mes ongles? Facile! Prendre soin de soi ce n'est pas sorcier et c'est à la portée de chacun à condition d'y consacrer quelques minutes par jour. Parce que le secret pour obtenir une amélioration notable, c'est la régularité. En suivant cette «routine» faite de conseils, d'astuces et de recettes 100 % naturelles, vous placerez le mois de mai sous le signe de la beauté.

OUI, BEAUTÉ RIME AVEC SANTÉ. ET EN PRENDRE SOIN CE N'EST PAS DU SUPERFLU! ALORS, QUELLE ROUTINE DE SOINS QUOTIDIENS ADOPTER POUR CHOUCHOUTER VOTRE PEAU, VOS ONGLES, ET VOS CHEVEUX, AU NATUREL?

Je soigne ma peau, mes cheveux, mes ongles…

Très peu : vous n'êtes pas habitué à prendre soin de votre corps ou vous n'avez pas de temps pour ça.

Un peu : votre routine de soins quotidiens est minimaliste, mais vous aimez prendre une heure de temps en temps pour soigner vos ongles, offrir un masque à votre visage…

Beaucoup : vous aimez bichonner votre corps avec des soins adaptés, la santé de votre peau, de vos cheveux… vous importe.

Passionnément : vous ne négligez jamais votre routine beauté quotidienne, vous êtes à l'affût des soins naturels pour soigner votre corps et l'embellir.

Mes objectifs

- ☐ Mieux comprendre mon type de peau et de cheveux pour mieux en prendre soin.
- ☐ Mieux connaître les gestes simples pour mon hygiène corporelle quotidienne.
- ☐ Adapter mes choix de produits pour qu'ils respectent ma nature de peau, de cheveux, etc.
- ☐ M'aider à prendre soin de moi avec des solutions les plus naturelles possible.

Mon tracker forme

Comment allez-vous aujourd'hui? Cochez chaque jour le smiley correspondant à votre état de forme et faites le bilan en fin de mois.

- 😊 : EN PLEINE FORME
- 😐 : SANS PLUS
- ☹ : EN MODE BLUES

RENDEZ-VOUS EN PAGE BILAN À LA FIN DU MOIS DE COACHING

Quel est votre type de peau ?

Chacun de nous a un type de peau différent : le déterminer permet de connaître ses besoins et ainsi, de le sublimer de façon adaptée. Face au miroir, on peut observer…

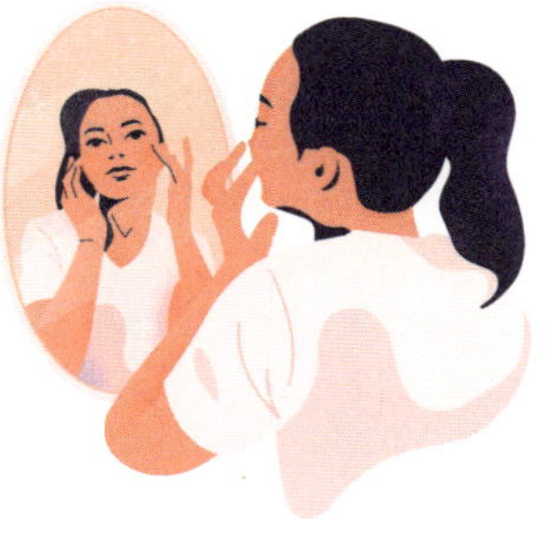

Une peau normale : teint uniforme, toucher doux, confortable du matin au soir, pores resserrés sur le nez, le front, le menton… Si elle requiert peu de soin – un nettoyage doux et une bonne crème hydratante –, elle n'est toutefois pas si fréquente.

Une peau sèche : fine, sensible, qui tiraille voire pèle, rougit, présente des dartres, un grain fin et très resserré, sujette au vieillissement cutané précoce (ridules, rides). Plus qu'hydratée, elle va avoir besoin d'être nourrie.

Une peau grasse : brillance, grain plus épais, irrégulier, pores dilatés favorables au développement de comédons, boutons ou acné. Elle ne doit pas être décapée, mais hydratée autant que régulée.

Une peau mixte : elle présente une zone grasse (front, nez, menton) et une zone plus sèche au niveau des joues, des tempes. Elle nécessite deux types de soins adaptés à ces deux états.

On regarde ça de près

La peau nous protège

Chaque centimètre carré de peau contient environ 3 vaisseaux sanguins, 10 poils, 12 nerfs, 15 glandes sébacées, 100 glandes sudoripares et 3 millions de cellules. Cela explique ses multiples fonctions de barrière protectrice, régulateur de la température interne, sensoriel… Voilà pourquoi il ne faut pas la négliger !

LE CONSEIL DU JOUR

Hydrater, c'est la base !

C'est LE geste pour prendre soin de sa peau, y compris lorsqu'on a une peau normale qui ne tiraille pas ou une peau grasse qui semble bien assez nourrie. Pourquoi ? Outre le confort apporté, on entretient le film hydrolipidique constituant une barrière protectrice qui s'oppose à la pénétration et à la diffusion d'agents infectieux et allergènes. Donc, on boit suffisamment et on applique de la crème hydratante pour retenir cette eau dans l'épiderme. Un conseil qui vaut pour vous aussi, Messieurs !

LE COACHING DE **Dr. Good !**

Routine quotidienne

Deux fois par jour, c'est le tempo recommandé par les dermatologues pour hydrater sa peau. Le matin, après s'être rincé le visage à l'eau fraîche ou à l'aide d'une lotion tonique et le soir après le démaquillage complet.

LUNDI 2 MAI

Sus aux ennemis de l'épiderme

Composée de cellules liées entre elles par les lipides (graisses), la peau se renouvelle quotidiennement. Formant une interface entre le monde intérieur et le monde extérieur, elle protège l'organisme des agressions externes (stress, tabagisme, lumière bleue dégagée par les écrans, exposition aux polluants et au soleil) qui génèrent des radicaux libres, véritables ennemis contre lesquels l'épiderme se protège en fabricant des anti-radicaux libres ou antioxydants.
C'est par exemple le cas quand la peau subit un stress important tel qu'un coup de soleil à la suite d'une exposition prolongée aux rayons UV nocifs. Il y a alors un déséquilibre entre la production de radicaux libres induite par le soleil et la capacité de l'épiderme à produire suffisamment d'antioxydants pour éviter les dégâts.
L'exposition solaire détruit les cellules, les «brûle» et accélère le vieillissement cutané.
Seul moyen de s'en défendre, les antioxydants, capables de prévenir la formation des radicaux libres ou de les épurer. Ceux-ci sont synthétisés par la peau, mais ils peuvent aussi être apportés par l'alimentation.

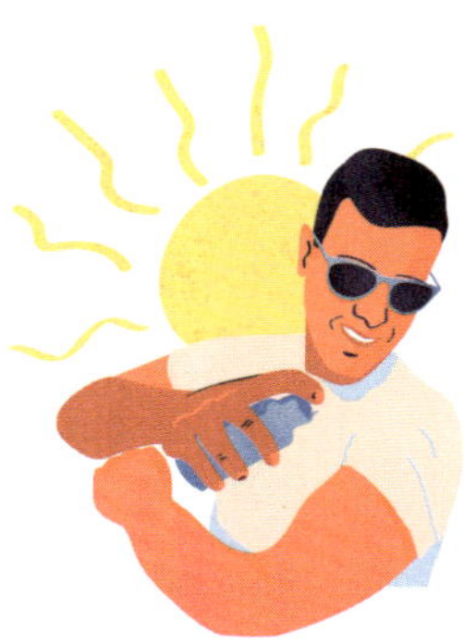

On regarde ça de près

Le stress oxydatif

Ce stress, à ne pas confondre avec le stress psychologique, correspond à une agression des cellules de notre organisme par des radicaux libres, appelés «espèces réactives de l'oxygène». Ces substances, très réactives et très toxiques, s'accumulent dans nos cellules (comme de la rouille) en créant des dommages irréversibles. L'organisme, totalement débordé, ne parvient pas à produire suffisamment d'antioxydants pour lutter contre ces attaques. Il faut donc le soutenir via l'alimentation, la cosmétique, en lui apportant un supplément d'antioxydants (vitamine C, E...).

LE CONSEIL DU JOUR

Se protéger même en ville

Pour se protéger contre la pollution, le soleil... et donc contre les radicaux libres tous les jours, l'idéal consiste à adopter une routine protectrice pour le visage. Un soin riche en actifs antipollution et anti-UV (à base de vitamine C, vitamine E et/ou de polyphénols) est la solution à l'année.

LE SAVIEZ-VOUS ?

LA NATURE EST BIEN FAITE

LES FRUITS ET LES LÉGUMES POSSÈDENT TOUS LES ÉLÉMENTS AMIS DE LA PEAU DU FAIT DE LEUR RICHESSE EN VITAMINES ANTIOXYDANTES, COMME LES VITAMINES A, C, E, MAIS ÉGALEMENT EN OLIGOÉLÉMENTS ANTIOXYDANTS COMME LE SÉLÉNIUM, LE ZINC... OU ENCORE EN POLYPHÉNOLS, DES SUBSTANCES ANTIOXYDANTES UNIQUEMENT PRÉSENTES DANS LES VÉGÉTAUX. INVITEZ-LES DONC SOUVENT À TABLE !

Faire ami-ami
avec les 3 vitamines stars de la peau

L'alimentation est un soutien de la peau lorsqu'il s'agit de combler ses besoins en antioxydants. Ses meilleurs amis sont...

- **La vitamine C :** seule l'alimentation est en mesure de l'apporter pour protéger la peau du soleil, de la pollution, de la fumée de cigarette, participer à la synthèse du collagène (fermeté et élasticité de la peau). Sources : kiwi, fruits rouges, agrumes, poivron rouge, persil, choux.
- **La vitamine E :** elle piège les radicaux libres et limite leur propagation au niveau des membranes cellulaires. Associée à la vitamine C, elle est l'une des armes les plus efficaces pour protéger les cellules cutanées. Sources : huile de germes de blé ou de tournesol, œufs et poissons gras, légumes à feuilles vertes (épinard, salade, chou), oléagineux (amande, noisette, etc.).
- **La vitamine A :** avec son précurseur, le bêta-carotène, ils font partie des caroténoïdes, des antioxydants qui augmentent la résistance au soleil, accélèrent la cicatrisation et le renouvellement des cellules cutanées. Sources de la vitamine A : foie, huile de foie de morue, jaune d'œuf, laitages, fromages… Bêta-carotène : mangue, melon, abricot, papaye, carotte, pissenlit, épinard…

ÇA, C'EST GOOD !

LES POLYPHÉNOLS

En synergie avec les vitamines, ces substances antioxydantes luttent contre les radicaux libres. Elles se distinguent en trois grands groupes uniquement présents dans les fruits et légumes : les flavonoïdes (peau des fruits et pépins de pomme par exemple), les anthocyanes (raisin noir, chou rouge, myrtille) et les tanins (mangue, kaki, vin de qualité, thé).

LE CONSEIL DU JOUR

Des fruits et légumes, mais pas n'importe comment !

Pour absorber une quantité optimale de vitamines bienfaisantes, on les préfère bio (la peau renfermant une mine d'antioxydants, on peut ainsi la manger sans avaler de pesticides), crus ou cuits à la vapeur douce (pour une teneur maximale en vitamines). Et on mise sur des assiettes multicolores pour que les vitamines agissent en synergie !

ÇA, C'EST PAS GOOD !

CARENCES = PEAU DE CHAGRIN

Déficit en vitamine A = dessèchement de la peau.

Déficit en vitamine C = mauvaise cicatrisation.

Déficit en vitamine E = manque d'élasticité.

Déficit en polyphénols = vieillissement prématuré de la peau.

Des cheveux...
au poil !

LE CONSEIL DU JOUR

Les bons menus pour des cheveux vigoureux

Privilégiez les poissons gras, sources de protéines (2 fois/semaine) ; les légumineuses riches en protéines, mais aussi en fer et zinc qui oxygènent le cuir chevelu et interviennent dans le processus de repousse ; les germes de blé très riches en vitamines du groupe B qui régulent la production de sébum et renforcent l'éclat de la chevelure et les racines capillaires ; le kiwi pour sa haute teneur en vitamine C nécessaire à la croissance des cheveux et à leur vigueur. Sans elle, ils deviennent vite secs et cassants.

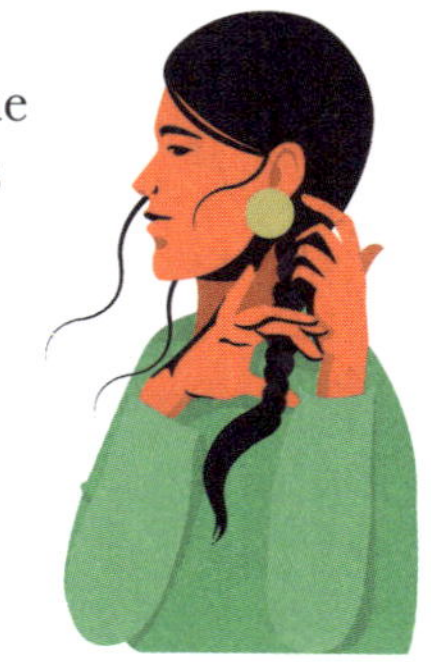

Cheveux et poils sont dotés de la même structure : 95 à 97 % de kératine, les 3 à 5 % restant étant de l'eau. Ils poussent sur tout le corps, à l'exception de la plante des pieds, la paume des mains, les lèvres, les paupières et ne se différencient que par leur localisation, les cheveux siégeant sur le cuir chevelu (en clair, le crâne).

Pour en prendre soin, on a besoin de deux éléments majeurs : des protéines pour fortifier le cheveu et favoriser sa pousse et de l'eau pour l'hydrater.

- Les premières sont nécessaires à la production de kératine composant la fibre capillaire.
- La seconde est indispensable à la peau comme à la chevelure : sans elle, les cheveux se déshydratent quelle que soit leur typologie (secs, gras, normaux...) et deviennent plus fragiles. La recommandation qui indique de boire 1,5 à 2 litres d'eau par jour vaut donc pour l'ensemble de l'organisme, chevelure comprise !

ÇA, C'EST GOOD !

LA DOUCHE FROIDE

En rinçant systématiquement shampoing ou après-shampoing avec de l'eau fraîche, voire froide pour les plus courageux, on resserre les pores et la cuticule. Un geste qui améliore la santé du cuir chevelu et rend les cheveux plus brillants.

On regarde ça de près

Ça pousse comment ?

Les cheveux s'allongent d'un peu plus de 1 cm par mois. Un follicule produit un cheveu pendant 3 à 5 ans. Puis, il entame une phase de repos : le cheveu ne pousse pas, mais reste attaché à son follicule pendant environ 3 mois avant de tomber lors du shampoing ou du brossage. Quelques jours plus tard, un nouveau cheveu se développe alors dans le follicule. Un nouveau cycle commence. Chaque follicule pileux assurera environ 25 à 30 cycles au cours de la vie.

Allez, coupons nos cheveux en quatre…

Connaissez-vous la nature de vos cheveux ? Si vous répondez « oui » à plus de 3 questions de l'une de ces catégories, alors vous saurez si vos cheveux sont gras, secs ou abîmés.

Gras. À peine lavés, ils ont tendance à graisser très vite ? Au toucher, ils sont huileux ? Vous avez la peau mixte à grasse ? Vous avez tendance à beaucoup transpirer ? Vous avez des racines grasses et des pointes sèches ? Vous utilisez au quotidien des gels ou des produits lustrants pour les coiffer/discipliner ?

Secs. Vos cheveux sont cassants, les pointes abîmées ? Au toucher, votre chevelure est rêche ? Vous utilisez systématiquement un sèche-cheveux, un fer à lisser ? Vous utilisez le premier shampoing venu et ne faites jamais de masque nourrissant ? Même avec un après-shampoing, ils ne sont guère soyeux ? Vous ne vous lavez pas forcément les cheveux après la piscine, la mer ?

Abîmés. L'aspect de votre chevelure se rapproche de celle de la paille ? Vos cheveux sont difficiles à coiffer ? Leur texture est rêche ? Ils manquent de brillance ? Ils sont fourchus au niveau des pointes ? Ils cassent facilement ? Vous faites une coloration plus d'une fois par mois ? Vous êtes adepte des brushings ?

LE CONSEIL DU JOUR

Éviter la chaleur excessive

Les cheveux « cuisent » sous un sèche-cheveux réglé à pleine puissance. La chaleur est néfaste pour la santé de la cuticule, cette petite peau mince qui constitue une armure souple capable de protéger la chevelure. Et quand la tige capillaire est fragilisée, elle ne peut plus retenir l'hydratation dont le cheveu a besoin. Utilisez donc l'appareil à faible puissance et si possible, une fois que l'ensemble de la chevelure a déjà séché naturellement presque entièrement.

50

C'est le nombre de cheveux que nous perdons en moyenne chaque jour sur les 100 000 à 150 000 que nous avons. À partir de 100 et au-delà, lorsque le phénomène dure plusieurs mois, la perte est anormale. Le fait de retrouver beaucoup de cheveux dans le bac de douche est un indice. On peut aussi faire un test en passant la main dans sa chevelure trois jours après le dernier shampoing : il ne doit pas rester plus de 10 cheveux.

ÇA, C'EST PAS GOOD !

SE FAIRE DES CHEVEUX BLANCS

Le stress abîme et ternit les cheveux, il peut même être responsable de leur chute précoce voire de leur blanchiment en dégradant les cellules responsables de la production de mélanine (pigment qui définit la couleur des cheveux). Alors, on médite, on fait du yoga… bref, on se détend !

VENDREDI 6 MAI

Portrait-robot
d'un ongle en bonne santé

Comme la peau et les cheveux, les ongles reflètent notre état de santé général. Constitués de kératine, d'un peu d'eau, d'acides gras, de calcium et de fer, ils sont le plus souvent très solides grâce à leur structure complexe.

Composés de nombreux vaisseaux sanguins sous leur surface (d'où leur teinte rose), ils possèdent aussi une racine «plantée» à leur base. Sous cette racine, on trouve encore une matrice qui produit la kératine et la cuticule, cette petite peau essentielle qui recouvre le plat de l'ongle pour le protéger ainsi que sa fragile matrice.

Vos ongles sont-ils en bonne santé? Observez-les : surface lisse, très finement striée, légèrement luisante et d'un rose translucide, tout va bien! En revanche, des ongles fortement striés ou recouverts de cannelures profondes, épaissis, dépigmentés ou qui croissent lentement peuvent être le signe qu'ils sont mal nourris, trop souvent exposés à des produits agressifs (détergents, gel antibactérien…), voire malades (mycose, infection bactérienne, etc.).

Le coup de pouce naturel

Bain fortifiant

Une recette hyper simple pour fortifier et hydrater les ongles et les cuticules sèches et abîmées.

Dans une coupelle à couvercle de verre, mélangez 4 c. à s. d'huile de ricin et 10 gouttes d'huile essentielle d'encens. Placez la coupelle quelques minutes dans un fond d'eau très chaude. Laissez tremper le bout de vos doigts propres dans le soin durant dix minutes. Séchez-les ensuite en les tamponnant dans un linge en coton. Repoussez doucement vos cuticules et polissez légèrement vos ongles. Conservez le soin un mois au réfrigérateur, pour 3 à 4 utilisations.

LE CONSEIL DU JOUR

Mettre de l'huile!

Comme la peau des mains, ongles et cuticules sont fragilisés par les fréquents lavages, les variations de température, les produits agressifs… Ils ont besoin de gras pour être au top et sont friands d'huiles végétales à appliquer en massage. L'huile de ricin, riche en vitamine E, répare les ongles cassants. L'huile d'amande douce est durcissante et hydratante.

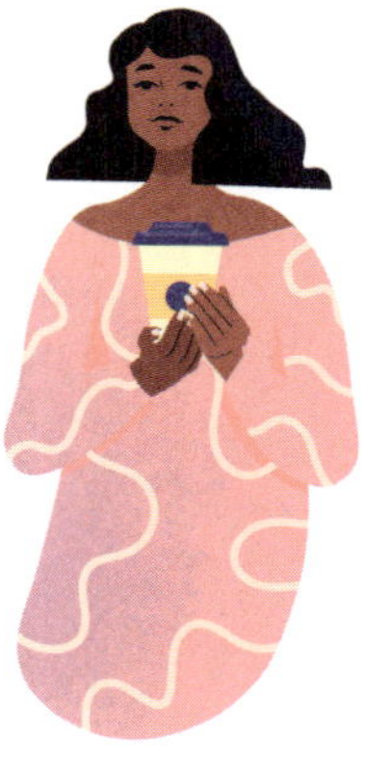

4 mois

C'est la durée d'un cycle complet de repousse d'un ongle. L'ongle du majeur croît plus vite, celui du pouce plus lentement et en moyenne un ongle de main d'adulte grandit de 3 mm par mois.

Peau sèche :
la nourrir de l'intérieur

Quand la crème hydratante ne suffit plus, 3 alliés incontournables sont à mettre au menu.

L'eau. Boire c'est important puisque la peau renferme environ 70 % d'eau. Boire 1,5 à 2 litres d'eau, de tisane, de thé vert, etc. c'est la base pour éviter la sécheresse cutanée, mais ça ne fait pas tout !

Le gras. C'est lui qui « retient » l'eau à l'intérieur de la peau. Il nourrit les céramides, des lipides (graisses) présents naturellement dans la peau, qui empêchent l'évaporation de l'eau et luttent ainsi activement contre la déshydratation, ennemie des peaux sèches. Mettez au menu des poissons gras (saumon, sardine, hareng…), des graines (lin, chanvre…), des oléagineux (noix, amande, noisette), des huiles végétales (colza, lin…) ou encore de l'avocat. Leurs acides gras essentiels, oméga-3 et 6, sont nécessaires à la fabrication de la céramide et les oméga-3 participent également à la formation du collagène qui aide la peau à moins tirailler en la rendant plus élastique.

Les antioxydants. Sans eux, la peau se ride plus vite, mais elle est également moins bien hydratée, car son collagène et son élastine se dégradent plus vite. Pensez à manger suffisamment de fruits et légumes hauts en couleur (chou rouge, brocoli, épinard, myrtille, cassis, raisin noir…), du thé vert, du cacao ainsi que des végétaux riches en vitamine C antioxydante (kiwi, agrumes, poivron, persil…) pour soutenir le collagène et en vitamine E (oléagineux, graines, avocat…) pour nourrir l'épiderme.

ÇA, C'EST GOOD !

L'EAU ET LE SAVON

L'idéal pour se laver les mains ? De l'eau et un savon « sans savon » (moins desséchant et moins acide), suivi de l'application d'une crème riche ou d'un gel d'*aloe vera* après chaque lavage.

LE CONSEIL DU JOUR

Prendre en main ses mains

Mains sèches, rêches, gercées, irritées… on crème sans relâche plusieurs fois par jour et on applique un soin réhydratant à base d'urée, de vaseline, de lanoline ou de beurre de karité sous des gants en coton pendant toute la nuit.

DITES-MOI DR. GOOD ?

Le gel hydroalcoolique peut-il abîmer la peau ?

S'il est indispensable pour la désinfection des mains en période d'épidémie quand on n'a rien d'autre sous la main, il peut en effet être particulièrement agressif quand on souffre de sécheresse cutanée, peau atopique ou eczéma. Il faut donc s'hydrater systématiquement les mains après les avoir désinfectées.

LE CONSEIL DU JOUR

Geste SOS du matin

Cernes et/ou poches vous donnent un regard fatigué? Chaque matin, imbibez deux disques de coton avec de l'eau de bleuet conservée au frigo – le froid a un effet tenseur de l'épiderme en stimulant les fibres de collagène qui «se tendent» – et déposez-les quelques minutes sur vos yeux pour les décongestionner. Puis, pour un camouflage express, appliquez une crème spécifique pour le contour des yeux suivie d'un anticernes du bout des doigts en tapotant légèrement. Hop, le tour est joué!

Opération anticernes

Il arrive que les cernes fassent de la résistance sur certains visages… Pourquoi? La faute à une mauvaise circulation sanguine et à un dérèglement des tissus lymphatiques.

Lorsque la lymphe, permettant le drainage des tissus corporels, ne fonctionne pas bien à cause de la fatigue ou d'un problème héréditaire, les pigments regroupés sous la peau ne sont pas éliminés correctement. Sous les yeux, l'épiderme étant peu épais (4 fois moins que sur le reste du corps), des cernes marron (pigments mal éliminés) ou bleutés (capillaires sanguins visibles) peuvent apparaître.

Alors, pour activer la circulation sanguine et lymphatique, on mise sur le froid en entourant deux glaçons d'un linge propre et en les plaçant sous ses yeux pour une action anticernes. Et si on ne supporte plus son regard cerné, on file voir le dermatologue qui peut agir au laser pour atténuer la pigmentation disgracieuse. Une technique indolore et sûre, qui provoque quelques rougeurs pendant une à deux heures. Elle est toutefois contre-indiquée chez les femmes enceintes, allaitantes et les personnes souffrant de maladie auto-immune ou sous immunothérapie.

ÇA, C'EST PAS GOOD !

LE MAQUILLAGE FONCÉ

Pour ne pas alourdir le regard lorsqu'on a des cernes, des poches et/ou des rides d'expression, mieux vaut éviter les fards foncés, l'eye-liner noir et le mascara sur les cils de la paupière inférieure qui tirent le regard vers le bas.

ÇA, C'EST GOOD !

DORMIR COMME UN LOIR

Lorsque les cernes ne sont pas liés à la génétique (mauvaise circulation sanguine), mais plutôt à une dette de sommeil, on peut agir en reprenant peu à peu l'habitude de se coucher à heure fixe, dans une pièce fraîche (maximum 19 °C, la chaleur favorise le gonflement des tissus), en ayant préalablement appliqué la veille un soin hydratant anticernes tenseur, par exemple à base d'extraits de plantes décongestionnantes (bleuet, camomille romaine).

De jolies dents,
c'est d'abord un brossage au poil

Des dents saines, débarrassées des bactéries qui pullulent dans la bouche, brillantes et sans traces, c'est à la portée de chacun d'entre nous à condition de les brosser dans les règles de l'art et avec constance.

L'Union française pour la santé bucco-dentaire nous a récemment simplifié la tâche : nul besoin de se brosser les dents 3 fois par jour, le brossage matin et soir après le repas suffit. Préférez une brosse souple dotée d'une petite tête afin d'atteindre facilement les gencives et le pourtour des dents, alternant poils courts et longs en nylon. Pour suivre la courbure de la mâchoire, un manche ergonomique (arrondi) est idéal.

LE CONSEIL DU JOUR

Le b.a.-ba d'un bon brossage

Brossez deux minutes minimum avec un dentifrice fluoré (dosé entre 1000 et 1500 ppm) l'ensemble des dents du haut puis celles du bas sur toutes les faces. Puis, faites un mouvement rotatif sur les dents afin de ramener la gencive sur la dent (du rose vers le blanc !). Changez de brosse tous les deux mois ou dès que les poils partent en éventail !

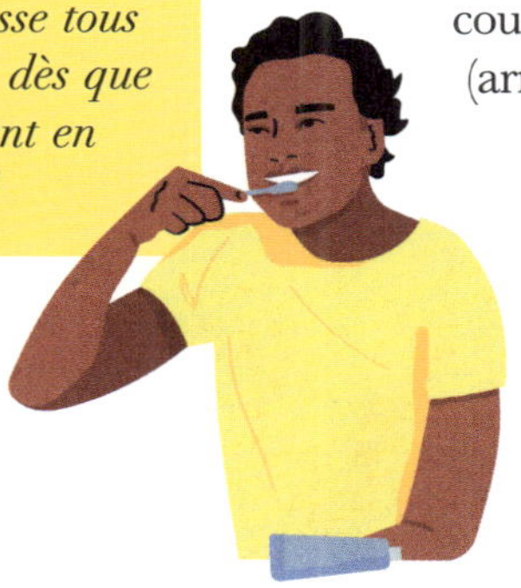

DITES-MOI DR.GOOD ?

D'où vient la mauvaise haleine ?

Les responsables de la mauvaise haleine sont les bactéries qu'une hygiène dentaire défaillante ne parvient pas à éliminer dans 85 % des cas. Alors, prendre l'habitude de se brosser régulièrement les dents et les espaces interdentaires ne peut qu'améliorer les choses. Toutefois, lorsque les mauvaises odeurs buccales persistent, mieux vaut en parler à son médecin, car elles sont parfois le signe de désordres digestifs, de caries, d'infection des gencives, de sinusite chronique...

IL VAUT MIEUX LE SAVOIR

OUI AU NETTOYAGE INTERDENTAIRE

LE FIL DENTAIRE AMÉLIORE LE BROSSAGE DES DENTS EN RETIRANT LA PLAQUE ET LES DÉBRIS ALIMENTAIRES QUI RESTENT DANS LA RÉGION INTERPROXIMALE (ZONE ENTRE DEUX DENTS) ET IL RALENTIT L'ACCUMULATION DU TARTRE. MAIS SELON LA LARGEUR DES ESPACES INTERDENTAIRES DE CHACUN, LA MEILLEURE SOLUTION RESTE LA BROSSETTE, DISPONIBLE EN DIFFÉRENTES TAILLES, POUR ASSAINIR LA FACE ARRIÈRE DES DENTS, AINSI QUE LA SURFACE ENTRE LES DENTS, VÉRITABLE NID À BACTÉRIES. UTILISÉE TOUS LES JOURS, ELLE PRÉVIENT L'INFLAMMATION DES GENCIVES, LA FORMATION DES CARIES ET ASSURE UNE BOUCHE SAINE ET FRAÎCHE. LE BON RYTHME ? 2 FOIS PAR JOUR EN COMPLÉMENT DU BROSSAGE.

MARDI 10 MAI

Cheveux gras : patience et persévérance

Les cheveux gras, c'est la hantise de bien des gens. Quand un dérèglement des glandes sébacées survient, le sébum - constituant avec la sueur un film hydrolipidique censé protéger cuir chevelu et fibre capillaire - est alors produit en excès.

Résultat : il étouffe le cheveu à la racine, le rend lourd et huileux et le lavage de la chevelure, aussi méticuleux soit-il, semble ne rien y pouvoir. Fort heureusement, ce n'est pas héréditaire et pas toujours lié à un bouleversement hormonal (adolescence, grossesse, ménopause) contre lequel il est difficile d'agir.
Avec patience et persévérance, on peut assainir le terrain avec des soins nettoyants bien adaptés et des gestes non agressifs pour le cuir chevelu. Il est également important de dompter stress et fatigue accentuant les troubles hormonaux, ce qui booste la production de sébum.

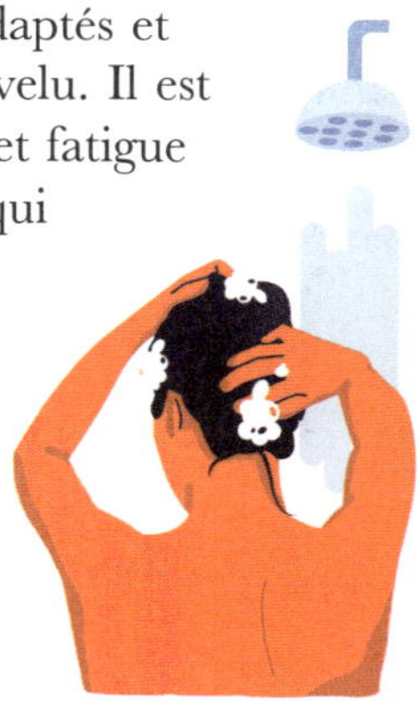

LE CONSEIL DU JOUR

Bye bye décapage ! Hello douceur...

Faites le tri dans vos placards afin d'éliminer les produits trop décapants (shampoings très moussants, par exemple à base de sulfates comme le laurylsulfate de sodium) au profit de shampoings doux purifiants et rééquilibrants ou au pH neutre. Résistez à la tentation de les laver tous les jours, car trop de lavages favorisent la production de sébum : 3 fois par semaine c'est suffisant, suivi d'un rinçage rapide à l'eau fraîche et d'un séchage à l'air libre. Une lotion régulatrice à appliquer après le shampoing peut être utile en cas de cheveux très gras. Demandez conseil en pharmacie.

DITES-MOI DR.GOOD ?

Pourquoi le shampoing-bébé est-il une mauvaise idée ?

On pense à tort qu'il est plus doux avec les cheveux gras. Mais son effet est au contraire surgraissant, tout simplement parce qu'il est riche en actifs hydratants (dont le cheveu gras a moins besoin) censés nourrir la chevelure fine et fragile des tout-petits.

ÇA, C'EST GOOD !

L'ASSIETTE ANTIGRAS

Mieux vaut limiter les sucres raffinés, pâtes ou pain blanc, fromages, viande rouge... trop gras et trop sucrés qui ont pour effet d'augmenter les réactions inflammatoires déréglant les glandes sébacées. Pensez à mettre au menu le zinc assainissant (fruits de mer, abats...), la vitamine A anti-irritations (œufs, légumes et fruits orange...) et la vitamine B6 équilibrante (germes de blé, légumes verts...).

MERCREDI 11 MAI

LE CONSEIL DU JOUR

Chasser le silicone

Ce produit de synthèse dérivé du silicium que l'on retrouve dans plusieurs soins pour les cheveux pour gainer, lisser et donner une douceur immédiate à la fibre capillaire est un piège. Son défaut? Étouffer le cheveu ce qui l'abîme, le dessèche et le rend cassant. Lisez les étiquettes : il se cache sous le nom de diméthicone, cethyl diméthicone, phenyl triméthicone, cyclométhicone… Il est en revanche banni de certaines marques bio à privilégier, se revendiquant «sans silicone», mais également sans sulfate (agent moussant décapant) et parabène (un conservateur qui perturbe le système endocrinien).

Plan d'attaque
anti-cheveux secs

À la base, il y a souvent une fragilité capillaire qui fait le lit d'un terrain propice aux cheveux secs. La nature des cheveux est également en cause : les écailles des chevelures lisses sont naturellement serrées, celles des chevelures frisées ou crépues «s'ouvrent» sur les zones d'ondulation et la sécheresse s'installe. Quant aux fluctuations hormonales, elles jouent aussi un rôle desséchant. Mais à la différence de la peau, la sécheresse des cheveux n'est pas liée à un problème d'hydratation, mais de sécrétion de sébum, donc de gras.

La bonne stratégie consiste à :

- freiner leur dessèchement avec 2 shampoings par semaine riches en huile d'avocat, de karité, de jojoba ou d'argan;
- appliquer un masque 2 fois par semaine pour les nourrir en profondeur;
- protéger les cheveux avec un spray anti-UV avant d'aller au soleil ou mieux, avec un joli chapeau!

DITES-MOI DR.GOOD ?

Tout couper, c'est la solution?

Couper des cheveux secs n'empêchera pas qu'ils repoussent tout aussi secs. Mieux vaut couper leurs pointes sèches et fourchues pour leur donner du tonus et les stimuler en douceur. Puis, démarrer une cure de bons nutriments : 2 capsules/jour d'huile de poisson riche en oméga-3 pour nourrir la fibre capillaire de l'intérieur et jusqu'à 5 g de levure de bière à saupoudrer sur une salade, un potage… ses probiotiques favorisant la synthèse de la kératine.

Le coup de pouce naturel

Un soin nourrissant

La recette est simple : mélangez 1 c. à c. d'huile d'argan et 1 goutte d'huile essentielle d'ylang-ylang (quantités à multiplier par 2 si on a les cheveux longs) et appliquez mèche par mèche. Laissez poser jusqu'à vingt minutes sur des cheveux très secs. Rincez soigneusement à l'eau tiède.

Journée mondiale de la fibromyalgie

Chaque année, l'objectif de cette journée est de sensibiliser les gouvernements, les institutions, les médias et le grand public à la situation des personnes souffrant de fibromyalgie. Ce syndrome douloureux est encore mal connu alors qu'il a été identifié récemment par l'Organisation mondiale de la santé et classifié en rhumatologie.

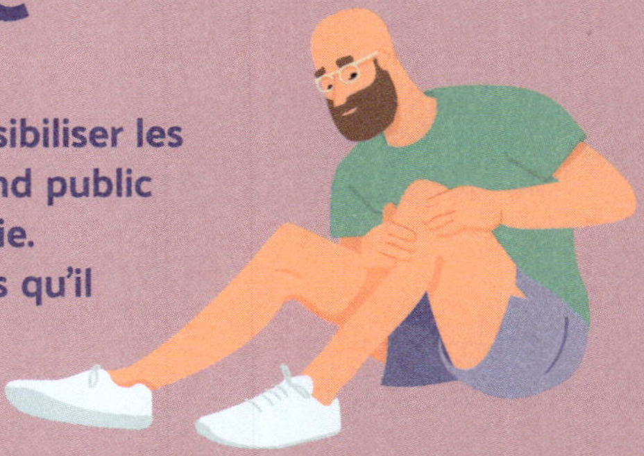

POURQUOI C'EST IMPORTANT D'EN PARLER ?

Cette affection chronique était auparavant mal prise en charge, car on pensait que son origine était psychosomatique, ce qu'elle n'est vraisemblablement pas. En effet, elle est depuis 1992 reconnue comme un syndrome caractérisé par des douleurs diffuses persistantes associées à d'autres troubles ayant pour conséquence de diminuer la capacité des patients à effectuer les activités de la vie quotidienne, même si ce retentissement est variable d'une personne à l'autre et peut évoluer dans le temps. En France, le nombre de personnes atteintes n'est pas clairement défini, mais il semble que 1,5 à 2 % de la population souffrirait de fibromyalgie, les femmes étant le plus souvent concernées par la maladie avec 8 à 9 cas sur 10.

LES SYMPTÔMES MAJEURS ET LES CAUSES

La douleur chronique est le principal symptôme de la maladie.

- Elle est souvent intense au réveil (raideur, sensation de gonflement articulaire), localisée dans les premiers temps, mais rapidement diffuse, les personnes atteintes se plaignant « d'avoir mal partout » (colonne, nuque, épaules, omoplates, bas du dos, hanches...).
- Généralement permanente, la douleur fluctue en intensité dans le temps et se manifeste sous la forme de fourmillements, engourdissements, brûlures, décharges électriques, crampes..., que le froid, l'humidité, les émotions, le maintien d'une activité peuvent aggraver.
- Les douleurs sont généralement accompagnées de fatigue, de troubles du sommeil, mais cela diffère d'un patient à l'autre.

À ce jour, la cause de cette maladie n'est pas encore connue.

DES « TRAITEMENTS » SUR MESURE

Ils visent essentiellement à soulager les symptômes par une réhabilitation physique passant par une activité physique quotidienne, des exercices de relaxation, etc., selon un programme sur mesure mis en place par le médecin. Les antalgiques ne sont prescrits qu'en seconde intention.

Plus d'infos

public.larhumatologie.fr
fibromyalgiesos.fr
fibromyalgie-France.org

VENDREDI 13 MAI

Acné tardive :
c'est pour la vie?

On se dit qu'on n'a plus l'âge pour ça! Et pourtant, l'acné de l'adulte touche près de 40 % des femmes entre 20 et 40 ans et 10 % des hommes du même âge qui se retrouvent un peu démunis devant cette invasion de boutons…

- À cet âge-là, ses origines ne sont pas connues avec certitude comme à l'adolescence où les perturbations hormonales sont clairement en cause. Les médecins incriminent plutôt le tabac, la pollution, la fatigue, l'alimentation et le stress comme principaux ennemis.
- Bien sûr, des fluctuations hormonales (grossesse par exemple) peuvent encore se produire et générer des troubles cutanés, de même que l'utilisation excessive de produits cosmétiques agressant la peau.
- La prise de certaines pilules contraceptives à base de progestatifs peut favoriser les poussées.
- Enfin, plus d'1 femme sur 2 note une crise juste avant les règles. La zone la plus fréquemment touchée est le menton, mais points noirs et boutons se développent également au niveau du nez et de ses ailes.

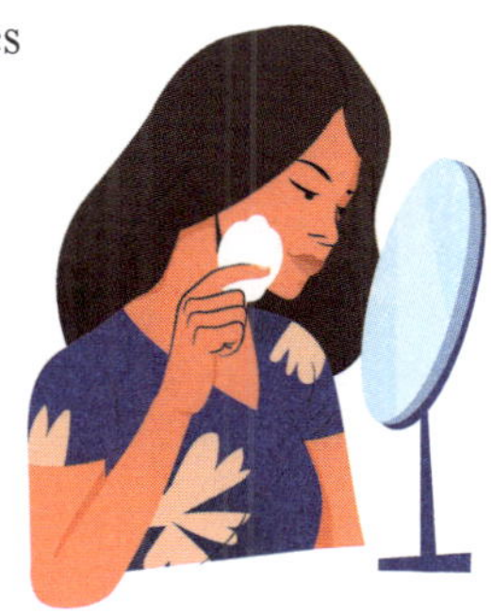

DITES-MOI DR.GOOD ?

Quid des traitements?

Le spécialiste peut prescrire des médicaments (antibiotiques notamment), un *peeling* spécial pour réduire les lésions et affiner le grain de peau, des séances de lampes LED ou de laser pour traiter les cicatrices disgracieuses. Toutefois, les traitements ne sont souvent efficaces qu'après plusieurs semaines voire plusieurs mois.

LE CONSEIL DU JOUR

Place aux soins quotidiens

Toilette ou maquillage, les soins doivent se pratiquer en douceur avec des produits non irritants et non comédogènes (spécial terrain acnéique), la peau étant fragilisée. Les dermatologues recommandent un nettoyage du visage 2 fois par jour suivi de l'application d'une crème hydratante (même si la peau est grasse) qui permettra d'améliorer la tolérance de la peau aux soins antiacnéique. Une protection solaire est également utile, car l'acné a tendance à se multiplier une fois que la peau « débronze ».

ÇA, C'EST PAS GOOD !

TRITURER SES BOUTONS

L'acné tardive est le plus souvent inflammatoire : les boutons ont l'allure de microkystes et parfois de nodules (boules sous la peau, souvent douloureuses). En les perçant, on risque d'infecter la peau, de propager l'acné et de laisser des cicatrices.

LE CONSEIL DU JOUR

Opération camouflage

L'application de soins dermocosmétiques antirougeurs, ça marche ! Après un lavage doux du visage, la crème de teinte verte va couvrir les rougeurs et uniformiser le teint. On peut ensuite appliquer un fond de teint léger ou une poudre compacte pour obtenir une peau sans défauts.

DITES-MOI DR.GOOD ?

Il existe une solution durable ?

Le laser est privilégié et efficace pour coaguler les vaisseaux sanguins en 3 à 4 séances, ce qui atténue les rougeurs et réduit les cicatrices. Comptez 200 à 400 € par séance (non remboursée), mais le traitement est bien toléré (même si le patient peut parfois ressentir des picotements un peu douloureux) et les résultats sont visibles. Pas de contre-indications sauf le bronzage, car en absorbant la mélamine, le laser risque de provoquer des taches.

Quand la peau rougit…

L'apparition de rougeurs transitoires lors de changements de température (aliments ou bains trop chauds, effort intense…) peut être le signe de la rosacée (ou couperose) : cette anomalie de la circulation sanguine au niveau du visage touche 5 % de la population avec un pic à partir de la ménopause chez les femmes à la peau claire qui « vire au rouge ».

Bénigne, la maladie n'en est pas moins inesthétique. Il existe 3 types de rosacées qui ne sont pas forcément successives dans le temps ni la conséquence l'une de l'autre.

1 La première, la plus fréquente, est la forme vasculaire avec une rougeur au centre du visage sur les ailes du nez, les joues, le front, le menton, qui s'accompagne de bouffées de chaleur se manifestant lors d'un pic de stress, de prise d'aliments chauds et/ou épicés, d'alcool…

2 La seconde, papulo-pustuleuse, signe l'apparition de papules et pustules sur les zones de rougeurs ressemblant à des lésions d'acné et se développant par poussées.

3 La troisième, hypertrophique, plus rare, ne concerne que 5 % des patients atteints de rosacée, et se traduit par une boursoufflure rouge de la pointe du nez et une dilatation des orifices des glandes sébacées de cette zone.

Le coup de pouce naturel

Un sérum apaisant

Dans un flacon, versez 2 c. à c. d'huile de tournesol, 1 c. à c. d'huile de macadamia, 1 c. à s. d'huile de jojoba et 5 gouttes des huiles essentielles suivantes : camomille matricaire, calendula (extrait CO2), hélichryse italienne et lavande fine. Secouez pendant deux minutes puis placez le mélange vingt-quatre heures dans un lieu sombre entre 15 et 25 °C. Appliquez 3 à 5 gouttes matin et soir avant le soin hydratant. À conserver six mois à l'abri de la lumière.

LE CONSEIL DU JOUR

Gare aux aliments qui tâchent!

Thé noir, café, vin, cola, fruits rouges… tachent l'émail dentaire. Pour limiter la coloration, y compris entre les dents, on se rince au minimum la bouche après avoir bu ou mangé. Mais sachez que le brossage au dentifrice est encore la meilleure prévention.

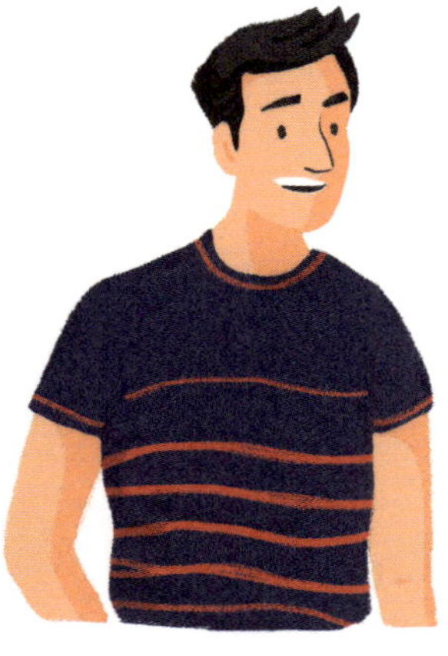

75 %

C'est le pourcentage de Français qui pensent qu'avoir de belles dents est aussi important qu'avoir une jolie peau. (Regenerate/Opinion Way, août 2018)

Envie d'un sourire *ultra bright?*

Quand les dents ont attrapé la jaunisse, on peut agir de différentes façons :

- **Détartrage + dentifrice blanchissant.** Une fois par an, un détartrage suivi d'un polissage élimine les taches qui teintent l'émail. Pour conserver l'effet éclaircissant plus longtemps, un dentifrice «blancheur» utilisé 2 fois/jour est utile. Ses particules de bicarbonate et de silice polissent les dents en gommant leur coloration externe.
- **Le blanchiment ambulatoire.** Équipé de gouttières dentaires fabriquées par le dentiste, on rentre chez soi avec un gel de peroxyde d'hydrogène et/ou de carbamide à injecter dedans avant d'aller dormir. Sa concentration est aujourd'hui limitée à 6 % maximum. Patience… car le traitement peut durer plusieurs semaines, en fonction de la coloration des dents. Attention, ce traitement est contre-indiqué en présence de caries, gingivite ou parodontite. Les dents restent blanches deux à trois ans.
- **Le blanchiment chez le dentiste.** C'est la même méthode, mais plus «agressive», le peroxyde étant plus concentré. Le dentiste applique un gel protecteur sur les gencives, enduit les dents avec le produit miracle et on reste trente minutes bouche ouverte devant une lampe (halogène ou laser) qui augmente l'action du peroxyde. Le résultat est harmonieux au bout de 3 séances minimum, qu'il faut renouveler six mois à un an plus tard.

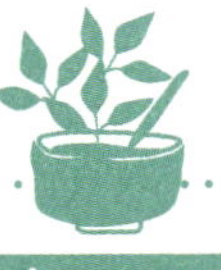

Le coup de pouce naturel

Le bicarbonate de sodium

Naturellement abrasif, il ponce les dents. Saupoudrez-en légèrement votre brosse à dents, brossez-les comme si vous les laviez. Rincez bien et limitez ce nettoyage à 1 fois/semaine maximum.

Jolie peau,
jolis ongles… jolis pieds

Souvent négligés, nos pieds ne méritent pas qu'on leur fasse un pied de nez. Quand les orteils sortent enfin prendre l'air, il est temps de les bichonner d'arrache-pied avec des soins maison.

Première étape, le bain de pieds dans une grande bassine remplie d'eau chaude ou tiède (entre 32 et 37 °C) additionnée d'une poignée de gros sel. On laisse tremper ses pieds quinze à vingt minutes puis, à l'aide d'une râpe manuelle ou électrique, on élimine les peaux mortes sous la plante du pied et au niveau des talons. On peut également utiliser son soin de gommage corporel pour se faire des pieds tout doux.

Les ongles étant ramollis, on en profite pour les couper au carré (sans attaquer les angles pour éviter l'ongle incarné), mais pas trop courts. Reste à les arrondir doucement avec une lime avant de les colorer avec un vernis.

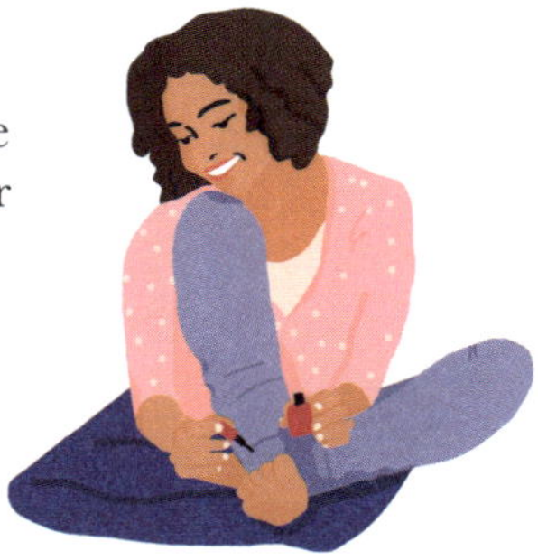

LE CONSEIL DU JOUR

Éviter les cors et les durillons

N'utilisez jamais une râpe sur des pieds secs. Trempez-les quinze minutes dans une bassine d'eau chaude avant de frotter quelques secondes les zones où la peau épaisse a blanchi. Et si malgré tout, des cors et/ou durillons se forment, gênent la marche ou risquent de s'infecter, car ils sont très enflammés, consultez un pédicure-podologue.

DITES-MOI DR.GOOD ?

Comment se débarrasser d'une mycose ?

Pour éviter que cette banale infection provoquée par un champignon n'affecte les autres ongles des orteils, elle doit être rapidement prise en charge. À ses prémices (jaunissement local de l'ongle), un traitement à base de vernis ou de crème (en pharmacie sans ordonnance) peut suffire. Il faut être patient : plusieurs mois sont parfois nécessaires pour retrouver un ongle sain. En revanche, lorsqu'on a trop tardé et que la mycose a atteint plusieurs ongles, seul un traitement médicamenteux voire au laser pour brûler le champignon sera efficace.

On regarde ça de près

Aïe, une crevasse…

Causée par l'air froid/sec, l'utilisation fréquente de produits détergents… elle est toujours douloureuse. Quand elle n'est pas trop profonde, située sur le bout des orteils près de l'ongle, la bonne stratégie consiste à masser la zone avec de la glycérine végétale. Quand elle est plus profonde, située au talon par exemple, il vaut mieux la montrer au médecin qui prescrira au besoin une crème à base de cortisone.

MARDI 17 MAI

Journée mondiale contre l'hypertension

Cette maladie silencieuse, sans symptômes apparents, augmente fortement le risque de développer une cardiopathie ou un accident vasculaire cérébral (AVC). Le hic : de nombreux hypertendus s'ignorent...

POURQUOI C'EST IMPORTANT D'EN PARLER ?

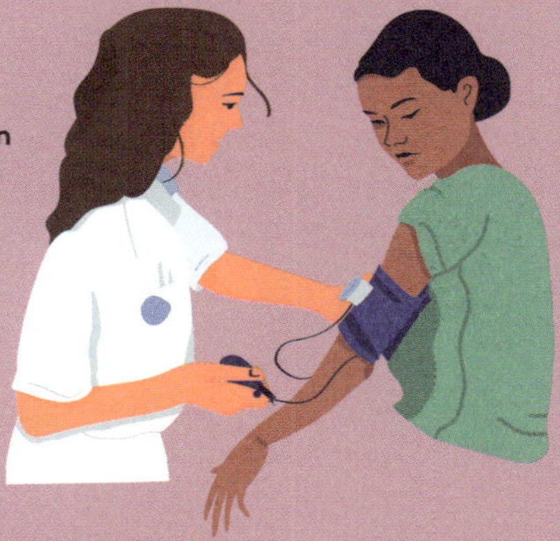

Alors que chez nos voisins européens, l'hypertension artérielle est en baisse, en France, près d'un habitant sur trois en est atteint (30 % des Français) et ce chiffre n'a pas faibli depuis dix ans. La tendance est même à la hausse chez les femmes avec, selon la Fédération française de cardiologie, « une progression très importante du tabagisme et de la sédentarité puisque 7 femmes sur 10 restent assises au moins cinq heures par jour ». Or, cette maladie chronique tue si elle n'est pas dépistée et traitée. Une pression artérielle au-dessus de 140 mmHg (ou 14cmHg) multiplie par 3 le risque d'infarctus du myocarde et les maladies coronaires, par 5 le risque d'insuffisance cardiaque et par 8 le risque d'accident vasculaire cérébral !

LE DÉPISTAGE POUR Y VOIR CLAIR

Quelques signes comme des maux de tête, des bourdonnements d'oreilles, des scintillements dans les yeux ou des saignements de nez peuvent mettre la puce à l'oreille. Mais le plus souvent, l'hypertension ne s'accompagne d'aucun symptôme. Seule la mesure de la tension avec un tensiomètre électronique ou manuel peut dire si l'on est hypertendu.

LA « RÈGLE DES 3 »

Pour mesurer sa tension, la Haute Autorité de santé (HAS) recommande :

3 jours de suite
à faire hors périodes où on fait de l'exercice, on fume, on est stressé...

3 mesures consécutives le matin
entre le lever et le petit déjeuner à quelques minutes d'intervalle.

3 mesures le soir
entre le dîner et le coucher.

L'HYGIÈNE DE VIE EN PLUS DES TRAITEMENTS

En plus des médicaments prescrits au cas par cas, la reprise de l'activité physique est essentielle chez l'hypertendu avec des activités d'intensité légère (marche, jardinage, étirements) à modérée (marche active, vélo, natation, pendant quarante-cinq minutes et 2 fois/semaine). Le sport a apporté la preuve de son bénéfice, de même que le régime DASH, pauvre en graisses saturées, riche en fruits, légumes, produits laitiers peu gras et pouvant être suivi par tous, hypertendus ou pas.

Plus d'infos

Frhta.org, Fedecardio.org

MERCREDI 18 MAI

LE CONSEIL DU JOUR

Prévenir la chute !

Avec un bon shampoing antichute (par exemple à base de kératine ou de ginkgo biloba fortifiant) à appliquer en massage circulaire pour stimuler la circulation sanguine sur le cuir chevelu et redonner aux cheveux de l'énergie. Une cure de compléments alimentaires à base de zinc, vitamines B, acides aminés soufrés est également utile pour enrayer la chute. Demandez conseil à un pharmacien ou à un dermatologue.

DITES-MOI DR.GOOD ?

Quand faire un bilan sanguin ?

Quand les soins n'apportent pas d'amélioration et que la chute de cheveux persiste, une analyse sanguine est alors nécessaire pour déterminer une carence possible en vitamines (B notamment) et minéraux (fer). La carence est avérée ? Alors une amélioration est possible avec des compléments alimentaires dont le dosage sera adapté par le médecin.

Perdre ses cheveux… mais pas le moral !

Le problème n'est pas à prendre à la légère puisqu'il touche de très nombreux hommes (calvitie) et également des femmes bien que cela soit moins fréquent.

Ses causes sont multiples et se combinent volontiers entre elles pour entretenir le problème, mais l'un des principaux facteurs de la calvitie reste l'hérédité. À la racine du problème : la testostérone (hormone sexuelle mâle) qui se transforme en une autre hormone, la DHT. Cette dernière est à l'origine de la perte de cheveux, car elle attaque les follicules pileux, accélérant alors leur vieillissement et perturbant le cycle de vie naturel du cheveu.

- Chez l'homme, 1 homme sur 4 est touché par la calvitie. Cette origine androgénétique est responsable de 97 % des cas de calvitie, les autres facteurs pouvant être le stress, un excès de mauvais cholestérol couplé à une alimentation déséquilibrée, etc.
- Chez la femme, l'alopécie est moins fréquente (2 millions de femmes en France), rarement héréditaire, car plutôt due à des bouleversements hormonaux (grossesse, ménopause). Dans les deux cas, il est préférable de consulter un dermatologue quand la chute de cheveux devient importante, mais également lorsqu'elle pose problème sur le plan esthétique : des solutions existent !

Le coup de pouce naturel

Soin booster quotidien

L'huile essentielle d'ylang-ylang favorise la régénération et revitalisation des phanères (cheveux et ongles). Pour favoriser la pousse des cheveux, ajoutez-en 1 goutte à votre dose normale de shampoing. Elle est contre-indiquée pendant la grossesse et l'allaitement.

LE CONSEIL DU JOUR

Utiliser un shampoing traitant

Avec une formule renfermant : un antifongique pour éviter que le champignon ne prolifère, un actif apaisant pour calmer les irritations, un kératolytique pour détacher plus facilement les squames du cuir chevelu, et un antiséborrhéique pour réguler la production de sébum en cas de pellicules grasses.

LE COACHING DE Dr. Good !

Pour un lavage antipelliculaire

La bonne méthode est la suivante : à l'aide de votre shampoing traitant, faites un premier lavage pendant lequel vous prenez le temps de bien masser le cuir chevelu afin que les actifs pénètrent en profondeur. Rincez et procédez à un deuxième lavage que vous laissez poser cinq minutes avant de rincer soigneusement. Vous avez beaucoup de pellicules? Appliquez une lotion antipelliculaire en complément avant de sécher.

La bonne stratégie contre les pellicules

Une personne sur deux entre 18 et 50 ans a des pellicules en excès et le phénomène qui touche les hommes comme les femmes n'épargne aucune nature de cheveux (normaux, secs, gras).

En cause : un champignon présent dans le cuir chevelu, le Malassezia, qui se délecte des lipides (gras) présents dans le sébum des cheveux. Pour enrayer le problème, il faut d'abord analyser les pellicules : grasses ou sèches.

- Les premières collent à la chevelure, sont épaisses, forment de petits paquets, tombent en même temps que quelques cheveux.
- Les secondes sont fines, petites, blanches, se détachent facilement du cuir chevelu, tombent lors du brossage, et sont associées ou non à des démangeaisons.

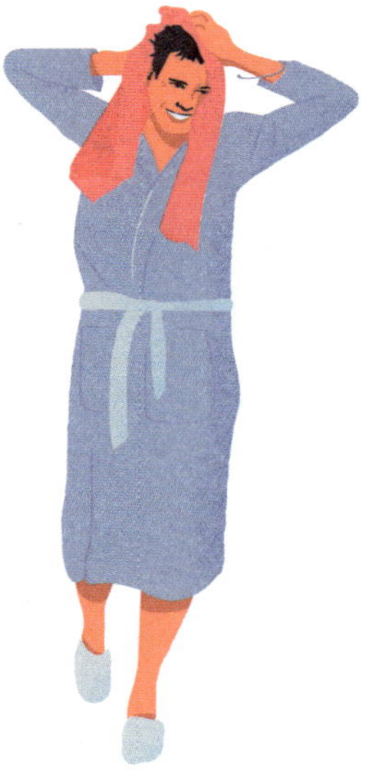

Avec le portrait-robot de l'intrus en poche, il ne reste plus qu'à sélectionner le bon soin lavant au rayon cosméto ou à demander conseil à son pharmacien. En deux à quatre semaines de lavages adaptés, des résultats encourageants sont visibles!

ÇA, C'EST PAS GOOD !

STOP À LA MALTRAITANCE!

Pas toujours simple de venir à bout des pellicules, mais il est possible de maîtriser l'inflammation du cuir chevelu qu'elles entraînent en : évitant les produits décapants (riches en agents moussants de type sulfates par exemple), limitant les lavages à 2 ou 3 par semaine, tenant à distance le stress (yoga, exercices respiratoires...), oubliant le plus possible brushings, sprays coiffants et coloration, réduisant les sucres et les mauvaises graisses.

VENDREDI 20 MAI

Une peau fraîche oui, mais au naturel

Les déodorants sont régulièrement au cœur de nombreux débats. En cause, les composés nocifs qu'ils contiennent comme les parabènes qui perturbent le système endocrinien et les sels d'aluminium qui, outre le fait de bloquer les glandes sudoripares, favoriseraient le cancer du sein.

Dans le doute concernant l'innocuité de ces produits, mieux vaut préférer un déodorant bio (label Ecocert, Cosmébio, Nature & Progrès) par exemple à base d'hydrolats végétaux (hamamélis, sauge) et/ou d'huiles essentielles (palmarosa, arbre à thé, etc.) de bicarbonate de soude et d'huile ou de beurre végétaux (beurre de karité, huile de coco, etc.).

Les versions solides ont le vent en poupe, mais il existe également des formules liquides dans des flacons recyclables en verre. On peut aussi le fabriquer soi-même, à condition de bien respecter les dosages recommandés pour chacun des ingrédients.

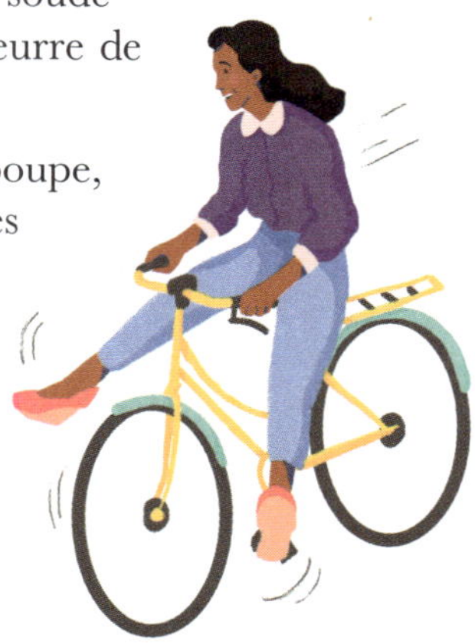

Le coup de pouce naturel

Douche + déo « maison »

Les mauvaises odeurs corporelles ne sont pas toujours liées à un problème de transpiration excessive. Dans bien des cas, l'hygiène est défaillante. Alors, on ne lésine pas sur le lavage des aisselles, des pieds, des espaces entre les orteils… à l'eau et au savon. On sèche bien. Et on applique sous les bras ce déo « maison » express : on verse dans le creux de sa main 5 gouttes d'huile végétale de jojoba et 1 goutte d'huile essentielle de sauge sclarée. On émulsionne le tout avec ses doigts et on applique sous chaque aisselle.

LE CONSEIL DU JOUR

Coup de frais dans la garde-robe

Certains tissus favorisent la transpiration : viscose, polyester, polyamide, acrylique…. Alors que d'autres, au contraire, laissent mieux respirer la peau : coton, lin, chanvre, soie… Faites le tri dans vos placards !

On regarde ça de près

L'hyperhidrose se traite

Lorsque la transpiration est excessive (hyperhidrose), en plus de l'application tous les soirs d'un produit antitranspirant (souvent à base de sels d'aluminium) pour diminuer et normaliser la sudation, des séances de ionophorèse peuvent être réalisées chez le dermatologue. Pieds et mains sont alors plongés dans un récipient d'eau dans lequel passe un courant électrique à faible intensité qui réduit la production de sueur. Pour les aisselles, on utilise des éponges mouillées munies d'électrodes. Ce traitement est efficace à raison d'une dizaine de séances de vingt minutes, remboursées par la Sécurité sociale.

LE CONSEIL DU JOUR

Pour rester de bon poil…

… et éviter les repousses sous-cutanées, pensez à exfolier régulièrement votre peau avec un gommage à rincer sous la douche. Et n'utilisez pas de cire chaude si vous avez des problèmes de circulation sanguine, car elle augmente le risque de jambes lourdes, varices, etc.

Jambes, maillot, aisselles… au poil!

Même si exposer ses jambes poilues est aujourd'hui assumé par un nombre croissant de femmes, nombreuses sont celles qui préfèrent avoir les jambes lisses à l'heure où robes et jupes sont de sortie. Mais attention aux faux pas…

- **Rasoir = risque de coupures et de repousses sous-cutanées.** C'est top quand on est pressée, mais il faut le manier avec douceur : sur peau humide avec du gel de rasage ou du savon. On coupe dans le sens opposé de l'implantation, du bas vers le haut pour les jambes, pour ne pas se couper. Attention : si on utilise la lame de travers, la repousse du poil se fera aussi de travers et donc… sous la peau. On évite donc les zones fragiles comme celle du maillot.
- **Crème dépilatoire = risque d'allergie.** Si les douillettes la plébiscitent, ce n'est pas sans risque, car les actifs chimiques qu'elle contient (pour dissoudre la tige capillaire sans attaquer la racine du poil) sont allergisants. Il faut donc appliquer mousse ou crème sur une peau sèche et sans lésion, respecter le temps de pose et lors d'une première application, déposer une noisette sur la peau et attendre quelques minutes pour voir si elle réagit.
- **Cire = plus douce malgré la douleur.** C'est la méthode radicale des perfectionnistes même si elle n'est pas toujours une partie de plaisir. Le poil est arraché à la racine et mettra environ trois semaines à repousser. Le résultat est net, avec parfois quelques rougeurs. La bonne idée? Opter pour la cire orientale en cas de forte pilosité : au fil des mois elle affine le poil.

ÇA, C'EST GOOD !

LE HAMMAM AVANT L'ÉPILATION

Après avoir bien sué, le gommage le plus souvent réalisé au savon noir permet d'ôter les peaux mortes, mais également d'ouvrir les pores et de ramollir l'épiderme, ce qui facilite ensuite l'épilation. À éviter en cas de soucis de circulation.

ÇA, C'EST PAS GOOD !

LE SOLEIL APRÈS L'ÉPILATION

Le mieux est d'attendre vingt-quatre heures après une épilation, car la peau irritée est plus sensible aux méchants UV et vos jolies gambettes risqueraient de brûler au lieu de dorer!

LE CONSEIL DU JOUR

Protection rapprochée

L'idéal avant de colorer ses ongles, c'est d'appliquer une base transparente pour renforcer les ongles, les lisser, mais également leur éviter de jaunir. Après la pose du vernis, il ne reste plus qu'à terminer avec l'application d'une couche de top coat *en guise de finition pour protéger la couleur et lui donner encore plus de brillance.*

ÇA, C'EST GOOD !

OSER LA COULEUR !

Quand les pieds bronzent aux beaux jours et prennent une jolie teinte caramel, il ne faut pas hésiter à miser sur les couleurs acidulées (orange pop, corail, jaune vif), sur le blanc (mat ou scintillant) ou encore sur la large palette des bleus (du turquoise en passant par le bleu électrique). Quant au rouge, intemporel, il donnera une touche glamour à vos pieds les soirs de fête.

Et hop !
Une manucure express

Comme toutes les parties du corps, les ongles sont à surveiller (tâches, stries, changement de couleur…) pour dépister un possible problème de santé. Rien n'interdit également de les bichonner en les hydratant (avec une crème pour les mains) et en leur offrant de temps en temps un bain de jouvence…

1. **Ne pas couper** ses ongles trop courts, mais les limer.
2. **Tremper ses doigts** dans un bol d'eau chaude pour ramollir les peaux qui protègent les ongles.
3. **Repousser les cuticules** (petites peaux) avec un bâtonnet de buis recouvert de coton.
4. **Limer** en rond les ongles des doigts larges et en carré ceux des doigts fins. On lime toujours dans le même sens avec une lime neuve et large de préférence.
5. **Utiliser un polissoir** côté gros grains rugueux pour polir et gommer les stries.
6. **Polir** doucement du côté doux afin d'éliminer les dernières impuretés et faire briller les ongles.
7. **Appliquer** une crème ultrariche ou une huile pour hydrater et nourrir cuticules, ongles et mains.
8. **Poser** le vernis tranquillement, sans déborder. Deux couches, c'est l'idéal pour avoir une jolie teinte bien uniforme.

DITES-MOI DR.GOOD ?

Se ronger les ongles, c'est un tic nerveux ?

Oui, il est très répandu et commence souvent à l'adolescence lors de petits pics de stress dans la journée. Mais les adultes aussi se rongent les ongles ! Outre la douleur, cela expose également la peau aux bactéries et virus de la bouche. Pour « dompter » ce tic, on peut d'abord couper ses ongles très courts pour ne pas être tenté, les vernir avec un vernis transparent spécial très amer et pourquoi pas, s'acheter des balles antistress pour se calmer tout en occupant le bout de ses doigts !

Le hâle de l'été se prépare maintenant !

Ce n'est pas un hasard si le bêta-carotène est l'ingrédient principal de tous les compléments alimentaires qui préparent au bronzage.

Il possède de nombreuses vertus parmi lesquelles la protection contre les radicaux libres et la capacité d'améliorer la régénération de la peau.
Comme son nom l'indique, le bêta-carotène se trouve en grande quantité dans les carottes. C'est un précurseur de vitamine A que l'organisme métabolise au fur et à mesure de ses besoins en l'associant à un lipide : il est donc recommandé de manger des carottes vapeur ou cuites au wok (le bêta-carotène étant plus disponible lorsque le légume est cuit) avec un peu d'huile d'olive.
Le bêta-carotène se trouve aussi dans tous les fruits et légumes orangés comme l'abricot, le melon, le poivron jaune ou orange…, ainsi que dans les tomates et certains végétaux verts (chou, épinard, brocoli).
Pour faire le plein avant les beaux jours, il faudrait absorber entre 30 et 50 mg/jour, ce qui représente par exemple : 300 g de carottes (24 mg), 2 abricots (3 mg), 200 g d'épinards (8 mg), 200 g de melon (5 mg). Pas simple au quotidien… une petite cure de bêta-carotène en gélules est alors une bonne idée.

Le coup de pouce naturel

Exfoliant « maison »

Facile à fabriquer, appliquez-le en petits mouvements circulaires sur la peau humide : 50 g d'huile de coco et 50 g de sucre en poudre mélangés à 10 gouttes d'huile essentielle de citron. Après le rinçage, pensez à vous hydrater pour obtenir une peau douce et satinée.

LE CONSEIL DU JOUR

Miser aussi sur les bons gras

Lorsque les parois des cellules manquent de graisses, la peau est moins élastique et plus vulnérable face au rayonnement solaire. Pensez à varier les huiles végétales (colza, noix, cameline) riches en acides gras oméga-3 et en cas de sécheresse cutanée, faites une cure d'huile d'onagre ou de bourrache (disponibles en gélules).

ÇA, C'EST GOOD !

GOMMAGE = BEAU BRONZAGE

Une peau régulièrement exfoliée (donc débarrassée de ses peaux mortes) est plus à même de bien absorber les soins hydratants, mais elle reflètera également un hâle plus uniforme au moment de bronzer. Le bon tempo ? Gommez votre peau 1 fois/semaine (peau sèche) et 2 fois/semaine (peau grasse).

MARDI 24 MAI

Sous le soleil,
exactement…

La couleur de la peau, des yeux et des cheveux définit plusieurs phototypes réagissant différemment au soleil. Connaître le sien est utile pour bronzer sans brûler.

- **0 Albinos :** peau dépourvue de mélanine.
- **1 Roux :** coups de soleil sans bronzage.
- **2 Blonds aux yeux clairs :** coups de soleil puis léger bronzage.
- **3 Châtains :** coups de soleil puis bronzage.
- **4 Bruns :** bronzage facile, rares coups de soleil.
- **5 Méditerranéens, métis :** bronzage avec rares coups de soleil.
- **6 Noirs :** bronzage sans coups de soleil (ou presque puisqu'une peau noire trop longtemps exposée sans protection peut évidemment brûler).

En France, les phototypes 2 et 3 sont majoritaires, c'est-à-dire que la plupart des individus ont une fragilité vis-à-vis du soleil : dans ce cas, une crème SPF 50 est préférable pour les premières expositions, puis SPF 30 une fois que la peau est hâlée.

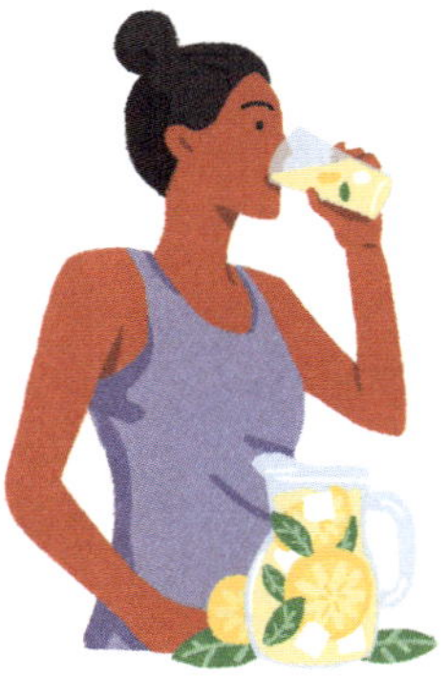

DITES-MOI DR.GOOD ?

Est-il vrai que médicaments et soleil ne font pas bon ménage ?

En effet, une très faible dose de soleil associée à la prise de certains médicaments (certains antibiotiques, diurétiques, antidépresseurs, anti-inflammatoires…) multiplie les méfaits du soleil sur la peau et provoque une réaction phototoxique (coups de soleil) parfois importante. En cause, les propriétés chimiques de ces médicaments qui interagissent de façon négative avec les lumières.

LE CONSEIL DU JOUR

La bonne dose

L'indice de protection SPF (Sun Protection Factor) est testé en laboratoire sur la base de l'application d'une couche épaisse de 2 mg/cm² de peau : l'équivalent d'une balle de ping-pong pour protéger la peau d'un adulte ! Dans la pratique, la quantité que l'on utilise est de l'ordre de 1 à 0,7 mg/cm². Du coup, une crème d'indice SPF 30 est donc plutôt équivalente à une crème SPF 10. Les dermatologues insistent donc pour que l'on se tartine toutes les deux heures minimum en cas d'exposition continue, de même qu'après chaque baignade ou activité physique.

LE SAVIEZ-VOUS ?

VILAINS UV

ALORS QUE LA NEIGE RÉFLÉCHIT 40 À 85 % DES UV, L'EAU EN RÉFLÉCHIT 10 À 30 % ET LE SABLE 5 À 25 %. SI LE NIVEAU DE RÉVERBÉRATION VARIE, IL EST À SON MAXIMUM ENTRE 12 ET 16 HEURES, PÉRIODE PENDANT LAQUELLE IL VAUT MIEUX ÉVITER DE S'EXPOSER OU, SI L'ON N'A PAS LE CHOIX, PROTÉGER LES ZONES DÉCOUVERTES.

MERCREDI 25 MAI

Journée mondiale de la thyroïde

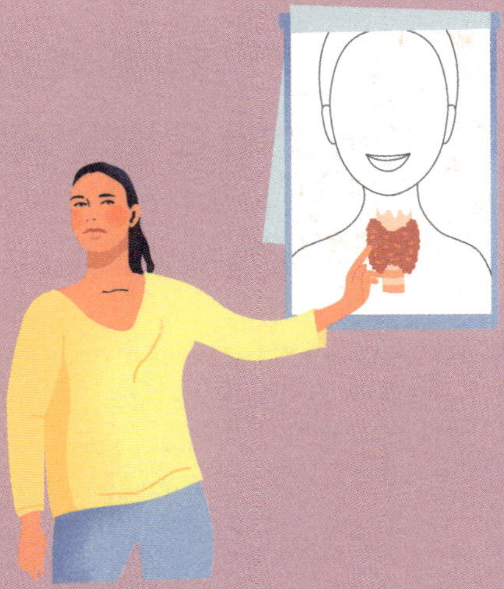

Cette petite glande empoisonne la vie d'un Français sur 10. Et comme les signes avant-coureurs de son dysfonctionnement ne sont pas toujours évidents, il est utile de sensibiliser le grand public sur l'importance de la thyroïde et les complications que cela engendre lorsqu'elle se dérègle.

POURQUOI C'EST IMPORTANT D'EN PARLER ?

Petite, discrète, mais essentielle à notre équilibre physique, mental et émotionnel, la thyroïde est une glande endocrine qui sécrète des hormones afin de réguler l'ensemble de notre métabolisme. Elle régule la croissance et le développement du corps, elle module sa dépense d'énergie en stimulant cœur et cerveau, elle influence notre poids et notre musculature… En clair, c'est un sacré chef d'orchestre ! Lorsqu'elle se dérègle (d'abord en silence, car les premiers signes ne sont pas immédiatement évidents), c'est le plus souvent chez les femmes – trois fois plus touchées que les hommes après 60 ans – avec une période délicate à la ménopause.

QUE SE PASSE-T-IL LORSQU'ELLE SE DÉRÈGLE ?

En cas d'hyperthyroïdie

le métabolisme est en surrégime. Le cœur bat trop vite, les muscles sont hypertoniques, on est irritable, nerveux, on a le sommeil léger, peu reposant. On peut aussi avoir chaud en permanence, transpirer, maigrir alors que l'on n'a rien changé à son alimentation, avoir le transit accéléré, la libido en berne, des démangeaisons sur tout le corps et parfois voir naître un goitre (gonflement du cou) plus ou moins important.

En cas d'hypothyroïdie

à l'inverse, le métabolisme est comme endormi. D'abord, on pense à une grosse fatigue, car les symptômes associés tardent parfois à se manifester. On peut être moins concentré, perdre le fil de ses pensées, se sentir abattu, déprimé jusqu'à se réfugier dans un sommeil lourd, fréquent, mais pas réparateur. Il arrive que la peau s'assèche, que le teint pâlisse, que les cheveux tombent. La température corporelle s'abaisse : on devient frileux avec les extrémités froides même par temps chaud. Enfin, 95 % des personnes atteintes d'hypothyroïdie constatent un ralentissement de leur rythme cardiaque, ce qui intensifie encore la fatigue. Il faut alors consulter pour faire un bilan sanguin, des dosages hormonaux, voire une échographie en cas de nodules (kystes).

QUID DES TRAITEMENTS ?

Le traitement de l'hypothyroïdie repose sur l'apport des hormones manquantes par le biais de médicaments avec lesquels on tâtonne un peu au départ pour trouver le bon dosage. Celui de l'hyperthyroïdie se base sur des antithyroïdiens pour bloquer la production hormonale (là aussi, la posologie s'adapte au fil des semaines), voire sur des bêtabloquants pour rééquilibrer le fonctionnement thyroïdien. La chirurgie quant à elle est indiquée quand des nodules cancéreux ou précancéreux sont détectés.

Plus d'infos

Asso-malades-thyroide.fr

JEUDI 26 MAI

Cheveux ternes…
faut que ça brille !

Quand on regarde un cheveu au microscope, on se rend compte qu'il est constitué de petites écailles plus ou moins homogènes. Sans le savoir, on observe la kératine, principal composant du cheveu, une protéine riche en acides aminés soufrés (cystine, méthionine) qui, lorsqu'elle est altérée, manque cruellement à la chevelure qui devient terne, cassante, sans volume.

Pour leur redonner brillance et vitalité, il faut bien sûr combattre les agresseurs extérieurs comme le soleil, le froid, des lavages à l'eau trop chaude, la fumée de cigarette ou encore un chignon trop serré, un bandeau porté en permanence, des coups de brosse trop énergiques, le chlore de la piscine, le sel de mer…
Mais il faut savoir que les ennemis viennent aussi de l'intérieur, une alimentation déséquilibrée ne permet pas de nourrir et embellir des cheveux qui ont faim. La kératine étant une protéine, il faut donc en manger suffisamment : 1 g de protéine par kilo de poids, soit environ 60 g de protéines si vous pesez 60 kilos à puiser parmi les sources animales (viande maigre, poisson, œuf, laitage) ou végétales (tofu, légumineuses, amandes…).

Le coup de pouce naturel

Le rinçage au citron

Le jus de citron (comme le vinaigre) est depuis longtemps utilisé pour redonner de la brillance aux chevaux ternes. Après un lavage, puis rinçage soigneux de l'ensemble de la chevelure, on ajoute 1 citron pressé à 1 litre d'eau douce et on utilise cette «eau de finition» pour rincer à nouveau les cheveux. Ça crisse sous les doigts et ça brille au séchage !

LE CONSEIL DU JOUR

La kératine pour briller dès la racine

L'altération de la kératine (protéine fibreuse de la peau, des poils, des ongles…) rend le cheveu terne et poreux. Lorsqu'on a les cheveux ternes, abîmés, cassants, il est donc utile de choisir un shampoing enrichi en kératine et/ou acides gras essentiels. En complément, un soin concentré en kératine peut être utilisé en cure pendant un mois.

ÇA, C'EST PAS GOOD !

LE BROSSAGE À L'ENVERS

Attention ! Dans la majorité des cas, on brosse de la racine vers la pointe ce qui, lorsqu'on a les cheveux longs ou mi-longs, crée des nœuds. En les cassant, on détériore la fibre capillaire qui devient fourchue et terne. Ainsi, il est préférable de brosser d'abord les pointes pour défaire les nœuds, puis les longueurs pour les démêler et enfin les racines pour stimuler le cuir chevelu.

Peau grasse cherche bons conseils désespérément…

Lorsqu'on a la peau grasse, les pores sont dilatés notamment sur la zone front-nez-menton, et parfois sur les joues, les épaules, le dos…

C'est dû à l'hyperactivité des glandes sébacées et on a beau nettoyer la peau à plusieurs reprises, elle redevient luisante une heure plus tard.

En outre, les personnes à peau grasse peuvent avoir les pores obstrués (points noirs) et des difficultés à se maquiller, car les soins (fond de teint, poudres, etc.) semblent «fondre» rapidement.

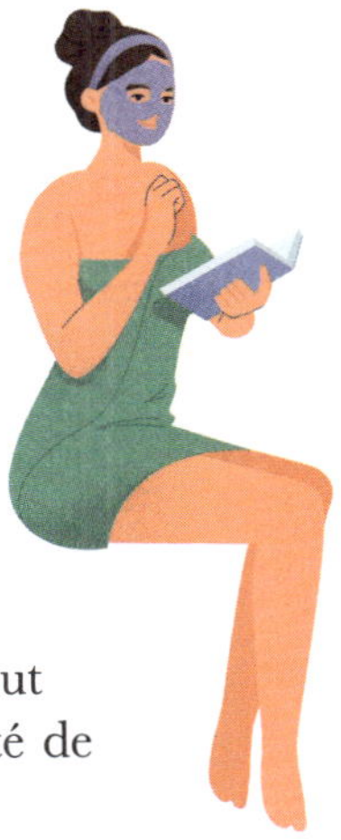

Règle de base pour rééquilibrer sa peau : la nettoyer soigneusement matin et soir pour l'aider à «respirer». En plus d'éliminer les impuretés, une lotion astringente à base de plantes (sauge, mélisse, achillée millefeuille, menthe poivrée…) l'assainira en profondeur tout en respectant son pH (unité de mesure d'acidité de la peau).

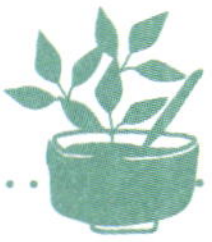

Le coup de pouce naturel

Masque matifiant «maison»

Dans un bol, versez 1 c. à s. de farine de riz et 1 c. à s. de yaourt nature. Mélangez le tout jusqu'à obtention d'une pâte homogène. Appliquez généreusement sur votre visage propre et sec. Laissez poser le masque quinze minutes avant de rincer à l'eau claire. À répéter 2 fois/semaine avant de nourrir votre peau avec une crème de jour hydratante spécial peaux grasses. Avant le maquillage, vous pouvez vous poudrer légèrement le nez, le front, le menton, à l'aide d'un gros pinceau avec de la poudre libre pour un effet mat optimal.

LE CONSEIL DU JOUR

Non aux gommages quotidiens !

Même si l'on pense bien faire en purifiant la peau et en enlevant l'excès de sébum, la peau est en réalité fragilisée par ce soin agressif lorsqu'il est pratiqué tous les jours. En réponse, elle risque de fabriquer encore plus de sébum pour se défendre, ce qui n'est pas l'effet recherché. Un gommage 1 à 2 fois par semaine, c'est suffisant, suivi d'un masque aux acides de fruits (des actifs très puissants qui accélèrent le renouvellement cellulaire) pour libérer la peau des cellules mortes restantes et resserrer les pores.

LE SAVIEZ-VOUS ?

MOINS DE RIDES ET RIDULES

PLUS «LUBRIFIÉES» QUE LES PEAUX SÈCHES, LES PEAUX GRASSES ONT L'AVANTAGE D'ÊTRE MOINS VITE SUJETTES AUX RIDES ET RIDULES. UN ATOUT NON NÉGLIGEABLE FACE AU VIEILLISSEMENT INÉLUCTABLE DE L'ÉPIDERME.

Plan d'attaque
pour jolies gambettes

L'organisme travaille, via les reins, à maintenir l'équilibre entre les liquides que nous perdons (transpiration, urine) et ceux que nous absorbons (boisson, alimentation).

Une juste répartition de l'eau peut être perturbée quand le corps emmagasine plus d'eau qu'il n'en évacue. On parle alors de rétention pathologique de liquide (ou œdème). Un phénomène visible au niveau des pieds, chevilles, mollets, qui sont plus enflés le soir que le matin, notamment en été lorsqu'il fait chaud.
Pour le prévenir ou le limiter, on peut :

- **Manger peu salé.** Exit frites, charcuteries, plats cuisinés, certains fromages… Une diététicienne peut aider à repérer les aliments-ennemis.
- **Surélever ses jambes au repos** plusieurs fois par jour au-dessus du niveau des hanches. Et également le matelas de son lit de 10 à 15 cm afin de dormir « les jambes en l'air ».
- **Fuir les sources de chaleur** en découvrant ses jambes dès qu'il fait chaud et en éloignant son bureau ou fauteuil du radiateur.
- **Nager** en faisant un mouvement de va-et-vient avec de petites palmes courtes ou marcher d'un pas rapide en déroulant bien le pied pour stimuler le retour veineux.

ÇA, C'EST GOOD !

VOYAGER AVEC DES BAS !

Porter des bas ou des collants de contention, c'est ce que font chaque jour les hôtesses de l'air et c'est une bonne idée ! En effet, la position assise lors des longs trajets en avion, train, voiture freine la circulation sanguine. Si l'on n'a pas de problème veineux, on peut acheter des bas de classe 1 (à l'aéroport notamment). Si l'on a des varices, des œdèmes ou si l'on a eu des thromboses veineuses, le médecin prescrira des bas de classe 2 ou 3 à essayer puis à commander en pharmacie.

LE CONSEIL DU JOUR

Soin « gla-gla » du matin

Un jet d'eau fraîche, voire froide, en fin de douche en remontant des chevilles vers le haut des cuisses, c'est le geste beauté des jambes à adopter pour la vie afin de relancer la circulation sanguine dès le réveil.

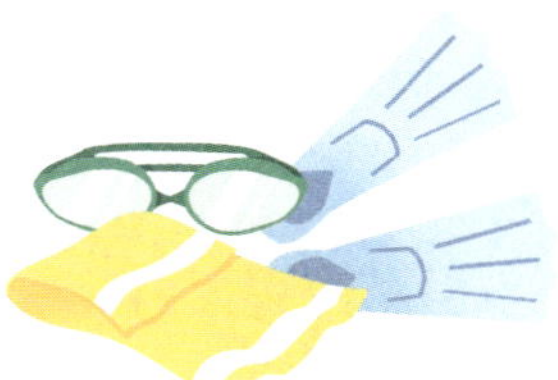

DITES-MOI DR.GOOD ?

Quand faut-il consulter ?

Le phénomène jambes lourdes est constant, hors transports et période de fortes chaleurs ? Tournez-vous vers votre médecin qui déterminera la cause de l'œdème, prescrira des bas de contention, un traitement anticoagulant antiphlébite voire des diurétiques en cas d'insuffisance cardiaque.

La chasse
aux capitons est ouverte !

La peau d'orange est un « *beauty* fléau » qui touche la quasi-totalité des femmes, rondes ou menues, puisque plus de 90 % d'entre elles se disent concernées.

Le coupable c'est l'adipocyte, une petite cellule graisseuse située dans l'hypoderme capable d'emmagasiner de très grandes quantités de graisse alimentaire. Quand son volume augmente (jusqu'à 50 à 100 fois par rapport à sa taille initiale), la surface de la peau devient matelassée : peau d'orange et rétention d'eau s'installent.
Hérédité, hormones, hygiène de vie… sont en cause et pour la combattre activement, point de salut durable sans une activité physique régulière et un rééquilibrage alimentaire. Si le gras est depuis longtemps le pire ennemi des femmes atteintes de cellulite, il ne faut pourtant pas le supprimer totalement : non aux viandes grasses, charcuteries, pâtisseries…, mais oui aux poissons gras et aux huiles végétales (colza, noix, lin) riches en bons acides gras oméga-3. En revanche, il faut lutter contre les sucres rapides qui font des ravages sur le plan de la santé et participent directement à la formation des capitons.

LE CONSEIL DU JOUR

Masser, drainer…

Le massage par palper-rouler demande régularité et patience, mais il paye ! Il peut être réalisé chez le kiné avec une machine ou chez soi à l'aide d'une ventouse pour « casser » les cellules graisseuses, tonifier et lisser la peau. Le mouvement doit d'abord être linéaire du genou vers le haut de la cuisse, puis en zigzag de gauche à droit et inversement. Résultats visibles au bout de vingt jours avec un drainage de 10 minutes/jour.

LE SAVIEZ-VOUS ?

LA CAFÉINE EST SON ENNEMIE

LA CELLULITE A BEAU FAIRE DE LA RÉSISTANCE, ELLE N'EST PAS INSENSIBLE À L'ACTION DE LA CAFÉINE QUI SE RÉVÈLE UN BON DIURÉTIQUE QUI STIMULE LA FONTE DES GRAISSES. AINSI, ENTRE DEUX CRÈMES MINCEUR, PRÉFÉREZ TOUJOURS CELLE QUI AFFICHE UNE BONNE TENEUR EN CAFÉINE (5 %).

DITES-MOI DR.GOOD ?

Le régime anticellulite, ça marche ?

Fuyez les diètes charlatanesques et déséquilibrées à l'extrême censées gommer la cellulite ! Ce qui agit positivement, ce sont plutôt les sports d'endurance (course à pied, vélo, natation…) mobilisant les muscles, drainant les tissus et réduisant la rétention d'eau. L'idéal, c'est de pratiquer 3 fois par semaine de quarante-cinq minutes à une heure et d'adopter une alimentation variée, riche en légumes et pauvres en sucres rapides, car leur excès est stocké sous forme de graisse dans l'organisme.

LUNDI 30 MAI

Journée nationale de prévention et de dépistage des cancers de la peau

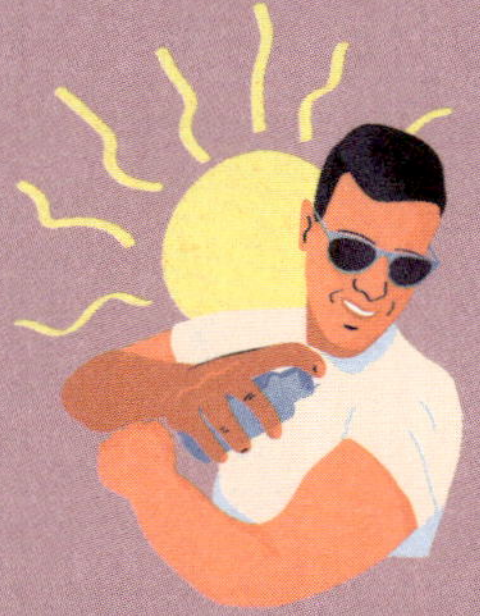

L'augmentation des cancers de la peau est constante en France. On diagnostique environ 80 000 nouveaux cas par an, dont 15 000 environ concernent des mélanomes, la forme la plus sévère des cancers cutanés.

POURQUOI C'EST IMPORTANT D'EN PARLER ?

Essentiellement dus au soleil, les mélanomes surviennent le plus souvent autour de 60 ans. Pour optimiser l'efficacité des traitements, leur dépistage précoce est primordial puisque ces derniers sont susceptibles de se disséminer dans les autres organes sous forme de métastases. On déplore ainsi quelque 1700 décès par an directement liés à ce type de cancer. C'est dire s'il est urgent d'agir !

QUID DU DÉPISTAGE GRATUIT ?

À l'occasion de la Journée nationale de prévention et de dépistage des cancers de la peau, les dermatologues reçoivent le public gratuitement dans des centres de dépistage spécialement ouverts. Après un examen méticuleux des grains de beauté à la recherche d'une éventuelle lésion suspecte, ils informent chaque patient sur le risque solaire et l'aident à choisir une protection adaptée en fonction de son type de peau.

L'AUTOSURVEILLANCE À PRATIQUER RÉGULIÈREMENT

Son avantage ? Repérer les signes suspects dès leur apparition entre chaque visite de contrôle chez le dermato. Le bon tempo ? Consulter une fois par an et appliquer l'auto-examen ABCDE (voir ci-dessous), au minimum 3 fois/an.

L'AUTO-EXAMEN ABCDE

Facile à mémoriser, il pointe les principaux signes d'alerte. Devant un grand miroir, observez bien l'ensemble de votre corps. Cet auto-examen vous incitera à consulter s'il vous semble que l'un de vos grains de beauté s'est modifié récemment.

A comme Asymétrie : la tâche pigmentée ou le grain de beauté a adopté une forme non circulaire, avec deux moitiés qui ne se ressemblent pas.

B comme Bords irréguliers : les bords sont dentelés, mal délimités avec parfois une extension du pigment de la peau autour de la tache.

C comme Couleur non homogène : on note la présence de plusieurs couleurs (noir, bleu, marron, rouge ou blanc).

D comme Diamètre : le diamètre du grain de beauté est en augmentation (en général supérieur à 6 mm).

E comme Évolution : toute tache qui change d'aspect rapidement (forme, taille, épaisseur, couleur) doit être examinée sans tarder.

Plus d'infos

Syndicatdermatos.org, Dermatos.fr

Cure de jouvence
pour les peaux matures

Si certains ne paraissent pas leur âge et que d'autres font dix ans de plus, c'est parce que les facteurs en cause dans le vieillissement cutané sont multiples.

Génétique (25 %), pollution, consommation excessive d'alcool, tabagisme et surtout exposition solaire sont en cause quand la peau se ride, se ramollit, se tache… Chez la femme s'ajoutent en plus les bouleversements hormonaux qui n'arrangent rien au moment de la ménopause, avec une fragilité et une sécheresse accrues de l'épiderme.
Pour prévenir ou corriger les marques du temps, une protection solaire quotidienne (SPF 15 minimum) s'impose dès que l'on sort, de même que l'utilisation de cosmétiques hydratants adaptés aux acides de fruits (AHA) pour retrouver de l'éclat et unifier le teint et enfin l'adoption d'une alimentation riche en antioxydants.
Les études montrent en effet que les personnes les moins ridées sont celles qui consomment le plus de légumes, d'huile d'olive et de légumineuses. À l'inverse, les plus ridées sont celles qui consomment beaucoup de viande rouge, charcuteries, sucreries... qu'on se le dise !

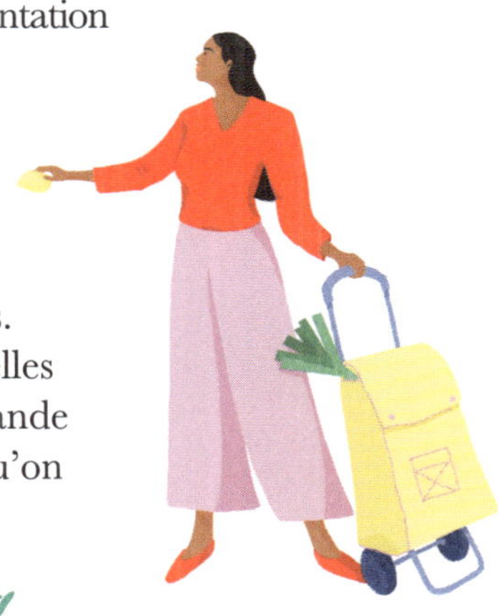

Le coup de pouce naturel

Masque raffermissant maison

Dans une coupelle, battez à l'aide d'une fourchette un blanc d'œuf frais et froid avec 1 c. à c. de maïzena jusqu'à obtenir un mélange mousseux. Appliquez avec vos doigts une couche fine et uniforme de ce masque sur votre visage et votre cou. Allongez-vous et attendez que la mixture sèche (environ vingt minutes) avant de rincer. Ce duo fortement contractant fera l'effet d'un microlifting.

LE CONSEIL DU JOUR

Les soins à base de vitamine C

La vitamine C éclaircit la peau en agissant sur la pigmentation, ce qui permet d'atténuer les taches pigmentées liées à l'exposition solaire apparaissant avec l'âge. Au niveau du derme, cette vitamine a aussi l'avantage d'activer la synthèse de collagène, ce qui améliore la densité et l'élasticité de la peau.

ÇA, C'EST PAS GOOD !

LA CIGARETTE

Le tabagisme majore le vieillissement cutané. Les rides autour de la bouche notamment sont assez caractéristiques des fumeurs. Par ailleurs, il faut savoir qu'outre un teint grisâtre, la cigarette induit une cicatrisation difficile, ce qui est problématique lorsqu'on envisage un acte de chirurgie.

MAI

Mon bilan

Le joli mois de mai se termine-t-il en beauté ? Trouvez-vous votre peau plus éclatante, vos cheveux moins secs, vos ongles plus solides ? Avez-vous mis en place une routine quotidienne pour prendre soin de vous ?

Désormais, vous soignez votre peau, vos cheveux, vos ongles...

- ☐ **Très peu**
- ☐ **Un peu**
- ☐ **Beaucoup**
- ☐ **Passionnément**

Mon tracker forme

☺ ....

😐 ....

☹ ....

Mes objectifs

	Atteint	Peut mieux faire
Mieux comprendre mon type de peau, de cheveux... pour mieux en prendre soin.		
Mieux connaître les gestes simples pour mon hygiène corporelle quotidienne.		
Adapter mon choix de produits pour qu'ils respectent ma nature de peau, de cheveux...		
M'aider à prendre soin de moi avec les solutions les plus naturelles possible.		

Et en pratique...

Vous arrivez à nourrir la peau de votre visage et de votre corps au quotidien.	☐ OUI	☐ NON
Vous évitez de laver vos cheveux chaque jour pour ne pas les agresser.	☐ OUI	☐ NON
Vous surveillez l'état de vos ongles (mains et pieds) pour éviter les bobos (mycoses, ongle incarné...).	☐ OUI	☐ NON
Vous prenez soin de vous plus régulièrement juste pour votre bien-être.	☐ OUI	☐ NON
Vous observez régulièrement l'évolution de vos grains de beauté.	☐ OUI	☐ NON

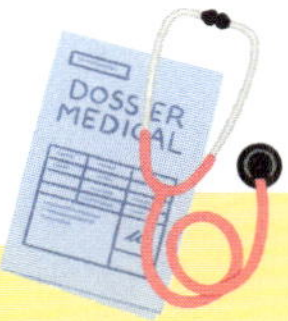

Vaccins : êtes-vous à jour?

Là, on ne vous parle pas des vaccins obligatoires et recommandés chez les enfants et ados plutôt bien suivis ni de la Covid-19, car les règles changent constamment, mais des adultes!

Diphtérie-tétanos-polio (DTP) C'est le seul vaccin obligatoire chez l'adulte. Certes on a reçu injection et rappel dans notre enfance, mais près de trois Français sur dix n'ont pas fait de rappel depuis plus de quinze ans. On effectue un rappel à 25, 45 et 65 ans puis tous les dix ans.

Coqueluche Normalement, pour les moins de 30 ans, la vaccination a été combinée avec le DTP. Et un rappel est généralement effectué à 25 ans avec le DTP. Chez les femmes souhaitant avoir un enfant, si le rappel n'a pas été fait, une injection avant la grossesse permet d'éviter la transmission du virus au fœtus.

Rougeole-oreillons-rubéole (ROR) Né avant 1980? Pas besoin de rappel, car on estime que les personnes ont eu la rougeole. Nés après 1980, on doit avoir reçu deux doses de ROR, sinon on rattrape avec une injection.

Infection à papillomavirus humains (HPV) Les femmes nées après 1987 ont pu recevoir à l'adolescence (avant la vie sexuelle) deux doses contre les HPV pour prévenir les cancers de col de l'utérus. Sinon un rattrapage est possible jusqu'à 19 ans.

Varicelle Pour celles et ceux qui ne l'ont pas eue et ne sont pas immunisés, on la recommande chez les femmes qui ont un projet de grossesse (deux doses au moins un mois avant la grossesse) et pour l'entourage d'une personne atteinte.

Grippe Recommandé pour les plus de 65 ans, et si l'on est fragile (maladie cardiaque ou chronique…). Il faut le refaire tous les ans, car le virus mute en permanence.

Zona Recommandé entre 65 et 74 ans. Le zona (virus de la varicelle latent qui peut se réveiller) est une maladie qui touche particulièrement les personnes âgées et de façon plus virulente. Une dose suffit. Il peut être fait en même temps que celui de la grippe saisonnière.

POUR EN SAVOIR PLUS : RENDEZ-VOUS SUR VACCINATION-INFO-SERVICE.FR

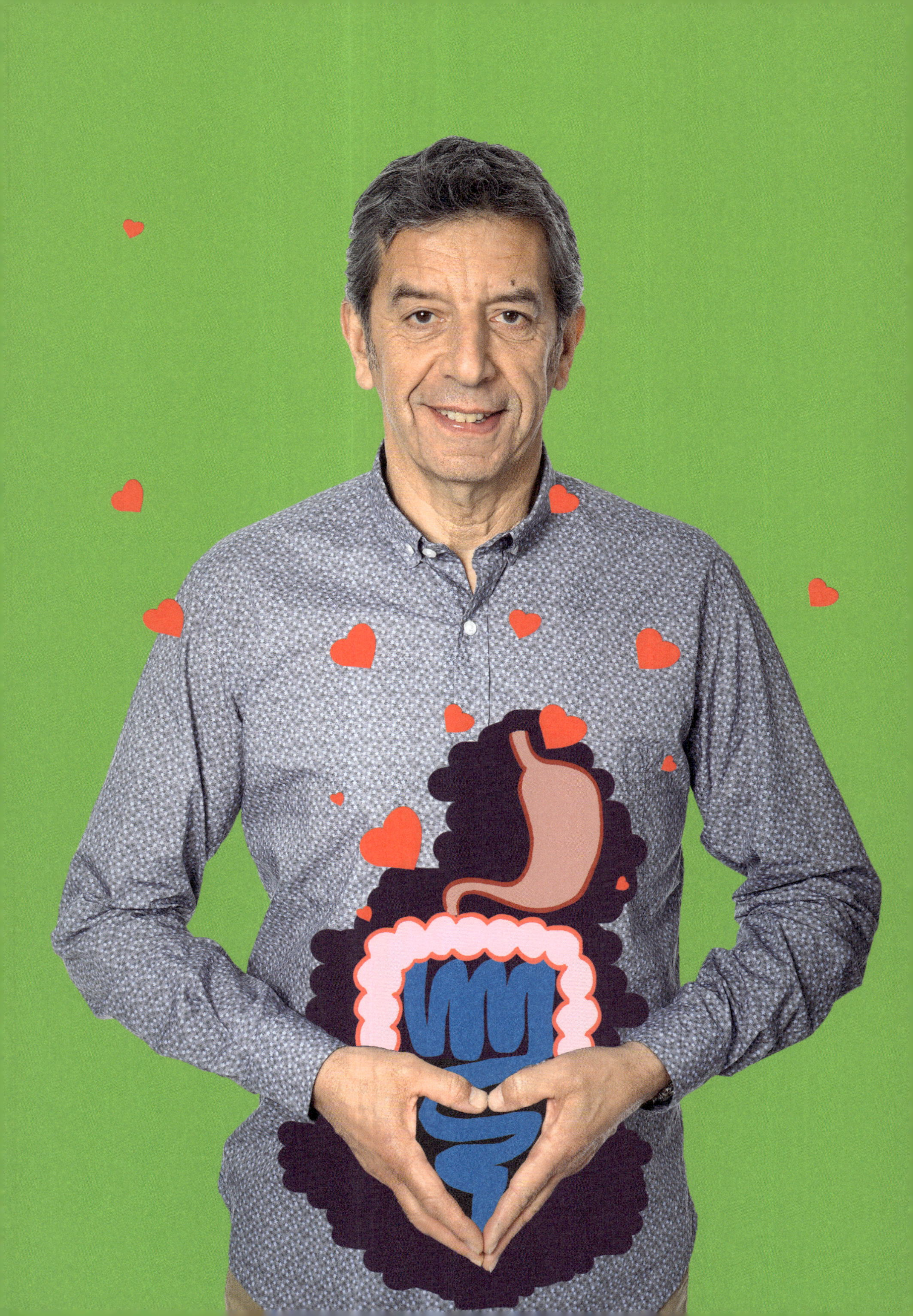

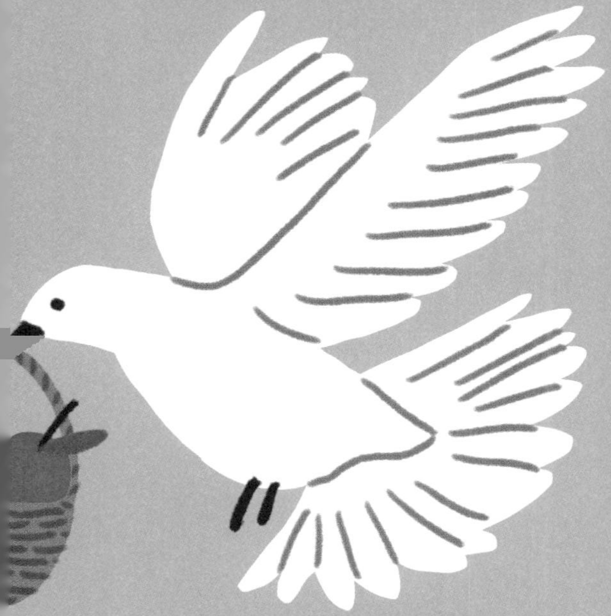

JUIN

On fait la paix avec son ventre

(c'est gagnant-gagnant !)

JUIN

Il gronde, gonfle, durcit, fait mal... notre ventre s'exprime, parfois violemment ! Pour autant, pas facile de causer intestin et de ce qui se passe derrière la porte des toilettes ! On aimerait bien que tout ne soit que paillettes et pétales de roses. Et lorsque nos intestins nous jouent de drôles de tours, nous avons tendance à penser que ces désagréments sont une fatalité. Mais il est toujours possible d'atténuer les symptômes, voire de les faire disparaître, en revoyant certaines de nos habitudes alimentaires ou notre hygiène de vie. Et si on faisait enfin la paix ?

DIVA FRAGILE, SOUVENT HYPERSENSIBLE ET REBELLE À SES HEURES, IL SAIT COMMENT NE PAS SE FAIRE OUBLIER S'IL N'EST PAS ASSEZ CHOUCHOUTÉ. UN PETIT POINT S'IMPOSE POUR RÉUSSIR À BIEN S'ENTENDRE...

Mes objectifs

- ☐ Améliorer mon microbiote pour retrouver du confort digestif.
- ☐ Retrouver un transit normal, sans douleurs ni « bouchons ».
- ☐ Ne plus me sentir ballonné dès que je mange.
- ☐ Déterminer ce qui lui fait du bien (ou pas), et adapter mon assiette et mon hygiène de vie.

Mes fragilités

Une alimentation inadaptée. Abus de crudités irritantes ou d'aliments qui fermentent, ou au contraire manque de fibres, excès de gras ou de sucre : quand les intestins peinent, ils le font payer.

Une négligence quotidienne. Stress, repas trop rapides, peu d'activité physique... être ami avec son ventre, ça demande de l'attention !

Une période délicate. Convalescence, maladie, sport intense, ou phase de vie difficile (enfants en bas âge, ménopause, retraite)... votre fatigue physique perturbe votre système digestif.

Mon tracker forme

Comment allez-vous aujourd'hui ? Cochez chaque jour le smiley correspondant à votre état de forme et faites le bilan en fin de mois.

- : EN PLEINE FORME
- : SANS PLUS
- : EN MODE BLUES

RENDEZ-VOUS EN PAGE BILAN À LA FIN DU MOIS DE COACHING

Le « ventre » c'est quoi exactement ?

De jour comme de nuit, il s'en passe des choses dans cette zone clé qui dissimule tout notre appareil digestif ! Si notre intestin est le siège de la digestion, on sait qu'il joue aussi un rôle central dans une foule d'autres fonctions (métaboliques, immunitaires, neurologiques…). Il est tout sauf un long tuyau vide !

1 À la sortie de l'estomac, les aliments en cours de digestion arrivent dans l'intestin grêle composé de trois parties : le duodénum, puis le jéjunum et enfin l'iléon. Il mesurerait environ 6 mètres si on le dépliait ! Étroit et torsadé, tassé dans notre abdomen, il possède une surface interne colossale, grâce à la présence de millions de cellules pourvues de villosités. C'est ici que se passe la majeure partie de la digestion et de l'absorption des nutriments. Il est enveloppé de muscles, qui permettent l'avancée des aliments tout au long du parcours.

2 Ces derniers arrivent ensuite dans le côlon, relié à l'intestin grêle par une valvule, dite « iléo-cæcale ». Celui-ci se compose lui aussi de plusieurs parties : le cæcum, ou côlon ascendant (qui monte du côté droit de l'abdomen), le côlon transverse (qui traverse l'abdomen vers la gauche), le côlon descendant (qui descend du côté gauche), et enfin le côlon sigmoïde, le tout sur une longueur de 1,25 mètre environ. Le côlon a pour fonction d'absorber l'eau présente dans les aliments en cours de digestion, de façon à former des selles.

3 Ces dernières arrivent enfin dans le rectum, et hop, tout le monde dehors !

LE CONSEIL DU JOUR

Caca, mode d'emploi

On ne le dit pas assez, mais la position assise sur nos toilettes modernes n'est anatomiquement pas favorable à l'expulsion, et favorise les hémorroïdes (dus à un excès de pression sur l'intestin). L'idéal ? Accroupi, tant pis pour le trône ! Mais, comme on ne dispose que rarement de toilettes à la turque ou de buissons, la solution est de poser les pieds sur un petit tabouret, et de pencher le buste vers l'avant.

LE COACHING DE **Dr. Good !**

Massage qui soulage

Ventre tendu et douloureux ? Posez les mains sur l'abdomen à plat de chaque côté du nombril, majeurs presque joints. En expirant, ramenez les paumes l'une vers l'autre en appuyant doucement sur le ventre. Ou encore, massez le plexus solaire quelques minutes, avec un mouvement de rotation et en appuyant un peu, et terminez en appuyant plus fortement.

12 à 72 heures

C'est le temps nécessaire (selon les personnes) pour qu'un repas traverse le tube digestif.

JEUDI 2 JUIN

On mange quoi aujourd'hui ?

Petit déjeuner

Thé ou café, muesli avec flocons d'avoine, raisins secs, noisettes, nectarine en morceaux et lait de soja.

Déjeuner

Carottes râpées avec coriandre ciselée, filet mignon grillé, frites de patates douces au four, salade verte, yaourt au lait de brebis et fraises.

Dîner

Poivrons rouges rôtis à la féta, riz complet ou semi-complet aux champignons persillés, melon.

La recette du jour : poivrons rouges rôtis à la féta

Pour 2/3 personnes : Laver 4 poivrons rouges, les couper en quatre et retirer soigneusement les graines. Les disposer dans un plat allant au four, arroser d'huile d'olive, poivrer, parsemer de thym, romarin et marjolaine (ou d'herbes de Provence). Enfourner le plat 30 minutes à 210 °C en retournant les poivrons à mi-cuisson. Sortir le plat, retirer soigneusement la peau des poivrons, les parsemer de 100 g de féta émiettée et remettre le plat au four 10 minutes en baissant la température à 180 °C. Servir chaud, tiède ou froid.

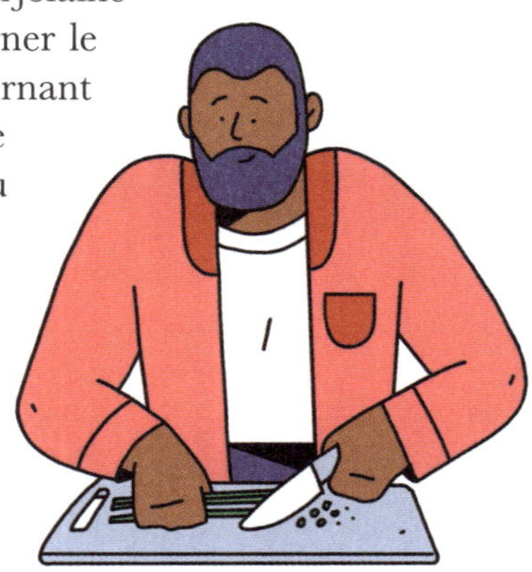

STOP AUX IDÉES REÇUES

LE GRIGNOTAGE FAVORISE UNE BONNE DIGESTION

Faux ! Si on a le droit de faire une collation (l'après-midi par exemple), grignoter sans cesse est néfaste, car cela oblige à un travail de l'estomac sans « temps de repos » bénéfique pour son intégrité. De plus, passer du temps sans manger augmente la diversité bactérienne et multiplie certaines bonnes bactéries de la flore, ce qui contribue logiquement à une meilleure digestion.

LE CONSEIL DU JOUR

Complet, ou semi-complet ?

Si vous trouvez que les produits complets ne vous réussissent pas, ne vous acharnez pas et passez aux versions semi-complètes, qui restent intéressantes côté fibres et seront plus faciles à digérer. Si les légumes secs ne vous posent pas de problèmes sur le plan digestif, vous pouvez aussi penser aux pâtes fabriquées à 100 % avec des farines de lentilles ou de pois chiches, par exemple : elles sont encore plus riches en protéines et en fibres, et sont originales.

Le coup de pouce naturel

Cocktail antidiarrhée

Cap sur l'aroma ! Déposer 1 goutte d'essence de citron jaune + 1 goutte d'huile essentielle de laurier noble, dans ½ c. à c. de miel ou d'huile, à prendre 3 fois/jour pendant 2 à 3 jours.

C'est quoi, le microbiote ?

Anciennement nommé « flore intestinale », le microbiote représente la population microbienne qui peuple notre appareil digestif : on y compte pas moins de 100 000 milliards de micro-organismes, composés de bactéries, virus, parasites et champignons. Précisons que contrairement à ce que leurs noms laissent penser, ils sont non pathogènes, c'est-à-dire qu'ils ne causent pas de maladies.

- Le microbiote se situe principalement dans l'intestin grêle (avec 10 000 à 10 millions de bactéries par millilitre) et dans le côlon (avec 10 milliards à 10 000 milliards de bactéries par millilitre).
- Ces micro-organismes assurent la fermentation des résidus alimentaires non digestibles comme les fibres, facilitent l'assimilation de certains nutriments (acides gras, calcium, magnésium…), se chargent de dégrader l'amidon, la cellulose, les polysaccharides, etc., synthétisent certaines vitamines (K, B9 et B12), détoxifient des composés potentiellement dangereux.
- Le microbiote est également impliqué dans les défenses immunitaires, l'équilibre nerveux, la gestion du poids… Très étudié par les chercheurs, il n'en finit pas de révéler ses secrets, mais aussi son importance cruciale pour notre santé.

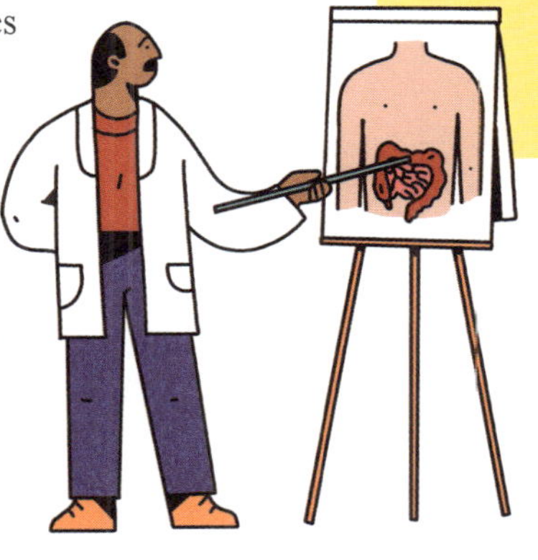

LE CONSEIL DU JOUR

Stop aux burgers !

Le fast-food *perturberait le microbiote ! Des chercheurs ont soumis des groupes de souris à des alimentations différentes. Les unes bénéficiaient de repas très gras, les autres très sucrés, et les dernières de repas équilibrés. Bilan : quinze jours plus tard seulement, leurs microbiotes avaient évolué. Chez les souris mangeant très gras et très sucré, la proportion de bonnes bactéries avait diminué au profit des mauvaises, et rapidement, elles ont en prime réduit leurs capacités aux tests de mémorisation !*

On regarde ça de près

Un microbiote surpeuplé !

100 000 milliards de bactéries peuplent notre microbiote, soit dix fois plus que toutes les cellules du corps. Le microbiote intestinal est dominé par deux phyla (groupes) bactériens, les firmicutes et les bacteroidetes, qui constituent près de 90 % de la population totale.

2 kilos

C'est le poids des micro-organismes qui composent le microbiote !

SAMEDI 4 JUIN

On mange quoi aujourd'hui ?

Petit déjeuner

Kombucha, pain au levain légèrement beurré, yaourt nature, framboises.

Déjeuner

Salade avocat-tomate-maïs, dos de cabillaud en papillote au citron, courgettes grillées, compote pommes-myrtilles.

Dîner

Curry de lentilles corail au lait de coco, riz basmati à la cannelle, safran et noix de cajou, carpaccio d'ananas à la menthe.

La recette du jour : kombucha maison

Porter à ébullition 1 litre d'eau et 70 g de sucre roux de canne. Ôter du feu, y faire infuser 2 c. à c. de thé noir 10 à 15 minutes. Filtrer, laisser refroidir. Verser dans un bocal en verre, ajouter 1 mère de kombucha (en boutique bio), côté lisse vers le haut. Fermer le bocal avec un linge propre et un élastique. Laisser reposer une dizaine de jours à l'abri de la lumière : le kombucha est prêt quand une nouvelle mère s'est formée. La retirer (et la garder pour une nouvelle tournée), filtrer la boisson et conserver au réfrigérateur.

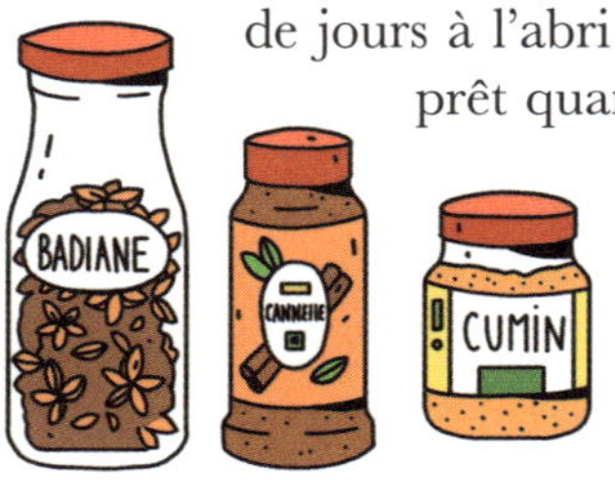

Le coup de pouce naturel

Tisane anti « boyaux tordus »

En cas de diarrhées ou spasmes, on mélange des plantes antispasmodiques (mélisse, verveine, basilic), antimicrobiennes (origan, sauge, myrtilles) et astringentes (écorce de chêne, racine de ratanhia, aigremoine). Ces dernières se préparent en décoction : on les laisse bouillir entre 3 et 10 minutes au lieu de les laisser infuser, puis on ajoute les autres, de son choix, qui doivent infuser une dizaine de minutes. À boire deux fois par jour.

LE CONSEIL DU JOUR

Vive les produits fermentés

Choucroute crue, légumes lactofermentés, fromages frais, yaourts, kombucha, produits à base de soja fermenté : ces aliments fermentés apportent de bonnes bactéries qui renforcent le microbiote. Pas besoin d'en manger en quantité, mais un peu chaque jour. L'idéal : ne pas les cuire ou les chauffer, pour conserver leurs bienfaits.

LE COACHING DE Dr. Good !

Huiler pour apaiser

Un ventre tendu et ballonné peut être apaisé avec un massage aux huiles essentielles (contre-indiquées chez la femme enceinte et l'enfant) : dans un flacon, mélanger 15 ml d'huile végétale, 10 gouttes d'huile essentielle de cardamome, 10 gouttes de basilic exotique et 10 gouttes de petit grain bigarade. Chauffer quelques gouttes du mélange entre vos mains et masser le ventre dans le sens des aiguilles d'une montre.

Un microbiote changeant

Tout comme nos empreintes digitales, notre microbiote intestinal est unique. Il se constitue dès la naissance, au contact de la flore vaginale de la mère pour les accouchements par voie basse, ou au contact des micro-organismes de l'environnement en cas de césarienne. La colonisation bactérienne s'effectue ensuite progressivement pendant les premières années de la vie, en fonction de la génétique, de l'alimentation, de l'environnement, du degré d'hygiène, des médicaments éventuels… Le microbiote reste ensuite assez stable pendant l'âge adulte. Mais il peut être modifié sous l'influence de certains facteurs :

- prise de médicaments;
- stress;
- alimentation trop riche en graisses, en sucres, en produits industriels, et pauvre en fibres;
- tabagisme, prise d'alcool;
- entraînement sportif intensif;
- avancée en âge;
- atteinte par des germes pathogènes (salmonelles, *Candida albicans*…).

LE CONSEIL DU JOUR

Réduire le sucre

En abondance, le sucre favorise le développement du Candida albicans. *Cette levure naturellement présente dans l'intestin est utile quand elle s'y trouve en petite quantité : elle sert à recycler une partie des déchets. Mais un développement trop important entraîne des troubles digestifs (ballonnements, troubles du transit), une fatigue chronique, des pulsions sucrées (et souvent une prise de poids), des allergies, états de déprime, infections génitales, migraines, irritabilité…*

LE SAVIEZ-VOUS ?

TANT DE MICROBIOTES…

DANS L'ORGANISME, IL EXISTE DIFFÉRENTS MICROBIOTES : CELUI DE LA PEAU, DE LA BOUCHE, DU NEZ ET DU PHARYNX, DES POUMONS, DU VAGIN… LE MICROBIOTE INTESTINAL EST LE PLUS IMPORTANT D'ENTRE EUX.

Le coup de pouce naturel

Tisane antiprouts

En cas de ballonnements qui donnent l'impression de prendre deux tailles de pantalon, on mise sur les plantes qui luttent contre la fermentation et facilitent l'expulsion des gaz : graines de fenouil, de carvi, d'anis vert, d'aneth, d'angélique, de cumin…

En cas de gaz vraiment malodorants, on choisit plutôt ou on ajoute des plantes antiseptiques : sarriette fleurie, origan, serpolet, thym, sauge.

Dans les deux cas, on fait infuser pendant 10 minutes 1 c. à c. de plante (une seule ou un mélange, ½ c. à c. pour le carvi ou l'aneth) dans 20 cl d'eau frémissante. À boire dans la journée en cas de douleurs, mais aussi 15 à 20 minutes avant les repas.

LUNDI 6 JUIN

LE CONSEIL DU JOUR

Une envie ? Je fonce aux toilettes !

Idéalement, on ne se retient pas pour d'obscures raisons : « Amour est dans la pièce à côté, c'est pas possible », « Je ne suis pas chez moi, j'aime pas ». Si on se retient, les selles vont se déshydrater, devenir plus dures, et des risques de constipation vont apparaître. Du coup, il va falloir forcer et vive les hémorroïdes ou les soucis de périnée ! En outre, on va entretenir une fermentation dans l'intestin au lieu de le vider. L'envie est passée ? On peut essayer de la réveiller en buvant un thé ou un café, aux effets doucement laxatifs, ou une infusion.

On mange quoi aujourd'hui ?

Petit déjeuner

Thé ou café, bol de flocons d'avoine, amandes, raisins secs, 1 c. à c. de coco râpée et dés de mangue avec du lait d'amande.

Déjeuner

Salade de concombre avec crème végétale et feuilles de menthe, brochette de poulet grillé au sésame, quinoa au safran, compote rhubarbe-fraises.

Dîner

Clafoutis aux aubergines grillées et tomates cerises, salade verte aux noix, yaourt et coulis de fruits rouges.

La recette du jour : clafoutis aux aubergines grillées et tomates cerises

Pour 4 personnes : Laver 300 g de tomates cerises. Laver une grosse aubergine, garder la peau et la couper en cubes. Mettre les cubes au four (à 200 °C) arrosés d'un filet d'huile d'olive et laisser cuire 25 minutes en retournant régulièrement. Dans un saladier, battre 3 œufs avec 125 g de farine semi-complète et 4 c. à s. de parmesan râpé, puis délayer avec 35 cl de lait de vache ou de boisson végétale au soja, poivrer. Huiler légèrement un moule, déposer les tomates cerises et les cubes d'aubergines. Ajouter la pâte, parsemer de basilic ciselé et de 2 c. à s. de pignons de pin. Cuire 40 minutes à 180 °C, puis monter à 200 °C pendant les 10 dernières minutes.

LE COACHING DE **Dr. Good !**

Torsion protransit

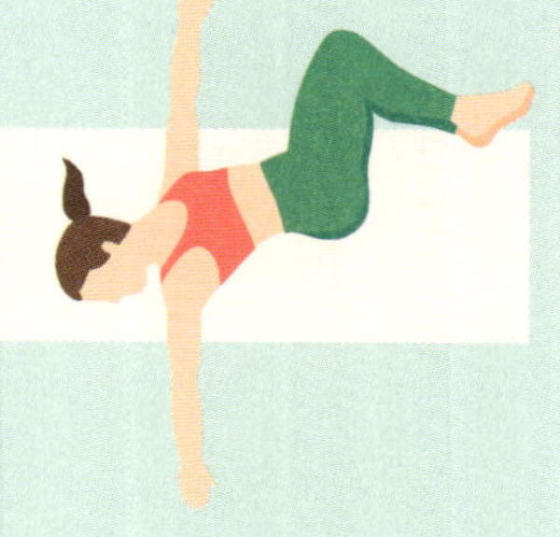

Certaines postures de yoga, comme cette torsion au sol, peuvent favoriser la digestion et le transit : allongé sur le dos, pliez les genoux puis ramenez-les vers la poitrine. Étendez les bras de chaque côté, en croix. Déplacez vos jambes pliées sur le côté gauche en gardant les deux épaules au sol, la tête se tourne du côté droit. Tenez quatre respirations profondes, puis ramenez les jambes sur la poitrine et la tête droite. Recommencez du côté droit, en déposant les jambes côté droit et en tournant la tête vers la gauche.

LE CONSEIL DU JOUR

Cap sur les fibres !

Dans 50 % des cas, manger mieux suffit à retrouver un transit normal. Pensez à consommer assez de fibres (25 à 30 g/j). Comme elles gonflent au contact de l'eau, elles augmentent le volume des selles et maintiennent leur humidité, ce qui favorise l'évacuation. Buvez suffisamment (1,5 litre), évitez les aliments qui constipent (coings, riz blanc, bananes peu mûres, pommes de terre…) et utilisez des compléments naturels : lin, psyllium, spiruline…

LE SAVIEZ-VOUS ?

TABAC ET TRANSIT

AVEZ-VOUS ARRÊTÉ DE FUMER RÉCEMMENT ? LA NICOTINE A UNE ACTION LAXATIVE, ET LE SEVRAGE PEUT ENTRAÎNER UNE CONSTIPATION, FORT HEUREUSEMENT TRANSITOIRE. NE RECOMMENCEZ SURTOUT PAS À FUMER POUR AUTANT, VOUS AVEZ TOUT À GAGNER À ARRÊTER ET LES CHOSES VONT RENTRER DANS L'ORDRE…

Marre d'être constipé !

Ça « bouchonne » ? La constipation concernerait environ 15 % d'entre nous. Les femmes sont plus touchées que les hommes, car, spécificité liée aux hormones, elles ont un transit naturellement plus lent. Mais quand parle-t-on de constipation ? Globalement, à partir de moins de trois selles par semaine. On en distingue deux types : la constipation de progression, à cause d'un transit ralenti, et la constipation terminale, qui se caractérise par des difficultés d'évacuation. Les causes :

- Une alimentation inadéquate, apportant trop peu de fibres, s'impose comme la raison principale.
- Des médicaments, comme certains antidouleurs, antidépresseurs, suppléments en fer, etc., peuvent constiper.
- Le syndrome de l'intestin irritable peut également en être une cause. Dans ce cas, on note des ballonnements, des douleurs abdominales et des gaz.
- En cas de constipation d'évacuation, la cause peut être psychologique, après une agression, par exemple, ou liée à une anomalie du périnée.
- Enfin, il y a les causes organiques, plus rares, heureusement, comme une hypothyroïdie, un cancer colorectal ou une atteinte neurologique.

LE COACHING DE **Dr. Good !**

Rendez-vous aux toilettes

Nos boyaux ont leurs habitudes et horaires de prédilection, et n'apprécient pas d'y déroger. En ayurveda (médecine indienne), déféquer doit d'ailleurs être un rituel du matin, quelques minutes après le lever. Changement de timing, de lieu, voyage, un rien contrarie les nerfs de nos intestins, qui se démotivent et bloquent la vidange. L'idéal ? Trouver son lieu d'aisance et son créneau horaire parfaits, et s'y tenir : oui à la routine !

On mange quoi aujourd'hui ?

Petit déjeuner
Thé ou café, pain au levain, une portion de fromage à pâte dure, 2 abricots.

Déjeuner
Rubans de courgettes au chèvre et graines, sardines grillées au thym, pommes de terre vapeur, salade verte, poire pochée au thé et au miel.

Dîner
Salade de lentilles avec tomates et citron confit, 2 œufs à la coque, pastèque.

La recette du jour : rubans de courgettes au chèvre et graines

Pour 4 personnes : Laver 4 petites courgettes, et les tailler en fines lanières avec une mandoline ou un économe. Les badigeonner de 2 c. à s. d'huile d'olive et les cuire sur le gril ou 5 à 10 minutes sous le gril du four, à 210 °C. Émietter 100 g de chèvre frais et faire rôtir 3 c. à s. de graines de courge dans une poêle antiadhésive. Disposer les lanières de courgette refroidies dans une assiette, parsemer avec le chèvre, une dizaine de feuilles de menthe ciselées, les graines de courge rôties et quelques pincées de paprika. Arroser de 2 c. à s. d'huile d'olive et du jus d'un citron.

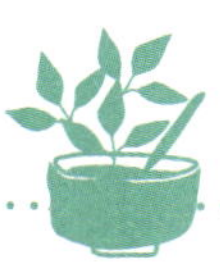

Le coup de pouce naturel

Psyllium, un accélérateur doux

Très riche en fibres solubles, l'enveloppe des grains de psyllium (en boutique bio) a la propriété d'absorber les liquides en quantité. Il est ainsi préconisé en cas de constipation, accompagné d'un grand verre d'eau, car, en gonflant, les fibres vont former un gel volumineux et stimuler l'avancée des selles dans le côlon. Sans goût, on peut en mélanger le matin 1 c. à c. (sans dépasser la dose) dans un yaourt ou un verre d'eau, à manger ou boire aussitôt.

LE CONSEIL DU JOUR

Mollo sur les crudités

Vous mangez beaucoup de crudités ? Prenez l'habitude de les remplacer autant que possible par des légumes cuits, servis froids et assaisonnés avec une vinaigrette maison. Des carottes cuites à la place de carottes râpées : elles seront beaucoup plus douces pour l'intestin.

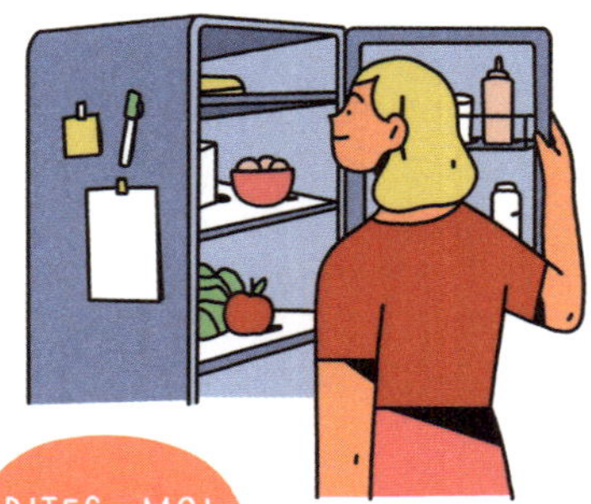

DITES-MOI DR.GOOD ?

Quelles farines pour réduire le gluten ?

Il existe un large choix : farine de maïs ou de riz, mais aussi de millet, de quinoa, de sarrasin (parfaite pour les crêpes), de châtaigne (pour les gâteaux au chocolat ou aux noisettes), de coco (pour ceux aux fruits...). N'hésitez pas à faire des mélanges !

Mais pourquoi on a parfois « la courante » ?

Un épisode de diarrhée est toujours le symptôme d'un autre trouble, et non une maladie en soi. Il peut être lié à une bactérie, un virus ou un parasite.

- Ainsi la gastro-entérite, fréquente l'hiver, est généralement d'origine virale et due au norovirus, mais la tourista du voyageur, causée par un manque d'hygiène, est d'origine bactérienne.
- La diarrhée peut aussi être liée à un syndrome de l'intestin irritable, à la prise ponctuelle de certains médicaments (antibiotiques, anti-inflammatoires), ou à un stress – la fameuse envie foudroyante avant un entretien d'embauche ou un rencard…
- Enfin, la cause peut être à chercher du côté d'une intolérance alimentaire aux FODMAP, dont le lactose des produits laitiers.

Face à un épisode de diarrhée aiguë, il faut éviter les fibres, qui peuvent irriter les intestins. On mise sur des aliments raffinés et digestes : biscottes, riz blanc bien cuit, pâtes blanches, carottes cuites, blanc de poulet, poisson blanc, compotes (pommes-coings, le *must*), banane. Attention au café et aux boissons glacées (thé, sodas), qui stimulent l'activité motrice de l'intestin.

On regarde ça de près

Les diarrhées « de règles »

Juste avant les règles, l'organisme produit des prostaglandines, qui vont contracter les muscles de l'utérus pour éliminer le sang de la muqueuse utérine. Mais elles stimulent aussi les muscles aux alentours, dont ceux du tube digestif. D'où ces diarrhées menstruelles, normales, des premiers jours du cycle, qui heureusement se calment vite.

LE CONSEIL DU JOUR

Quand s'inquiéter ?

Une diarrhée chronique doit absolument pousser à consulter rapidement. Il faut alors chercher si la prise d'un médicament n'en est pas responsable, s'il n'y a pas une infection parasitaire, voire une pathologie : maladie cœliaque, MICI (maladie inflammatoire chronique de l'intestin), colite microscopique (lésions inflammatoires de la muqueuse du côlon), hyperthyroïdie, voire cancer. Il y a alors d'autres symptômes associés.

LE SAVIEZ-VOUS ?

ON NE S'Y TROMPE PAS

UNE ALTERNANCE D'ÉPISODES DE CONSTIPATION ET DE SELLES LIQUIDES EST EN RÉALITÉ « LA FAUSSE DIARRHÉE » DU CONSTIPÉ : L'INTESTIN RÉAGIT VIOLEMMENT, CAR TROP DE MATIÈRES Y STAGNENT. IL INDUIT ALORS UNE HYPERSÉCRÉTION D'ENZYMES QUI VA PROVOQUER UNE DIARRHÉE DE SELLES LIQUIDES.

VENDREDI 10 JUIN

On mange quoi aujourd'hui ?

Petit déjeuner

Kombucha, ricotta avec des amandes et des noix, un filet de miel, des flocons d'avoine et des baies de goji, pastèque.

Déjeuner

Radis et houmous à la betterave, lieu au fenouil, yaourt au lait de coco avec myrtilles.

Dîner

Tartine de pain au levain avec tapenade d'olives, tomates séchées, jambon cru et lamelles de parmesan gratinée au four, salade verte aux fonds d'artichaut, soupe de cerises à la menthe fraîche.

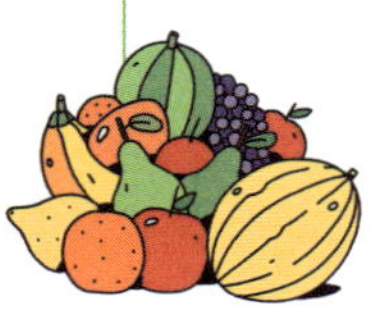

La recette du jour : lieu au fenouil

Pour 4 personnes : Éliminer la base de 4 bulbes de fenouil, les couper en fins quartiers. Conserver les pluches vertes. Cuire les quartiers 10 à 15 minutes à la vapeur en même temps que 4 pavés de lieu de 120-150 g. Cuire 250 g de riz basmati. Verser 20 cl de lait de coco dans une sauteuse et ajouter le fenouil précuit, quelques pincées de curcuma, saler et poivrer. Laisser mijoter 10 minutes puis ajouter le poisson. Émincer les pluches vertes et un petit oignon rouge et en saupoudrer le poisson en sauce et le riz.

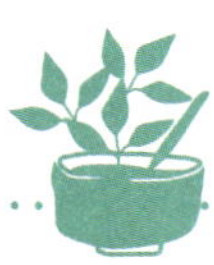

Le coup de pouce naturel

Charbon végétal : une mini-cure pour dégonfler

Il capte les gaz et les évacue dans les selles : 1 c. à s. ou 1 à 2 gélules, 1 à 2 fois/jour calme les ballonnements, en cure de quelques jours. En cas de diarrhées, il est aussi intéressant, car il permet de « désinfecter » l'intestin et de normaliser le transit (2 gélules, 2 à 3 fois par jour). Mais comme il capte les bons nutriments des aliments, et les principes actifs des médicaments, on le prend à distance des repas et des médicaments.

LE CONSEIL DU JOUR

Vive l'eau « au magnésium » !

Constipation chronique ? On fait des mini-cures d'eaux riches en magnésium, car il aide à lutter contre la constipation : il augmente le volume d'eau dans le tube digestif, détend les muscles de la paroi intestinale et accélère le transit. On choisit une eau contenant au moins 50 mg de magnésium/litre et on boit 1 litre dans la journée, pas plus pour éviter un effet laxatif trop puissant.

STOP AUX IDÉES REÇUES

MON VENTRE GARGOUILLE... IL FAUT QUE JE MANGE !

En réalité, ces doux bruits sont ceux de l'autonettoyage de l'intestin grêle. Ce ménage quotidien (comme un débarrassage de table après le repas) qui survient environ deux heures après le repas, dure une dizaine de minutes, se répète plusieurs fois et est essentiel à sa santé et à un travail digestif de qualité. D'où l'intérêt de ne pas grignoter sans cesse et de laisser s'écouler environ cinq heures entre les repas.

LE CONSEIL DU JOUR

On la joue progressif !

Vous voulez augmenter la dose de fibres ? Allez-y en douceur et augmentez la ration peu à peu, le temps que le microbiote s'adapte pour éviter les ballonnements dus à leur fermentation. Pour bénéficier de leurs atouts sans souci digestif, l'idéal est de les varier et les associer entre elles : riz complet et ratatouille, quinoa et poêlée de légumes verts, lentilles en salade avec concombre et tomates, muesli et compote…

ÇA, C'EST GOOD !

LA CANNELLE : FINE ET MALIGNE

La cannelle est l'aliment le plus riche en fibres, avec 53,1g de fibres pour 100g. Si on en mange rarement une aussi grosse dose, en saupoudrer largement ses compotes, laitages, salades de fruits et certains plats est un petit plus toujours utile ! En prime, c'est un désinfectant naturel du tube digestif !

Mieux comprendre « les fibres »

Les fibres sont des glucides non digestibles indispensables : elles participent à la régulation du transit, favorisent la satiété, augmentent l'élimination du cholestérol, ralentissent l'absorption des glucides – et abaissent donc l'index glycémique du repas –, protègent du cancer colorectal, etc. On en distingue deux types :

1 **Les fibres insolubles** qui ne sont pas digérées par l'organisme et favorisent le transit grâce à un effet de lest, mais qui, en excès, sont irritantes pour les intestins sensibles. On les trouve dans les céréales complètes, les légumes secs, certains légumes ligneux (feuilles vertes des poireaux, grosses feuilles des choux…).

2 **Les fibres solubles** qui forment une sorte de gel dans le tube digestif, et ralentissent l'assimilation des graisses et des sucres lors de la digestion : de vraies alliées minceur et anticholestérol ! On les trouve principalement dans les fruits et les légumes frais.

Les études montrent que nous en consommons en moyenne 20g/jour, ou moins, alors qu'il nous en faudrait 25 à 30g. En cause, une alimentation pauvre en produits végétaux et ultraraffinée : pain blanc, farine blanche, pâtes blanches… Manger trop peu de fibres provoque souvent de la constipation chronique.

On regarde ça de près

Les aliments courants les plus riches en fibres

De nombreux aliments riches en fibres sont facilement utilisables au quotidien, en voici quelques-uns (avec leur apport en fibres pour une portion de 100g) : son de blé (42g), graines de chia (34,4g), cacao non sucré en poudre (29,5g), graines de lin brun (26,9g), pois cassés, lentilles, pois chiches (13 à 15g), amandes entières (12,5g), olives noires (11,6g), épeautre (10,7g), flocons d'avoine (10,2g), pruneaux (5g), riz complet (5g).

On mange quoi aujourd'hui ?

Petit déjeuner

Boisson chaude, smoothie banane-fraise, 1 morceau de fromage à pâte dure, 10 noix.

Déjeuner

Radis à la croque au sel, quiche aux courgettes, salade melon-pastèque.

Dîner

Velouté de carottes au cumin, moules à la provençale (tomate, céleri, oignon, ail, persil), faisselle de campagne, compote douce pêche-abricot.

La recette du jour : compote douce pêche-abricot

Pour 4 personnes : Laver, dénoyauter et couper en quartiers 4 belles pêches et 8 abricots. Dans une casserole, verser le jus d'une orange et les fruits avec ½ gousse de vanille fendue en deux, ½ c. à c. de cannelle, le zeste d'une orange (bio) et mettre sur feu doux. Laisser compoter 15 minutes. Couper le feu et ajouter 2 c. à s. de miel. Servir tiède, parsemé de pistaches et de noisettes concassées.

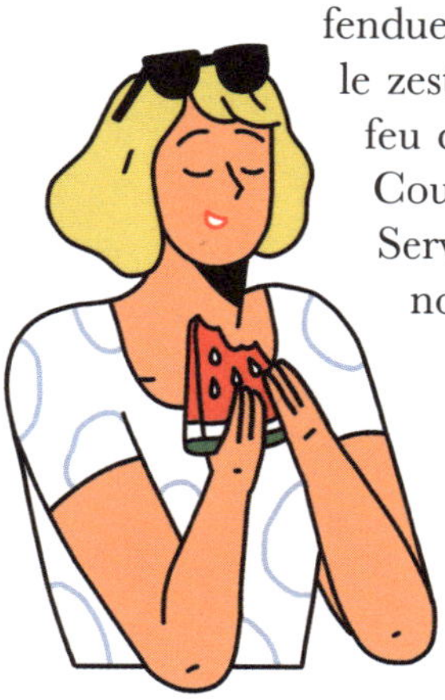

LE CONSEIL DU JOUR

Respiration antigonflette

Vous ballonnez à chaque contrariété ? Le bon réflexe : un exercice de respiration abdominale, qui va aussi masser les organes internes. Matin et soir, avant le lever et au coucher, allongé sur le dos, on inspire lentement en gonflant le ventre, puis à l'expiration, les poumons se vident et le ventre se creuse. On répète une dizaine de fois. Ensuite, on recommence l'exercice, cette fois en bloquant la respiration à la fin de l'expiration en rentrant le ventre et en aspirant le nombril contre la colonne, pendant quelques secondes. On recommence trois ou quatre fois. Et on dégonfle en douceur !

On regarde ça de près

Demain, des greffes fécales ?

Oui ! Les transplantations de « microbiote fécal », c'est-à-dire de bonnes bactéries récupérées dans les selles, ont été expérimentées pour traiter certaines maladies infectieuses à bactéries résistantes, la maladie de Crohn ou la rectocolite infectieuse. L'objectif est de faire un *reset* d'un microbiote pauvre ou perturbé. Les résultats ouvrent la voie à des recherches et traitements d'avenir. Il existe un groupe de recherche français dédié : gftf.fr.

150 g

C'est le poids moyen des selles par jour. Cela peut être plus si l'alimentation est riche en fibres.

C'est quoi, l'intolérance au gluten ?

Le gluten est un ensemble de protéines présentes dans certaines céréales : le blé (ainsi que l'épeautre et le kamut), le seigle, l'avoine et l'orge. L'intolérance au gluten, ou maladie cœliaque (qui touche 1 % des personnes) est une maladie auto-immune, c'est-à-dire due à un dysfonctionnement du système immunitaire qui s'attaque à ses propres cellules.

Chez les personnes touchées, le gluten déclenche une réaction inflammatoire, avec production d'anticorps et de cytokines, qui vont détruire les microvillosités de la paroi intestinale, ce qui entraîne une malabsorption des nutriments donc des carences nutritionnelles, notamment en fer, calcium, vitamine B9 et D.

Les symptômes sont variés et plus ou moins présents selon les individus : maux de ventre, ballonnements, gaz, diarrhée, fatigue, douleurs articulaires, maux de tête, perte de cheveux, perte de poids, troubles des règles, problèmes de croissance…

Pour en avoir le cœur net, le médecin prescrira un examen sanguin à la recherche d'anticorps spécifiques de la maladie cœliaque (IgA et IgG). Si celui-ci est positif, une biopsie de l'intestin grêle confirmera le diagnostic. Une fois l'intolérance diagnostiquée, le seul « remède » est de supprimer COMPLÈTEMENT le gluten À VIE.

LE CONSEIL DU JOUR

Un bon diagnostic

Vous supposez être intolérant au gluten ? Attention : ne commencez pas un régime sans gluten avant de faire les tests : les anticorps et les lésions caractéristiques disparaîtraient et le diagnostic pourrait être faussé.

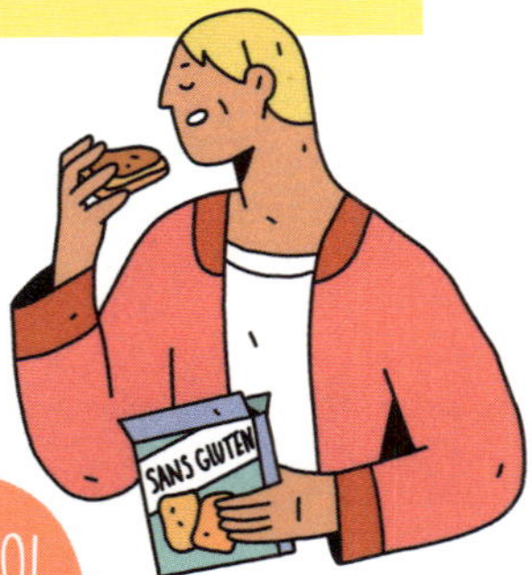

DITES-MOI DR.GOOD ?

Quelle dose pour un intolérant ?

Un malade cœliaque ne doit pas DU TOUT avaler de gluten : même une trace infime provoque des troubles. C'est un régime « d'éviction stricte » qui doit être appliqué à vie. On peut se rapprocher de l'AFDIAG (association de malades) qui a listé tous les produits en contenant, y compris les « insoupçonnables » (chocolat, moutarde, épices, etc.).

IL VAUT MIEUX LE SAVOIR

LES PRINCIPALES SOURCES DE GLUTEN

CÉRÉALES (ET LEURS FLOCONS, FARINES, ETC.) : BLÉ, SEIGLE, ORGE, KAMUT, ÉPEAUTRE, AVOINE (SAUF L'AVOINE BÉNÉFICIANT DU LOGO « SANS GLUTEN » AVEC L'ÉPI BARRÉ).
PRODUITS À BASE DE BLÉ (OU DES CÉRÉALES CI-DESSUS) : PAIN, PÂTES, SEMOULE, BISCOTTES, CÉRÉALES DU PETIT DÉJEUNER, GÂTEAUX, VIENNOISERIES…
BOISSONS : BIÈRE, PANACHÉ.
PRODUITS INDUSTRIELS : PLATS CUISINÉS, ALIMENTS PANÉS, QUICHES, TARTES, PIZZAS, BISCUITS, SAUCES, LEVURE CHIMIQUE…

MARDI 14 JUIN

Journée mondiale du don de sang

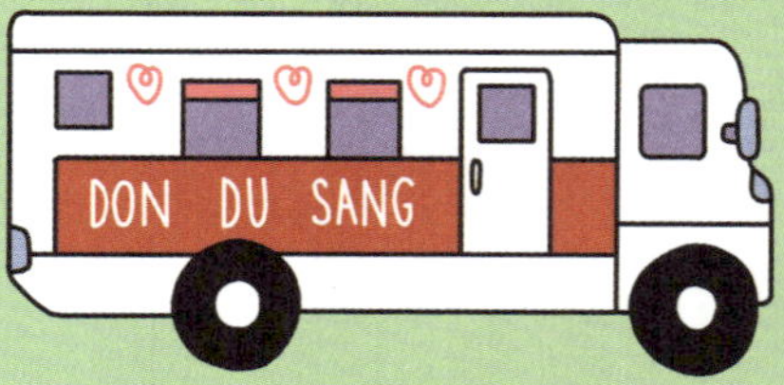

Le sang est notre fluide vital, mais il peut aussi sauver d'autres vies, grâce au don, une démarche généreuse et citoyenne. Particulièrement l'été, les dons sont en baisse et les besoins en hausse : et si on prenait rendez-vous dès à présent?

À QUOI SERT MON DON?

En France, l'Établissement français du sang (EFS) a besoin d'environ 10 000 dons quotidiens. Ils sont utilisés par transfusion pour compenser les hémorragies, chez des personnes accidentées, lors d'interventions chirurgicales lourdes, de certaines complications de grossesses, ainsi qu'en traitement de maladies graves comme la leucémie, des anémies chez l'enfant ou des maladies du sang (drépanocytose)...

QUI PEUT DONNER SON SANG?

Il faut avoir entre 18 et 70 ans, peser plus de 50 kilos, ne pas être porteur des virus des hépatites B et C, de la syphilis et du VIH, ne pas souffrir de maladie chronique, ni avoir eu de cancer ni d'AVC, ne jamais avoir été transfusé ou greffé.

Dans les quatre mois précédant le don, il ne faut avoir fait ni tatouage ni piercing, et ne pas avoir eu plus d'un partenaire sexuel (même avec un rapport protégé) pour réduire le risque de transmission de maladies infectieuses, même si le sang est testé après le don.

AUTOTEST

On peut très facilement savoir si on est éligible en faisant le test proposé par l'EFS (https://dondesang.efs.sante.fr; rubrique «Qui peut donner?») ou en composant le 0 800 109 900.

ET MOI, J'Y GAGNE QUOI?

Le don n'est pas rémunéré, vous y gagnez donc la fierté de sauver des vies. Et de vrais bénéfices en prime :

Vous obtenez une analyse biologique gratuite de votre sang (numération formule complète, détection de virus, etc.)

Vous améliorez votre santé : en effet, donner son sang réduit le risque d'infarctus, d'hypertension ou d'AVC, protègerait de certains cancers (car il diminue le taux de fer de l'organisme, et que celui-ci est oxydant), et permet de renouveler son «capital sanguin», avec un sang plus propre.

Plus d'infos

Outre son sang, on peut également donner ses plaquettes sanguines et son plasma, également très utiles.

Où s'adresser? Hormis les campagnes et opérations ponctuelles menées par l'EFS, on peut donner son sang toute l'année près de chez soi. La liste des points de collecte par département est disponible sur : dondusang.net

On mange quoi aujourd'hui ?

LE CONSEIL DU JOUR

On élargit ses horizons

Nos grands-mères avaient raison : il faut manger un peu de tout, et de tout un peu ! La diversité des aliments apporte un panel de nutriments et fibres dont le microbiote est friand. Plus on varie les menus, mieux se développent les différentes espèces de bactéries, et plus ces dernières sont variées ! On évite aussi d'imposer à son microbiote de grandes quantités d'un seul aliment ou de façon trop répétée, ce qui permet à certaines bactéries de prendre le dessus.

Petit déjeuner	Déjeuner	Dîner
Boisson chaude, pain au levain légèrement beurré, yaourt au lait de coco et miel, framboises.	Dip de betterave au chèvre et aux noisettes avec radis et bâtonnets de carottes, pâtes semi-complètes aux tomates cerises et au pesto, salade fraises-pastèque.	Velouté de courgettes à la menthe, brochette de poulet aux abricots, pomme de terre au four sauce yaourt-ciboulette, pomme cuite à la cannelle.

La recette du jour : dip de betterave au chèvre et aux noisettes

Pour 4 personnes : Peler une betterave cuite (400 g) et la couper en morceaux. Les mixer avec 100 g de yaourt au lait de chèvre, saler et poivrer. Verser dans un bol et ajouter 100 g de yaourt supplémentaires sans mélanger. Arroser de 2 c. à s. d'huile de noisette, ajouter 2 c. à s. de noisettes concassées, quelques pincées de graines de fenouil et des herbes fraîches.

LE COACHING DE **Dr. Good !**

Masser pour déconstiper

On stimule le côlon sigmoïde, où sont stockées les selles, avant le rectum : on commence par masser doucement le ventre en suivant le trajet du côlon ascendant, transverse, puis descendant, dans le sens des aiguilles d'une montre. On trouve ensuite le côlon sigmoïde (au-dessus de la crête iliaque gauche) et on le masse en cercles, avec un mouvement vers l'intérieur et le bas. On recommence en repartant du bas du côlon ascendant, en appuyant un peu plus avec la paume de la main et en terminant par le côlon sigmoïde, toujours vers le bas et vers l'intérieur. On continue une dizaine de minutes. On peut tenter d'aller aux toilettes juste après.

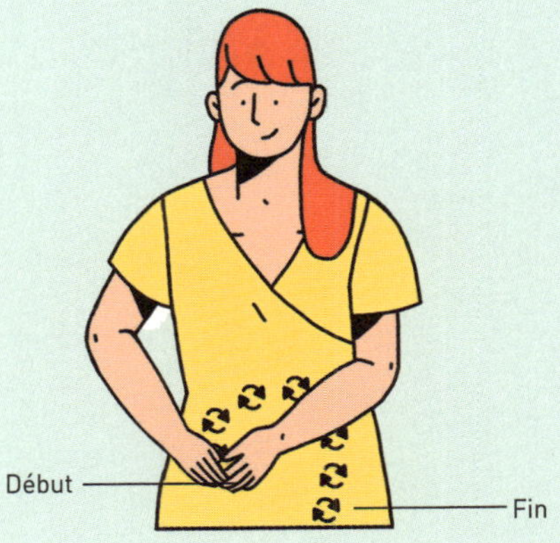

JEUDI 16 JUIN

Cap sur un ventre
plus détendu…

Cerveau et ventre sont intimement connectés via le nerf vague. On sait que les émotions affectent l'abdomen, grand lieu de somatisation (on a « la peur au ventre », une haine « viscérale »), et que l'anxiété et le stress déclenchent spasmes, douleurs et troubles du transit.

Le stress chronique, que nous subissons sur le long terme, peut induire directement une accélération de la motricité intestinale, augmenter la porosité de la muqueuse, et même déséquilibrer le microbiote… Chez les souris, il entraîne la diminution du nombre des bactéries bénéfiques et, au contraire, l'augmentation des médiateurs de l'inflammation. Problème supplémentaire : quand nous sommes stressés, nous avons tendance à nous rouler en boule sur le canapé, à compenser en grignotant, surtout des aliments gras et/ou sucrés, à moins bouger… et un cercle vicieux s'installe.

La solution ? Tout simplement gérer son stress : de nombreuses disciplines sont recommandées par les spécialistes : hypnose, sophrologie, yoga, méditation, on a le choix !

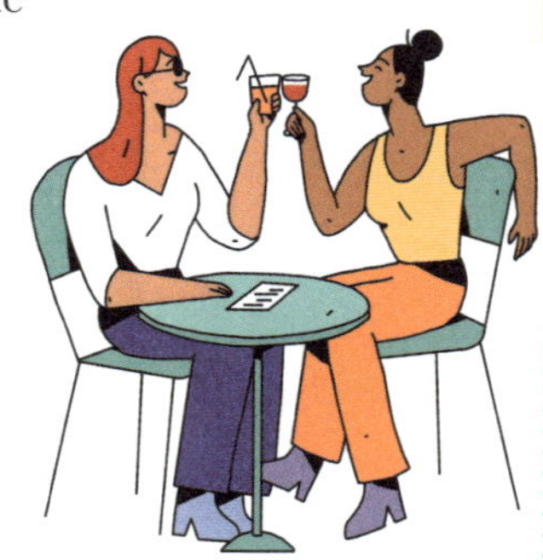

IL VAUT MIEUX LE SAVOIR

SOPHRO ANTIBOBO

LA SOPHROLOGIE, QUI ASSOCIE RESPIRATION, DÉCONTRACTION MUSCULAIRE ET VISUALISATION PERMET DE RÉDUIRE LE NIVEAU DE TENSION DU VENTRE. DES EXERCICES DE RESPIRATION ABDOMINALE VONT PERMETTRE UNE DÉTENTE MUSCULAIRE (MOINS DE SPASMES) ET, PAR RELÂCHEMENT DU DIAPHRAGME, AMPLIFIER LE MASSAGE INTERNE DES VISCÈRES : DIGESTION FACILITÉE ET DISPARITION DE LA BOULE AU VENTRE. LES TECHNIQUES DE VISUALISATION AIDENT À AVOIR CONFIANCE EN SON ABDOMEN ET SON BON FONCTIONNEMENT, ET ON S'EN REFAIT UN AMI AVEC DES MESSAGES POSITIFS.

LE CONSEIL DU JOUR

Écouter… mais pas trop

Être à l'écoute du moindre gargouillement (qui signifie juste que l'intestin grêle fait son ménage), du plus petit spasme à la moindre irrégularité de transit, il n'y a rien de pire. On se focalise, on surinterprète, on stresse, du coup le ventre aussi… et la machine s'emballe et « nous tord les boyaux ». Le conseil ? Se calmer (respirer, masser, méditer) et moins se concentrer sur notre ventre afin de moins s'angoisser.

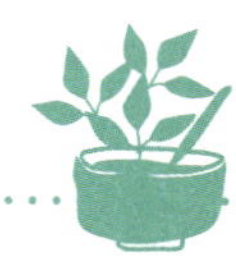

Le coup de pouce naturel

On se calme !

Les contrariétés et le stress peuvent déclencher de l'aérophagie : en homéopathie, prenez *Ignatia* 7 CH, cinq granules le matin pendant un mois, à répéter ensuite plusieurs fois dans la journée si nécessaire.

On mange quoi aujourd'hui ?

Petit déjeuner	Déjeuner	Dîner
Thé ou café, smoothie bowl banane-fraise-kiwi.	Salade de carottes râpées et avocat avec jus de citron et graines de courge, filet de cabillaud en papillote aux olives et tomates, riz semi-complet, cerises.	Aubergine farcie (steak haché, quinoa cuit, champignons, persil, menthe), salade verte aux noix, faisselle de brebis au miel et abricots.

La recette du jour : smoothie bowl banane-fraise-kiwi

Pour 4 personnes : Peler 4 bananes et 4 kiwis. Mettre de côté 1 banane et 1 kiwi, couper les autres en morceaux et les mettre dans le bol d'un mixeur avec 30 cl de lait de coco ou d'amande, 4 c. à s. de flocons d'avoine et 3 c. à s. de sirop d'érable. Mixer finement et répartir dans 4 bols. Faire légèrement dorer dans une poêle antiadhésive 4 c. à s. d'un mélange de graines de courge, amandes effilées, noisettes et éclats de noix. Dans chaque bol, répartir les rondelles de banane, les morceaux de kiwi et 250 g de fraises lavées et coupées en deux. Saupoudrer le mélange de graines et terminer par 1 c. à s. de graines de chia et 2 c. à s. de cranberries.

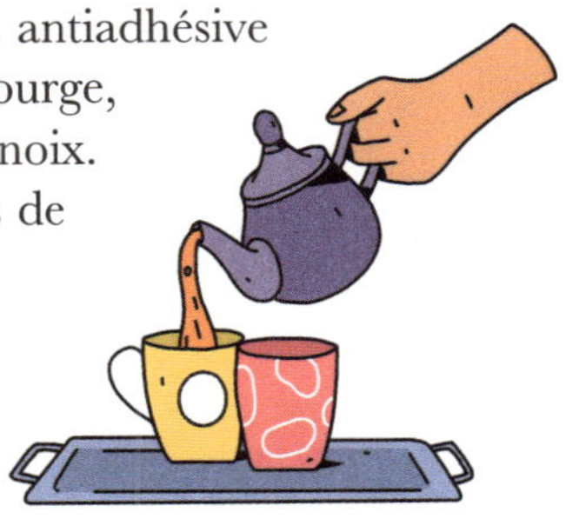

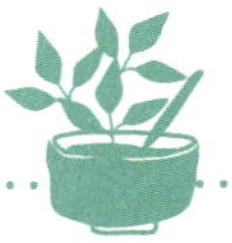

Le coup de pouce naturel

Abuser des aromatiques

Elles apportent de la saveur, des antioxydants... et la plupart sont digestives et réduisent l'aérophagie : menthe poivrée, basilic, fenouil, romarin, origan, coriandre, thym et serpolet... On les utilise fraîches ou surgelées sur tous les plats, salés, mais aussi sucrés (fraises et basilic, abricots et romarin, pêches et thym ou fenouil...).

LE CONSEIL DU JOUR

Privilégier le brut

Encore plus en cas de ventre à problèmes, il faut diminuer au maximum la consommation de produits ultra-transformés, qui contiennent de nombreux additifs : sodas, purée en flocons, plats préparés, crèmes desserts, soupes en sachet, bouillon en cubes, sauces vinaigrette... Si on doit en acheter, on choisit ceux qui contiennent le moins d'additifs possible, en fuyant les conservateurs, émulsifiants, colorants, exhausteurs de goût, ainsi que tous les édulcorants.

LE SAVIEZ-VOUS ?

ARRÊTER D'AVALER « DES GAZ » !

90 % DES GAZ PROVIENNENT DE L'AIR QU'ON AVALE ! ON RÉDUIT DONC EAUX GAZEUSES, CHEWING-GUM, CIGARETTE, BOISSONS BRÛLANTES (QU'ON AVALE SOUVENT PAR TRÈS PETITES GORGÉES AVEC DE L'AIR). EXIT AUSSI LA BAGUETTE BLANCHE CHAUDE (HUMIDITÉ + LEVURE TROP VITE ACTIVE) : CHOISIR PLUTÔT DU PAIN AU LEVAIN NATUREL.

LE CONSEIL DU JOUR

Réduire, pas supprimer

Si on est hypersensible au gluten, et dans la mesure où il n'y a pas de risque de complications graves (déminéralisation osseuse, développement d'autres maladies auto-immunes, voire cancer de l'intestin grêle) comme dans le cas d'une intolérance au gluten non traitée, un régime d'exclusion stricte n'est pas vital. Mais on a tout intérêt à limiter largement sa consommation de produits à base de blé.

DITES-MOI DR.GOOD ?

Arrêter le gluten pour maigrir, c'est une bonne idée ?

Si réduire la dose peut améliorer la flore (et réduire les ballonnements), croire que supprimer le gluten aidera à mincir est faux. Les produits « no-glu » sont généralement plus industrialisés, mais aussi plus gras et sucrés que les traditionnels. Pour perdre quelques kilos, il ne faut pas supprimer le gluten, mais les aliments industriels !

L'hypersensibilité au gluten, c'est fréquent ?

Douleurs abdominales, fatigue, maux de tête, éruptions cutanées : certaines personnes présentent des troubles digestifs en mangeant du gluten et une amélioration quand elles l'évitent, mais sans être diagnostiquées cœliaques. Il n'y a pas de réactions immunitaires et inflammatoires, les bilans sanguins ne révèlent pas les anticorps spécifiques et la paroi intestinale n'est pas endommagée.

Cette « hypersensibilité au gluten non cœliaque » (SGNC) toucherait 10 % de la population. Les experts suggèrent toutefois que d'autres molécules, également présentes dans le blé, pourraient être impliquées comme les fructanes, des sucres fermentescibles ou les ATI (des protéines du blé).

Comment réagir si on pense être concerné ? D'abord, on vérifie, en réduisant ou éliminant les aliments sources de gluten, et en examinant les réactions de l'organisme. Puis, si nécessaire, on réduit la dose, en fonction de sa tolérance personnelle, pour se sentir mieux dans son ventre.

Le coup de pouce naturel

L'argile blanche, une parade antigaz

En cas de ballonnements, l'argile blanche (plus douce que l'argile verte) agit comme un pansement gastro-intestinal qui soulage les douleurs et absorbe les gaz. Mode d'emploi : on en délaye 2 c. à c. dans un verre d'eau, on laisse reposer toute la nuit et, le lendemain matin, à jeun, on boit l'eau (et non l'argile qui s'est déposée au fond du verre). Attention à ne pas en faire une habitude : on la réserve à un usage ponctuel, car elle peut limiter l'absorption des nutriments. Et on veille aussi à ne pas prendre de médicaments en même temps, car elle pourrait contrecarrer leur assimilation. En l'achetant, on vérifie sur l'emballage qu'elle respecte les normes quant à sa teneur en métaux lourds.

LE CONSEIL DU JOUR

On se flexitarise !

Manger trop de viande favorise le développement d'une flore de putréfaction, donc des gaz particulièrement malodorants. Et en prime, la viande est riche en graisses, et ne contient pas de fibres ! Alors un peu, oui… mais on évite d'en manger tous les jours ou pire, à chaque repas ! Cap sur les poissons gras riches en oméga-3 anti-inflammatoires pour la muqueuse intestinale, et les légumineuses chaudes ou en salades estivales.

On mange quoi aujourd'hui ?

Petit déjeuner	Déjeuner	Dîner
Thé ou café, pain au levain légèrement beurré, yaourt de brebis au miel et amandes concassées, 1 orange.	Faux chili végé, salade verte aux noix, melon.	Dorade rôtie farcie au citron et aux herbes, sarrasin, tomates provençales aux olives, salade de fruits rouges et boule de glace au yaourt.

La recette du jour : faux chili végé

Pour 4 personnes : Plonger 100 g de lentilles blondes dans de l'eau froide, porter à ébullition et cuire 25 minutes sur feu doux (elles doivent rester *al dente*). Pendant ce temps, chauffer 2 c. à s. d'huile d'olive dans une poêle, ajouter 2 gousses d'ail écrasées et 2 oignons émincés, faire fondre avec 1 c. à c. de cumin en poudre. Ajouter 1 branche de céleri émincée, 1 courgette en cubes, 1 poivron rouge en lanières, 1 carotte en dés, 4 tomates en dés, saler, poivrer, et laisser mijoter 10 minutes. Égoutter les lentilles, les ajouter à la préparation avec un bocal de pois chiches égouttés (265 g) et laisser mijoter encore 10 minutes. Servir avec du riz, parsemé de coriandre.

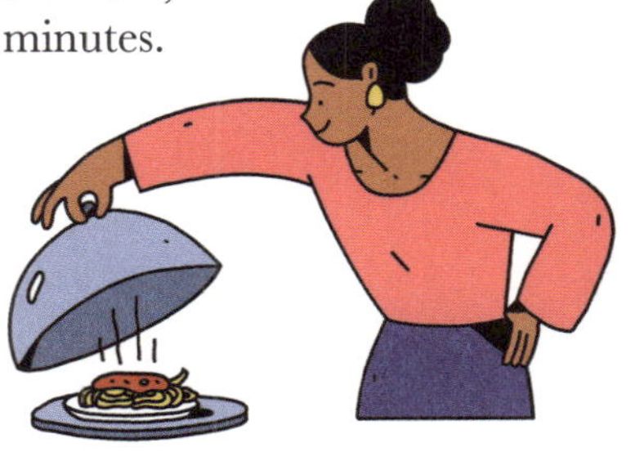

48 %

C'est le pourcentage des Français qui déclarent souffrir d'au moins un trouble digestif. Vous n'êtes pas seul !

(Sondage IFOP pour PiLeJe, octobre 2017)

On regarde ça de près

C'est quoi, les probiotiques ?

Les probiotiques sont des « micro-organismes vivants qui, lorsqu'ils sont consommés en quantité adéquate, produisent un bénéfice pour la santé de l'hôte » (OMS). En clair, ce sont de « bonnes bactéries » qui vont participer au bon fonctionnement de l'organisme. On les trouve notamment dans les produits laitiers, la levure de bière active et sous forme de compléments alimentaires.

SOS,
je digère mal le lait…

Maux de ventre ou ballonnements chaque fois que vous consommez du fromage blanc, ou un bol de lait? Vous êtes peut-être intolérant au lactose, le principal sucre des produits laitiers.

Le milieu s'acidifie, le transit s'accélère, et surviennent des troubles intestinaux avec ballonnements, douleurs abdominales et/ou diarrhées.
Pour vérifier, c'est simple : il suffit d'arrêter toute consommation de produits laitiers frais une semaine.
Si les symptômes disparaissent, vous avez la réponse.
Il suffit alors d'exclure les produits laitiers qui posent souci, sachant que la tolérance est propre à chacun, en fonction de sa production de lactase et de la façon dont il est absorbé. Ainsi, consommer du lait dans une recette au cours du repas, n'aura pas le même impact qu'un verre de lait à jeun. On se teste, on observe, et on applique ce qui nous convient le mieux.

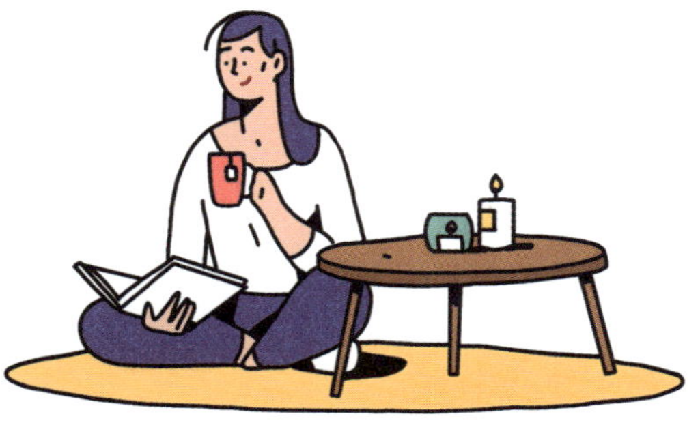

On regarde ça de près

C'est quoi le lactose?

Le lactose est un sucre composé de deux molécules, une de glucose et une de galactose. Pour qu'il soit digéré, elles doivent être séparées par une enzyme fabriquée par l'organisme, la lactase. Mais la production de lactase diminue avec l'âge. La digestion du lactose se fait alors mal : une partie non digérée passe dans le côlon et déclenche une production de gaz. Et l'innocent fromage blanc entraîne de douloureux ballonnements.

LE CONSEIL DU JOUR

Avec ou sans?

Seuls les produits laitiers non fermentés (lait, fromages blancs) contiennent du lactose. On peut donc manger du beurre, des fromages (sauf le chèvre frais), de la crème fraîche et des yaourts (qui en contiennent moins et dont les bactéries facilitent la digestion du lactose). Manger « sans » n'est pas synonyme de carence en calcium, et demande juste une adaptation de sa consommation.

DITES-MOI DR.GOOD?

Et l'allergie au lait?

L'allergie diffère de l'intolérance, elle concerne les protéines laitières (caséine et bêta-lactoglobuline), et touche surtout les enfants. 2 à 3 % des moins de 2 ans sont concernés, avec pour symptômes des affections ORL, oculaires et/ou dermatologiques. La solution? Supprimer totalement les produits et aliments contenant des protéines laitières. Dans 80 % des cas, elle disparaît spontanément entre 2 et 5 ans

MARDI 21 JUIN

LE CONSEIL DU JOUR

Cap sur les oméga-3

Bons pour le cœur, le cerveau… mais aussi le ventre ! Les oméga-3 ont un effet anti-inflammatoire bénéfique pour l'intestin et aident à renforcer ses jonctions serrées, le protégeant ainsi de la perméabilité. Ils favorisent également la croissance des bactéries intestinales. Cap sur les poissons gras, les oléagineux, les graines (lin, chia…) et les bonnes huiles (noix, colza, cameline…) pour chouchouter son abdomen !

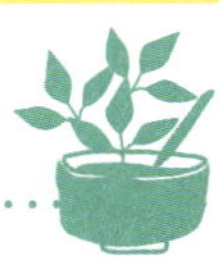

Le coup de pouce naturel

Vive le pollen !

Le pollen frais, en plus de booster notre immunité et de nous apporter des touches toujours bienvenues de fibres et de ferments lactiques, régularise efficacement, mais en douceur le transit intestinal. À choisir frais ou surgelé, en cure régulière de trois semaines.

On mange quoi aujourd'hui ?

Petit déjeuner

Thé ou café, muesli avec flocons d'avoine, abricots secs, noisettes, nectarine en morceaux et lait d'amande.

Déjeuner

Salade de quinoa cuit avec ⅓ de concombre, un avocat, des lanières de courgettes crues, des pousses d'épinards, de la coriandre ciselée, 1 c. à s. de noix de cajou et une sauce huile d'olive-yaourt-cumin, clafoutis aux nectarines.

Dîner

Soupe froide d'été, pissaladière (pâte à pain au levain, oignons, anchois, olives), salade verte, ananas rôti à la menthe.

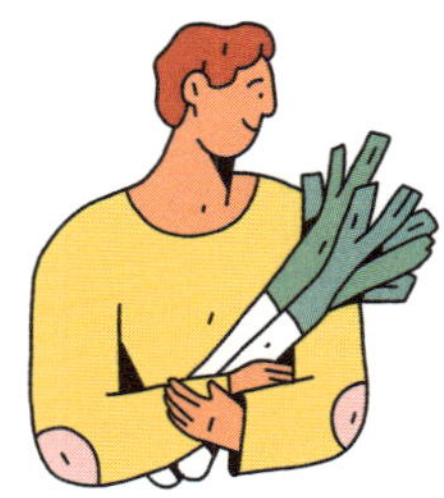

La recette du jour : soupe froide d'été

Pour 4 personnes : Dans un plat allant au four, déposer 6 tomates allongées coupées en quartiers, 3 poivrons rouges épépinés coupés en quatre, 3 gousses d'ail épluchées. Saupoudrer de piment d'Espelette, et arroser de 3 c. à s. d'huile d'olive. Enfourner à 180 °C pendant 25 minutes en retournant les légumes à mi-cuisson. Verser le contenu du plat dans un blender, mixer longuement en ajoutant un peu d'eau si nécessaire. Garder au froid 2 heures. Verser dans des bols et parsemer de basilic ciselé.

DITES-MOI DR.GOOD ?

Les compléments de probiotiques, oui ou non ?

Les probiotiques (de bonnes bactéries) sont bénéfiques, mais seulement si : on a une alimentation équilibrée en parallèle, on mange aussi des prébiotiques (voir p. 214) pour nourrir les probiotiques, on choisit la bonne souche. Par exemple, si on digère mal les légumes secs, on prendra plutôt *Lactobacillus casei*; si on ballonne à cause des produits laitiers, plutôt *Streptococcus thermophilus*, etc. Donc mieux vaut suivre les préconisations d'un médecin ou d'un pharmacien formé et éviter d'acheter n'importe quel mélange tout prêt.

MERCREDI 22 JUIN

Journée nationale de réflexion sur le don d'organes

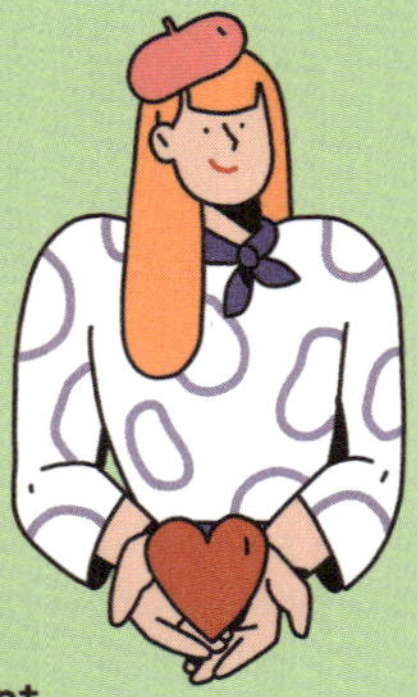

En France, plus de 63 000 personnes vivent grâce à un organe greffé, et environ 6 000 greffes sont effectuées chaque année.

POURQUOI C'EST IMPORTANT D'EN PARLER ?

La greffe d'organe est un acte médical « de la dernière chance », qui permet de remplacer un organe défaillant quand plus aucune autre solution thérapeutique n'est possible. Ce traitement d'exception ne peut se faire sans donneurs, généralement décédés brutalement à l'hôpital (plus de 90 % des cas), mais aussi parfois vivants (pour la greffe d'un rein ou d'un lobe de foie, effectuée pour un proche). Sur un corps, on peut prélever plusieurs organes (cœur, poumons, foie, pancréas, reins, intestins) et tissus (cornées, peau, veines et artères, valves cardiaques, tendons, os, ligaments) : un seul donneur sauve ainsi plusieurs malades. Cette journée nationale leur est également dédiée.

COMMENT ÇA SE PASSE ?

Les patients qui ont besoin d'une greffe sont inscrits sur une liste nationale d'attente gérée par l'Agence de la biomédecine.

QUI PEUT DONNER ?

Tout le monde, il n'y a pas de limite d'âge. On peut être jeune ou âgé, bien portant ou malade. Le don d'organes et de tissus est régi par les lois de bioéthique, qui ont été révisées en 2011.

LES 3 GRANDS PRINCIPES DU DON

- L'anonymat entre le donneur et le receveur.
- Le consentement présumé.
- La gratuité du don.

LE CONSENTEMENT PRÉSUMÉ, C'EST-À-DIRE ?

C'est un principe de solidarité nationale, qui signifie que nous sommes tous potentiellement donneurs, à moins de s'inscrire sur le registre des refus (via Internet, à partir de 13 ans) ou de faire connaître très clairement son opposition à ses proches. Quand une personne décède et devient donneur potentiel, ce fichier est systématiquement consulté pour s'assurer que le défunt n'y est pas inscrit, et les proches sont ensuite interrogés pour vérifier si le défunt avait émis un refus, et dans quelles conditions. Il est également possible de refuser le prélèvement de certains organes seulement.

Plus d'infos

Brochure complète sur le don d'organes et de tissus à télécharger : https://www.agence-biomedecine.fr/IMG/pdf/guide_organes_2020.pdf

JEUDI 23 JUIN

LE CONSEIL DU JOUR

Cap sur la petite bleue

Si vous limitez les produits laitiers, mangez des sardines ! Si, si, vous avez bien lu : et même AVEC leurs arêtes. La raison est simple, les arêtes des sardines sont riches en calcium : 333 mg pour 100 g. À titre de comparaison, un yaourt en apporte 128 mg. Et le procédé de mise en conserve à l'huile les rend tendres : on peut les manger sans aucun souci.

ÇA, C'EST GOOD !

BANANE PARTY

Riche en fibres douces, en magnésium, en potassium… elle est parfaite pour le ventre, mais à condition de choisir vos bananes bien mûres, avec une chair souple et une peau tachetée de noir : elle sera plus douce pour les intestins. Une banane peu mûre est beaucoup plus indigeste. Ça passe moins bien ? Écrasez-la et saupoudrez de cannelle !

On mange quoi aujourd'hui ?

Petit déjeuner

Thé ou café, *milkshake* tout rose, pancakes et rondelles de banane + miel.

Déjeuner

Salade de courgettes crues aux noisettes, à la coriandre et huile de sésame, crevettes grillées au citron, quinoa, pastèque.

Dîner

Salade de pois chiches aux tomates cerises rôties et à l'ail confit, sardines à l'huile d'olive ou de colza et citronnées, faisselle de chèvre avec miel et amandes.

La recette du jour : ***milkshake*** **tout rose**

Pour 1 personne : Dans un blender, mettre 1 yaourt de coco, 125 g de framboises, 125 g de fraises et mixer longuement. Si c'est trop épais, diluer avec un peu d'eau ou de lait fermenté. Verser dans un bol, décorer de myrtilles et de fraises. Saupoudrer de 1 c. à c. de coco râpée + 1 c. à s. de graines de lin moulues + 1 c. à s. de pollen.

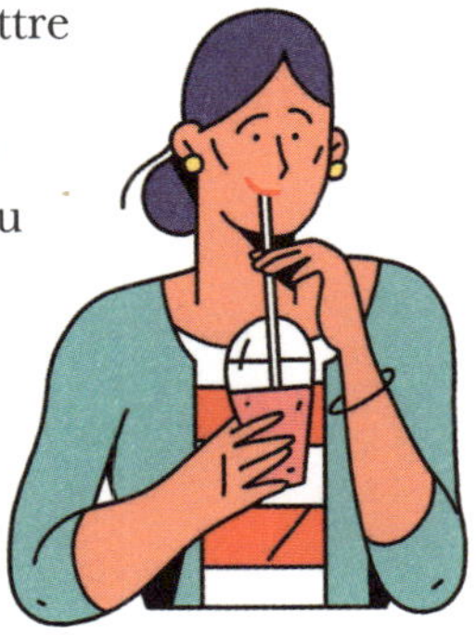

On regarde ça de près

Son d'avoine versus son de blé

Il y a « son » et « son » : le son d'avoine (c'est-à-dire l'enveloppe des grains), riche en fibres solubles, mais moins que le psyllium, améliore le transit en douceur. On peut en mettre 1 c. à s. dans un bol de petit déjeuner, dans une compote, un bol de soupe ou dans une préparation : gratin, pain, muffins, pancakes… Mais on ne le confond pas avec le son de blé, qui, lui, est très riche en fibres insolubles. Très efficace contre la constipation, certes, il est aussi très irritant et risque de faire plus de mal que de bien !

Les FODMAP, quésaco ?

Les FODMAP (*fermentable oligosaccharides, disaccharides, monosaccharides and polyols*) sont des sucres qui ont la particularité de ne pas être digérés et de fermenter dans le côlon, provoquant des troubles digestifs (ballonnements, douleurs abdominales, diarrhées), mais aussi d'autres symptômes (moral en dents de scie, fatigue persistante...).

Pas de chance, ils sont présents dans beaucoup d'aliments y compris « sains » : produits laitiers (lactose), fruits (fructose), céréales et légumineuses (fructanes)... Dans un système digestif où tout va bien, les aliments riches en FODMAP sont digérés sans souci sauf s'ils en renferment beaucoup (haricots secs), ou si les quantités avalées sont énormes. En cas d'intolérance, une petite portion (quelques abricots ou champignons, une échalote) peut déclencher des maux de ventre... Par chance, il est rare d'être intolérant à tous les FODMAP. Donc il faut adapter son alimentation à ses susceptibilités (voire intolérances) personnelles : si un aliment me réussit, je le mange, sinon, je le restreins ou l'évite !

LE CONSEIL DU JOUR

Faire le point

Pour savoir ce qu'on supporte mal, il faut éliminer tous les aliments contenant des FODMAP pendant 1 à 6 semaines, ou jusqu'à ce que les symptômes disparaissent. Puis on réintroduit chaque semaine, progressivement, chaque famille de FODMAP pour identifier les fauteurs de troubles et notre seuil de tolérance. Ainsi, on peut comprendre qu'on tolère le miel, mais pas les poireaux. On peut ensuite adapter son alimentation.

On regarde ça de près

Le plein de FODMAP

Les aliments les plus riches sont l'ail, l'oignon et l'échalote, les algues, l'artichaut, le blé (et les produits en contenant : pain, brioche, pâtes, tartes), la cerise, les confiseries sans sucre et confitures allégées (avec édulcorants), la crème fraîche et les crèmes desserts, les lentilles, pois chiches et pois gourmands, flageolets, haricots blancs et rouges, le fromage blanc, le lait, le lait concentré et les fromages frais, les fruits séchés (abricots, dattes...), les lentilles, le miel, la mangue, la pêche et la nectarine, la poire, la pomme, le poivron vert, et les produits industriels à base de lait.

Le coup de pouce naturel

Huile antiballon

Dans un flacon, mélanger 20 gouttes d'huile essentielle de carvi, 20 gouttes de coriandre et 40 gouttes de basilic exotique. Verser 2 gouttes de ce mélange dans 1 c. à c. d'huile d'olive, et avaler 3 fois/jour avant le repas.

LE CONSEIL DU JOUR

Manger des noix !

Des chercheurs de l'université de l'Illinois (États-Unis) ont mesuré l'impact de la consommation de noix sur la qualité de la flore intestinale. Après deux semaines d'une alimentation apportant 42 g de noix par jour (soit 10 noix), ils ont observé une plus grande quantité de bactéries bénéfiques. Une bonne raison d'en manger une grosse poignée chaque jour !

LE COACHING DE **Dr. Good !**

Yoga-réconfort

Mal au ventre ou ballonnement ? Faites la posture de l'enfant ! Installez-vous à genoux, fesses sur les talons, et basculez vers l'avant pour poser la tête au sol, ventre sur les cuisses et bras le long du corps. Ainsi roulé «en boule», détendez-vous et respirez lentement et profondément, ce qui va masser doucement l'abdomen. Si cela ne suffit pas, vous pouvez poser vos poings serrés sur les cuisses afin qu'ils «rentrent» dans le ventre. Restez entre 1 et 7 minutes dans cette posture apaisante.

On mange quoi aujourd'hui ?

Petit déjeuner	Déjeuner	Dîner
Kombucha, chia *pudding* coco-myrtilles, ½ pamplemousse.	Asperges vertes juste poêlées et lamelles de parmesan, pavé de saumon grillé, choucroute crue, kiwi.	Semoule aux épices, ratatouille au basilic, abricots rôtis au romarin.

La recette du jour : chia *pudding* coco-myrtilles

Pour 1 personne : La veille au soir, verser dans un petit pot en verre (type yaourt) 3 c. à s. de graines de chia, ajouter 15 cl de lait de coco, 10 cl d'eau et 1 c. à s. de noix de coco râpée. Bien remuer, laisser reposer 5 minutes, remuer de nouveau et laisser la nuit au réfrigérateur. Le lendemain matin, mélanger de nouveau, verser dans un bol, ajouter 125 g de myrtilles, 1 c. à s. de noisettes concassées et 1 c. à c. de pollen.

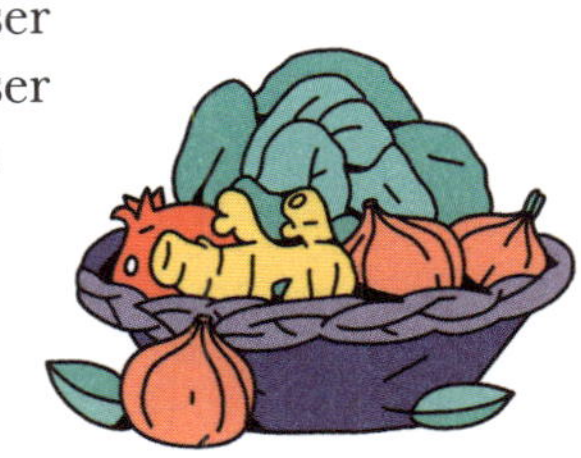

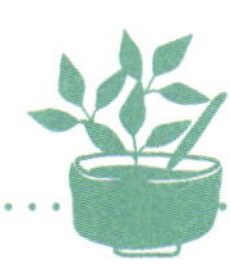

Le coup de pouce naturel

La tisane «qui fait aller»

En cas de constipation, on opte pour des infusions de fleurs de mauve ou de bourdaine, aux effets laxatifs. La bonne dose : 1 c. à c. de fleurs de mauve + ½ c. à c. de bourdaine pour 25 cl d'eau bouillante. On commence par des temps d'infusion très courts pour tester la réaction de l'organisme : 1 à 2 minutes suffisent. Vous pourrez laisser ensuite infuser plus longtemps (jusqu'à 10 minutes) pour un effet plus important. À boire après le dîner, ponctuellement, pour ne pas habituer les intestins, sachant que l'effet se fera sentir le lendemain au réveil et dans la matinée.

LE CONSEIL DU JOUR

Ne pas manger « bébé »

Purées, viandes hachées, compotes, pain de mie ou à burger, soupes non moulinées… Pour bien digérer, arrêtons de « manger mou » et choisissons plutôt des aliments « à haut besoin de mastication » : viande non hachée, pain croquant, oléagineux, fruits et légumes non écrasés.

ÇA, C'EST GOOD !

ÉVITER LE GAVAGE

Bien mâcher permet aussi de manger moins, car il faut quinze à vingt minutes après la première bouchée pour que le cerveau actionne le signal de satiété que nous traduisons par « je n'ai plus faim » et l'arrêt de la prise alimentaire. Plus on mâche longuement, moins on aura avalé d'aliments avant ce signal. Cela évite de se gaver et de manger trop, ce qui n'est pas bon pour bien digérer !

Mâcher, réflexe numéro un pour mon ventre !

Pour bien digérer, nos boyaux ont besoin de calme et de détente (rien de pire pour le transit qu'une discussion houleuse à table).

Il faut donc prendre le temps de faire un vrai repas (et non avaler son sandwich à la va-vite devant l'ordinateur), mais aussi… bien mâcher ses aliments, ce qui d'ailleurs prend du temps !

La mastication est en effet une étape essentielle que nous négligeons trop souvent : elle stimule la sécrétion d'enzymes, qui vont enrober les aliments pour les prédigérer. Si cette étape est négligée et qu'on avale tout rond, l'arrivée d'aliments insuffisamment « préparés » dans le tube digestif va déséquilibrer la flore intestinale, d'où une prolifération des bactéries de fermentation et de putréfaction (hébergées dans cette flore), et une digestion plus difficile… avec gaz et ballonnements au rendez-vous.

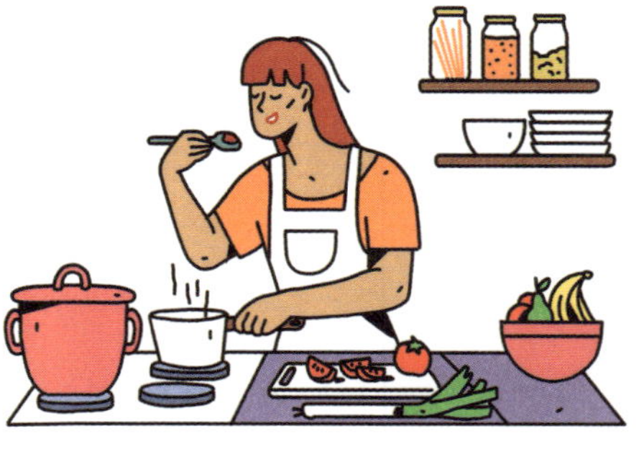

On regarde ça de près

C'est quoi, les prébiotiques ?

Des fibres non digestibles qui, dans la flore intestinale, stimulent sélectivement un nombre limité de bactéries bénéfiques.
On en trouve en abondance dans l'ail, l'artichaut, l'asperge, la banane, la ciboulette, l'échalote, l'endive, les pissenlits, les oignons, les poireaux, les salsifis, les topinambours…

On mange quoi aujourd'hui ?

LE CONSEIL DU JOUR

Bien utiliser les graines de lin

Leur richesse en fibres mucilagineuses protège la muqueuse intestinale et régule le transit en douceur. Le lin « doré » a une coque moins dure que celle du lin brun, il est donc plus adapté aux intestins fragiles. Pour en consommer, il faut les faire tremper (1 à 2 c. à s. par jour) dans du lait (végétal ou demi-écrémé) toute la nuit. Le lendemain matin, on remue et c'est prêt ! On peut aussi les saupoudrer non trempées, mais il faut impérativement les moudre (petit à petit car elles rancissent vite).

LE SAVIEZ-VOUS ?

UN INTESTIN « PROPRE »

CONTRAIREMENT À CE QU'ON NOUS AFFIRME PARFOIS SEUL LE DERNIER MÈTRE DU GROS INTESTIN EST CONCERNÉ PAR NOS DÉCHETS DIGESTIFS. TOUT LE RESTE DU TUBE DIGESTIF EST PARFAITEMENT « PROPRE ET SANS ODEUR », ET STRICTEMENT DÉDIÉ À LA DIGESTION ET L'ASSIMILATION DES ALIMENTS INGÉRÉS.

Petit déjeuner	Déjeuner	Dîner
Thé ou café, pain au levain, fromage à pâte dure avec des noix, 1 pomme.	Salade de tomates et basilic, tajine de porc aux pruneaux, abricots secs et amandes, semoule, salade orange-pamplemousse.	Velouté de petits pois à la menthe, bricks féta-épinards-pignons, yaourt de brebis, cerises.

La recette du jour : bricks féta-épinards-pignons

Pour 4 personnes : Laver 1,5 kg d'épinards à grande eau et les faire fondre dans une cocotte sans matière grasse. Les égoutter et les presser dans une passoire, puis les hacher grossièrement. Ajouter 250 g de féta émiettée, 5 c. à s. de raisins secs et 5 c. à s. de pignons de pins revenus dans une poêle antiadhésive. Humidifier une feuille de brick dans un torchon mouillé, la couper en deux. Déposer sur le dessus 2 c. à s. du mélange, replier en triangle. Recommencer avec l'autre moitié puis avec 5 autres feuilles pour obtenir 3 bricks par personne. Les déposer sur du papier sulfurisé sur une plaque à four, huiler légèrement au pinceau avec de l'huile d'olive et enfourner 15 minutes à 200 °C.

Le coup de pouce naturel

Vive la spiruline !

Cette microalgue d'eau douce est connue pour sa teneur élevée en protéines, chlorophylle, vitamines, minéraux et antioxydants, mais c'est aussi une alliée du transit… ce dont on se rend vite compte quand on en consomme trop sans s'être adapté progressivement. On commence par quelques pincées, pour arriver à une cuillerée à café bombée par jour. Attention, son goût peut surprendre, mieux vaut la diluer dans un potage ou un smoothie vert ou encore la prendre en comprimés compressés plus faciles à avaler.

Help,
mon intestin est irritable

Le syndrome de l'intestin irritable (SII), aussi nommé «syndrome du côlon irritable (SCI)» ou «colopathie fonctionnelle», concernerait 5 % des adultes et particulièrement les femmes, deux fois plus touchées que les hommes.

Souvent diagnostiqué entre 30 et 40 ans, ce trouble affecte le fonctionnement de l'intestin qui devient hypersensible, avec une activité irrégulière.
Phases de constipation, mais aussi de diarrhées (possiblement en alternance), ballonnements, gaz, crampes et douleurs, parfois association avec un reflux gastro-œsophagien (RGO), des maux de tête, une cystite interstitielle (inflammation de la vessie), de la fatigue… Si ce n'est pas grave en soi, cela peut devenir très handicapant !
Les causes sont diverses, propres à chacun. Parfois, une gastro carabinée a déséquilibré profondément le microbiote ce qui entraîne l'hypersensibilité. Stress, choc émotionnel, état anxieux ou dépressif peuvent aussi impacter l'intestin. Le point commun ? Une dysbiose (déséquilibre entre les groupes de bactéries), avec un nombre réduit de bactéries protectrices. Pas de remède miracle : gestion du stress, activité physique, parfois médicaments, hypnose ou ostéopathie peuvent aider, et dans tous les cas il faut revoir l'hygiène alimentaire.

Le coup de pouce naturel

Que boire en période de diarrhée ?

Dans tous les cas, abondamment (1,5 à 2 litres/jour) pour compenser les pertes hydriques. On boit de l'eau (y compris gazeuse si elle est fortement minéralisée et riche en bicarbonates type Vichy et St Yorre), des tisanes et bouillons sans graisses pour reminéraliser. Très efficace, même si peu agréable à boire, l'eau de cuisson du riz, grâce à son amidon.

LE CONSEIL DU JOUR

Bien nourrir l'intestin irritable

L'alimentation doit être adaptée, en évitant de trop manger, et en réduisant les aliments sources de ballonnements, les fritures ainsi que les excès de fibres alimentaires. Le régime sans FODMAP a également fait ses preuves pour réduire les symptômes, diminuer l'intensité des crises et faciliter le quotidien.

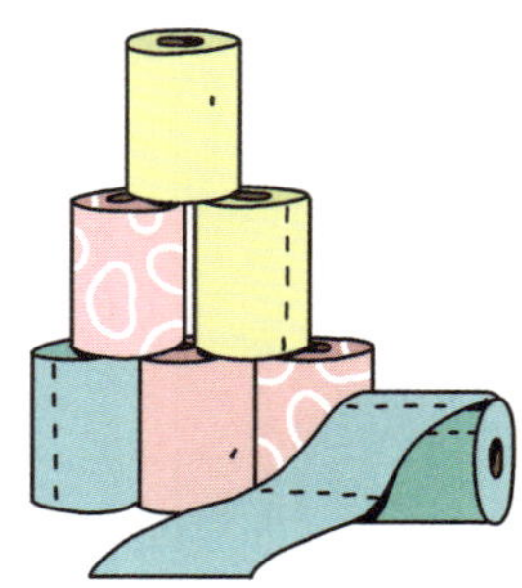

600 ml

C'est le volume moyen de gaz que nous expulsons par jour (soit 10 à 12 pets). C'est une moyenne : il est normal d'en fabriquer entre 200 ml et 2 litres/jour.

MERCREDI 29 JUIN

On mange quoi aujourd'hui ?

LE CONSEIL DU JOUR

Mollo sur l'alcool !

Il favorise la perméabilité de la paroi intestinale et la prolifération de bactéries pro-inflammatoires. Si un verre de vin rouge de temps en temps ne pose pas de souci, ce n'est pas le cas d'une consommation quotidienne et élevée ni de celle d'alcools forts et cocktails. À l'apéritif, trinquez plutôt au kombucha, ou limitez-vous à un verre, avant de passer à l'eau.

Petit déjeuner

Boisson chaude, smoothie banane-pêche, 1 morceau de fromage à pâte dure, 10 amandes.

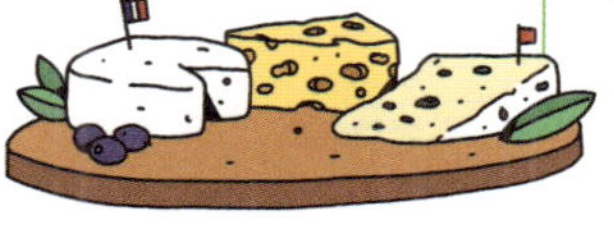

Déjeuner

Salade de carottes, betteraves et concombre, croquettes façon falafels et sauce au yaourt, compote de prunes.

Dîner

Minestrone italien avec pâtes, pesto et parmesan, brochette jambon cru et melon, faisselle de brebis au miel.

La recette du jour : croquettes façon falafels et sauce au yaourt

Pour 4 personnes : La veille, faire tremper 100 g de pois chiches secs et 100 g de fèves sèches dans beaucoup d'eau. Le lendemain, les rincer, égoutter et sécher au torchon. Peler les fèves. Mixer les légumes finement, puis ajouter 1 oignon et 2 gousses d'ail pelés et émincés, mixer de nouveau avec quelques pincées de cumin, sel et poivre. Incorporer enfin 2 c. à s. de sésame blanc. Former des galettes et les cuire dans un peu d'huile d'olive dans une poêle. Fouetter 2 yaourts au bifidus avec sel et poivre, et servir les falafels avec la sauce et des pousses d'épinards.

ÇA, C'EST PAS GOOD !

LES LAXATIFS « LONGUE DURÉE »

En cas de forte gêne ponctuelle (déplacement), on peut prendre un laxatif dit « osmotique » qui hydrate et ramollit les selles (en laissant ensuite son tube digestif tranquille deux à trois jours avant de récidiver une fois si besoin). Mais cela doit rester occasionnel : la prise sur le long terme n'est pas recommandée.

On regarde ça de près

Malsains pour le ventre !

Les pesticides (glyphosates) présents dans les végétaux et les métaux lourds (plomb, cadmium, mercure...) contenus dans les gros poissons prédateurs semblent affecter notre microbiote en réduisant les bonnes bactéries et en augmentant le nombre des pathogènes. En janvier 2021, une équipe de chercheurs a publié les résultats d'une étude : l'exposition alimentaire au glyphosate perturbe le microbiote de rats de laboratoire, à des niveaux pourtant considérés comme sans effets par les autorités. Et si on privilégiait le bio ?

Le sport : ami ou ennemi d'un ventre en paix?

Un peu de sport, l'intestin adore : bouger stimule la circulation sanguine et le péristaltisme (l'alternance entre la contraction et la relaxation de ses muscles), et améliore donc le transit.

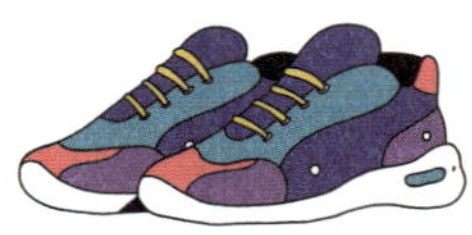

Des études ont montré qu'une activité modérée et régulière avait un impact positif sur la composition du microbiote, en particulier sur l'augmentation des espèces bénéfiques, alors qu'à l'inverse la sédentarité augmente la dysbiose (déséquilibre de la flore). Mais point trop n'en faut! Trop de sport ou des exercices trop intenses fragilisent la muqueuse intestinale. D'ailleurs, 30 à 50 % des sportifs de haut niveau souffrent de troubles digestifs. On parle notamment de la «courante du coureur»! En effet, le sang irrigue peu les intestins pendant l'effort, et ceux-ci reçoivent donc moins d'oxygène, avant d'être suroxygénés dès qu'ils se retrouvent au repos. De plus, la perméabilité intestinale augmente (plus encore avec la déshydratation liée à des efforts intensifs ou prolongés). Attention donc à tous les sports intenses et à fort impact : running, basket, tennis, CrossFit, dont les chocs répétés malmènent l'intestin. On bouge, mais en douceur!

LE CONSEIL DU JOUR

Douceur et régularité

Plutôt que de faire une grosse séance de sport par semaine, mieux vaut une activité physique modérée au moins 3 fois par semaine : vélo, natation, gym douce, marche rapide… Et si vous souffrez de ballonnements après vos séances, revoyez-les à la baisse en nombre et en intensité, le temps de retrouver du confort. Ensuite, recommencez mollo. Pensez aussi à bouger au maximum au quotidien : levez-vous régulièrement de votre bureau, préférez les escaliers à l'ascenseur, allez au moins en partie au travail à pied, prenez autant que possible le vélo…

LE COACHING DE **Dr. Good!**

Bien courir

Adepte du running? Cela vaut la peine d'investir dans des chaussures à bon amorti, et de retravailler votre foulée pour moins taper le sol. Ne partez pas courir aussitôt après un repas : attendez au moins deux à trois heures. Pendant l'effort, le sang est en effet détourné du tube digestif pour approvisionner les muscles. Du coup, si une digestion est en cours, elle se fera moins vite et moins bien, avec des risques de fermentation.

7 km

C'est la distance que l'on obtiendrait si on dépliait les innombrables replis et villosités de notre intestin, essentielles à la digestion!

JUIN

Mon bilan

Alors ? Vous êtes-vous réconcilié avec vos intestins, ce mois-ci ?

Vos efforts « ventre *friendly* »

Vous prenez le temps de manger, de faire une vraie pause pour le déjeuner et de bien mastiquer.	☐ OUI	☐ NON
Vous avez découvert des produits lactofermentés et les avez intégrés de temps en temps dans vos menus.	☐ OUI	☐ NON
Vous avez limité les excès de crudités irritantes et variez désormais avec davantage de légumes cuits.	☐ OUI	☐ NON
Vous avez remplacé les pâtes, le pain et le riz blanc par des équivalents complets ou semi-complets, bio.	☐ OUI	☐ NON
Vous avez adapté votre routine sportive : vous en faites un peu plus si vous n'en faisiez pas du tout, ou bien vous avez diminué les activités générant des chocs répétés au profit de sports plus doux.	☐ OUI	☐ NON
Vous avez pris le temps d'observer quels aliments vous faisaient ballonner, vous les avez depuis limités et vous vous sentez mieux.	☐ OUI	☐ NON
Vous vous massez régulièrement le ventre quand vous avez mal, et faites aussi des exercices de respiration antistress.	☐ OUI	☐ NON
Vous avez banni les produits transformés (sauces du commerce, plats cuisinés…), la *junk food* et les édulcorants de vos menus.	☐ OUI	☐ NON

Vos résultats

- **Un transit plus régulier.** ☐ OUI ☐ NON
- **Moins de constipation.** ☐ OUI ☐ NON
- **Moins d'épisodes de diarrhées.** ☐ OUI ☐ NON
- **Moins de douleurs.** ☐ OUI ☐ NON
- **Moins de gonflements et de gaz.** ☐ OUI ☐ NON
- **Un ventre plus souple.** ☐ OUI ☐ NON
- **Une digestion plus légère.** ☐ OUI ☐ NON

Mon tracker forme

😊 ....

😐 ....

☹ ....

C'est la saison

L'été, je mets quoi dans mon panier ? On profite des aliments de saison, de préférence cultivés de façon raisonnée ou bio et produits localement...

Légumes

Ail, artichaut, aubergine, batavia, betterave rouge, blette, brocoli, carotte, chou de Bruxelles, chou-fleur, chou rouge, concombre, cornichon, courge, courgette, cresson, épinard, fenouil, fève, haricot vert, laitue, lentille, maïs, mesclun, navet, oignon, oseille, pâtisson, poireau, poivron, radis, salade, salsifis, tomate.

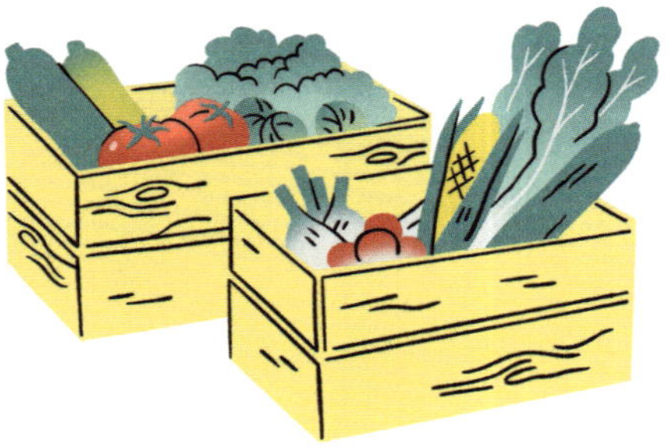

Fruits

Abricot, amande, banane, brugnon, cassis, cerise, figue, fraise, fraise des bois, framboise, groseille, melon, mirabelle, mûre, myrtille, nectarine, pastèque, pêche, poire, pomme, prune, quetsche, raisin, reine-claude.

Poissons et fruits de mer

Anchois de Méditerranée, calmar, colin, coques, dorade grise, églefin, grondin rouge, hareng, homard, langoustine, lieu jaune, lieu noir, maquereau, merlan, moule de bouchot, rouget, rouget-barbet, saint-pierre, sardine, tacaud, thon blanc ou germon, tourteau, tourteau breton.

Fromages

Abondance, Beaufort, Bleu d'Auvergne, Bleu de Bresse, Bleu des Causses, boulette d'Avesnes, brie de Meaux, brie de Melun, Brillat-savarin, brocciu, camembert, cancoillotte, cantal, Chabichou, Comté, crottin de Chavignol, emmental, époisses, féta, fourme d'Ambert, gorgonzola, gruyère, laguiole, langres, livarot, maroilles, mascarpone, mimolette, mont d'Or, Morbier, mozzarella, munster, neufchâtel, Ossau-iraty, parmigiano reggiano, pont-l'évêque, pouligny-saint-pierre, reblochon, ricotta, rocamadour, Roquefort, saint-félicien, Saint-nectaire, Sainte-maure, salers, Selles-sur-cher, Tomme de Savoie, Vacherin Mont-d'Or, Valancay.

Liste établie par MangerBouger, programme national de nutrition et santé.

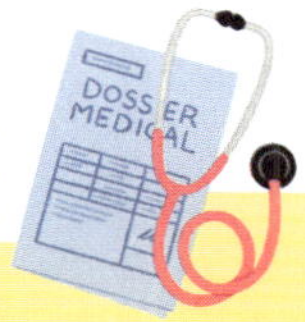

Pharmacie de voyage : j'emporte quoi ?

Pour pouvoir parer aux urgences et petits bobos, sans trop me charger : je m'organise !

L'INDISPENSABLE

- Votre traitement habituel (et si vous partez longtemps, vos ordonnances de renouvellement !).
- Un antidouleur et antifièvre (type paracétamol, préférable à l'aspirine et l'ibuprofène).
- Un antispasmodique (douleurs de ventre ou de règles).
- Un traitement contre la diarrhée (type ralentisseur intestinal).
- Un pansement digestif.
- Un pansement gastrique (reflux, douleur d'estomac).

AU RAYON PARAPHARMACIE

- Des pansements, quelques compresses stériles et un antiseptique en spray.
- Une pince à épiler et une petite paire de ciseaux.
- Un produit répulsif contre les moustiques et une crème apaisante contre les piqûres.
- Des produits de protection solaire adaptés à chacun.
- Du gel antibactérien.
- Un collyre (ou du sérum physiologique) en dosettes pour nettoyer et calmer les yeux irrités.
- Des bouchons d'oreilles.

AVEC DES ENFANTS

- Une crème contenant de l'arnica pour soulager les bobos et bosses.
- Un thermomètre.
- Un antinauséeux en cas de mal des transports.
- Un brumisateur d'eau.

EN MODE RANDO

- Une pompe à venin.
- Une pince à tiques.
- Une crème décontractante pour les muscles.
- Des pansements contre les ampoules.

UN PEU DE DOUCEUR

- Une huile essentielle de lavande vraie (pour calmer, apaiser les coups de soleil et même les piqûres de moustiques).
- Une huile essentielle de menthe poivrée contre les nausées et troubles digestifs.

Rangez tous vos produits, avec leur boîte (pour éviter ensuite toute confusion), dans une trousse dédiée à garder près de vous. Une fois arrivé, évitez de la laisser dans la voiture où la température monte très vite.

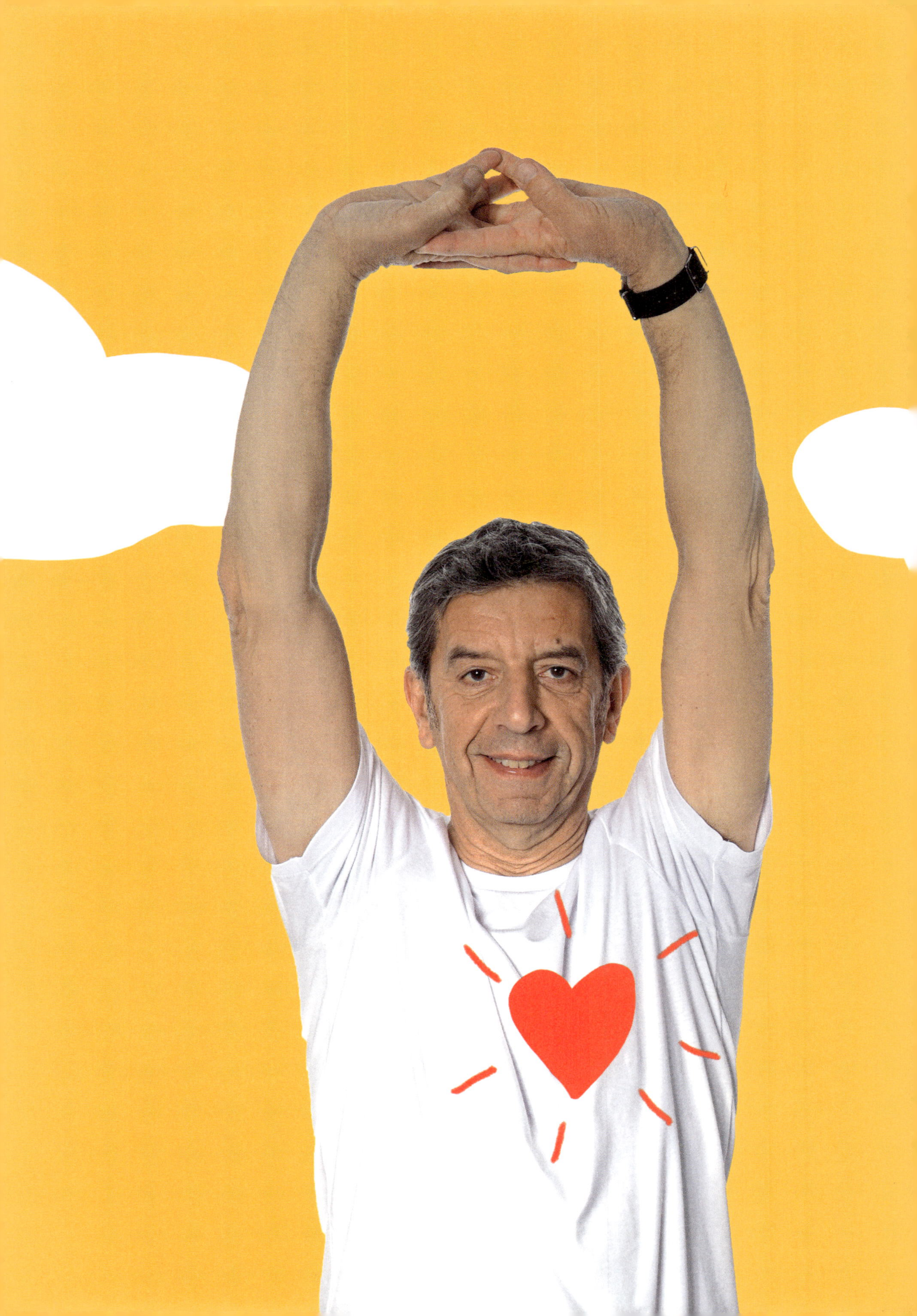

JUILLET

On chouchoute son cœur

(le cœur, c'est la vie !)

JUILLET

Il nous accompagne sans faillir, bat à notre rythme, s'affole ou chavire parfois sous le coup de l'émotion… mais c'est un compagnon fidèle. Pourtant, nous n'en prenons pas toujours soin, persuadés que cet organe incroyable, qui est bien plus qu'une simple pompe, ne nous fera jamais défaut. Et si nous apprenions plutôt à lui faire du bien et à le protéger, mais aussi à l'entraîner pour, ensemble, donner le meilleur de nous-même ?

EXCÈS DE SEL DANS L'ALIMENTATION OU TABAGISME, GRAISSES MAL CHOISIES, SÉDENTARITÉ, STRESS CHRONIQUE : TOUT CE QUI NUIT À NOTRE CŒUR NOUS ABÎME À PETIT FEU, PARFOIS SANS QU'ON Y PRENNE GARDE. ET VOUS ? ÊTES-VOUS EN BONS TERMES AVEC VOTRE CŒUR ?

Mes objectifs

- ☐ Protéger mon cœur sur le long terme.
- ☐ L'entraîner pour qu'il m'aide à performer.
- ☐ L'apaiser pour ne pas l'abîmer.
- ☐ Éloigner les facteurs de risque cardiaque.

Mes fragilités

Trop peu d'activité physique. Entre canapé, voiture et bureau, on pense s'économiser mais en réalité, on fragilise son système cardiaque : il a besoin d'exercice pour s'améliorer !

Une tension qui fait des siennes. Stress, petites nuits, mauvaise alimentation, excès de poids : quand la tension s'élève, notre cœur en pâtit, et nous aussi. Avant de souffrir d'hypertension, on agit pour corriger notre hygiène de vie.

Une alimentation inadaptée. Charcuteries, fromages et alcool, *junk food* remplie de mauvaises graisses, de sel et de sucre : et si on disait stop avant d'avoir bouché nos artères, et qu'on s'inspirait de l'alimentation méditerranéenne ?

Mon tracker forme

Comment allez-vous aujourd'hui ? Cochez chaque jour le smiley correspondant à votre état de forme et faites le bilan en fin de mois.

- 🙂 : EN PLEINE FORME
- 😐 : SANS PLUS
- 🙁 : EN MODE BLUES

RENDEZ-VOUS EN PAGE BILAN À LA FIN DU MOIS DE COACHING

LE CONSEIL DU JOUR

Rire pour préserver son cœur!

Rire, c'est – presque – du sport! Rire accélère la fréquence cardiaque comme le ferait un jogging, fortifie le cœur et la circulation sanguine, booste l'oxygénation du muscle cardiaque et réduit le risque de formation d'un caillot sanguin. En prime, cela fait chuter le cortisol (hormone du stress), et apporte de la détente musculaire (qui favorise le sommeil). Profitez-en plus : une fois adultes, nous ne rions que 10 fois par jour (contre 400 fois pour les enfants). Sketchs d'humoristes, films comiques, partage de blagues, retrouvez votre joie de vivre d'enfant, marrez-vous, c'est le médecin qui vous le dit!

3 milliards

C'est le nombre approximatif de contractions cardiaques au cours d'une vie!

Le cœur : un puissant moteur!

Notre cœur est un athlète de 300 g à peine, qui réussit chaque jour l'exploit de battre plus de 100 000 fois, et pomper environ 7 000 litres de sang pour nous permettre de respirer, bouger, manger, réfléchir, jouer, rire, aimer...

- Composé de 2 oreillettes et 2 ventricules, ce muscle (oui, c'est bien un muscle!) joue le rôle de moteur, en fournissant au corps son précieux carburant, le sang, riche d'oxygène et de nutriments. Cette pompe très élaborée fonctionne en sens unique (grâce à des clapets antiretour, les valves cardiaques), avec un travail à la fois musculaire et électrique. En cas d'effort physique, qui nécessite que le sang circule plus vite, l'activité électrique s'accélère et le cœur pompe plus vite pour nous permettre de performer!
- Le système cardio-vasculaire est constitué du cœur et du circuit des vaisseaux sanguins, des plus gros (l'aorte dont le diamètre est de 2,5 cm) aux plus fins, les capillaires sanguins, aussi fins que des cheveux, pour irriguer parfaitement jusqu'à la pointe de nos orteils. C'est donc un système parfait, mais qu'il faut entretenir pour qu'il reste performant!

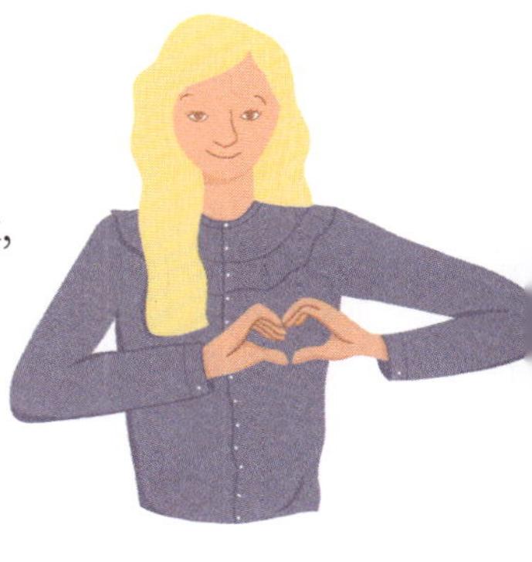

LE SAVIEZ-VOUS?

LE CŒUR À L'ENVERS!

SI 99,9 % DES GENS ONT LE CŒUR SITUÉ À GAUCHE, 0,1 % DES GENS, EUX, L'ONT À DROITE! C'EST CE QU'ON APPELLE LE *SITUS INVERSUS*, QUI IMPLIQUE AUSSI QUE LA POSITION DE TOUS LES ORGANES EST INVERSÉE! CELA N'EST EN GÉNÉRAL PAS DANGEREUX, JUSTE SURPRENANT... ET PEUT ÊTRE TRANSMIS À SES ENFANTS!

LE CONSEIL DU JOUR

Des (bons) surgelés

Oui, ils dépannent et c'est bien pratique ! Préférez les surgelés aux conserves qui, très salées, favorisent l'élévation de la tension artérielle (et il faut systématiquement les rincer). Prudence, il faut acheter des aliments bruts, non cuisinés, sans sel, gras ou sucres ajoutés. Surveillez les étiquettes, et faites le plein de légumes, poissons, herbes, et fruits en morceaux faciles à utiliser crus ou cuits !

LE SAVIEZ-VOUS ?

LE TOUR DE TAILLE, ESSENTIEL POUR LE CŒUR

MÊME SANS SURPOIDS, IL FAUT SURVEILLER SON TOUR DE TAILLE TOUTE SA VIE : LA GRAISSE ABDOMINALE EST NÉFASTE POUR LE CŒUR, ELLE FAVORISE LE DIABÈTE ET AUGMENTE LE RISQUE D'ACCIDENT CARDIAQUE. CELUI-CI DOIT RESTER INFÉRIEUR À 88 CM POUR LES FEMMES ET 102 CM POUR LES HOMMES. PENSEZ À LE MESURER DE TEMPS EN TEMPS (AU NIVEAU DE L'OMBILIC) !

On mange quoi aujourd'hui ?

Petit déjeuner

Boisson chaude sans sucre, fromage blanc nature avec de la cannelle, 3 c. à s. de muesli non sucré, 2 abricots secs, 8-10 noix et ¼ de melon.

Déjeuner

Carottes et fenouils crus avec jus de citron, ciboulette et huile d'olive, salade de pâtes (complètes ou semi-complètes) avec haricots verts, pousses d'épinards, tomates cerises et pesto à l'huile d'olive, 1 pêche.

Dîner

Moules marinières (oignon, ail, persil, vin blanc), pommes de terre vapeur, yaourt battu noix de coco et fraises.

La recette du jour : yaourt battu noix de coco et fraises

Pour 2 personnes : Dans un blender, verser 2 yaourts au lait de coco + ½ c. à c. de vanille en poudre. Rincer et équeuter une barquette de fraises (500 g), mettre 10 fraises de côté, et déposer les autres, coupées en morceaux, dans le blender. Mixer longuement. Répartir dans 2 coupes. Déposer les fraises restantes et garder au frais. Au moment de servir, saupoudrer chaque coupe de ½ c. à c. de noix de coco râpée.

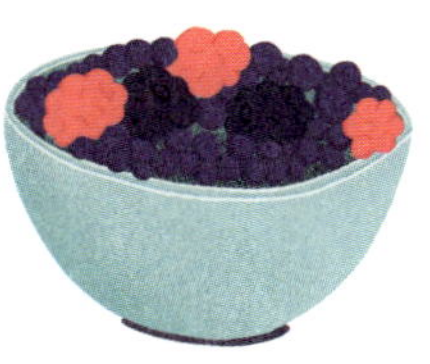

On regarde ça de près

Bilan en ligne

Vous voudriez en savoir plus sur votre cœur et vos risques cardio-vasculaires ? Sur le site de la Fédération française de cardiologie, un petit test rapide (en 8 questions et trois minutes) vous permet de faire le point. Un préambule toujours utile, à retrouver sur : fedecardio.org/je-me-teste/test-3-minutes/

LE CONSEIL DU JOUR

Un pas devant l'autre

Marcher pendant une heure d'un bon pas, au moins trois fois par semaine, permet d'améliorer de 12 % les performances de sa pompe cardiaque ! Et si vous inscriviez les promenades dans votre agenda, ou preniez l'habitude d'aller plus souvent au travail (ou en courses) à pied ?

LE COACHING DE **Dr. Good !**

On se teste !

Relevez votre fréquence cardiaque de temps en temps (une fois par mois surtout si vous avez plus de 45 ans, notamment pour vérifier que votre cœur ne s'est pas emballé sous l'effet d'un stress chronique, ou que votre fréquence cardiaque n'augmente pas parce que vous ne faites pas de sport). Faites-le idéalement le matin au réveil dans le lit, en posant la pulpe de votre index et votre majeur sur la carotide (cou) ou sur l'intérieur de votre poignet : comptez les pulsations pendant une minute (ou pendant trente secondes et multipliez le chiffre par 2).

Pourquoi connaître sa fréquence cardiaque ?

Un cœur en bonne santé bat régulièrement, entre 50 et 80 fois par minute au repos. Connaître sa fréquence cardiaque (c'est-à-dire son pouls) au repos est essentiel pour juger de l'état de son cœur, car ce chiffre traduit fidèlement l'effort qu'il doit fournir pour irriguer l'ensemble du corps.

- Votre pouls se situe entre 50 et 80 bpm ? C'est parfait ! Continuez comme ça.
- Il est plutôt compris entre 85 et 100 bpm ? C'est le signe que vous êtes trop sédentaire et qu'il vous faut bouger plus, car plus un cœur est entraîné, plus il devient performant et efficace, et donc moins il a besoin de battre vite : d'ailleurs un cœur de sportif peut descendre à 60 bpm, et certains athlètes descendent encore plus bas !
- À l'inverse, au-dessus de 100 bpm, on parle de tachycardie, c'est-à-dire de fréquence cardiaque trop rapide, et il faut consulter, car un cœur trop rapide se fatigue précocement. Parlez-en à votre médecin traitant, il est là pour ça !

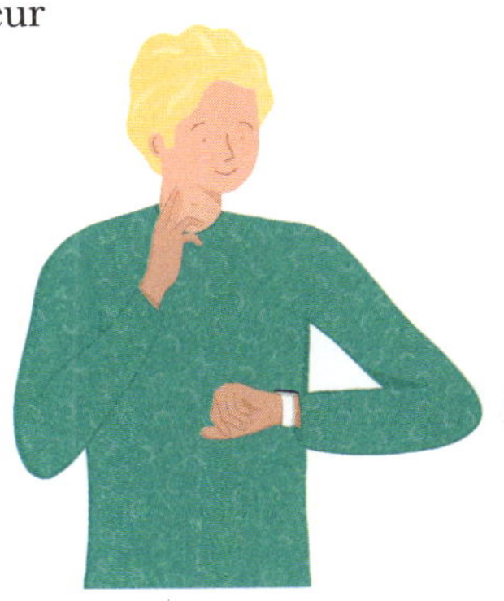

On regarde ça de près

C'est quoi, la bradycardie ?

C'est quand le cœur (sans être sportif) bat très lentement, trop, en dessous de 50 bpm. Ce n'est pas forcément grave, mais mérite de consulter un médecin, car un pouls très faible peut provoquer de la fatigue, un essoufflement, et parfois des pertes de connaissance voire une insuffisance cardiaque.

LUNDI 4 JUILLET

On mange quoi aujourd'hui ?

Petit déjeuner

Boisson chaude sans sucre, 2 tranches de pain noir très légèrement beurrées, 1 morceau de fromage de brebis, 15 amandes, 1 orange.

Déjeuner

Artichaut vapeur avec vinaigrette (huile d'olive), chili sin carne (sans viande), raisins.

Dîner

Poivrons grillés sauce au yaourt et ciboulette, crevettes sautées avec ail frais et citron, riz complet (ou semi-complet) aux champignons sautés à l'huile d'olive, 1 kiwi.

La recette du jour : chili sin carne

Pour 4 personnes : Dans une cocotte, faire fondre 2 oignons émincés. Ajouter ensuite 2 poivrons rouges émincés, faire revenir jusqu'à ce qu'ils soient tendres. Ajouter ensuite 1 grosse boîte de haricots rouges cuits en conserve (bien rincés, 500 g environ), une petite boîte de grains de maïs (300 g) et 3 tomates coupées en petits morceaux (ou une grosse boîte de pulpe). Saupoudrer de cumin, de piment de Cayenne ou d'Espelette selon son goût) et laisser mijoter 20 minutes. Servir parsemé de persil ciselé ou de coriandre fraîche.

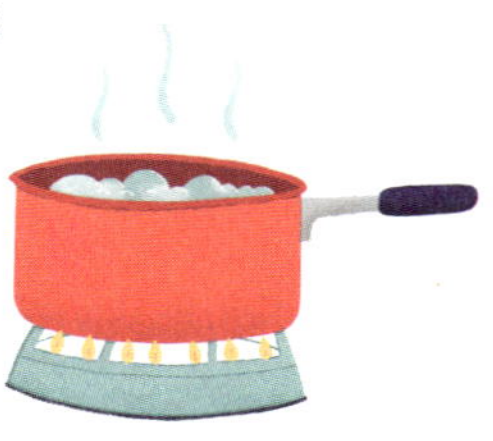

LE COACHING DE **Dr. Good !**

Choisissez mieux vos laitages

Faut-il le rappeler, les crèmes desserts et liégeois ne sont pas des laitages, mais des desserts sucrés et gras ! On choisit donc de vrais yaourts nature, et on réduit ceux au lait de vache pour préférer ceux de brebis ou de chèvre, moins industriels et avec de meilleurs acides gras (liés à la nourriture de l'animal). La bonne idée ? Goûter aussi les produits d'origine végétale, au « lait » de soja ou même de coco !

LE CONSEIL DU JOUR

Chaque jour, un repas végétarien

Parce que l'excès de graisses saturées issues des viandes nuit au système cardio-vasculaire, il faut en manger moins, et multiplier les repas « végétaux », avec légumineuses ou céréales et légumes. C'est simple : pâtes, riz, haricots, lentilles mais aussi quinoa ou semoule sont excellents avec juste des légumes. Une bonne pratique qui doit devenir une habitude !

ÇA, C'EST GOOD !

LA TOMATE, LA BONNE COPINE !

Elle contient un pigment, le lycopène, qui lui donne sa couleur, et protège aussi le cœur en luttant contre le mauvais cholestérol (LDL) et l'agrégation des plaquettes sanguines. On la déguste sans modération ! Gros avantage, ces bienfaits restent valables même cuite, en sauce, en jus : usez des boîtes hors saison !

Le sport, indispensable pour protéger son cœur

Le cœur est un muscle… et pour être en forme, il doit être entraîné, comme les autres muscles ! Nul besoin d'être un athlète, ou de « pousser la machine » jusqu'à l'épuisement : l'essentiel est de bouger !

L'activité physique fait baisser la fréquence cardiaque pendant l'effort mais aussi au repos : le cœur se fatigue moins et il est mieux protégé pendant l'effort. De plus, il augmente sa force de contraction, devenant plus efficace et performant au fil du temps.

Le sport éloigne aussi le diabète, le surpoids et l'obésité, aide à chasser le stress dont les effets sont néfastes (on « évacue » ses tensions), augmente le taux de bon cholestérol (HDL), améliore la fluidité du sang (ce qui réduit le risque de formation de caillots dans les vaisseaux sanguins), et fait baisser la pression artérielle : autant d'excellentes raisons de s'y (re)mettre, à tout âge et sur le long terme.

LE CONSEIL DU JOUR

Un cœur en rythme

Pour bouger, équipez-vous d'écouteurs, et mettez dans vos oreilles une playlist musicale, des émissions culturelles, des podcasts, des livres audio : ce qui vous fait plaisir pour vous détendre, vous instruire, ou vous donner de l'énergie… Quand on marche, on écoute plus attentivement, et on retient mieux qu'au volant de sa voiture !

LE COACHING DE **Dr. Good !**

Du sel plus sain !

Difficile de se déshabituer quand on consomme trop de sel, qui pourtant fait grimper la tension artérielle. En cuisine, optez pour le sel gris non raffiné (moins riche en chlorure de sodium) et compensez sans modération avec les épices (curry, paprika, cumin…) et herbes aromatiques (fraîches ou surgelées). Vous pouvez aussi fabriquer votre gomasio, condiment parfumé pour moins saler.
Dans une poêle antiadhésive, faites blondir à sec 20 c. à s. de graines de sésame complet. Laissez refroidir, mixez grossièrement, ajoutez 2 c. à s. de sel fin gris et autant de curcuma en poudre. Mélangez et utilisez comme le sel traditionnel, sans en abuser !

49,2 %

C'est la proportion de femmes de 40-54 ans (et 50,3 % des 18-39 ans) qui font plus de trente minutes d'activité physique modérée 5 jours par semaine.

(Étude Esteban, 2017)

MERCREDI 6 JUILLET

Journée mondiale du baiser

Du bisou chaste sur la joue au *french kiss* (avec la langue) langoureux, le baiser a sa journée mondiale (inventée par les Anglais dans les années 1990). Mais, que transmet-il exactement ?

LE SAVIEZ-VOUS ?

Un baiser profond fait travailler plus de 30 muscles différents ! Si embrasser semble naturel aux Français, aux États-Unis, on préfère une accolade pour se saluer (le fameux *hug*) et dans certains pays, notamment d'Asie, le baiser est rare et pas toujours bien vu, encore moins dans l'espace public.

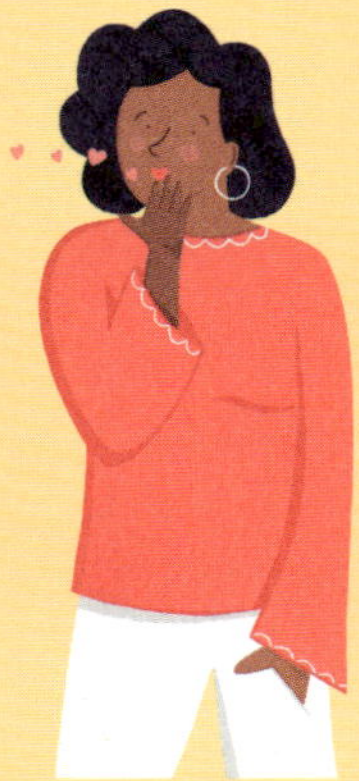

SALIVES MIXÉES

S'embrasser, surtout avec la langue, est dans tous les cas un geste intime… mais également un échange de fluides ! Notre flore buccale est peuplée de 10 milliards de bactéries (et environ 800 espèces différentes), on partage ainsi (en plus de sa passion amoureuse) en moyenne 800 000 millions à 1 milliard d'entre elles ! De quoi faire réfléchir avant d'embrasser à tout-va !

UN VRAI PARTAGE VIRAL

Hormis ces bactéries, on peut aussi partager… des virus ! La salive peut ainsi transmettre l'herpès labial, la grippe, l'hépatite B, la gastro-entérite, l'angine à streptocoque… et le virus de la Covid-19 qui nous a privé de nos baisers et contacts rapprochés. Elle est aussi connue pour transmettre la mononucléose, « la maladie du baiser », due au virus d'Epstein-Barr, très contagieuse et fréquente chez les adolescents (mais que l'on peut aussi attraper en partageant un verre ou des couverts). Si cette maladie est le plus souvent sans gravité, elle provoque une fatigue intense et prolongée, avec souvent de la fièvre et des ganglions gonflés. Et le pire, c'est qu'on peut rester contagieux pendant six mois… et être ainsi privé de baisers !

UNE FLORE BUCCALE À CHOUCHOUTER !

Problèmes de gencives, mauvaise haleine, candidose buccale, aphtes à répétition ? C'est le signe d'un déséquilibre de la flore buccale, par excès de sucre ou d'alcool, de tabac, de viande… ou une hygiène dentaire pas assez rigoureuse.

CE QUE JE PEUX FAIRE

Mettre au menu des fruits et légumes en quantité pour faire le plein de pré- et probiotiques.

Faire un brossage des dents minutieux, mais aussi des gencives, particulièrement la jonction dent-gencive, petite « tranchée » qui sert souvent de réservoir aux bactéries, afin de les éliminer.

Nettoyer aussi la langue, recouverte d'un biofilm bactérien qui peut libérer des composés organiques malodorants, avec un gratte-langue, plus efficace que la brosse.

On mange quoi aujourd'hui ?

LE CONSEIL DU JOUR

Cafés et thés, pourquoi pas ?

Même si la caféine est stimulante et qu'elle peut provoquer, en cas d'abus, des palpitations cardiaques, le café et le thé (surtout vert) sont bénéfiques pour le cœur, car riches en antioxydants protecteurs. Ne vous privez donc pas de votre boisson favorite, à la condition de ne pas en abuser (pas plus de 3-4 tasses par jour, moins si vous avez des problèmes de sommeil) et de la boire sans sucre !

ÇA, C'EST GOOD !

L'AIL ET L'OIGNON

Tous deux sont réputés bénéfiques pour le cœur… et c'est vrai, notamment parce qu'ils contiennent une substance qui fluidifie le sang (ce qui diminue le risque de caillot sanguin). Ils participent aussi à réduire la tension artérielle et baisser le taux de mauvais cholestérol. On les consomme plutôt crus que cuits !

Petit déjeuner

Boisson chaude sans sucre, faisselle nature avec 3 c. à s. de muesli non sucré, 1 kiwi coupé et 8-10 noix, 2 oranges pressées.

Déjeuner

Radis avec ½ avocat écrasé avec du citron et de la coriandre, papillote de dos de cabillaud avec oignon, jus de citron et curry, lentilles cuites avec concassé de tomates, figues.

Dîner

Salade de concombre sauce yaourt, citron et filet d'huile d'olive, pois chiches à l'espagnole (cuits avec poivrons, oignons, tomates, cumin), salade super-fraîche.

La recette du jour : salade super-fraîche

Pour 2 personnes : Peler un pamplemousse, retirer les quartiers en supprimant la peau. Éplucher ½ ananas et le couper en brunoise (petits morceaux). Répartir les morceaux au centre d'un plat, disposer les quartiers tout autour. Parsemer de 4 c. à s. de graines de grenade. Râper le zeste d'un citron (jaune ou vert) sur le dessus du plat. Laisser reposer 1 heure au réfrigérateur. Avant de servir, parsemer de menthe ciselée et de 3 c. à s. de noisettes concassées (ou de pistaches).

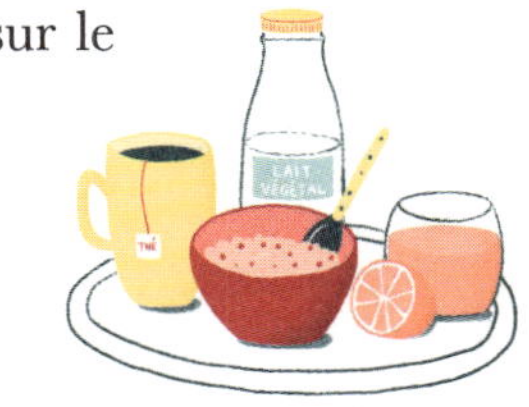

On regarde ça de près

Le surpoids pèse sur le cœur

Le vrai surpoids et l'obésité augmentent le risque cardiaque en fatiguant inutilement le corps et en majorant les autres facteurs de risque : hypertension artérielle, diabète, sédentarité…

Pour savoir où vous situer, calculez votre indice de masse corporel : votre poids en kilos divisé par votre taille en mètres élevée au carré. Exemple : pour 1,67 m et 60 kilos, l'IMC est de 60 divisé par (1,67 x 1,67) soit 60 divisé par 2,7889 soit 21,5.

- IMC compris entre 18,5 et 24,9 : poids normal.
- IMC compris entre 25 et 29,9 : surpoids.
- IMC compris entre 30 et 34,9 : obésité.
- IMC supérieur ou égal à 35 : obésité sévère.

VENDREDI 8 JUILLET

Le tabac, notre pire ennemi

On dit de lui que c'est l'ennemi juré du cœur… et on a raison, car il n'abîme pas que nos poumons !

En effet, il favorise la formation des plaques d'athérome qui rétrécissent le diamètre des artères, facilitent la formation de caillots sanguins en augmentant l'agrégation des plaquettes sanguines, réduisent le taux de bon cholestérol, et diminuent l'oxygénation du muscle cardiaque. Ça fait beaucoup ! Pire, fumer provoque des spasmes des artères – notamment coronaires – qui peuvent entraîner des accidents cardiaques précoces sans signes annonciateurs. Ça augmente également le risque d'AVC.
Pour protéger son cœur… une seule solution : arrêter ! D'autant que sur le plan cardiaque, les bénéfices sont rapides et importants : en seulement vingt-quatre heures, on supprime l'exposition au monoxyde de carbone et on améliore l'oxygénation du muscle cardiaque et en quinze jours, on fait disparaître le risque de caillot sanguin (le temps pour les plaquettes sanguines, ultra-sensibles à la nicotine, de reconstituer leur stock).
Pour en finir avec la clope, on se fait aider par un médecin, généraliste ou tabacologue. Les substituts nicotiniques (patchs, inhaleurs) prescrits par un médecin sont remboursés (à 65 %), avec une avance des frais à l'officine : un soutien utile.

STOP AUX IDÉES REÇUES

JE SUIS DÉJÀ STRESSÉ… SI J'ARRÊTE DE FUMER, ÇA VA ÊTRE L'ENFER !

En réalité, non : le tabagisme entretient le stress du fumeur et contrairement à ce qu'on pourrait croire, le sevrage le lève. Il a d'ailleurs été prouvé que le sevrage entraîne un bien-être mental équivalent (voire supérieur !) à celui de médicaments antidépresseurs. Certes, à l'arrêt de la cigarette, on peut traverser une période difficile, mais elle disparaît et quelques mois plus tard, les personnes se sentent beaucoup mieux sur le plan psychologique.

LE CONSEIL DU JOUR

Gagner du temps (de vie) !

Plus on arrête de fumer tôt, moins les artères seront abîmées. L'arrêt est impératif en cas d'antécédent cardio-vasculaire, ou d'autres facteurs de risque. Il doit être total, car le risque de caillots et de spasme coronaire existe même avec « juste » quelques cigarettes fumées.

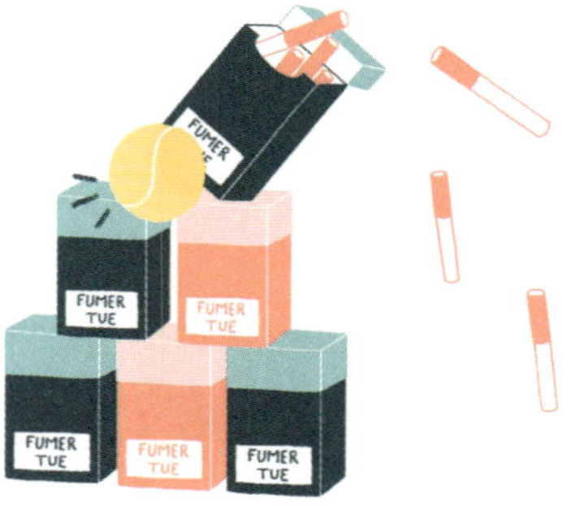

80 %

C'est le pourcentage de fumeurs parmi les victimes d'infarctus du myocarde de moins de 45 ans.

(Fédération française de cardiologie, 2020)

SAMEDI 9 JUILLET

On mange quoi aujourd'hui ?

Petit déjeuner

Boisson chaude sans sucre, faisselle nature avec de la cannelle, 3 c. à s. de muesli non sucré et des morceaux de poire, 1 kiwi.

Déjeuner

Carottes râpées, pissaladière (pâte à pain, oignons, olives, anchois), salade verte aux noix (huile d'olive, noix ou colza), tiramisu light aux framboises.

Dîner

Courgettes farcies (aux lentilles corail, fromage de chèvre frais, pignons de pins, raisins secs et menthe), salade verte, abricots rôtis au romarin.

La recette du jour : tiramisu light aux framboises

Faire décongeler 200 g de framboises. Fouetter 1 pot individuel de fromage blanc avec 2 c. à s. de lait de coco, 10 g de sucre de coco et 1 c. à s. de noix de coco râpée. Dans un verre ou une coupe, déposer 3 boudoirs (ou biscuits à la cuillère ou biscuits roses de Reims), les imbiber avec le jus rendu par les framboises. Déposer dessus en alternance la crème et les framboises. Placer 2 heures au réfrigérateur avant de servir.

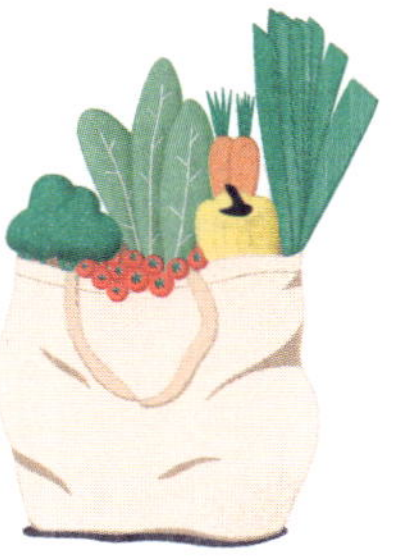

LE CONSEIL DU JOUR

Choisir l'huile d'olive « cœur *friendly* » !

L'huile d'olive est réputée pour ses effets bénéfiques, car elle contient beaucoup d'acides gras monoinsaturés capables de faire baisser le mauvais cholestérol (LDL) et d'augmenter le bon (HDL). Les études montrent qu'associée à une alimentation de type méditerranéenne, sa consommation réduit les risques d'infarctus du myocarde.

On regarde ça de près

Les apnées du sommeil abîment le cœur

Ces blocages respiratoires nocturnes (plus de dix secondes, parfois des dizaines de fois par nuit) sont fréquents chez les gros ronfleurs, touchent un adulte sur dix et fréquemment les femmes après 50 ans. Si elles ont des répercussions en journée (fatigue et somnolence, troubles de la mémoire, irritabilité), les apnées sont aussi responsables de complications cardio-vasculaires (hypertension, troubles du rythme, coronaropathie), ou d'attaques cérébrales (AVC). Dans le doute, si on se sent fréquemment fatigué dès le réveil, on consulte pour un bilan et une prise en charge.

7 heures

C'est le « minimum syndical » d'une nuit : en dessous, on augmente son risque de maladie cardiaque. Et si on dort moins de six heures, le risque grimpe de 48 %.

LE CONSEIL DU JOUR

Respirer 5 sur 5

Parmi les méthodes antistress validées par les cardiologues et sociétés savantes, la cohérence cardiaque, issue de recherches en neurosciences, est particulièrement efficace… et simple. Il suffit de s'équiper d'un chrono (ou une appli dédiée), avant d'inspirer pendant 5 secondes, puis expirer 5 secondes, sans discontinuer pendant 5 minutes. Ce rythme de 6 cycles respiratoires par minute booste le système parasympathique (un frein au stress) et baisse le taux de cortisol en apportant un équilibre cardio-respiratoire bénéfique. Essayez !

Un cœur usé par le stress

Mauvais pour la santé, on le sait… mais on sait moins que le stress est aussi délétère pour le cœur.

Car, quelle que soit son origine, il est un processus physiologique de survie, comme une réaction à une agression ou un danger. Il provoque donc une augmentation (parfois importante) de la fréquence cardiaque et de la pression artérielle, et la libération, dans l'organisme, d'hormones, de neurotransmetteurs et de substances inflammatoires qui endommagent progressivement le cœur et les artères quand il devient chronique.

D'autre part, le stress a aussi fréquemment des effets indirects sur la santé cardiaque, en impactant défavorablement les autres facteurs de risques. Ainsi, il augmente l'hypertension artérielle, favorise la « malbouffe » (donc l'obésité, l'excès de cholestérol et le diabète), augmente le tabagisme, nuit à la qualité du sommeil et réduit la pratique de l'activité physique (car on manque d'énergie, ou on ne s'accorde pas le temps nécessaire) : bref, on prend moins soin de soi ! On sait même qu'il réduit l'observance des traitements cardio-vasculaires chez les patients… Seule solution, prendre vraiment son stress en charge, et apprendre à lui résister efficacement pour préserver son cœur, grâce à l'exercice physique notamment !

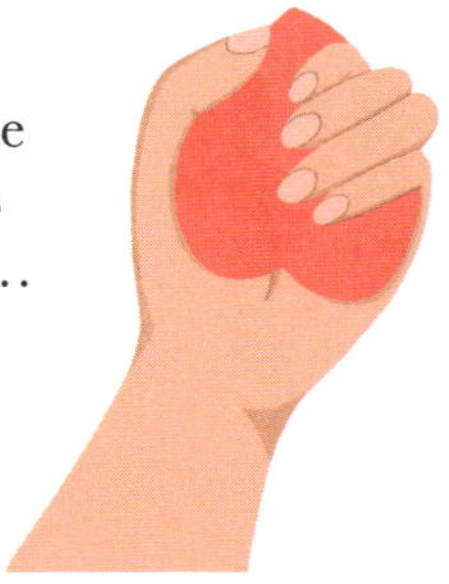

32 %

C'est le pourcentage des cas d'infarctus du myocarde impliquant le stress.

(Fédération française de cardiologie, 2020)

IL VAUT MIEUX LE SAVOIR

LES FEMMES TRÈS SENSIBLES AU STRESS

LES EFFETS DÉLÉTÈRES DU STRESS SUR LE CŒUR ET SUR LES ARTÈRES SONT PLUS IMPORTANTS CHEZ LES FEMMES QUE CHEZ LES HOMMES. ON NOTE 40 % DE RISQUE SUPPLÉMENTAIRE FACE AUX MALADIES CARDIO-VASCULAIRES POUR CELLES QUI SE SENTENT STRESSÉES AU TRAVAIL, ET 88 % EN CAS D'INSÉCURITÉ DE L'EMPLOI OU DE PRESSION DE RÉSULTATS.

On mange quoi aujourd'hui ?

Petit déjeuner

Boisson chaude sans sucre, yaourt nature avec 3 c. à s. de flocons d'avoine, 2 abricots, de la cannelle en poudre et 15 amandes, 1 kiwi.

Déjeuner

Maquereau au four au vin blanc et aromates, courgettes sautées (huile d'olive), riz complet (ou semi-complet) au coulis de tomate et basilic, fraises.

Dîner

Taboulé très vert, 1 œuf dur, poire pochée au thé.

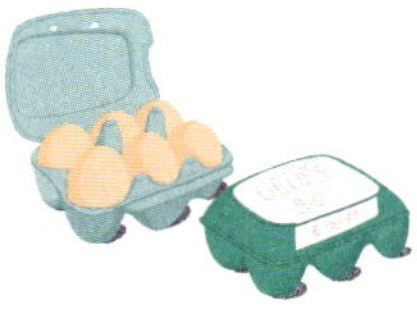

La recette du jour : taboulé très vert

Pour 4 personnes : Dans un saladier, verser 100 g de boulgour, recouvrir juste d'eau froide et laisser gonfler 15 minutes. Pendant ce temps, laver, essorer et ciseler 2 bottes de persil plat et 1 botte de menthe. Couper en petits morceaux 3 tomates, 1 avocat et ½ concombre pelé et évidé, émincer finement 3 petits oignons nouveaux. Égoutter le boulgour (le presser entre les mains), ajouter les légumes et les herbes, arroser du jus de 2 citrons et de 4 c. à s. d'huile d'olive, mélanger et réserver au frais jusqu'au moment de servir.

LE CONSEIL DU JOUR

Bien choisir ses œufs

Du mode d'élevage et de l'alimentation des poules dépendent la qualité des œufs, leurs apports en vitamines et bons acides gras ! Les œufs bio (issus de poulettes élevées en liberté et plein air, nourries de végétaux, minéraux et vitamines dont 95 % sont bio) apportent jusqu'à deux fois plus d'oméga-3 bons pour le cœur que ceux de batterie ! Même chose pour ceux issus de la filière Bleu-Blanc-Cœur. À privilégier pour un faible surcoût.

LE SAVIEZ-VOUS ?

LE BON CŒUR DU DONNEUR

DONNER SON SANG A DE VRAIS BÉNÉFICES SUR LE CŒUR : LE SANG DEVIENT MOINS ÉPAIS, PLUS FLUIDE ET S'ÉCOULE PLUS FACILEMENT, LA TENSION ARTÉRIELLE BAISSE (MAIS DE FAÇON TEMPORAIRE) ET LE RISQUE D'INFARCTUS DIMINUE ! POUR EN SAVOIR PLUS : VOIR LE SITE DE L'ÉTABLISSEMENT FRANÇAIS DU SANG.

LE COACHING DE Dr. Good !

Vacances toniques

Vous êtes en vacances à la mer, près d'une piscine, d'un lac ou d'une rivière calme ? Profitez-en ! Ne restez pas à faire le lézard pendant des heures, mais filez à l'eau et, quand vous vous baignez, ne restez pas « en planche » ! Bougez : nagez, marchez (cela améliore en prime la circulation veineuse, même avec de l'eau jusqu'à mi-cuisse sur le bord de la plage), pédalez (accroché au rebord) dans un sens puis dans l'autre, faites des mouvements de bras pour « ouvrir la poitrine », jouez au ballon ou au frisbee : la pression exercée par l'eau étant plus forte que celle de l'air, vous faites plus travailler vos muscles et votre cœur, mais tout en douceur !

Oui
au régime méditerranéen !

Cette alimentation, également appelée régime crétois ou diète méditerranéenne, est étudiée depuis plus de trente ans après qu'on ait remarqué le faible taux de mortalité cardiaque dans les pays du pourtour méditerranéen. Et c'est prouvé, elle permet de réduire les risques cardio-vasculaires et est même conseillée aux patients ayant eu un infarctus du myocarde pour éviter les récidives. Les menus sont simples, frais et sains :

- Beaucoup de végétaux comme les fruits et légumes, mais aussi des légumineuses, des céréales, herbes aromatiques, noix et fruits oléagineux pour les fibres, vitamines et minéraux.
- Le poisson et les fruits de mer sont consommés deux fois par semaine pour leurs protéines et bons gras.
- La volaille, les œufs et produits laitiers (yaourts et fromages, plutôt de brebis ou de chèvre) de temps en temps et sans abus.
- La viande rouge et les produits sucrés occasionnellement pour limiter les graisses saturées et l'excès de sucres.

Mot d'ordre de cette alimentation : la modération !

LE CONSEIL DU JOUR

Penser aux graines de lin

Oui, car elles sont ultra-riches en oméga-3 protecteurs et en lignanes antioxydants et anti-inflammatoires. Vous pouvez en consommer tous les jours (une cuillère à soupe maximum, elles accélèrent le transit), mais il faut les broyer, car leur enveloppe est dure, avant de les saupoudrer où vous voulez. Vous pouvez utiliser un moulin à café (ou broyeur manuel à épices). Ne broyez que pour les deux à trois jours à venir pour éviter qu'elles ne rancissent.

DITES-MOI DR.GOOD ?

Avant de reprendre le sport, je dois en parler à mon médecin ?

Si vous n'avez pas fait de sport depuis longtemps ou abordez la quarantaine, oui, parlez-en à votre médecin traitant, en lui indiquant quelle activité sportive vous souhaiteriez pratiquer. Il peut (outre votre pouls et votre mesure de tension artérielle) vous faire faire quelques exercices dans son cabinet et mesurer votre fréquence cardiaque pour vous tester et vous délivrer un certificat d'aptitude (souvent demandé dans les clubs ou associations), ou s'il juge que c'est plus prudent, vous envoyer effectuer un test d'effort.

4,8/5

C'est le score obtenu par le régime méditerranéen dans le *Best Diets*, un classement annuel (sans influence des lobbies ou du marketing), fait par des experts de la nutrition, de l'obésité, des maladies métaboliques et cardio-vasculaires.
Le meilleur régime du monde en fait !

On mange quoi aujourd'hui ?

LE CONSEIL DU JOUR

Faire le plein d'agrumes

Orange, citron ou pamplemousse : leur richesse en flavonoïdes (des antioxydants) est bénéfique, notamment parce qu'ils réduiraient les dépôts de cholestérol, et protègeraient les artères. Si on doit éviter les jus en bouteille (car ils n'ont plus de fibres et parfois ceux du commerce contiennent des sucres ajoutés) pour les préférer entiers, on peut prendre l'habitude d'en déguster au moins un par jour, tout au long de l'année !

Petit déjeuner	Déjeuner	Dîner
Boisson chaude sans sucre, 1 fromage blanc nature avec 3 c. à s. de flocons d'avoine, 1 poire et 15 noisettes, 1 orange pressée.	Salade de crevettes, avocat, pamplemousse, maïs et tomates cerises, 1 morceau de fromage de brebis avec du pain, salade Harlequin.	Courgettes et poivrons rôtis au parmesan, quinoa à la sauce tomate, compote d'abricots aux amandes.

La recette du jour : salade Harlequin

Pour 2 personnes : Peler 2 oranges et les couper en tranches très fines. Laver, égoutter 500 g de fraises et les couper en deux. Disposer joliment les fruits coupés dans un plat creux. Arroser avec le jus d'une 3e orange, râper son zeste et verser 2 c. à s. d'eau de fleur d'oranger. Réserver au frais. Au moment de servir, parsemer de menthe fraîche et d'amandes effilées et servir avec une boule de glace au yaourt par personne.

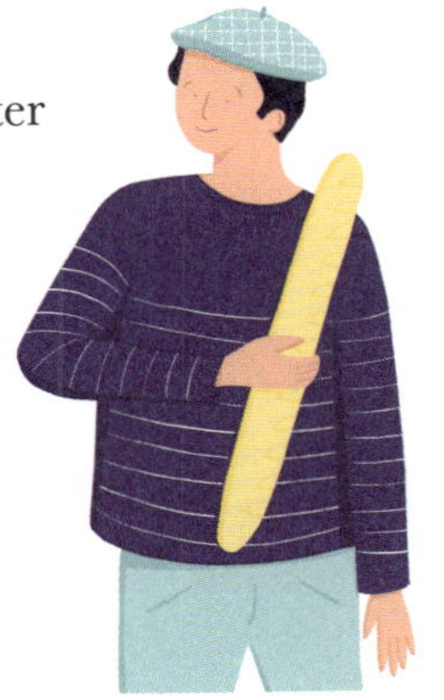

5 g

C'est la dose de sel à ne pas dépasser par jour selon l'OMS. Pour info, les Françaises en consomment en moyenne 7 g et les Français, 9 g.

(OMS, 2020)

IL VAUT MIEUX LE SAVOIR

LES MARGARINES VÉGÉTALES, SUPER… SUPERFLUES !

RICHES DE PROMESSES POUR FAIRE BAISSER LE TAUX DE CHOLESTÉROL, LES MARGARINES « AUX PHYTOSTÉROLS » (UN CHOLESTÉROL VÉGÉTAL QUI, EN ENTRANT EN COMPÉTITION AVEC CELUI DE L'INTESTIN, RÉDUIT L'ABSORPTION DE CE DERNIER) SONT SUPERFLUES : ELLES RÉDUISENT (LÉGÈREMENT) LE CHOLESTÉROL (PAS CHEZ TOUS LES CONSOMMATEURS), MAIS N'ONT MONTRÉ AUCUN BÉNÉFICE POUR PRÉVENIR LES PATHOLOGIES CARDIO-VASCULAIRES, COMME L'A FAIT REMARQUER L'ANSES DANS SES RECOMMANDATIONS. PRÉFÉREZ DE BONNES HUILES VÉGÉTALES VARIÉES, MEILLEURES AU GOÛT, OU SI VOUS TENEZ À LA MARGARINE, CHOISISSEZ-EN UNE ISSUE DU COLZA, RICHE EN ACIDES GRAS OMÉGA-3.

C'est quoi, la tension artérielle ?

La tension artérielle correspond à la pression du sang envoyé dans les artères par le cœur.

Trop élevée (on parle d'hypertension, ou HTA), elle augmente le travail du muscle cardiaque qui se fatigue et devient moins performant, elle endommage les artères qui se rigidifient et favorise le développement des plaques d'athérome (plaques graisseuses qui viennent boucher les artères).

- Si la tension augmente naturellement avec l'âge (car les artères se rigidifient au fil des années), l'hypertension est, chez l'adulte de tout âge, surtout liée à l'hygiène de vie et particulièrement au surpoids, au manque d'activité physique, aux excès d'aliments salés (produits industriels, charcuteries, fromages…) et au stress qui joue un rôle important. Une composante héréditaire existe également.
- L'hypertension artérielle est à la fois une maladie chronique (on peut la traiter, généralement à vie, mais on n'en guérit pas) et un vrai facteur de risque cardio-vasculaire : elle augmente le risque d'accident vasculaire cérébral (AVC), d'infarctus du myocarde, de déchirure d'une artère. Elle doit donc être surveillée, traitée par des médicaments si besoin et accompagnée d'une meilleure hygiène de vie.

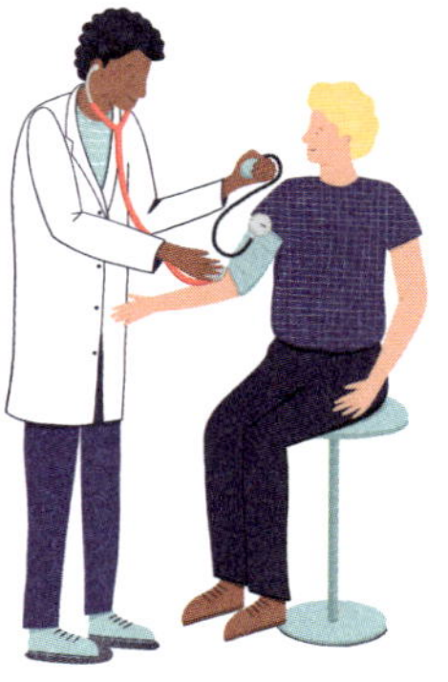

On regarde ça de près

Interpréter les chiffres de la tension

La valeur normale (elle est donnée par deux chiffres) est de 120/80 mmHg (mm de mercure). Si elle atteint 140/90 chez le médecin (135/85 en automesure), on parle d'hypertension. Toutefois, une tension limite, ou préhypertension (entre 130 et 140 pour le 1er chiffre et supérieure à 88 pour le 2e) doit être surveillée, car la tension s'élevant avec l'âge, elle laisse envisager une HTA (hypertension artérielle) plus tard.

LE CONSEIL DU JOUR

Un suivi rigoureux

Faites systématiquement relever votre tension artérielle quand vous allez chez le médecin : elle doit être mesurée au moins une fois par an en l'absence d'anomalie. Si vos chiffres sont trop élevés, votre médecin vous proposera des mesures en continu pendant vingt-quatre heures pour en savoir plus. Et si vous êtes hypertendu, investissez dans un appareil d'automesure pour vous surveiller régulièrement.

15 millions

C'est le nombre d'hypertendus en France, dont 4 millions qui s'ignorent et ne sont donc pas suivis ni traités.

(Comité français de lutte contre l'hypertension artérielle, 2021)

On mange quoi aujourd'hui ?

Petit déjeuner

Boisson chaude sans sucre, cake choco-banane, 1 yaourt nature, 1 pomme.

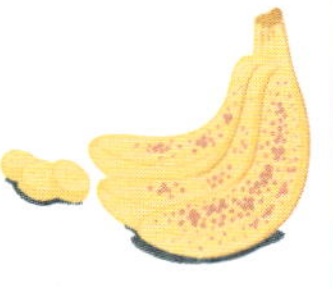

Déjeuner

Radis avec purée d'avocat citronnée, pommes de terre vapeur au thym, tomates provençales à l'ail, salade de fruits rouges.

Dîner

Riz complet sauté aux petits pois, courgettes et fèves avec 1 c. à s. de parmesan râpé et basilic ciselé, salade verte (huile d'olive), compote d'abricots et amandes concassées.

La recette du jour : cake choco-banane 100 % cœur

Dans un saladier, mélanger 200 g de farine avec 1 sachet de levure, 80 g de sucre brun, 40 g de cacao en poudre non sucré et 1 pincée de sel. Ajouter 2 œufs entiers, 3 bananes très (ou trop) mûres écrasées à la fourchette et 4 c. à s. d'huile d'olive ou tournesol oléique. Mélanger et ajouter 1 c. à s. de cannelle, 50 g de noix et 50 g de pistaches. Verser dans un moule en silicone. Cuire 55 minutes à 170 °C.

LE CONSEIL DU JOUR

Oléagineux : oui, mais...

Ils réduisent le taux de mauvais cholestérol (grâce à leurs phytostérols), leur vitamine E évite les caillots sanguins, leurs oméga-3 protègent le coeur et leur magnésium est antistress ! Pistaches, amandes, noix, noisettes, cajou, cacahuète, toutes sont bénéfiques, mais à condition de les choisir non grillées et non salées ! L'idéal ? Les varier ! Achetez-en plusieurs sortes, en vrac, mélangez-les dans un bocal, et consommez-en une poignée par jour.

DITES-MOI DR.GOOD ?

C'est quoi, la bonne dose de légumes ?

Riches en fibres, anticholestérols, antioxydants protecteurs et en potassium (qui lutte contre l'hypertension), les végétaux doivent représenter au moins la moitié de l'assiette. On peut manger 2 à 3 fruits crus par jour plus 400-500 g de légumes. Gros appétit ? On augmente la quantité pour se rassasier !

ÇA, C'EST PAS GOOD !

ON FREINE LA CHARCUTAILLE !

Trop riches en graisses saturées, très salées, souvent industrielles (avec additifs, nitrites) : les charcuteries, dont les Français raffolent (ils en mangent 30 kg par an et par personne, soit plus de 80 g/jour), ne sont pas les amies du cœur ! Des études menées à Stockholm ont montré que les femmes en consommant le plus avaient 78 % de risques supplémentaires de souffrir d'insuffisance cardiaque (28 % pour les hommes !). Rillettes, saucisson ou pâté doivent être exceptionnels !

Femme, je protège doublement mon cœur !

En tant que femme, on croit souvent son cœur protégé, voire invincible jusqu'à la ménopause, grâce à nos hormones féminines. Mais on l'est bien moins qu'on le croit et les maladies cardio-vasculaires sont la première cause de mortalité féminine (elles tuent 7 fois plus que le cancer du sein), principalement parce que l'hygiène de vie est de mauvaise qualité. À tout âge, il faut donc protéger son cœur et se surveiller, notamment en évitant (ou en arrêtant) de fumer ! S'il faut prendre, le plus jeune possible, de bonnes habitudes, la vigilance est de mise lors des principales périodes de changement hormonal.

- **La contraception :** certains facteurs de risques artériels comme l'obésité, le diabète, l'hypertension artérielle ou le tabagisme peuvent être des contre-indications à certaines contraceptions hormonales, surtout après 35 ans.
- **La grossesse :** qui peut révéler des pathologies cardio-vasculaires, car le cœur fonctionne en surrégime pour alimenter le placenta et nourrir le fœtus.
- **La ménopause :** la chute naturelle des œstrogènes augmente le risque d'athérosclérose, d'obésité, d'hypertension artérielle, d'hypercholestérolémie et de diabète qui majorent le risque cardio-vasculaire.

LE CONSEIL DU JOUR

Surveillance rapprochée post-bébé

Tout accident de diabète gestationnel ou d'hypertension artérielle gravidique (c'est-à-dire pendant la grossesse, parfois associée à l'apparition de protéines dans les urines et alors appelée pré-éclampsie) doit mener à une prise en charge cardiaque rigoureuse sur le long terme : en effet ces événements de la grossesse sont des marqueurs précoces d'accidents cardio-vasculaires plus tard, à la cinquantaine. Surtout maman, on prend soin de soi et de son cœur !

On regarde ça de près

Des artères plus fragiles

Les artères féminines, plus fines, sont plus sensibles à la toxicité du tabac que celles des hommes. Après 50 ans, à la ménopause, c'est encore plus flagrant, car elles se rigidifient et s'épaississent rapidement. Si on n'avait pas encore arrêté de fumer, cela devient absolument indispensable !

LE SAVIEZ-VOUS ?

MOINS BIEN SOIGNÉES ?

LES FEMMES SERAIENT MOINS BIEN PRISES EN CHARGE SUR LE PLAN MÉDICAL : ARRIVÉE AUX URGENCES PLUS TARDIVE EN CAS DE SYMPTÔMES D'ALERTE, MOINS D'EXAMENS DIAGNOSTIQUES, MOINS DE MÉDICAMENTS... ET MÊME MOINS DE RÉÉDUCATION APRÈS UN INFARCTUS.

LE CONSEIL DU JOUR

Le chocolat, votre atout cœur !

La poudre de cacao est riche en antioxydants, qui réduisent la pression artérielle, luttent contre la formation de mauvais cholestérol et protègent nos artères ! Une étude a montré que le chocolat réduirait de 8 % le risque de maladie coronarienne, dès qu'on en consomme au moins une fois par semaine et à deux conditions : le choisir le plus noir possible (avec un maximum de cacao), et le croquer avec modération (1 ou 2 carrés par jour).

On mange quoi aujourd'hui ?

Petit déjeuner

Boisson chaude sans sucre, fromage blanc nature avec 3 c. à s. de muesli non sucré, 2 c. à s. de graines de grenade et 10 noix, 1 banane.

Déjeuner

Radis et tomates cerises avec ½ avocat écrasé au citron, escalope de veau grillée, courgettes et patate douce en lamelles, cuites au four et huilées au pinceau avec de l'huile d'olive, mousse au chocolat maison.

Dîner

Aubergine farcie avec riz complet, champignons, feuilles de blettes, saupoudrée de 1 c. à s. de parmesan, salade verte aux noix, cerises.

La recette du jour : mousse au chocolat maison

Pour 4 personnes : Faire fondre dans une casserole 100 g de chocolat à 70 % de cacao avec 2 c. à s. d'eau. Remuer pour lisser, ajouter 3 jaunes d'œufs. Battre les blancs en neige ferme avec une pincée de sel. Ajouter délicatement les blancs au chocolat. Répartir dans des ramequins. Ajouter des fruits rouges de saison (framboises, groseilles, myrtilles…).

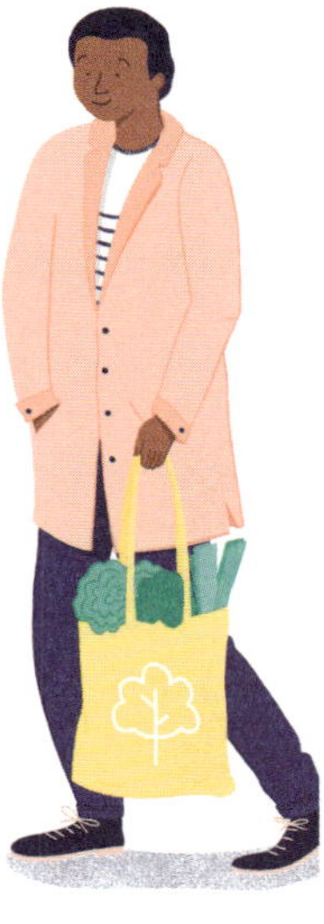

LE SAVIEZ-VOUS ?

HYPERTENSION PROVOQUÉE

SI DES MALADIES (NOTAMMENT RÉNALES OU ENDOCRINIENNES) PEUVENT AUGMENTER LA PRESSION ARTÉRIELLE, DES MÉDICAMENTS AUSSI ! C'EST LE CAS DE CERTAINES PILULES OESTROPROGESTATIVES, D'ANTI-INFLAMMATOIRES OU ANTIDÉPRESSEURS, ET DE CORTICOÏDES.

On regarde ça de près

Les oméga-3, vrais bienfaiteurs du cœur

Ces bons acides gras oméga-3 protègent les cellules cardiaques, fluidifient le sang, réduisent le taux de triglycérides et les accidents cardio-vasculaires. On les trouve dans les fruits oléagineux (noix, amandes…), mais aussi l'huile de colza et les poissons gras, à consommer aux moins deux fois par semaine (sardine, maquereau, anchois, thon, saumon…).

Apprendre à faire
un massage cardiaque

Chaque année, 50 000 personnes font un arrêt cardiaque… et si 70 % de ces arrêts surviennent devant témoins, 95 % des victimes en meurent, faute de soins immédiats, car le cerveau est privé d'oxygène. Osez intervenir, ne restez pas les bras ballants !

En réalité, n'importe qui peut assister à ce type d'accident gravissime, et savoir effectuer un massage cardiaque, donc relancer le cœur et l'irrigation sanguine, c'est souvent sauver la vie d'une personne. Il faut donc savoir agir avec sang-froid, face à une victime qui a perdu connaissance, ne réagit plus, n'a plus de pouls ou presque, plus de respiration ou très irrégulière…

La bonne réaction à avoir ? Contacter illico (ou faire contacter par un autre témoin) le 15, et débuter le massage cardiaque sans perdre une minute.

Le massage cardiaque : Pour cela, on allonge la victime à plat sur une surface dure, on s'installe à genoux à ses côtés, on pose ses deux mains sur son thorax dénudé (entre les seins), bras tendus, et on appuie fortement, de tout son poids, en exerçant des pressions fortes, environ 2 fois par seconde (100 pressions par minute) : les mains doivent s'enfoncer de 5 à 6 cm dans la poitrine, et bien remonter entre chaque pression pour faire circuler le sang.

On continue jusqu'à l'arrivée des secours d'urgence, ou, s'il en existe un à proximité, l'utilisation d'un défibrillateur automatique qui va « choquer » le cœur pour le faire repartir.

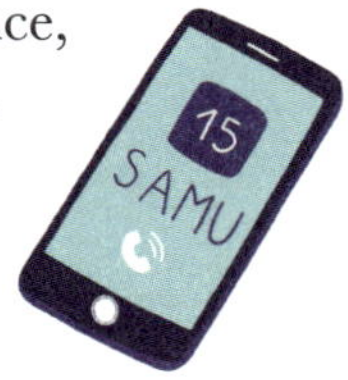

IL VAUT MIEUX LE SAVOIR

EN RYTHME…

UNE FAÇON SIMPLE D'INTÉGRER LE RYTHME DU MASSAGE CARDIAQUE ? C'EST CELUI DE LA CHANSON DES BEE GEES « *STAYIN ALIVE* » : CE N'EST PAS UNE BLAGUE, ET S'EN SOUVENIR PEUT SAUVER UNE VIE !

LE CONSEIL DU JOUR

Les erreurs à ne pas commettre

Pas besoin de faire de bouche-à-bouche : c'est le massage qui prime, et il faut continuer jusqu'à l'arrivée des secours (ou l'utilisation d'un défibrillateur), sans renoncer, ni ralentir, ni faire de pause. Pas question non plus d'y aller trop doucement, car on a peur de faire mal à la victime, ou de lui casser des côtes : l'urgence est de lui sauver la vie !

ÇA, C'EST GOOD !

APPRENDRE À BIEN RÉAGIR

Nous devrions tous nous former aux gestes de premiers secours, pour savoir réagir vite et bien sans panique ni peur. On peut le faire dès 10 ans, gratuitement en une ou deux heures. Inscrivez-vous auprès de la Croix-Rouge, de l'union départementale des premiers secours de votre département, de la protection civile, des pompiers.

MARDI 19 JUILLET

On mange quoi aujourd'hui ?

LE CONSEIL DU JOUR

Bien choisir son tensiomètre

On trouve des appareils d'automesure de qualité, mais tous les appareils du commerce ne sont pas homologués : vérifiez que l'appareil que vous souhaitez acheter le soit sur le site de l'ANSM. Préférez toujours un modèle équipé d'un brassard au bras (qui se gonfle et dégonfle), plus précis que ceux simplement fixés au poignet.

STOP AUX IDÉES REÇUES

LE VIN ROUGE EST « BON POUR LE CŒUR »

Alors, effectivement, il est riche en resvératrol, un antioxydant aux effets protecteurs. Mais les effets pervers de l'alcool (dont l'augmentation de la pression artérielle) ne doivent pas être négligés : on ne boit donc pas « pour se protéger », comme une routine santé ! Si vous avez envie d'un verre de vin (rouge) en mangeant, ok. Mais limitez votre consommation : au-delà de 2 verres par jour (ou moins, mais tous les jours), on parle de consommation problématique. Et évitez les autres alcools riches en calories et sucres.

Petit déjeuner	Déjeuner	Dîner
Boisson chaude sans sucre, 2 tranches de pain noir très légèrement beurrées, 1 morceau de fromage de brebis, 10 noix, ½ pamplemousse.	Filet mignon grillé, tomates provençales à l'ail et au persil, quinoa, clafoutis light aux fruits de saison.	Pizza végétarienne (pâte à pain, coulis de tomate, légumes grillés, olives, 3 c. à s. de mozzarella râpée), salade verte et graines de courge (huile d'olive ou colza), salade de fraises et pastèque.

La recette du jour : clafoutis light aux fruits de saison

Laver 700 g de cerises (ou autres fruits à couper en morceaux). Beurrer ou huiler légèrement un plat, déposer les fruits qui doivent recouvrir tout le fond du moule. Dans une jatte, mélanger 3 œufs, 100 g de sucre (idéalement complet), 80 g de farine semi-complète. Délayer avec 30 cl de lait (qui peut être végétal), ajouter 2 c. à s. de beurre fondu ou d'huile. Cuire à 180 °C 40 minutes. À mi-cuisson, sortir le plat et saupoudrer de 2 c. à s. de sucre vanillé pour que le dessus caramélise.

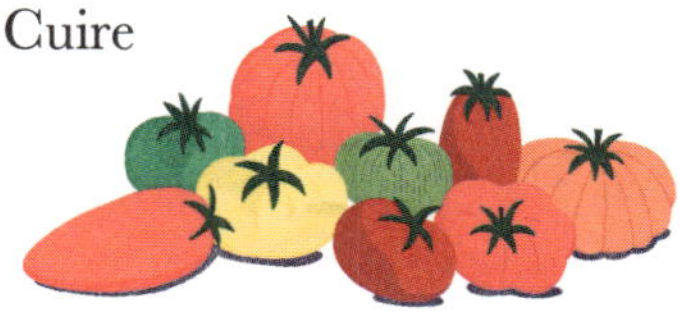

IL VAUT MIEUX LE SAVOIR

COMMENT UTILISER UN DÉFIBRILLATEUR

LE DÉFIBRILLATEUR AUTOMATISÉ EXTERNE OU DAE (PLUS DE 100 000 DANS LE PAYS) AUGMENTE LES CHANCES DE SURVIE DE 75 % S'IL EST UTILISÉ DANS LES TROIS MINUTES QUI SUIVENT L'ARRÊT CARDIAQUE. CET APPAREIL LÉGER (1 KG), EST SIMPLE ET SANS DANGER POUR L'UTILISATEUR OU LA VICTIME : IL EST GUIDÉ VOCALEMENT, AUCUN RISQUE DE MAL FAIRE ! IL EST CAPABLE DE DIAGNOSTIC : S'IL DÉTECTE UNE FIBRILLATION VENTRICULAIRE, IL DÉLIVRE UN CHOC ÉLECTRIQUE AU CŒUR POUR RÉTABLIR SON RYTHME. SI LE CŒUR EST ARRÊTÉ, PAS QUESTION DE CHOC ÉLECTRIQUE, LE DAE INVITE L'UTILISATEUR À REPRENDRE LE MASSAGE CARDIAQUE EN ATTENDANT LE SAMU.

MERCREDI 20 JUILLET

Tako-tsubo : un *burn-out* cardiaque très féminin

Le syndrome du *tako-tsubo*, joliment baptisé «syndrome du cœur brisé», est une maladie aiguë du muscle cardiaque qui provoque une contraction temporaire de ses petits vaisseaux. Le ventricule gauche se déforme et ne parvient plus à se contracter, comme en état de sidération.

- Les symptômes sont proches de ceux d'un infarctus et le *tako-tsubo* est lui aussi une urgence médicale, car il provoque des troubles du rythme, mais aussi la formation de caillots sanguins dans le cœur paralysé. Il est déclenché par un déferlement d'hormones du stress (cortisol et catécholamines) et, chez certaines personnes, précisément par un stress émotionnel associé à un deuil ou une rupture, d'où son surnom.
- La prise en charge doit se faire en soins intensifs puis pendant plusieurs mois (voire années) avec un cardiologue, jusqu'à ce que le cœur ait récupéré ses fonctions normales complètes. Les femmes, surtout ménopausées (90 % des cas) sont les premières victimes de cette «peine de cœur» encore trop peu connue.

On regarde ça de près

Un nombre de cas croissant

Le *tako-tsubo* est ce qu'on appelle une cardiomyopathie (c'est-à-dire une maladie qui touche le muscle cardiaque) dont la fréquence a été multipliée par 5 pendant l'épidémie de Covid-19. Selon les spécialistes, le stress psychologique, social et économique et l'anxiété liés à la pandémie expliqueraient cette forte augmentation chez des personnes qui n'avaient pas été infectées par le virus. Une preuve de plus que le stress peut faire souffrir et abîmer le cœur.

LE CONSEIL DU JOUR

Réagir vite

Cinquantaine, fatigue immense et deuil ou chagrin d'amour «qui brise le cœur», ou situation personnelle très difficile et stressante : si l'une de vos proches est dans ce cas, soyez vigilant, et en cas d'essoufflement, douleurs dans la poitrine, troubles du rythme cardiaque, contactez les urgences sans hésiter.

LE COACHING DE Dr. Good !

Adoptez une mini-routine active quotidienne

Idéalement chaque matin (ou un matin sur deux), faites quelques exercices qui mobilisent vos muscles et votre système respiratoire. Sautillez sur place, tendez les deux bras vers le ciel en vous étirant, faites des flexions vers l'avant en allant poser une main sur le pied opposé, écartez grand vos bras pour «ouvrir» votre cage thoracique... cela prend cinq minutes, réveille et remet le corps en mouvement !

On mange quoi aujourd'hui ?

LE CONSEIL DU JOUR

Penser *al dente* !

Pâtes, semoule, riz, pommes de terre sont parfaits pour vous rassasier et ne pas faire grimper votre glycémie. Pensez à les accompagner de légumes crus ou cuits, mais aussi à ne pas les surcuire. Faites comme les Italiens : al dente ! *Quant aux féculents (pomme de terre), évitez-les sous forme de purée, préférez-les non écrasés, cela réduit l'impact sur la glycémie et oblige à mâcher, ce qui permet de manger moins, et moins vite.*

DITES-MOI DR. GOOD ?

Y a-t-il des « caractères » à risque cardiaque ?

On sait que les personnes colériques augmentent leur risque cardiaque, tout comme celles de tempérament triste ayant peu de relations sociales. On sait moins que l'hostilité est un autre facteur important : l'hostilité physique (les personnes violentes), émotionnelle (les personnes boudeuses) et cognitive (les personnes pessimistes).

Petit déjeuner

Boisson chaude sans sucre, fromage blanc nature avec 3 c. à s. de muesli non sucré, des framboises et 3 pincées de noix de coco râpée, 15 amandes, 1 banane.

Déjeuner

Soupe froide tomates-poivrons rouges à l'ail et au basilic, maquereau grillé au citron, galettes pomme de terre-courgettes, nectarine.

Dîner

Bricks aux champignons et au fromage de chèvre, salade verte (huile d'olive ou de colza), compote pomme-pêche et 1 c. à s. de noisettes concassées.

La recette du jour : galettes pomme de terre-courgettes

Pour 2 personnes : Râper une grosse pomme de terre et 2 courgettes non épluchées. Mélanger, poivrer, ajouter ½ bouquet de persil haché, un petit oignon nouveau (avec sa tige) ciselé, et du paprika. Mélanger, ajouter un œuf entier et fabriquer de petites galettes à la main. Enfourner à 180 °C sur du papier sulfurisé, cuire 25 minutes en retournant à mi-cuisson. Servir chaud ou tiède avec une salade verte.

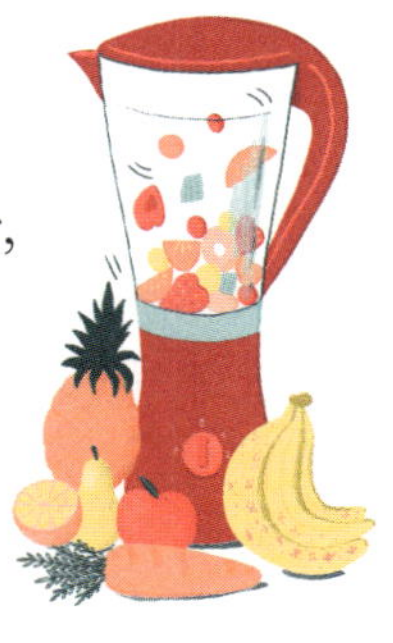

ÇA, C'EST GOOD !

JOUEZ DE VOS MAINS

Le DIY (*Do It Yourself*) est un bon moyen de faire chuter le stress et de calmer son cœur. Faire soi-même est un travail de patience, d'attention qui se rapproche de la méditation de pleine conscience. Les coloriages ralentissent le rythme cardiaque, le bricolage apaise… Qu'auriez-vous envie de faire de vos mains : cuisiner, jardiner, dessiner, tricoter ? Lancez-vous, c'est bon pour votre cœur !

L'infarctus…
et ses signes d'alerte

L'infarctus du myocarde est une nécrose d'une partie plus ou moins étendue du muscle cardiaque par manque d'irrigation sanguine (donc d'apport d'oxygène) liée à l'obstruction d'une artère coronaire.

Celle-ci peut être due à un caillot sanguin, un rétrécissement des artères ou un spasme coronarien spontané. C'est une urgence médicale, qui nécessite une prise en charge immédiate, car la mortalité est réduite de moitié quand le traitement est administré dans l'heure qui suit l'infarctus. Nous devrions tous connaître les symptômes, et en leur présence composer illico le 15 (SAMU).

- Chez les hommes, c'est une oppression thoracique (derrière le sternum) pouvant irradier vers les épaules, bras et mâchoire, accompagnée de sueur, sensation de malaise, fatigue brutale, essoufflement, palpitations cardiaques, et parfois d'angoisse.
- Chez les femmes, les signes peuvent être identiques, mais dans un cas sur deux ils sont plutôt atypiques, et peuvent mener à un retard de prise en charge : douleur dorsale puis étau dans la poitrine, forte fatigue (asthénie), troubles du sommeil et/ou de l'humeur, difficultés à respirer et essoufflement, troubles digestifs.

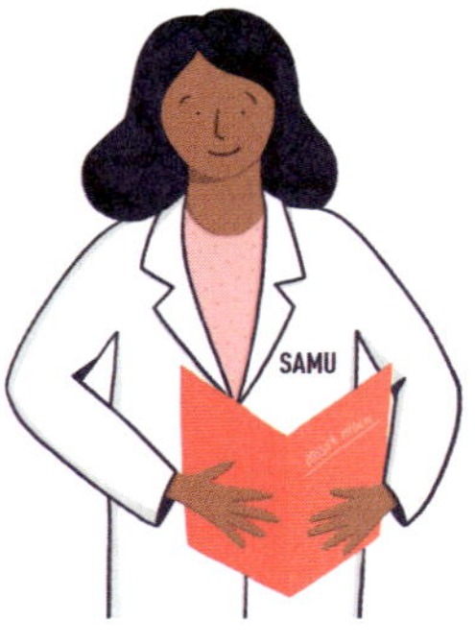

LE SAVIEZ-VOUS ?

DES CHIFFRES, MAIS QUELS CHIFFRES ?

SAVEZ-VOUS À QUOI CORRESPONDENT LES CHIFFRES DE LA TENSION ARTÉRIELLE ? LE PREMIER, LE PLUS ÉLEVÉ, CORRESPOND À LA PRESSION DITE SYSTOLIQUE, QUAND LE CŒUR SE CONTRACTE POUR EXPULSER LE SANG VERS LES ARTÈRES. LE SECOND EST LA PRESSION DIASTOLIQUE, QUAND IL SE RELÂCHE POUR SE REMPLIR DU SANG VENU DES VEINES.

LE CONSEIL DU JOUR

On se teste !

Vous présentez des facteurs de risque : tabagisme, excès de cholestérol ou des antécédents cardio-vasculaires ? Demandez à votre médecin de vous prescrire un test d'effort avant toute reprise sportive. Il consiste à vous faire pratiquer une activité sportive sous surveillance médicale (souvent du vélo, parfois de la course) équipé d'électrodes, pour enregistrer votre cœur et vérifier qu'il est assez oxygéné et réagit bien à l'effort. Il permet de définir précisément votre fréquence cardiaque maximale à ne pas dépasser.

STOP AUX IDÉES REÇUES

LE SEXE PEUT PROVOQUER UN INFARCTUS

Non, même en étant cardiaque ou après un infarctus, si la situation cardio-vasculaire est stable et qu'on a repris une activité physique normale, le sexe est même recommandé.

On mange quoi aujourd'hui ?

Petit déjeuner

Boisson chaude sans sucre, 2 tranches de pain complet avec purée d'amande, 1 fromage blanc nature avec 3 pincées de noix de coco râpée, 1 banane en rondelles et 15 amandes.

Déjeuner

Carottes râpées avec citron et 1 c. à s. d'huile d'olive, blanc de poulet grillé au citron et au thym, fenouils sautés, pastèque.

Dîner

Soupe froide de courgettes à la menthe, 1 œuf coque, salade verte (huile d'olive, de colza ou de noix), fromage blanc nature avec un filet de miel et une dizaine de pistaches, un petit bol de myrtilles.

La recette du jour : soupe froide de courgettes à la menthe

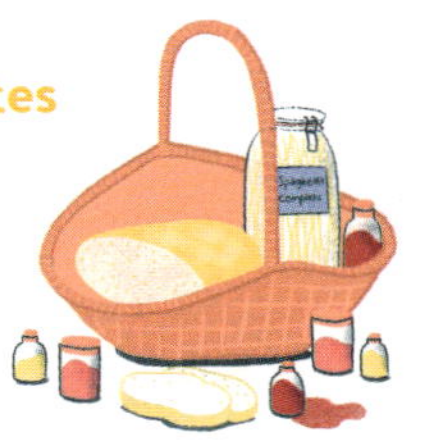

Pour 4 personnes : Râper 3 courgettes et les faire doucement fondre dans 1 c. à s. d'huile d'olive. Ajouter ensuite 50 cl d'eau, laisser cuire 5 minutes. Éplucher 2 branches de menthe, laver les feuilles. Mettre courgettes et menthe dans un mixer avec 1 pot de yaourt grec de brebis (150 g). Mixer longuement. Saler légèrement, poivrer, allonger si besoin pour une soupe plus liquide. Réserver au réfrigérateur jusqu'au moment de servir.

ÇA, C'EST GOOD !

CAP SUR… LE VÉLO ÉLECTRIQUE !

Le VAE, ou vélo à assistance électrique a vu récemment ses bienfaits validés : son utilisation augmente durablement les capacités cardiorespiratoires, et améliore le rythme cardiaque (étude dans 7 pays européens, publiée en 2021). Quant à la dépense énergétique (bien réelle puisque si on est aidé par le moteur, il faut quand même pédaler !), elle se situe entre celle de la marche et du vélo traditionnel. Une bonne option pour remettre ses jambes en mouvement…

LE CONSEIL DU JOUR

Légumineuses : de vraies alliées !

On les oublie, alors qu'elles sont variées, rassasiantes, riches en fibres, antistress et en prime, économiques ! Tout bon pour le cœur. Pensez à elles sous toutes leurs formes : entières mijotées avec des légumes, en soupe épaisse ou en curry, mais aussi pendant la belle saison en salades froides… Essayez-les aussi sous forme de farines : pâtes fabriquées à partir de farine de lentilles corail ou de pois cassés, falafels libanais ou galettes avec de la farine de pois chiches.

DITES-MOI DR.GOOD ?

C'est quoi, les « extrasystoles » ?

Ce sont des battements cardiaques supplémentaires prématurés, qui s'intercalent entre les battements normaux du cœur pendant sa contraction. Ces contractions sont généralement anodines, mais peuvent nécessiter un bilan cardiaque et la recherche d'une pathologie méconnue.

L'angine de poitrine, c'est grave ?

Malgré son nom, l'angine de poitrine n'a rien à voir avec une maladie respiratoire ! Également appelée angor, c'est une douleur au centre de la poitrine (derrière le sternum), qui se déclenche souvent quand il fait très froid (ou très chaud) ou après un effort physique, un stress émotionnel, mais peut aussi survenir au repos, et dure quelques minutes.

Les symptômes sont souvent différents chez les hommes et les femmes.

- Les hommes décrivent une raideur, un serrement ou un malaise dans la poitrine, une douleur ou un inconfort dans la mâchoire, l'épaule, le dos, le bras, une sensation de brûlure ou de crampe proche de la brûlure d'estomac.
- Chez les femmes, on retrouve une douleur vague au centre de la poitrine, une douleur au cou ou un serrement à la gorge, une sensation de panique ou d'anxiété, des vertiges, étourdissements, évanouissements, sueurs nocturnes, et de la fatigue. Ce n'est pas une urgence vitale comme l'infarctus (même si les sensations sont proches), mais elle exige de consulter le cardiologue : l'angor traduit le fait que les artères coronaires sont obstruées ou rétrécies, ce qui fait souffrir le cœur, mal oxygéné.

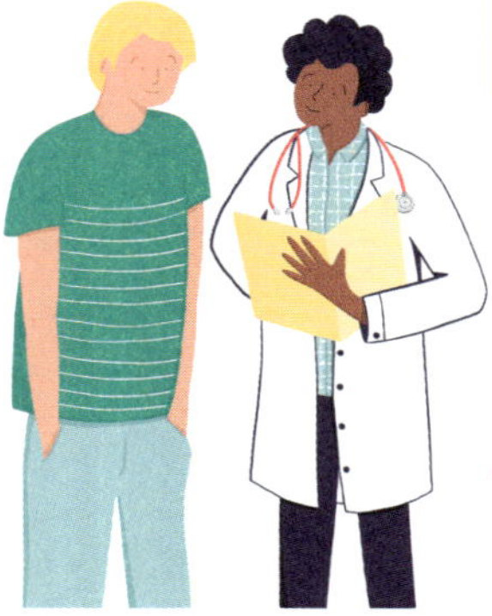

IL VAUT MIEUX LE SAVOIR

ON NE PREND PAS L'ANGOR À LA LÉGÈRE

L'ANGINE DE POITRINE EST TRAITÉE AVEC DES MÉDICAMENTS (FRÉQUEMMENT DE LA NITROGLYCÉRINE, APPELÉE TRINITRINE, QUI ÉLARGIT LES CORONAIRES), PARFOIS PAR UNE CHIRURGIE SI BESOIN. MAIS UNE MEILLEURE HYGIÈNE DE VIE ET LA PRISE EN CHARGE DES AUTRES FACTEURS DE RISQUES CARDIO-VASCULAIRES SONT INDISPENSABLES ET FONT PARTIE DU TRAITEMENT.

LE CONSEIL DU JOUR

Prudence, rigueur et… sécurité

Vous êtes sous traitement pour le cœur ? Les médicaments de cardiologie doivent être pris scrupuleusement, en respectant la posologie et le nombre de prises (parfois les horaires). Il ne faut JAMAIS stopper ou réduire son traitement sans avoir pris conseil auprès de son médecin prescripteur : si l'on remarque des effets secondaires gênants, il faut lui en parler, il pourra adapter le traitement.

STOP AUX IDÉES REÇUES

UN CARDIAQUE NE PEUT PAS FAIRE DE SPORT

Faux ! Évidemment, le cardiaque doit être suivi, surtout après un accident. Mais au contraire, qu'on présente des facteurs de risques ou qu'on ait déjà subi un infarctus, l'activité physique fait partie de la convalescence et participe à éloigner les récidives.

LUNDI 25 JUILLET

LE CONSEIL DU JOUR

Au top, la sardine !

Premier poisson à avoir été mis en conserve, la sardine a tout bon, fraîche ou en boîte ! Ses acides gras oméga-3 sont protecteurs pour le cœur et, en prime, augmentent le taux de sérotonine et réduisent la production de cortisol (l'hormone du stress) : idéal pour se faire du bien ! Comme tous les poissons gras, la sardine peut être mise au menu au moins deux fois par semaine : en boîte pensez à la choisir à l'huile d'olive ou de colza !

On mange quoi aujourd'hui ?

Petit déjeuner

Boisson chaude sans sucre, 2 tranches de pain complet très légèrement beurrées, 1 morceau de fromage de chèvre, 15 noisettes, 1 pêche.

Déjeuner

Salade de tomates, haricots verts et pois chiches vinaigrette, sardines grillées au citron, fromage blanc nature avec fruits rouges.

Dîner

Artichaut vapeur vinaigrette, pâtes « carbo » végétariennes, melon.

La recette du jour : pâtes « carbo » végétariennes

Pour 2 personnes : Râper 2 courgettes, les faire fondre dans 1 c. à s. d'huile d'olive. Plonger 250 g de pâtes à cuire dans de l'eau bouillante. Dans un bol, mettre 2 jaunes d'œufs, poivrer, ajouter 4 c. à s. de parmesan moulu, mélanger et allonger cette sauce avec 4 c. à s. d'eau de cuisson des pâtes. Réserver. Quand les pâtes sont *al dente*, les égoutter légèrement, ajouter les courgettes et la sauce, mélanger et servir avec du basilic ciselé.

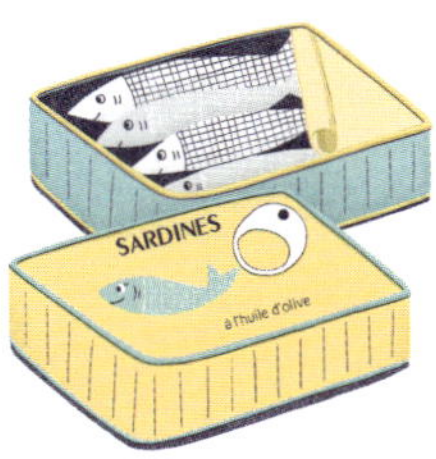

On regarde ça de près

Sommeil : un réel impact

Votre cœur aime dormir ! Un sommeil de mauvaise qualité ou des nuits trop courtes lui nuisent en augmentant le risque d'HTA, d'infarctus et d'AVC. De plus, mal dormir augmente la sensibilité au stress et à l'anxiété, favorise la prise de poids (par réaction hormonale) et réduit l'activité physique (on se sent trop fatigué). Allez, au lit !

LE COACHING DE **Dr. Good !**

On se challenge !

Achetez un podomètre (moins de 25 € en magasin de sport) ou installez une appli sur votre téléphone portable (plus précise si vous l'avez souvent sur vous), pour calculer vos pas : idéal pour savoir « d'où on part » et se challenger. Vous affichez 2 500 pas quotidiens ? Visez le double ! Quand vous y serez, vous mettrez la barre un peu plus haut. Notez vos résultats quotidiens, et convertissez en distance vers une ville que vous aimeriez visiter : surprenant… et idéal pour se fixer un objectif ! Votre cœur vous le rendra !

Le cholestérol, c'est dangereux ?

A priori, non ! Cette molécule indispensable au corps, qui permet de fabriquer les hormones sexuelles et participe à la synthèse de la vitamine D, n'est pas nocive en soi... sauf quand elle est en excès !

En effet, cette substance « nomade » voyage dans le corps en utilisant deux types de transporteurs :

- le LDL (pour aller du foie aux cellules), sorte de pollueur qui contribue à boucher les artères et qu'on appelle donc le « mauvais cholestérol » ;
- ou le HDL, qui lui joue le rôle d'éboueur, récupère les excès et les transporte vers le foie qui les élimine : c'est le « bon cholestérol » qui contribue à l'inverse à « déboucher » les artères.

Si le cholestérol n'est donc pas malsain, son excès, lui, l'est : il se dépose sur la paroi interne des artères et forme peu à peu une « bouillie » faite d'un mélange de graisses et de cellules, qui se rigidifie en plaques dites « d'athérome » : c'est l'athérosclérose. Ces plaques vont boucher les artères et réduire progressivement le débit sanguin en favorisant la formation de caillots ou se rompre (et obstruer le vaisseau sanguin ou un autre plus petit si elles se déplacent).
On mesure le cholestérol par simple analyse de sang, mais celle-ci doit rechercher non seulement le cholestérol total, mais aussi et surtout les taux différenciés de LDL et de HDL : s'il n'est pas grave d'avoir beaucoup de HDL et peu de LDL, la réciproque est bien entendu fausse !

DITES-MOI DR.GOOD ?

J'ai « juste » du cholestérol, je mange quoi ?

Il ne faut pas supprimer les graisses de son alimentation, mais mieux les choisir ! Le régime méditerranéen (huile d'olive, poissons gras, oléagineux, fruits et légumes, réduction du sucre) est parfaitement adapté et recommandé aux personnes qui ont trop de cholestérol et notamment du mauvais !

LE CONSEIL DU JOUR

Bien se surveiller

Pour surveiller son cholestérol, on recommande de faire une prise de sang tous les cinq ans avant 50 ans, puis une tous les trois ans environ en l'absence d'anomalie. Le cholestérol total doit être inférieur à 2 g/litre de sang. Le LDL doit être inférieur à 1,6 g/l (1,3 g/l en cas d'autre facteur de risque), et le HDL doit être supérieur à 0,4 g/l (pour les hommes) et 0,5 g/l (pour les femmes).

ÇA, C'EST GOOD !

OUI, C'EST DU SPORT !

Passer l'aspirateur, bricoler, jouer au ping-pong avec les enfants, lancer la balle au chien, danser à une fête de famille... Tout ce qui vous fait bouger est bénéfique ! L'idée est de saisir la moindre occasion de bouger. Ce vieux vélo, que vous n'utilisez plus pour vous promener (ou aller au marché), et si vous l'ameniez à réviser pour qu'il reprenne du service ?

LE CONSEIL DU JOUR

Adopter un animal !

Les animaux de compagnie ont un fort pouvoir antistress et… réduisent le rythme cardiaque et la pression artérielle quand on les caresse ! L'animal idéal pour son cœur ? C'est le chien, car il oblige à plus d'activité physique : il faut le sortir souvent et jouer avec lui ! En prime, Toutou est idéal pour faire des rencontres pendant les balades ce qui réduit l'isolement (facteur de stress) quand on vit seul.

On mange quoi aujourd'hui ?

Petit déjeuner

Boisson chaude sans sucre, 2 tranches de pain noir avec de la compote pomme-mangue non sucrée, 3 c. à s. de noix, amandes et noisettes, un yaourt nature, 1 orange.

Déjeuner

Salade grecque : tomate, concombre, oignon, thon (en boîte), olives, féta, persil, salade verte, jus de citron et huile d'olive, coupe de ricotta aux pêches.

Dîner

Tomates farcies (au riz semi-complet, dés de courgette rôtie, pulpe de tomates, parmesan, basilic, noisettes concassées), salade verte, compote pêche-abricot à la vanille.

La recette du jour : coupe de ricotta aux pêches

Pour 1 personne : Dans une coupe, verser 60 g de ricotta. Couper en tranches 1 pêche. Poêler à feu doux les tranches avec 1 c. à c. de beurre, 1 c. à c. de sucre roux et un peu de cannelle en poudre. Laisser tiédir. Pendant ce temps, couper une autre pêche en petits morceaux. Déposer les fruits crus et cuits sur la ricotta, verser un filet de miel et parsemer de noisettes et/ou pistaches.

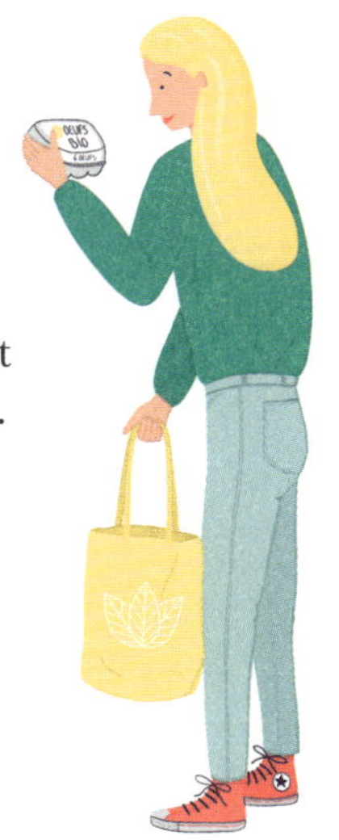

LE SAVIEZ-VOUS ?

LES TROUBLES DE L'ÉRECTION

ILS SONT CONSIDÉRÉS PAR LES CARDIOLOGUES COMME UN SIGNE AVANT-COUREUR D'ARTÈRES QUI SE BOUCHENT, POUVANT MENER QUELQUES ANNÉES PLUS TARD À UN ACCIDENT GRAVE. ILS MÉRITENT, SURTOUT S'IL EXISTE DES FACTEURS DE RISQUES ASSOCIÉS, UN BILAN AVEC LE MÉDECIN POUR DES RECHERCHES PLUS APPROFONDIES. IL N'Y A PAS DE HONTE !

LE COACHING DE Dr. Good !

La « règle des 3 »

Une vraie automesure « réglementaire » de tension chez soi, c'est : 3 jours de suite, 3 fois le matin et 3 fois le soir, donc 18 mesures au même bras. Elles sont relevées au calme, et on note tous les résultats. Besoin d'informations ? On visite le site du Comité français de lutte contre l'hypertension artérielle, sur lequel on peut trouver des conseils pratiques et des fiches de relevés d'automesure (comitehta.org)

JEUDI 28 JUILLET

Journée internationale des hépatites

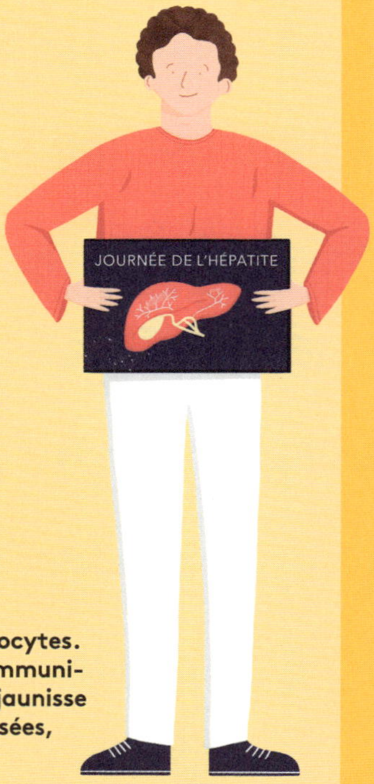

L'hépatite, maladie d'inflammation du foie, peut être déclenchée par des virus différents, dont l'agressivité et le mode de transmission varient. En France métropolitaine, on estime que 500 000 personnes sont infectées par les virus B ou C, responsables de 96 % des décès par hépatite. Pourtant, on entend peu parler de cette maladie…

DE QUOI S'AGIT-IL ?

Les virus de l'hépatite touchent le foie, et s'y multiplient dans ses cellules, les hépatocytes. L'inflammation aiguë est due à la destruction des cellules infectées par le système immunitaire. Les symptômes parfois observés sont un jaunissement de la peau et des yeux (jaunisse ou « ictère »), des urines foncées, des selles décolorées, une fatigue extrême, des nausées, vomissements et douleurs abdominales. Ils peuvent durer plusieurs semaines.

HÉPATITE A : LA PLUS FRÉQUENTE… ET LA MOINS GRAVE.

Le virus est transmis par des aliments ou de l'eau souillés par des matières fécales (ou des mains sales). Dans la majorité des cas l'hépatite est discrète, asymptomatique, et la maladie évolue spontanément vers une guérison sans séquelles (il faudra adopter des règles hygiénodiététiques pour ménager le foie, comme l'arrêt de l'alcool). Toutefois (dans de rares cas), elle peut évoluer en hépatite fulminante, traduisant une insuffisance grave du foie et nécessitant une greffe.

HÉPATITES B ET C : SOUVENT INSIDIEUSES.

Toutes deux sont transmises par le sang (pour les virus B et C), mais aussi par les rapports sexuels (pour le virus de l'hépatite B, car cela n'a pu être clairement démontré pour le virus C). Ces hépatites peuvent rester asymptomatiques (ou provoquer des symptômes courants de type grippaux), mais aussi devenir chroniques ou provoquer à long terme un cancer du foie. Le virus C mène fréquemment à une cirrhose du foie, indication principale d'une greffe.

QUELS VACCINS ?

Hépatite A

Le vaccin contre l'hépatite A est recommandé aux personnes qui voyagent dans des zones où l'hygiène est précaire, il protège dix ans.

Hépatite B

Développé en France par l'Institut Pasteur, le vaccin contre l'hépatite B protège 10 ans.

Hépatite C

Il n'existe pas de vaccin contre l'hépatite C, mais des médicaments antiviraux efficaces, qui guérissent désormais 95 % des infections chroniques.

Plus d'infos

Institut Pasteur (pasteur.fr)

Santepubliquefrance.fr

C'est grave, l'AVC ?

LE CONSEIL DU JOUR

Connaître les signes d'alerte

Une faiblesse ; un engourdissement ; une perte de sensibilité ou la paralysie subite d'un membre (bras, jambe) ou de tout un côté du corps ; la paralysie d'une partie du visage, de la bouche ; de subites difficultés d'élocution, ou de compréhension face à un interlocuteur ; une vision qui devient trouble ; un noircissement « comme un rideau » de la vision d'un œil ou une réduction du champ visuel : même si ces signes régressent après quelques minutes, il faut appeler le SAMU, et penser à noter l'heure de découverte des symptômes, essentielle pour le traitement.

Oui, l'accident vasculaire cérébral est une urgence vitale, car c'est une interruption de l'irrigation du cerveau.

Dans 8 cas sur 10, on parle d'infarctus cérébral (aussi appelé thrombose, AVC ischémique ou embolie cérébrale), dû à l'obstruction d'une artère cérébrale par un caillot sanguin. Les autres AVC (20 %) sont liés à une hémorragie cérébrale ou méningée déclenchée par la rupture d'une artère cérébrale.

La prise en charge doit être la plus rapide possible, et la victime est emmenée directement dans une unité neuro-vasculaire spécialisée (on en compte près de 140 en France) : il faut agir vite pour réduire le risque de séquelles motrices ou cérébrales graves et chaque minute compte.

Pour l'infarctus cérébral, plusieurs méthodes permettent de dissoudre ou retirer mécaniquement le caillot, et sont souvent associées. Pour une hémorragie, une surveillance intensive est mise en place. Une rééducation précoce (kinésithérapie, orthophonie, ergothérapie) et parfois longue est nécessaire pour réduire les séquelles, avec un suivi rapproché pour éviter une récidive.

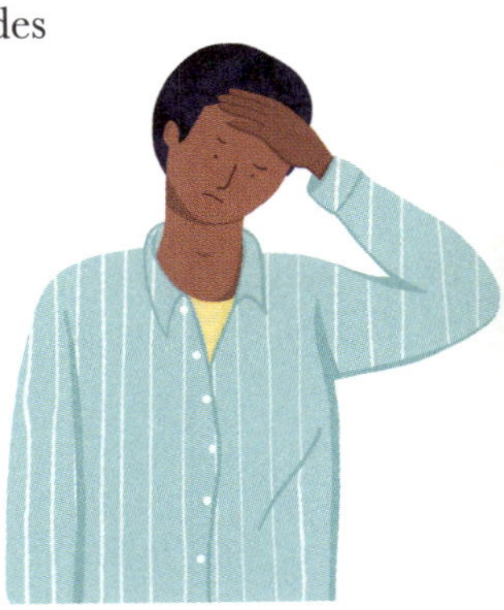

2 millions

C'est le nombre de neurones qui meurent chaque minute quand le cerveau n'est plus irrigué.

On regarde ça de près

V-I-T-E pour réagir en cas d'AVC

V pour visage : le visage est-il affaissé ?
I pour incapacité : la personne peut-elle lever ses deux bras normalement ?
T pour trouble de la parole : la personne a-t-elle des difficultés à parler ?
E pour extrême urgence : il faut appeler le 15 sans délai !

On mange quoi aujourd'hui ?

Petit déjeuner

Boisson chaude sans sucre, yaourt nature avec 3 c. à s. de flocons d'avoine, 2 abricots secs, de la cannelle en poudre et 10 noix, 1 kiwi.

Déjeuner

Brochette de porc au miel, riz semi-complet aux courgettes, pêche.

Dîner

Aubergines sautées avec ail frais et thym + sauce tomate aux olives, 1 morceau de fromage de chèvre, compote de fraises-cerises-framboises avec amandes concassées.

La recette du jour : brochette de porc au miel

Pour 1 personne : Couper en cubes 120 g de filet mignon de porc. Déposer les morceaux dans un bol, ajouter 1 c. à c. de moutarde et 1 c. à s. de miel. Mélanger et laisser mariner 1 heure. Enfiler ensuite les morceaux sur une pique, saupoudrer de 1 c. à s. de graines de sésame et rôtir à feu moyen pour caraméliser sans brûler.

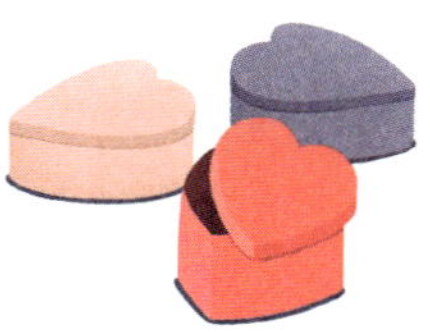

IL VAUT MIEUX LE SAVOIR

QUEL RYTHME POUR MON CŒUR ?

LA FRÉQUENCE CARDIAQUE MAXIMALE (FCM) EST LE NOMBRE DE BATTEMENTS DU CŒUR (PAR MINUTE) MAXIMAL QUE NOTRE ORGANISME PEUT SUPPORTER. ELLE EST MESURÉE DE FAÇON PRÉCISE LORS D'UN TEST D'EFFORT, MAIS ON PEUT AUSSI L'ÉVALUER : ELLE EST ÉGALE AU CHIFFRE 220 (POUR LES HOMMES ET 226 POUR LES FEMMES) AUQUEL ON SOUSTRAIT SON ÂGE (SOIT 186 POUR UNE FEMME DE 40 ANS). ELLE DIMINUE DONC AVEC L'ÂGE. CE CHIFFRE EST UNE « ZONE ROUGE » : EN PRATIQUE SPORTIVE, IL FAUT RESTER EN DESSOUS, ET IDÉALEMENT NE JAMAIS DÉPASSER LES 80-90 % DE SA FCM : C'EST RÉSERVÉ AUX ATHLÈTES, SUR DE BRÈVES DURÉES !

LE CONSEIL DU JOUR

On prend soin de ses dents

Caries non soignées, foyer infectieux : quand les bactéries attaquent le nerf dentaire, elles peuvent endommager le cœur ! L'endocardite bactérienne est une atteinte de la partie interne du cœur qui peut provoquer une insuffisance cardiaque. Des bactéries peuvent aussi se fixer dans les artères et accentuer l'athérosclérose qui bouche les vaisseaux et crée des caillots. On programme une inspection générale avec détartrage tous les ans chez le dentiste !

On regarde ça de près

Cœur Carmat, quésaco ?

C'est un cœur artificiel inventé par le Français Alain Carpentier, qui, pour la première fois remplace tout le cœur et non seulement une partie. Cette prothèse de pointe encore en développement représente un grand espoir pour la recherche, qui pourrait régler le problème du manque de cœurs à transplanter, en devenant une prothèse utilisable sur le long terme pour les patients en insuffisance cardiaque grave.

Cœur et chaleur

La canicule, si elle nous fatigue et nous fait transpirer, augmente également le travail du muscle cardiaque, qui doit pomper plus (donc battre plus rapidement) pour compenser la vasodilatation des vaisseaux sanguins (notamment dans les extrémités) directement liée à la chaleur.

Ainsi, la fréquence cardiaque peut s'élever, même au repos, de 10 à 15 pulsations supplémentaires par minute et notre cœur se fatigue ! Quand on reste debout trop longtemps, on peut avoir un afflux de sang dans les jambes, qui provoque parfois une chute de la pression artérielle et peut alors mener à ce qu'on appelle une syncope de chaleur (vertiges voire perte de connaissance).
Si la chaleur impacte fortement les personnes cardiaques, ou celles sous traitements, les autres aussi peuvent se faire surprendre : en période de canicule, restons vigilants !

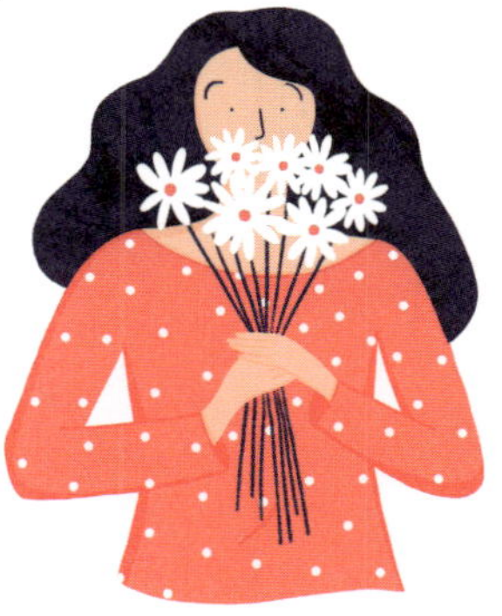

LE CONSEIL DU JOUR

On se ménage !

On évite évidemment de faire du sport lors des heures les plus chaudes en été : cela accentue la déshydratation (le sang sera moins fluide). Si on est déjà sportif, on pense à doser son effort, et à s'équiper d'un cardiofréquencemètre pour connaître en temps réel son travail cardiaque, afin de ralentir ou s'arrêter si nécessaire. En cas de vraie canicule, les spécialistes recommandent d'arrêter tout sport extérieur… mais on n'hésite pas à aller à la piscine !

LE SAVIEZ-VOUS ?

GARE AU FROID AUSSI

EN CAS DE FROID INTENSE LE CŒUR DOIT BATTRE PLUS RAPIDEMENT POUR COMPENSER LA VASOCONSTRICTION (RESSERREMENT DES VAISSEAUX SANGUINS), CE QUI AUGMENTE LE RISQUE DE COAGULATION DU SANG DONC DE CAILLOT. LÀ ENCORE, ON RÉDUIT ET ADAPTE SES EFFORTS PHYSIQUES !

ÇA, C'EST GOOD !

ABUSER DES FRUITS ROUGES

Framboises, mûres, myrtilles… Vous aimez ? Réjouissez-vous et profitez-en (c'est la pleine saison), ils sont très bénéfiques : leurs anthocyanines (des antioxydants) participent activement à réduire l'oxydation du mauvais cholestérol (LDL), et leur acide ellagique réduit les dépôts de plaque d'athérome dans les artères. En prime, ils contiennent très peu de sucre, sont riches en eau, en fibres douces… Cet hiver, n'hésitez pas à les acheter surgelés.

JUILLET

Mon bilan

Alors… ce cœur ? Vous le sentez plus entraîné, plus performant, plus régulier et calme ? Ensemble, faisons un petit bilan pour estimer vos progrès.

Mon état de forme

	Avant	Après
Ma fréquence cardiaque au repos.		
Ma tension artérielle (dernière mesure).		
Mon taux de cholestérol total.		
– HDL		
– LDL		
Mon activité physique (note de 0 à 10).		
Mon alimentation (note de 0 à 10).		
Ma gestion du stress (note de 0 à 10).		

Mon tracker forme

- 🙂 ……………………………
- 😐 ……………………………
- 🙁 ……………………………

Ce que j'ai entrepris ce mois-ci

	Au top	Satisfaisant	Peut mieux faire	J'ai tout faux
Alimentation méditerranéenne.				
Activité physique.				
Sommeil.				
Gestion du stress.				

Mes notes perso

- Ce que j'ai bien réussi……………………………………………
- Ce que je peux améliorer……………………………………
- Ce qui a été difficile………………………………………………
- Ce qui ne me convient pas……………………………………
- Ce que je veux vraiment conserver……………………

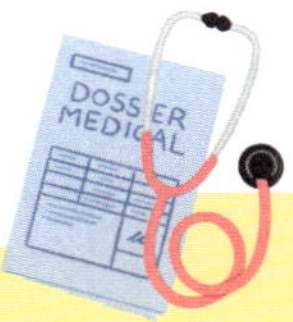

Soigner les bobos de l'été

En été, on n'est pas toujours épargné par les petits bobos. Focus sur les bons gestes à adopter pour se soigner et vite retrouver la forme !

Coup de soleil Il apparaît entre six et vingt-quatre heures après l'exposition : rougeurs, brûlure, peau qui sèche et pèle (1er degré). Buvez pour vous réhydrater et appliquez un soin après-soleil sédatif et réparateur. Des cloques se forment (2e degré) ? Nettoyez les zones brûlées avec un antiseptique à base de chlorhexidine puis couvrez avec des pansements adaptés (en pharmacie) pour éviter l'infection.

Attention. Fièvre, maux de tête, vomissements apparaissent : consultez.

Coup de chaleur Ses premiers signes – maux de tête, vertiges, nausées – ne doivent pas être pris à la légère, l'élévation de la température corporelle engendrée pouvant être fatale. Placez la personne dans un lieu le plus frais possible, dévêtez-la, aspergez-la d'eau fraîche et ventilez-la pour faciliter l'évacuation de la chaleur par évaporation de la sueur.

Attention. Appelez le 15 (Samu) pour un bébé/enfant, une femme enceinte, une personne âgée, a fortiori si la personne est confuse, perd connaissance.

Piqûre d'insecte À moins d'une allergie aux hyménoptères (guêpes, frelons…), elle est en général bénigne. Nettoyez-la à l'eau et au savon puis avec un antiseptique à base de chlorhexidine.

Attention. Au-delà de quarante-huit heures, si la plaie est rouge, chaude, la douleur persistante : consultez.

Turista La base du traitement de la « diarrhée du voyageur », c'est d'éviter la déshydratation. Buvez beaucoup d'eau (2 litres/jour), infusions, bouillons, eau du riz. À la place des antidiarrhéiques bloquant le transit, préférez ce pansement gastrique naturel pour enrayer les diarrhées et éliminer doucement les germes en cause : après chaque selle liquide, buvez un verre entier d'eau additionnée de 1 c. à c. d'argile verte ultraventilée (en pharmacie) avec la totalité de la poudre (même celle qui reste au fond du verre), 3 à 5 fois/jour maximum, jusqu'à amélioration de l'état.

Attention. Pas d'amélioration après quarante-huit heures : consultez.

Mal des transports Mal de tête, cœur au bord des lèvres en voiture, train, bateau… Testez l'aromathérapie en versant une goutte d'huile essentielle de menthe poivrée sur un sucre à laisser fondre dans la bouche. Ou l'homéopathie : 2 granules d'*Ipeca* 5 CH, trois fois/jour.

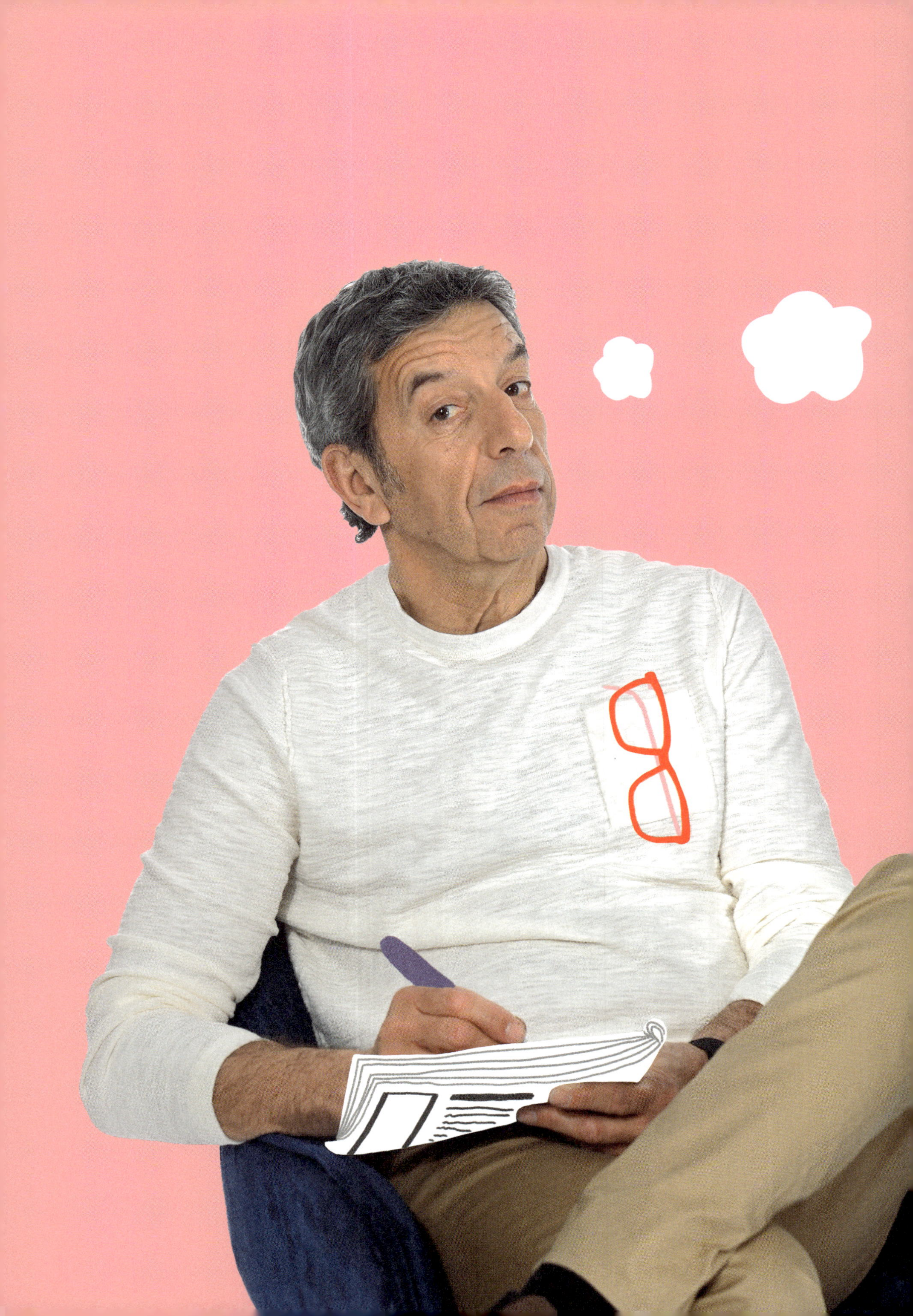

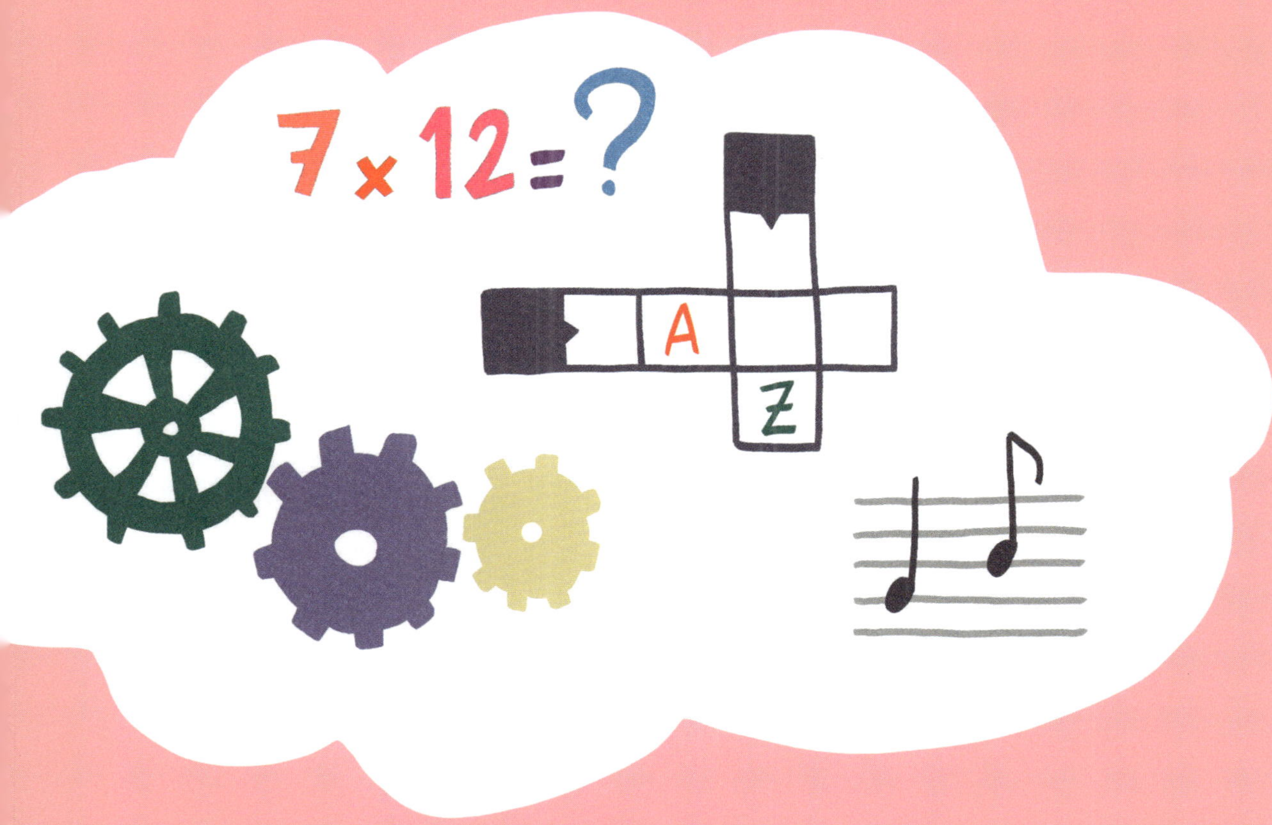

AOÛT

On cultive sa mémoire

(pour un cerveau au top)

AOÛT

Individuelle, notre mémoire naît avec nous et évolue au fil des années, grandissant et s'enrichissant d'expériences que nous vivons et de souvenirs. Elle dépend d'un réseau très dense de connexions, qui se développe régulièrement et qui est capable ensuite de restituer une information préalablement enregistrée. Une mécanique bien huilée, passant par différentes étapes, mais qui a un peu tendance à se gripper à mesure que l'on prend de l'âge.

MAIS OÙ SONT MES LUNETTES ? AVOIR DES PETITS OUBLIS, C'EST NORMAL. LA MÉMOIRE S'USE SI L'ON NE S'EN SERT PAS. ET VOUS, STIMULEZ-VOUS VOTRE MÉMOIRE AU QUOTIDIEN ?

J'essaye de travailler ma mémoire...

Très peu : elle ne vous a jamais fait défaut jusqu'à présent, elle fonctionne plutôt bien alors vous vous dites à quoi bon ? Sans compter que votre tête est déjà bien remplie par les petits tracas du quotidien.

Un peu : vous avez conscience qu'elle peut se dégrader au fil des années, il vous arrive d'oublier où vous avez rangé vos clés... Alors vous faites des mots fléchés ou des sudokus de temps en temps.

Beaucoup : vous savez que plus on sollicite la mémoire, mieux elle fonctionne. Vous aimez lire, apprendre, jouer au Scrabble, raconter des histoires et vous prenez soin de vos neurones via une bonne alimentation.

Mes objectifs

- ☐ Mieux comprendre comment fonctionne la mémoire, pourquoi on oublie certaines choses…
- ☐ Apprendre comment prévenir les pertes de mémoire.
- ☐ Découvrir des jeux et des exercices pour faire travailler ses neurones.

Mon tracker forme

Comment allez-vous aujourd'hui ? Cochez chaque jour le smiley correspondant à votre état de forme et faites le bilan en fin de mois.

- 🙂 : EN PLEINE FORME
- 😐 : SANS PLUS
- ☹ : EN MODE BLUES

RENDEZ-VOUS EN PAGE BILAN À LA FIN DU MOIS DE COACHING

Semaine mondiale de l'allaitement maternel

Allaiter son bébé, c'est lui offrir le meilleur départ dans la vie. Il n'y a pas d'obligation, mais les bienfaits de l'allaitement ne sont pas seulement nutritifs : il participe également à une bonne santé et procure à la maman comme au nourrisson de merveilleuses émotions.

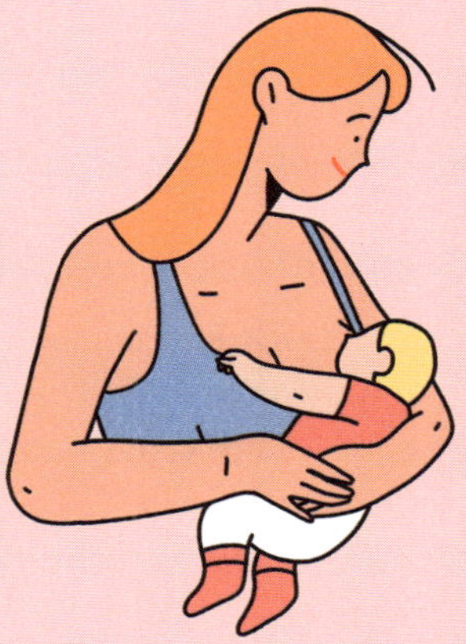

POURQUOI C'EST IMPORTANT D'EN PARLER ?

L'allaitement au sein exclusif pendant une période de six mois présente bien des avantages pour le nourrisson et la mère. Une mise au sein précoce, dans l'heure qui suit la naissance, protège également le nouveau-né des infections ORL, sans compter que le lait maternel est une source importante d'énergie et de nutriments pour les enfants de 6 à 23 mois. Il peut fournir la moitié ou plus des besoins énergétiques de l'enfant de 6 à 12 mois, et le tiers des besoins énergétiques de l'enfant de 12 à 24 mois. De plus, on sait que les enfants et les adolescents qui ont été allaités quand ils étaient bébés présentent généralement des taux moindres de surpoids et d'obésité. Enfin, l'allaitement prolongé contribue à la santé et au bien-être des mères en diminuant le risque de cancer du sein et des ovaires.

UNE « BOISSON » AUX NOMBREUSES VERTUS

Le lait maternel a tout d'une « potion magique » ! En effet, il faut savoir qu'il est complètement adapté aux besoins nutritionnels du nouveau-né :

Le fer qu'il contient est facilement absorbé par l'organisme.

Ses graisses ne favorisent pas la fabrication du cholestérol.

Ses protéines ne sont pas allergisantes.

Sa saveur reproduit celle des aliments mangés par la maman, ce qui prépare l'enfant à aimer de nombreuses catégories d'aliments.

JE TRAVAILLE ET J'ALLAITE ? OUI C'EST POSSIBLE !

En France, l'allaitement au travail est un droit. Et même si en pratique, peu de femmes continuent à allaiter leur bébé une fois qu'elles reprennent leur activité professionnelle, elles ont pourtant le droit d'allaiter pendant un an à partir de la naissance de leur enfant. Cela se concrétise par une réduction du temps de travail d'une heure par jour répartie en deux périodes (trente minutes le matin et midi) et dans les grandes entreprises, un local est parfois mis à disposition à l'intérieur ou à proximité de l'entreprise. Dans tous les cas, lorsqu'on est motivée, ça vaut le coup d'en parler avec son employeur !

Plus d'infos

lllfrance.org

Mémoire : tout se joue dans le cerveau

Niché dans la boite crânienne, le cerveau comprend deux zones spécifiquement impliquées dans la mémorisation :

1 **Le cortex.** Chaque hémisphère du cerveau (le gauche et le droit) présente à sa surface le cortex (du grec «écorce»). Cette couche externe renferme la matière grise qui abrite les neurones. C'est le siège de nos aptitudes à la mémoire, au langage et à la pensée.

2 **L'hippocampe.** Logé dans les profondeurs des lobes temporaux droit et gauche, au niveau des tempes, cette petite structure joue un rôle clé dans le processus de mémorisation, comme un «incubateur à souvenirs». Il participe également aux fonctions d'apprentissage, à certains aspects de l'humeur, à l'imagination et à l'orientation dans l'espace.

Une machinerie complexe qui stocke des tas d'informations importantes pour un usage futur, mais qui peut également dysfonctionner… et oublier.

LE CONSEIL DU JOUR

Ne pas cesser d'apprendre

C'est un fait : plus les enfants font fonctionner leur cerveau, plus ils apprennent facilement. Leurs neurones sollicités pour mémoriser activent les synapses (zone de contact fonctionnelle entre deux neurones) et déclenchent une action : pensée, geste, calcul… Plus les neurones travaillent, plus les temps de réaction sont courts et plus le nombre de synapses sollicité est réduit. Une table de multiplication bien apprise mobilise moins l'activité neuronale que mal mémorisée, ce qui libère de l'espace dans le cerveau pour d'autres apprentissages. Autrement dit, plus on active sa mémoire, plus on se met en capacité d'apprendre encore et mieux!

DITES-MOI DR.GOOD ?

Le lobe frontal intervient aussi dans la mémorisation ?

Également appelé «aire préfrontale» ou «aire motrice», ce serait la dernière partie du cerveau à avoir évolué et celle qui distinguerait les humains des autres animaux. Et pour cause ! Il contrôle à la fois les mouvements, la volonté, le langage, la prise de décision, la planification, le raisonnement par analogie, mais aussi la mémoire. C'est donc une zone qui cogite, dans laquelle siègerait notre personnalité.

85 milliards

C'est le stock de neurones dont nous disposons en moyenne, au cœur d'un cerveau pesant 1,3 kg, soit 2 % du poids du corps.

Les neurones : clés de notre mémoire

La matière grise contient les neurones, les cellules de base du système nerveux. Le corps cellulaire du neurone possède en son centre un noyau qui contient les gènes. Outre sa forme en étoile, le neurone a une autre particularité : communiquer ! Son existence ne prend sens que s'il échange des informations avec ses acolytes. Tant que tout fonctionne, pas de souci et pas d'oubli. Les neurones âgés ont même des ressources propres qui leur permettent de recruter d'autres neurones capables de compenser le travail qu'ils ont mal ou pas effectué. Notre cerveau est capable de remodeler ses connexions en fonction des expériences vécues c'est ce qu'on appelle la plasticité cérébrale. Mais cette compensation existe jusqu'à un certain point et alors, ce qui nous vieillit n'est alors ni la perte de cheveux ni les rides, mais plutôt une démarche lente, une élocution lente… À qui la faute si la marche est ralentie ? Aux neurones « fatigués » qui commandent la motricité. Et il en va de même pour l'élocution, la mémoire, etc.

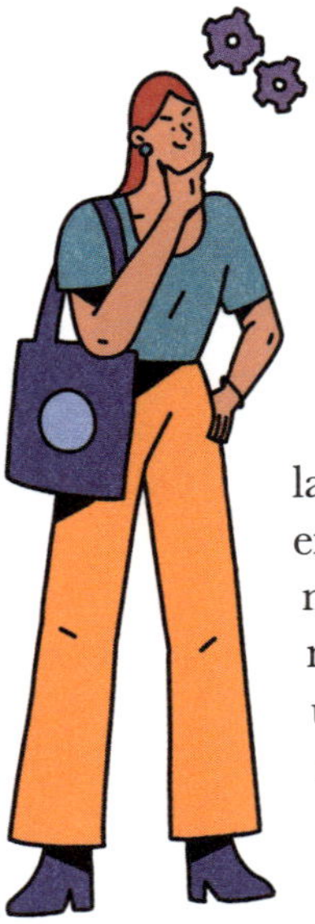

LE CONSEIL DU JOUR

De l'eau pour huiler le cerveau

Boire, c'est la base pour bien mémoriser, car le cerveau est composé à 11 % de gras, 8 % de protéines, 2 % de substances organiques solubles, 1 % de glucides, 1 % de sels minéraux et… 77 % d'eau ! L'important consiste donc à s'hydrater régulièrement en buvant quelques gorgées toutes les heures pour arriver à un litre et demi d'eau par jour.

IL VAUT MIEUX LE SAVOIR

OUBLIER EST PLUS DIFFICILE QUE MÉMORISER

DES CHERCHEURS AMÉRICAINS ONT INSTALLÉ 24 VOLONTAIRES DANS UNE MACHINE IRM ET LEUR ONT PROJETÉ DES PHOTOS DE VISAGES ET DE LIEUX À MÉMORISER OU À OUBLIER. UN QUART D'HEURE APRÈS L'EXAMEN, LES PARTICIPANTS SE RAPPELAIENT PLUS FACILEMENT DES PHOTOS QU'ILS ÉTAIENT CENSÉS OUBLIER ! POURQUOI ? PARCE QU'ESSAYER D'OUBLIER ENGENDRE UNE AUGMENTATION DE L'ACTIVITÉ CÉRÉBRALE DANS PLUSIEURS RÉGIONS DU CERVEAU, CE QUI N'EST PAS LE CAS POUR LES IMAGES À MÉMORISER.

DITES-MOI DR.GOOD ?

En vieillissant, nos neurones sont-ils détruits ?

Non pas vraiment, car en réalité notre stock de 85 milliards de neurones est assez résistant au vieillissement. Ainsi, les réseaux de neurones ne sont pas détruits ou à peine, mais les neurones ont des faiblesses métaboliques, ce qui rend plus difficile la communication entre eux.

Synapses, neurotransmetteurs… sans eux on oublie tout ?

Ils sont en effet essentiels à la mémorisation. La synapse est un microscopique espace situé entre les terminaisons nerveuses de deux neurones, à l'extrémité de leur axone (prolongement du neurone, conduisant l'information d'un neurone vers un autre). Points de connexion, c'est dans les synapses que se fait le transfert d'informations. C'est dire leur importance !

Chaque synapse possède des spécificités selon la région du cerveau où elle se trouve, la génétique, mais aussi l'environnement de la personne. On sait aujourd'hui que stimuler son cerveau favorise le développement de synapses à tout âge.
Toutefois, si les synapses sont très proches les unes des autres, elles restent séparées par un espace : la fente synaptique. Même s'il est infiniment petit (0,02 micron), impossible pour le signal électrique de franchir ce fossé. C'est alors qu'entrent en jeu d'autres messagers, de nature chimique : les neurotransmetteurs. Il en existe des dizaines comme la sérotonine régulatrice de l'humeur ; la dopamine intervenant dans le contrôle des mouvements, la régulation de l'humeur ; le glutamate, jouant un rôle dans l'apprentissage, la mémoire…

LE CONSEIL DU JOUR

Souvenez-vous…

Réflexe de base pour entretenir sa mémoire : se souvenir le plus précisément possible d'un événement passé, même lointain : où avez-vous fêté l'an 2000 ? Quel est le dernier film que vous avez vu au cinéma ? Comment étiez-vous habillé avant-hier ? Quel était le menu de votre dernier Noël ? Quel était le nom de votre instituteur(trice) au CP ? À vous de jouer : la réponse est dans un coin de votre tête…

On regarde ça de près

Qu'appelle-t-on la matière grise ?

Également appelée « substance grise », elle comprend des zones du système nerveux central contenant les corps cellulaires des neurones et leurs petites ramifications, les dendrites. La couleur grise est due à l'absence de myéline dans ces zones, une substance grasse permettant la conduction des messages nerveux et qui donne la couleur blanche.

10 000

C'est le nombre moyen de connexions que compte un neurone (jusqu'à 200 000 pour les plus balèzes !), chacun pouvant émettre 100 influx nerveux par seconde, 1 milliard de milliards de signaux circulant chaque seconde dans le cerveau !

VENDREDI 5 AOÛT

Mémoriser un souvenir,
ça marche comment?

L'enregistrement d'un souvenir nécessite l'activation très rapide de neurones, qui s'exécutent individuellement si un élément rappelant la scène resurgit. Ces réseaux de neurones dédiés aux idées, aux bruits, aux parfums..., se mettent en route à la demande selon que notre mémoire est plus auditive, visuelle, émotionnelle... Mais pour être retenus dans la durée, les souvenirs doivent passer par un processus précis :

- **L'encodage.** Les informations sensorielles en provenance de nos sens (vue, ouïe, odorat…) sont traitées pour être retenues. Ex. : pour apprendre le mot «lion», on peut utiliser la sémantique (mot associé à sa catégorie : «animal») ou la phonologie (mot commençant par la lettre «L»).
- **Le stockage.** Il passe par la consolidation : période durant laquelle le cerveau répète une information automatiquement, sans que l'on s'en aperçoive, jusqu'à ce qu'elle soit suffisamment ancrée dans la mémoire.
- **Le rappel des souvenirs.** Il dépend de la qualité de l'encodage. Plus l'information cible («lion») est associée à des indices extérieurs («animal», commence par la lettre «L»), plus la récupération est efficace.

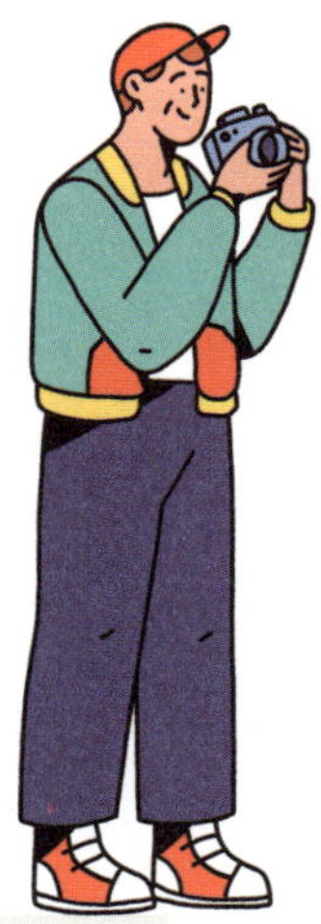

DITES-MOI DR.GOOD ?

La mémoire a-t-elle une capacité maximale (de stockage)?

La recherche n'a pas pu en faire la preuve en comparant mémoire humaine et mémoire informatique. Les spécialistes du cerveau considèrent plutôt que notre mémoire ne peut pas se mesurer au nombre de neurones et de synapses, qu'elle n'est pas quantitative, mais qualitative.

LE CONSEIL DU JOUR

Mémo-bus

Pour faire travailler votre usine à souvenirs, faites cet exercice dans le bus, le métro, à la bibliothèque… Observez attentivement les gens qui vous entourent. Une fois dehors, rappelez-vous : combien y avait-il de femmes? d'hommes? combien de femmes avaient les cheveux longs? courts? combien d'hommes avaient une moustache, une barbe? combien de personnes portaient des lunettes?

IL VAUT MIEUX LE SAVOIR

UN SOUVENIR = UN RÉSEAU

LORSQU'UNE INFORMATION ARRIVE À UN NEURONE, DES PROTÉINES SONT PRODUITES ET CRÉENT UN RÉSEAU SPÉCIFIQUE DE NEURONES ASSOCIÉ À CE SOUVENIR. C'EST LA «PLASTICITÉ SYNAPTIQUE». CHAQUE SOUVENIR CORRESPOND DONC À UNE CONFIGURATION UNIQUE DE NEURONES.

Savez-vous qu'on a plusieurs mémoires ?

Notre mémoire est faite de différents systèmes de mémoire aux modes de fonctionnement propres (réseaux neuronaux distincts), répartis dans différentes zones du cerveau et tous connectés les uns aux autres.

La mémoire à court terme qui contient :

- **La mémoire sensorielle.** Sons, couleurs, odeurs… : nos organes captent constamment des informations et les envoient au cerveau. La mémoire sensorielle (ou perceptive) les enregistre durant un temps très court, entre un quart de seconde et trois secondes.
- **La mémoire de travail.** Si le cerveau le juge utile, il va stocker l'information dans la mémoire de travail, à court terme. C'est elle que l'on sollicite par exemple pour se souvenir d'un numéro de téléphone le temps de le noter, ou pour un calcul mental. Une mémoire facilement distraite, très sensible à la fatigue.

La mémoire à long terme. Elle regroupe plusieurs types de mémoire qui vont permettre de stocker nos souvenirs (mémoire épisodique), nos connaissances (mémoire sémantique) et nos gestes automatiques (mémoire procédurale). Ceci durant quelques jours jusqu'à plusieurs années, voire toute une vie !

On regarde ça de près

Marcher vite pour se rappeler mieux

Selon une étude mexicaine, la marche a un rôle direct sur la bonne irrigation cérébrale, ce qui stimule les cellules nerveuses et la capacité de concentration. En cause, l'impact du pied lorsqu'il frappe le sol qui augmente la quantité du flux sanguin envoyé vers le cerveau. Plus on marche vite, plus le flux sanguin est important. À vos baskets, prêts, partez !

LE CONSEIL DU JOUR

Peu, mais bien

Un des secrets pour mieux mémoriser : apprendre ce qui nous plaît, nous nourrit, et le faire en petite quantité, mais parfaitement. Ex. : retenir le texte d'une chanson qu'on aime bien. Quel plaisir quand, au final, aucun mot ne manque !

LE COACHING DE Dr. Good !

Entraînez-vous à imaginer pour bien retenir

Plus on augmente sa capacité à imaginer, plus on muscle sa faculté à mémoriser, c'est prouvé ! Prenez une pomme, regardez-la, sentez-la, jouez avec puis, fermez les yeux et reconstruisez son image mentale. Peut-être allez-vous l'imaginer rouge, ou verte, coupée en deux… Croquez-la puis observez-la à nouveau avant de poursuivre l'exercice avec le bruit qu'elle produit quand vous la croquez, son goût… Concentrez-vous bien !

Avoir la mémoire
courte, ça arrive !

C'est lié au vieillissement normal de nos neurones et de nos synapses (neurotransmetteurs) et donc pas toujours synonyme de maladie dégénérative (type Alzheimer).

La plainte de mémoire. On va chercher un objet dans une pièce et une fois sur place, impossible de se souvenir de quel objet il s'agit. En général, si l'on retourne là où on se trouvait au départ et que l'on force son attention, le souvenir revient illico presto. Le manque d'attention a empêché l'enregistrement de l'information par le cerveau.

Le trou de mémoire. Ce moment d'une durée précise où les souvenirs ne sont pas fabriqués peut être lié à une émotion particulièrement forte, un accident grave, un traumatisme crânien, une consommation d'alcool trop importante ou à la prise de certains calmants comme les benzodiazépines (prescrits contre l'anxiété, l'insomnie). Pour autant, il ne prédispose pas à la maladie d'Alzheimer.

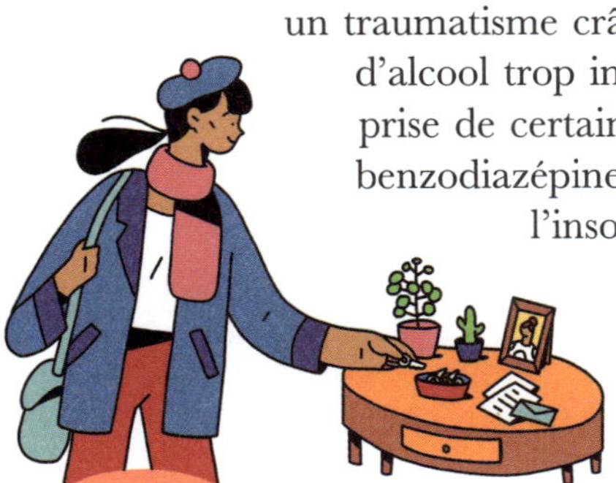

DITES-MOI DR.GOOD ?

Quels troubles de mémoire doivent amener à consulter ?

Oublier des faits récents – qui on a rencontré le jour même, la visite des enfants la veille, etc. – arrive souvent en première ligne dans la maladie d'Alzheimer. Mais avant de paniquer, il faut observer d'autres signes comme : les troubles du langage (difficulté à trouver les mots justes, langage appauvri…), les troubles du repérage (ne plus savoir en quelle année on est, se perdre dans son quartier…), de l'irritabilité, un désintérêt pour certaines activités qu'on aimait faire… Les drapeaux rouges sont levés ? La consultation s'impose.

LE CONSEIL DU JOUR

Lire à voix haute

C'est une excellente façon de faire travailler ses méninges et d'activer son cerveau, de l'enfance à un âge avancé : lisez un ou deux chapitres de votre roman à voix haute. Et demandez à votre conjoint de vous lire un passage. En lisant tout haut ou en écoutant quelqu'un lire, cela active des zones du cortex cérébral qui ne sont pas utilisées lors de la lecture silencieuse.

LE SAVIEZ-VOUS ?

LES ENFANTS AUSSI PEUVENT PERDRE LA MÉMOIRE

LE PLUS SOUVENT, LES TROUBLES DE LA MÉMOIRE CHEZ L'ENFANT ET L'ADOLESCENT SONT ASSOCIÉS À DES TROUBLES COGNITIFS (DYSPHASIE, DYSPRAXIE VISUO-SPATIALE…), À UNE PATHOLOGIE OU DÉFICIENCE (HYDROCÉPHALIE, SÉQUELLE DE TRAUMATISME CRÂNIEN, TRISOMIE 21…) OU ENCORE À CERTAINS MÉDICAMENTS.

LUNDI 8 AOÛT

LE CONSEIL DU JOUR

Bousculer ses habitudes

En plus des mots croisés, du sudoku ou du Scrabble pour mobiliser sa mémoire, changer ses habitudes quotidiennes « réveille » le cerveau, l'obligeant à travailler afin qu'il vieillisse moins vite. Installez-vous à une autre place à table à chaque repas, brossez-vous les dents avec l'autre main, baladez-vous chaque jour sur un chemin différent, prenez une autre route pour aller acheter du pain…

On regarde ça de près

Jouer à la carte mentale

La carte mentale (*mind map*), est une technique d'apprentissage très utilisée. Cette représentation graphique des informations suit toujours le même schéma : un thème central, puis, tout autour, des arborescences thématiques, elles-mêmes divisées en sous-arborescences. L'intérêt : organiser les informations de façon claire et les mémoriser. Cette technique sollicite aussi bien le côté rationnel que la créativité puisque l'on peut agrémenter sa carte de petits dessins, code couleur et autres schémas.

À partir de quel âge le cerveau vieillit-il ?

Assez tôt ! En effet, c'est dès l'âge de 45 ans que notre mémoire, notre capacité à raisonner et à comprendre commencent à diminuer. C'est du moins ce qu'a montré une étude de l'INSERM de 2012. Toutes les fonctions ne vieillissent heureusement pas au même rythme. La mémoire de travail, la mémoire épisodique, la vitesse de traitement de l'information et le raisonnement sont particulièrement sensibles aux effets du temps. A contrario, la mémoire sémantique et l'habilité verbale sont relativement protégées. Mais tout cela peut être compensé par la plasticité cérébrale avec la création de nouveaux neurones à l'âge adulte…

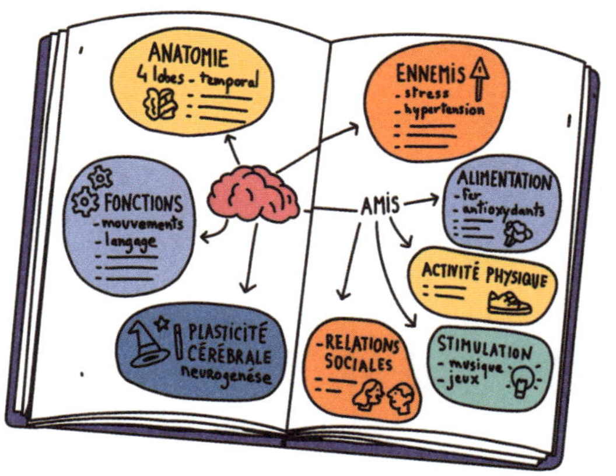

DITES-MOI DR.GOOD ?

Ne pas trop se souvenir de son enfance, ça craint ?

Chez certains, les souvenirs d'enfance sont plus ou moins enfouis ce qui ne veut pas dire qu'on perdra la mémoire plus jeune. Vous ne vous rappelez pas trop vos moments agréables en famille ? Pas grave… Vous avez quand même mémorisé l'apprentissage de la marche, du langage, des comptines… Sachez enfin que la mémoire de l'enfance s'efface parfois pour oublier un traumatisme (blessure de cœur, maltraitance scolaire…) ou pour se protéger en oubliant un environnement familial toxique.

MARDI 9 AOÛT

LE CONSEIL DU JOUR

Place à la créativité !

Envie de vous offrir une parenthèse rien qu'à vous durant les vacances ? Faites travailler vos neurones en vous inscrivant à un atelier créatif (peinture, sculpture, couture, photo…) auquel vous ne connaissez rien. Ou prenez un cours de cuisine indienne ou « spécial sushi »… L'essentiel : être novice pour mettre le cerveau au défi.

DITES-MOI DR.GOOD ?

Se souvenir de tout, c'est possible ?

Oui, c'est l'hypermnésie, une psychopathologie rare. La personne possède une mémoire très détaillée de sa propre vie (périodes anciennes, remontant à la petite enfance avec souvenirs visuels, sonores, olfactifs, tactiles…) et passe un temps excessif à se remémorer son passé, de façon incessante et incontrôlable. Un véritable calvaire au quotidien.

La routine : l'ennemie de la mémoire

À mesure que le temps passe, il devient essentiel d'aider le cerveau à ne pas s'endormir. Les chercheurs du monde entier s'accordent aujourd'hui à dire que la routine est une impitoyable tueuse de neurones.

En effet, si l'on vit sur « pilote automatique », chaque journée de la semaine ressemblant à l'autre avec un rythme immuable, le travail cérébral n'est guère intense. Ainsi vive les taches « non automatiques » : prévoir un ciné au dernier moment, proposer une rando improvisée à des amis, s'inscrire dans un club de sport où l'activité que l'on aime est enseignée à différentes heures de la semaine (on change d'horaire chaque semaine en fonction de son emploi du temps). Des conseils qui valent d'autant plus lorsque l'on se retrouve à la retraite du jour au lendemain. Pour vous motiver, gardez toujours en tête cette maxime : « Si demain ressemble exactement à aujourd'hui, on met en péril son cerveau et donc sa mémoire. »

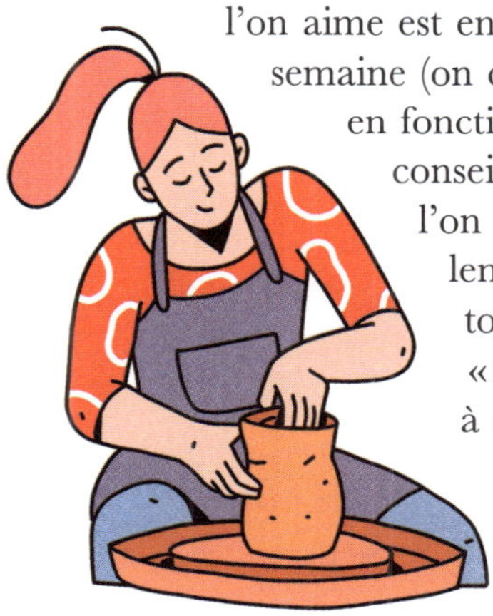

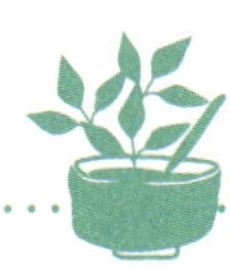

Le coup de pouce naturel

La méditation

À la mode ? Soit, mais force est de constater que ça marche ! Pratiquée régulièrement, elle entraîne un épaississement de la matière grise dans les zones de l'attention et de la mémoire ; elle renforce et multiplie les réseaux neuronaux ; elle engendre une activité cérébrale intense… En clair, elle booste notre capacité à apprendre (performances cognitives) et notre mémoire.

Quels sont les autres ennemis de la mémoire ?

Après la routine, la mémoire souffre aussi :

- **Du stress.** En cas de stress prolongé, l'organisme sécrète du cortisol qui, en excès, limite la production d'une protéine qui agit comme un engrais pour les neurones. Le mauvais stress sévit aussi par l'intermédiaire de molécules, des cytokines, qui provoquent une inflammation chronique des neurones pouvant à terme les tuer.
- **De l'hypertension.** Elle abîme les petites artères cérébrales. Mal irrigués, certains neurones meurent, entraînant des troubles de la mémoire et du raisonnement. Elle favorise aussi la formation de plaques amyloïdes, les lésions responsables de la maladie d'Alzheimer.
- **De l'obésité.** Les personnes obèses (IMC supérieur à 30) seraient en effet plus exposées au déclin cognitif et à la démence. Des mécanismes qui seraient en partie inflammatoires.
- **Du diabète.** Il est mauvais pour les fonctions cognitives. Et lorsque le taux de glycémie n'est pas bien régulé, il augmenterait même les risques de démence et de maladie d'Alzheimer.
- Manque de sommeil, alcool, hyperconnexion (téléphone portable, ordinateur, tablette…) sont également délétères, car cela endommage nos neurones.

IL VAUT MIEUX LE SAVOIR

UNE DENTITION EN BONNE SANTÉ PRÉSERVE LA MÉMOIRE

PORPHYROMONAS GINGIVALIS, UNE BACTÉRIE À L'ORIGINE DE LA GINGIVITE, POURRAIT EN EFFET MIGRER VERS LE CERVEAU OÙ ELLE LIBÈRERAIT DES PROTÉINES TOXIQUES, LES GINGIPAÏNES, RETROUVÉES CHEZ LES PATIENTS ATTEINTS DE LA MALADIE D'ALZHEIMER. ALORS ON N'OUBLIE PAS QUE LE RENDEZ-VOUS CHEZ LE DENTISTE C'EST UNE FOIS PAR AN !

LE CONSEIL DU JOUR

Innover dès le petit déj'

Chaque jour est un autre jour ! Profitez-en pour mettre en application 1 ou 2 des 4 conseils suivants : variez l'ordre des choses en vous lavant avant de petit déjeuner ou l'inverse ; changez de menu chaque jour – ciao les tartines, vive les céréales et le yaourt ! – ; écoutez une autre radio chaque matin ou regardez un programme TV inhabituel ; enfin, sortez le chien en prenant chaque fois une direction différente ou allez au travail par un chemin différent.

ÇA, C'EST PAS GOOD !

LA SOLITUDE TUE LA MÉMOIRE

Neuf personnes ont passé quatorze mois isolées en Antarctique. À leur retour, leur IRM a montré une diminution de l'hippocampe ainsi que de la matière grise. Une expérience menée sur des souris a montré une diminution de la taille des neurones après un isolement d'un mois.

LE CONSEIL DU JOUR

Faire une pause toutes les vingt-cinq minutes

Pour travailler son attention, Sébastien Martinez préconise une micro-pause de quatre à cinq minutes toutes les vingt-cinq minutes. On règle un minuteur pour ne pas manquer le rendez-vous et on se lève, on respire, on boit un verre d'eau et on se remet au travail. Une technique qui permet de rester concentré en mémorisant plus efficacement des heures durant.

Travailler son attention pour mieux se souvenir

Sébastien Martinez, champion de France de mémoire a mis au point une méthode pour mémoriser plus facilement. Il insiste notamment sur l'attention qui est, selon lui, la première étape à ne pas manquer pour se souvenir. En effet, combien de fois nous laissons-nous distraire par nos SMS, mails, une discussion entre collègues de travail, les éclats de rires des enfants? De nos jours, la difficulté est de focaliser notre attention. Pourtant, nous le faisons très bien lorsqu'on joue à un jeu vidéo ou à une partie de ping-pong, notre esprit étant alors parfaitement attentif à l'instant présent. Eh bien c'est cette attention qui permet de stocker les informations dans notre mémoire à court terme, voilà pourquoi il est utile de la cultiver pour mémoriser ensuite des données sur le long terme.

Plus d'infos. sebastien-martinez.com

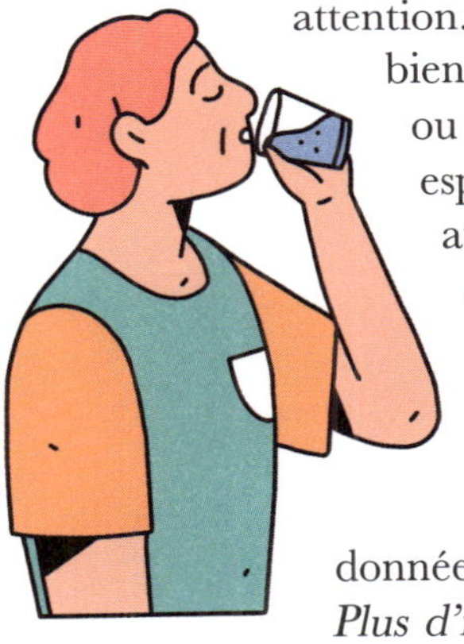

On regarde ça de près

La charge mentale n'aide pas à mémoriser

Difficile lorsqu'on travaille sur un dossier important demandant beaucoup d'énergie (et donc plusieurs espaces de stockage mental) de penser en même temps à aller chercher les enfants à l'école, gérer la panne de la machine à laver, organiser le week-end... Cela produit une sorte de « bavardage mental » qui vient parasiter le stockage des informations à court terme. Les trous de mémoire se multiplient avec la sensation de ramer dans son travail...

ÇA, C'EST GOOD !

DÉCONNECTER SON CERVEAU

Le Dr David Perlmutter, neurologue, explique que permettre au cerveau de faire une pause au minimum une fois par jour l'aide à digérer les informations reçues et à les mémoriser. Ce qu'une stimulation permanente ne facilite pas. Dans la journée, on choisit un temps pour se déconnecter au propre comme au figuré en coupant portable, boite mail... et en utilisant aussi cette parenthèse pour une séance de relaxation.

VENDREDI 12 AOÛT

Le sucre : premier carburant de la mémoire

Mais pas n'importe quel sucre… Si le glucose (sucre ou glucide) est le carburant dont le cerveau a besoin en priorité pour fonctionner de jour comme de nuit, rien ne sert de le gaver de confiture et viennoiseries dès le petit déjeuner.

Au réveil et aux autres repas de la journée, ce dont le cerveau a besoin, c'est de glucides complexes (sucres lents) à l'index glycémique (IG) le plus faible possible. Des sucres qui sont digérés lentement et qui seront assimilés tout aussi lentement dans le sang. Cette glycémie entraîne un taux de glucose stable dans le sang dans lequel le cerveau peut puiser en permanence ce dont il a besoin. Ceci y compris la nuit – le jeûne n'est donc pas recommandé le soir –, au moment où une hypoglycémie nocturne qui se produit à notre insu a pour conséquence une moindre mémorisation.

Où trouver ces glucides complexes ?
Dans le pain, les pâtes, les céréales, le riz… de préférence complets ou semi-complets pour un IG bas à modéré et dans les légumineuses (lentille, pois chiche, haricot sec, etc.).

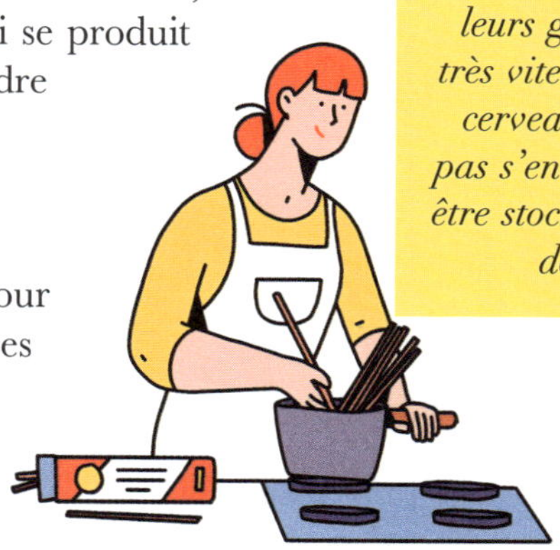

LE CONSEIL DU JOUR

En prendre de la graine

Parmi les céréales complètes à IG bas, on peut cuire de l'orge, du boulgour, des pâtes complètes, du riz basmati complet, tartiner du pain à grains entiers broyés à la meule (pain complet au blé entier), mais également du pain de seigle. En revanche, gare au pain blanc, galette de riz, riz à cuisson rapide, flocons de maïs, pomme de terre frites… à l'IG élevé : leurs glucides passent très vite dans le sang (le cerveau ne peut donc pas s'en « nourrir ») pour être stockés… sous forme de graisses !

DITES-MOI DR.GOOD ?

Le chocolat, c'est un bon sucre pour le cerveau ?

Oui et non… Le cerveau a besoin de sucres complexes (lents) et pas simples (rapides) comme ceux du chocolat. Toutefois une étude américaine utilisant des tests de mémoire chez les seniors de 60 ans et l'imagerie cérébrale a montré que lorsqu'il est de qualité (noir 70 % de cacao minimum), ses antioxydants agiraient sur le gyrus denté, une structure du cortex cérébral impliquée dans le vieillissement de la mémoire. Mais un carré ou deux pas plus !

1 sucre

Soit 5 à 7 g de glucose, c'est la quantité que le cerveau consomme chaque heure.

La mémoire
aime-t-elle aussi le gras ?

Juste après le tissu adipeux, le cerveau est l'organe le plus gras du corps humain. On retrouve des graisses dans la membrane biologique des neurones, mais également dans toutes les cellules des synapses (lieux de contact et d'échange d'info entre les neurones). Or, si deux tiers de ce gras sont fabriqués par le cerveau lui-même, le reste provient de l'alimentation. Un apport qui doit surtout être assuré par les acides gras oméga-3 et oméga-6, dit « essentiels », car le cerveau en a absolument besoin et ne sait pas les produire. Si l'alimentation apporte suffisamment d'oméga-6, nous manquons en général d'oméga-3 que l'on retrouve dans les poissons gras (sardine, saumon, thon…), les algues et les huiles végétales…

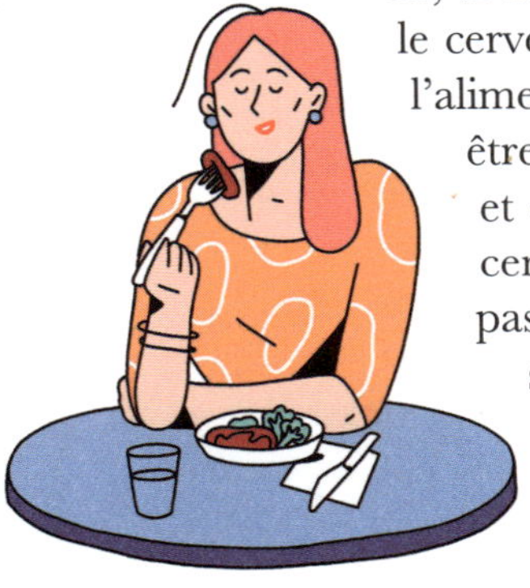

LE CONSEIL DU JOUR

Varier les huiles

Les huiles végétales, bonnes pourvoyeuses d'oméga-3 sont encore meilleures quand on en change ! On cuisine donc à l'huile d'olive ou de coco (dont les triglycérides dits « à longue chaîne » semblent bénéfiques pour le cerveau) et on assaisonne ses salades avec de l'huile de colza, de noix, de lin, de cameline qui se consomment crues et ne peuvent pas être chauffées.

DITES-MOI DR.GOOD ?

Est-il vrai qu'il existe un régime spécial mémoire ?

Oui, il s'agit du régime MIND*, un mix du régime méditerranéen et du régime DASH** conçu pour réduire l'hypertension artérielle. Équilibré et facile à tenir sur le long terme, il recommande 9 groupes d'aliments connus pour stimuler les fonctions cérébrales (légumes, oléagineux, céréales complètes, fruits rouges…) et déconseille 5 autres groupes d'aliments nocifs pour le cerveau et la santé en général (viande rouge, beurre, pâtisseries…). Testé sur près de 1 000 retraités le suivant rigoureusement, il a montré qu'il réduirait de 53 % le risque de développer la maladie d'Alzheimer.

**Mediterranean-DASH Intervention for Neurodegenerative Delay*

***Dietary Approaches to Stop Hypertension*

ÇA, C'EST GOOD !

ÉCRIRE UN JOURNAL QUOTIDIEN

Investissez dans un joli cahier et en fin de journée, écrivez ce que vous avez fait, vu, entendu, senti… Et ce depuis le matin, en prenant soin de noter les événements dans l'ordre d'apparition (du plus ancien au plus récent). But de l'exercice ? Travailler votre attention/concentration : plus elle est optimale, plus elle augmente la capacité de mémorisation.

Maladie d'Alzheimer : connaît-on les causes ?

On le sait, l'âge est le facteur de risque principal de la maladie. Ce qui ne veut pas dire qu'à l'heure où l'on fête ses 60 printemps, on est systématiquement concerné évidemment ! C'est la prévalence d'Alzheimer qui augmente avec l'âge, mais d'autres facteurs de risques bien définis aujourd'hui entrent en ligne de compte :

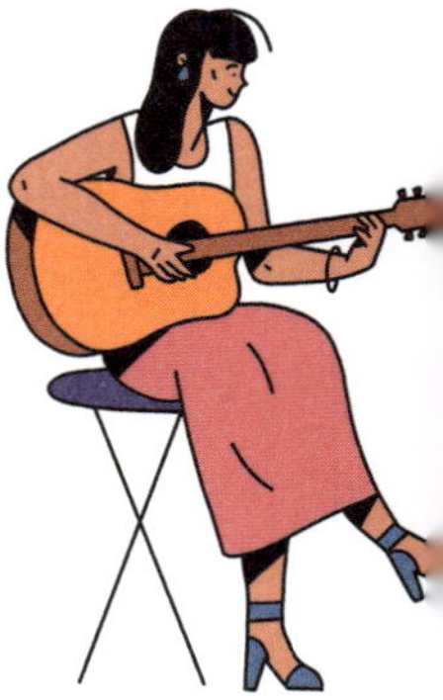

- **La génétique.** Depuis la mise au point de technologies récentes, des études d'envergure portant sur plus de 70 000 échantillons d'ADN de personnes saines et malades ont pu démontrer que les personnes avaient dès leur naissance une prédisposition génétique à développer la maladie.
- **La mauvaise qualité du sommeil.** On sait à présent que les difficultés d'endormissement sont un facteur aggravant de la maladie en favorisant l'accumulation des plaques amyloïdes dans le cerveau. Une découverte qui incite à agir sur la qualité du sommeil en recalant son rythme circadien via l'activité physique, la luminothérapie, l'arrêt des écrans le soir… pour favoriser la sécrétion de mélatonine (hormone du sommeil).
- **Les affections chroniques.** Diabète, hypertension, hypercholestérolémie jouent un rôle dans le déclin des fonctions cognitives et le risque de développer Alzheimer.
- **Le sexe.** Plusieurs études ont montré une plus grande fréquence dans le développement de la maladie chez les femmes. Et comme l'incidence est plus élevée à partir de 80 ans, cela pourrait s'expliquer par le fait que les femmes ont une vie plus longue que les hommes.

LE CONSEIL DU JOUR

Cultiver sa vie sociale

C'est l'un des réflexes de prévention contre Alzheimer le plus recommandé par les neurologues : voir du monde régulièrement, pour échanger, rire, se raconter le quotidien et donc… solliciter son cerveau !

1 million

C'est le nombre de personnes atteintes de la maladie d'Alzheimer en 2020, ce qui représente 8 % de la population après 65 ans selon la fondation Vaincre Alzheimer.

LE SAVIEZ-VOUS ?

LE DÉPISTAGE EST POSSIBLE DANS DES CENTRES MÉMOIRE

LORSQUE LES TROUS DE MÉMOIRE SE MULTIPLIENT, IL EST BON D'EN PARLER AU MÉDECIN TRAITANT QUI PEUT PRESCRIRE UNE CONSULTATION MÉMOIRE. CELLE-CI PEUT ÊTRE RÉALISÉE À L'HÔPITAL, DANS L'UN DES 400 CENTRES MÉMOIRE OU CHEZ UN MÉDECIN LIBÉRAL HABILITÉ (NEUROLOGUE).
PLUS D'INFOS : WWW.FCMRR.FR

LE CONSEIL DU JOUR

Faire des associations

Pour activer ses neurones, on choisit un mot et, en trente secondes, on cherche d'autres mots du même univers. Par exemple pour le mot plage : sable, mer, vague, coquillage, crabe… Refaire l'exercice plusieurs fois de suite avec d'autres mots.

STOP AUX IDÉES REÇUES

LES JEUX VIDÉO ENGOURDISSENT LE CERVEAU

Faux ! Attention, concentration, compétences visuo-spatiales, agilité à passer d'une action à l'autre : les jeux vidéo font activement travailler le cerveau et améliorent les facultés cognitives. Il existe même des jeux spécifiques pour les séniors, les *serious games*, pour améliorer les facultés cognitives tout en s'amusant. Et sinon, jouer avec ses (petits-) enfants, c'est encore mieux, puisque s'ajoute ce fabuleux stimulant cérébral qu'est le lien intergénérationnel. Attention toutefois : comme tous les écrans, ils sont à utiliser avec modération.

Oxygéner son cerveau pour booster sa mémoire

Cela peut paraître étrange, mais, un cerveau bien aéré mémorise mieux. Pourquoi ? Parce que la matière grise consomme à elle seule 20 % de l'oxygène de l'organisme ! Ainsi, en respirant de façon ample et profonde, on apporte plus d'oxygène à la sphère cérébrale (elle en a un besoin vital) donc plus d'énergie. Cela lui permet de fabriquer avec du glucose (sucre), des molécules spécifiques qui forment des réserves énergétiques directement au sein des neurones. Une bonne raison pour fuir le plus possible la pollution, prendre des « bains » de nature en allant respirer à la campagne ou encore utiliser des techniques permettant d'améliorer sa respiration comme le yoga, le *tai-chi* ou encore le *qi gong*. En plus de leurs vertus oxygénantes, ces activités physiques zen luttent également contre le stress qui empêche une bonne attention/concentration et donc une bonne mémorisation.

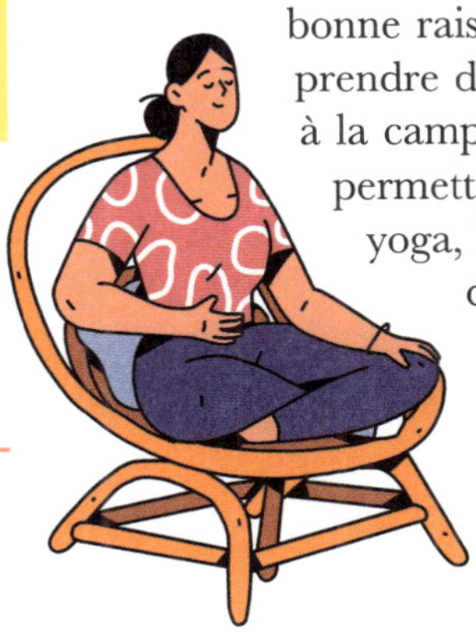

LE COACHING DE **Dr. Good !**

Amusez-vous à résoudre des anagrammes !

Cette gymnastique mentale vient au secours de votre concentration et permet, avec la pratique, d'améliorer l'agilité cérébrale.
Dans chacune de ces phrases, retrouvez le nom d'un personnage célèbre :

- Stupor
- Démasqua le désir
- Rien n'est établi
- Tout commença dans l'eau

Réponses : Proust, le marquis de Sade, Albert Einstein, le commandant Cousteau.

MARDI 16 AOÛT

LE CONSEIL DU JOUR

Répéter sans faute

Entraînez-vous à la répétition pour stimuler votre mémoire. Faites-vous lire à voix haute les combinaisons suivantes et répétez les chiffres dans le bon ordre, jusqu'à ce qu'il n'y ait plus de faute…

8 3 9 5 7

7 2 5 3 9 1

3 6 8 1 4 2 9

LE SAVIEZ-VOUS ?

ON OUBLIE 90 % DES INFORMATIONS APRÈS UN MOIS

EN 1885, LE PHILOSOPHE ALLEMAND HERMANN EBBINGHAUS DÉMONTRAIT L'IMPORTANCE DE LA RÉPÉTITION POUR LA MÉMORISATION. ET L'A MÊME QUANTIFIÉE, AVEC LA « COURBE DE L'OUBLI », CONFIRMÉE DEPUIS PAR L'IMAGERIE CÉRÉBRALE. SANS RÉPÉTITION, NOUS OUBLIONS ENTRE 50 ET 80 % DES INFORMATIONS AU BOUT D'UNE JOURNÉE ET 90 % APRÈS UN MOIS. GLOUPS !

La répétition booste la mémoire

Plus on répète une information, mieux on la retient, car on renforce les nouvelles connexions. Cela permet d'une part de stocker l'information dans la mémoire à long terme, d'autre part d'y accéder plus rapidement.

En pratique, répéter comme un perroquet, ça ne sert à rien ! Voici les trois clés d'une répétition efficace :

1. **Répéter dans le temps :** le sommeil étant essentiel à la consolidation des connaissances, il est nécessaire de répéter sur plusieurs jours.
2. **Répéter de façon active :** relire maintes et maintes fois une information, cela ne suffit pas. Il faut la réciter, l'écrire, la synthétiser et se faire des mini-interrogations, en vérifiant immédiatement les réponses.
3. **Répéter aussi de façon passive :** laisser son esprit vagabonder n'est pas contre-productif. Bien au contraire, la rêverie permet de consolider les connaissances.

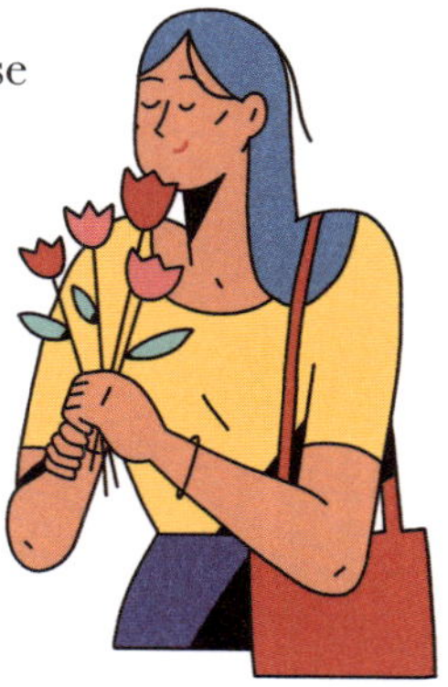

LE COACHING DE **Dr. Good !**

Vive l'histoire du soir

Voilà une méthode sympa à tester pour entraîner la mémoire tout en apaisant les enfants avant de dormir. On lit attentivement les 12 mots suivants (et d'autres qu'on pourra lister pour de nouvelles histoires) : **robe – pomme – chambre – boucher – jaune – boisson – singe – voiture – table – zoo – citronnier – explosion.** On crée un mini-conte incluant chacun de ces mots, dans l'ordre. On dissimule la liste, puis on restitue le plus de mots possibles, dans le bon ordre. Plus on s'entraîne régulièrement, plus le cerveau carbure et se montre capable de mémoriser des listes de plus en plus longues.

LE CONSEIL DU JOUR

Gare au sel (caché) !

Une consommation excessive de sel augmente le risque d'hypertension, ennemie du cerveau. Mais même sans être hypertendu, le sel s'en prend à nos neurones. Il provoquerait dans l'intestin grêle une réponse immunitaire entraînant la production d'interleukines-17, des molécules inflammatoires. Via le sang, celles-ci parviennent jusqu'au cerveau où elles provoquent une inflammation des parois des vaisseaux. Résultat : le flux sanguin est diminué et les neurones, mal oxygénés, tournent au ralenti.

ÇA, C'EST GOOD !

DIRE STOP AU TABAC

Il est établi que le tabac réduit les capacités cognitives, notamment celles qui ont trait au raisonnement et à la mémoire. En effet, la nicotine prend la place de l'acétylcholine (neuromédiateur impliqué dans la concentration) sur ses récepteurs, et les rend insensibles à celle-ci.

Les 9 groupes d'aliments pro-mémoire

Indispensables au fonctionnement et à la protection du cerveau, ils représentent l'assiette préférée de la mémoire.

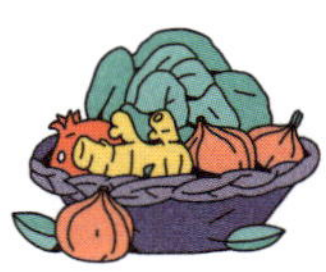

1 **Légumes verts à feuilles** (épinards, salade, choux, blettes) : ils apportent un maximum d'antioxydants, minéraux, fibres et vitamines B, pour un minimum de calories. **La dose :** au moins une portion par jour.

2 **Légumineuses** (lentilles, pois chiches, soja, haricots, fèves…) : des glucides de qualité pour alimenter le cerveau, tout en lui apportant des vitamines B et du magnésium. **La dose :** trois fois par semaine à raison de 30 g par portion, voire tous les jours en cas de régime végétarien.

3 **Oléagineux** (amandes, noix, noisettes…) : de bons acides gras et des antioxydants (vitamine E, sélénium). **La dose :** 5 fois par semaine, à raison d'une portion de 20 g.

4 **Fruits rouges** (fraises, framboises, groseilles, mûres, cassis) : une mine de puissants antioxydants (flavonoïdes) pour lutter contre le stress oxydatif et protéger les vaisseaux sanguins. **La dose :** une poignée par jour, frais ou surgelés.

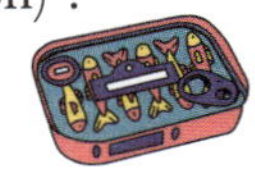

5 **Poissons** (maquereau, anchois, sardine, saumon) : des oméga-3 et des protéines de qualité. **La dose :** 1 à 2 fois par semaine.

6 **Céréales complètes** (pain, pâte, riz, quinoa, semoule) : des glucides, des fibres, des vitamines B et des acides aminés. **La dose :** à chaque repas.

7 **Volaille** (poulet, pintade, canard, dinde) : des protéines, des vitamines B, pour peu de graisses saturées. **La dose :** 2 à 3 fois par semaine.

8 **Huile d'olive :** antioxydante et anti-inflammatoire. **La dose :** 1 c. à s. à chaque repas.

9 **Autres légumes :** des minéraux, des antioxydants et des prébiotiques pour nourrir le microbiote. **La dose :** au moins 1 fois par jour.

JEUDI 18 AOÛT

LE CONSEIL DU JOUR

Préférer la carte au GPS

On a tout à gagner à remettre en service sa bonne vieille carte routière pour préserver sa mémoire. En repérant les villes et villages, en traçant mentalement le trajet à suivre, en s'orientant sur la carte…, on sollicite l'hippocampe et le cortex ce qui n'est pas le cas lorsqu'on se laisse guider par la voix monotone de la « dame » du GPS. Sur la route des vacances ou du week-end, coupez-lui donc le sifflet !

Les objets connectés : bons ou mauvais pour la mémoire ?

Les nouvelles technologies sont une chance pour mieux communiquer, apprendre, travailler… mais ces outils au service de l'intelligence humaine ont tendance à asservir les neurones plutôt que les servir. En effet, en recevant en moyenne un mail toutes les sept minutes au travail, auquel s'ajoutent coup de fil, SMS, réseaux sociaux, le cerveau « zappe » en permanence en passant d'une activité à l'autre ce qui diminue fortement les périodes où il devrait avoir le temps de réfléchir, de créer, de se concentrer. Résultat : une « charge cognitive » qui semble limiter notre capacité à être/rester attentif et donc à assimiler de nouvelles connaissances. Et une mémoire peu sollicitée : pourquoi se « fatiguer » à retenir une information alors qu'on la trouve sur le Net en trois clics !

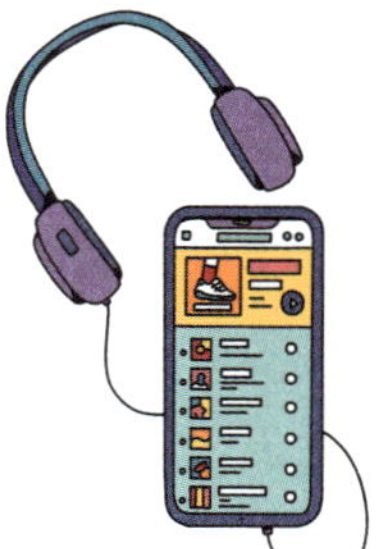

ÇA, C'EST GOOD !

JOUER AU REMUE-MÉNINGES

Vous travaillez dans une agence de pub et devez trouver la meilleure image pour illustrer une affiche vantant les vacances en Alaska. Faites 2 listes avec 2 entrées – vacances et Alaska – et trouvez le plus possible de mots qui s'y rapportent (ex. pour vacances : plage, bateau, lunettes de soleil…). Recoupez ensuite vos listes pour choisir, pourquoi pas : un ours polaire avec des lunettes de soleil ! Un jeu proagilité mentale qui force le cerveau à s'adapter, à moduler ses systèmes de connexion. Qui aura l'idée la plus originale ?

DITES-MOI DR.GOOD ?

Les applis, ça peut aider à entretenir sa mémoire ?

Oui ! Bien utilisées, les nouvelles technologies sont utiles pour mettre son cerveau au boulot. L'appli ANKI est par exemple une aubaine pour apprendre des définitions, des dates, de nouveaux mots. Fondée sur la courbe de l'oubli d'Hermann, elle envoie même à ses utilisateurs des « rappels mémoire » au moment où le cerveau commence à oublier.

LE CONSEIL DU JOUR

S'endormir avec la technique 4-7-8

Inspirée du yoga, cette technique mise au point par le Dr Andrew Weil, de l'université de Harvard, demande de se concentrer sur sa respiration, l'idéal pour éloigner les soucis et induire un état de profonde détente. Collez votre langue contre le palais; commencez par expirer par le nez tout l'air contenu dans vos poumons; bouche fermée, inspirez lentement en comptant jusqu'à 4, bloquez votre respiration en comptant jusqu'à 7, puis expirez par la bouche en comptant jusqu'à 8; répétez l'exercice trois fois de suite.

DITES-MOI DR.GOOD ?

Les apnées du sommeil altèrent-elles la mémoire ?

En les privant brutalement d'oxygène, ces arrêts respiratoires d'environ 10 à 30 secondes qui peuvent se répéter plusieurs fois par heure abîment les neurones. Les fonctions cérébrales exécutives seraient particulièrement touchées.

Pour une mémoire d'éléphant, dormez comme un loir !

Des études sur la privation de sommeil ont montré que cela perturbait le fonctionnement de la mémoire.

Mais il semble que c'est surtout lorsque le sommeil lent profond (celui du début de nuit) est de mauvaise qualité que la capacité à mémoriser dysfonctionne. La mémoire épisodique, celle qui permet de se souvenir de tous les événements vécus et de les raconter dans les moindres détails (ex. : le jour de son mariage, sa dernière fête d'anniversaire), est alors à la peine.
En cas de mauvais sommeil paradoxal (celui des rêves, qui représente environ un quart du temps de sommeil total !), la mémoire procédurale est également perturbée. Ainsi, l'apprentissage d'un air de piano aura par exemple du mal à être consolidé durant la nuit et il faudra sans doute revoir ses gammes le lendemain.
Lorsqu'on souffre d'insomnies, il est donc important de consulter, pour ne pas perdre la mémoire évidemment, mais également pour préserver son état de santé général, le manque de sommeil favorisant douleurs chroniques, dépression, hypertension, etc.

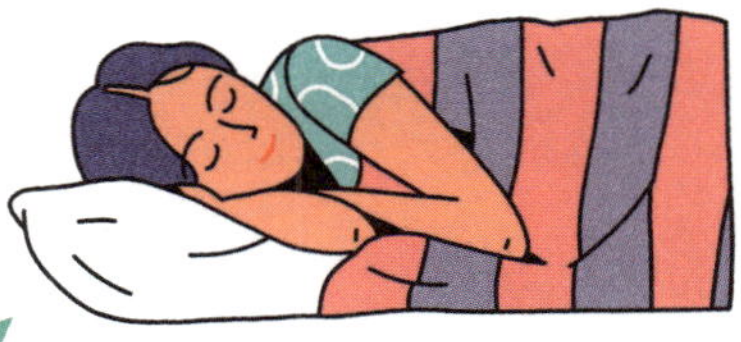

Le coup de pouce naturel

Respirer de la lavande

Respirez avant le coucher, à même le flacon, un peu d'huile essentielle de lavande qui agit comme un anxiolytique afin de favoriser un sommeil réparateur durant lequel le cerveau va consolider les souvenirs. Vous pouvez aussi en mettre quelques gouttes sur un mouchoir, près de votre oreiller. Cette huile essentielle est déconseillée aux femmes enceintes et enfants avant 12 ans.

Chasser l'anxiété
pour mieux se souvenir

Le stress au travail, à la maison, dans les transports a tôt fait de se muer en anxiété : un piège pour la mémoire surtout lorsqu'elle devient chronique. En effet, lorsqu'une situation anxiogène persiste dans la durée, le corps dépense énormément d'énergie pour fonctionner de façon normale ce qui fragilise les organes et engendre mal de dos, troubles digestifs et mémoire de moineau.

Pourquoi ? Parce que les capacités cognitives fléchissent sous l'impact du manque de sommeil, de l'agitation hormonale qui s'installe pour « tenir bon ». Le cerveau tourne en boucle, l'activité neuronale finit par tourner au ralenti avec une attention en berne, une concentration difficile et au final, une mémorisation très aléatoire. Bien sûr, on peut se sortir seul d'un état anxieux avec des exercices de relaxation, de méditation… mais si cela ne donne pas de résultat, il ne faut jamais tarder à pousser la porte d'un psy.

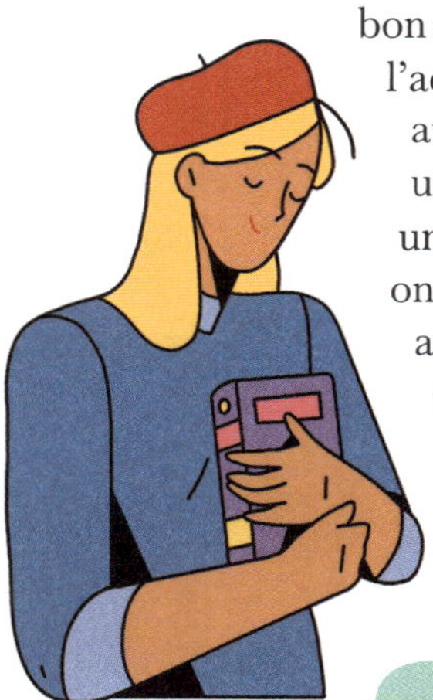

LE COACHING DE **Dr. Good !**

Jouez avec Nietzsche

Le philosophe estimait que l'oubli était une condition *sine qua non* du bonheur et on lui doit ainsi quelques citations sur la mémoire.
Pour découvrir l'une d'entre elles, remettez ces mots dans le bon sens en faisant appel à votre concentration, votre agilité visuelle et à votre sens de la déduction :
Le – qui – à – plus – futur – mémoire – longue – la – a – appartient – celui

Réponse : Le futur appartient à celui qui a la plus longue mémoire (Nietzsche).

LE CONSEIL DU JOUR

Siester pour relâcher le cerveau

La sieste idéale ? Autour de dix à vingt minutes, elle « repose » le cerveau. Entre quarante-cinq minutes et une heure (attention, au-delà elle risque de perturber le sommeil en retardant les mécanismes d'endormissement), elle permet de consolider la mémoire. Une bonne raison de s'y laisser aller le week-end !

LE SAVIEZ-VOUS ?

AUTO DÉTOX

PENDANT LA SIESTE OU LE SOMMEIL, OU MÊME DURANT LES PÉRIODES DE RELAXATION INTENSE (COMME UN TEMPS DE MÉDITATION), LE CERVEAU NETTOIE LES DÉCHETS PRODUITS PAR L'ACTIVITÉ DES NEURONES ET LES TOXINES ACCUMULÉES TOUT AU LONG DE LA JOURNÉE. UN NETTOYAGE ESSENTIEL POUR BOOSTER SES CAPACITÉS DE MÉMORISATION…

LE CONSEIL DU JOUR

Faire une cure de ginkgo biloba

En améliorant la circulation sanguine, cette plante anticoagulante (contre-indiquée en cas de traitement fluidifiant le sang) contribue à une bonne irrigation du cerveau. L'OMS reconnaît comme cliniquement prouvé l'usage de ses feuilles dans le traitement symptomatique des déficits cérébraux légers, des pertes de mémoire, des troubles de la concentration. La bonne dose : autour de 200 mg d'extraits secs (gélules)/ jour, en cure de deux mois.

DITES-MOI DR.GOOD ?

Jeûner, c'est bon pour le cerveau et la mémoire ?

Non, cela fatigue le cerveau qui puise dans ses stocks (glucides, lipides…). Au bout de six heures sans alimentation, il fonctionne déjà au ralenti.

Vieillir, c'est forcément moins se souvenir ?

Vieillir engendre une baisse de régime inéluctable au plan cérébral liée au ralentissement du transfert d'informations entre les neurones. Tout ce qui est d'ordre cérébral, toutes les commandes et actions dirigées par le cerveau (penser, planifier, comprendre une consigne, coordonner ses mouvements…) prend chaque année un peu plus de temps.

- Un déclin qui touche notre facilité à organiser, à planifier, à raisonner avec une fluidité mentale et un débit de langage plus lents.
- Se concentrer demande également plus d'effort, la vue et l'audition étant moins bonnes, ce qui réduit nos capacités d'attention et crée des difficultés de concentration.
- Enfin, faire plusieurs choses à la fois devient compliqué : en clair, la capacité cérébrale à accomplir des tâches dites « concurrentes » s'amenuise, le cerveau préférant traiter les informations les unes après les autres. Ainsi, coudre tout en écoutant une émission à la radio reste possible, mais il sera ensuite moins aisé de restituer ce que l'on a entendu, le cerveau n'ayant pas pu maintenir son attention sur tous les fronts.

ÇA, C'EST GOOD !

LE PAIN D'ÉPICE

Sa cannelle contient un actif qui stimule la plasticité de l'hippocampe (zone du cerveau impliquée dans la mémoire) ce qui améliore les capacités cognitives et son gingembre protège les neurones et booste la mémorisation. À vous de jouer en lisant pendant 1 à 2 minutes les 11 ingrédients de cette recette de pain d'épices et en les restituant sur une feuille de papier. N'oubliez rien surtout : œufs, beurre, lait entier, farine, miel de fleurs, cardamome, gingembre, anis vert et cannelle en poudre, clou de girofle, bicarbonate de soude.

LUNDI 22 AOÛT

LE CONSEIL DU JOUR

Tester le *tai-chi*

Une étude a montré que sa pratique régulière durant huit mois augmentait la taille de l'hippocampe et améliorait les capacités cognitives des personnes âgées de 60 à 70 ans. Son secret ? Des mouvements lents et circulaires et une concentration qui mènent à une véritable méditation active bénéfique pour la mémoire, le sommeil, le stress…

On regarde ça de près

Tous les sports se valent-ils ?

La recherche tâtonne… Certains travaux tendent à montrer qu'en matière de protection cérébrale, l'entraînement aérobie (cardio et endurance : courir à allure modérée par exemple) serait plus efficace que le renforcement musculaire. Selon une étude récente, une activité aérobie 4 fois par semaine pendant six mois entraînerait une amélioration globale des fonctions cognitives. Mieux encore : ces effets seraient plus importants avec l'âge. Cependant, d'autres études montrent un effet neuroprotecteur pour la musculation.

Bouger pour muscler sa mémoire

Le sport ne gonfle pas seulement les muscles…

- **Il accroit aussi le volume de la matière grise, de la matière blanche et de l'hippocampe** puisqu'il favorise les deux mécanismes de la plasticité cérébrale : la neurogenèse et la formation de connexions. La contraction musculaire déclenche la production de protéines particulières, les myokines, qui vont à leur tour augmenter le facteur de croissance des neurones, le BDNF (*Brain-Derived Neurotrophic Factor*).
- **Il booste le débit sanguin vers le cerveau,** le sport améliore son oxygénation et ses mécanismes de détoxication. Dans de nombreuses régions du cerveau, on observe même un phénomène d'angiogenèse, avec le développement de nouveaux vaisseaux sanguins. Et un cerveau bien oxygéné, nourri et nettoyé, c'est un cerveau qui fonctionne mieux !

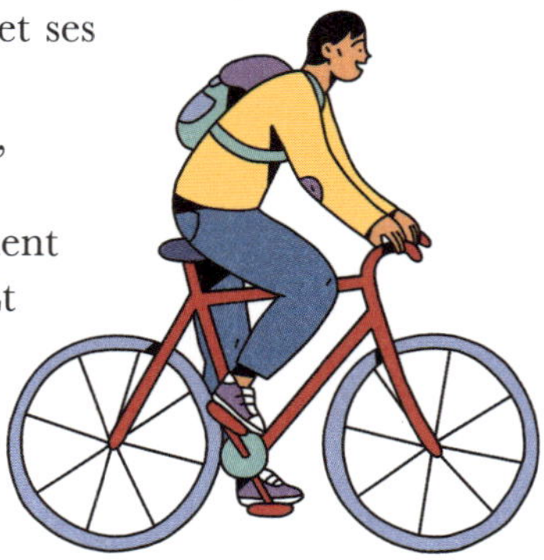

LE COACHING DE Dr. Good !

Méninges à la gym

La gymnastique neuronale mise au point par les neurologues utilise les 5 sens (vision, ouïe, odorat, goût, toucher) pour améliorer mémoire et flexibilité mentale. Aller hop, un exercice top chrono ! Vous avez soixante secondes pour mémoriser cette grille de chiffres, la cacher, puis en replacer un maximum dans la grille vide.

7	12	18	3
15	20	5	22
13	2	24	9
8	10	6	4

MARDI 23 AOÛT

Faites valser vos neurones !

LE CONSEIL DU JOUR

Marcher en méditant

La marche oxygène le cerveau et protège ses zones clés. La méditation a démontré ses bienfaits antistress, ce qui augmente les performances cognitives et favorise une meilleure mémorisation. Pratiquer les deux lors d'une sortie quotidienne est une stratégie payante pour mieux retenir : marcher, on sait faire, méditer, on peut télécharger une appli pour apprendre facilement.

C'est prouvé, la danse augmente le volume de l'hippocampe, cette zone du cerveau directement impliquée dans le processus de mémoire ! Telle est la bonne nouvelle révélée par une étude de l'université de Magdebourg en Allemagne qui montre tout l'intérêt de s'inscrire à un cours de rock, de tango, de salsa ou transformer son salon en *dancefloor* de temps en temps. Un fort potentiel thérapeutique qui pourrait s'expliquer par le mouvement, mais également par les effets positifs sur l'humeur, le bien-être, la communication avec l'autre et la concentration. Le neurologue américain Robert Katzman explique à ce sujet que danser engendre des prises de décision dans l'instant, ce qui contraint le cerveau à reconfigurer en permanence ses circuits neuronaux et donc à augmenter ses réserves cognitives.

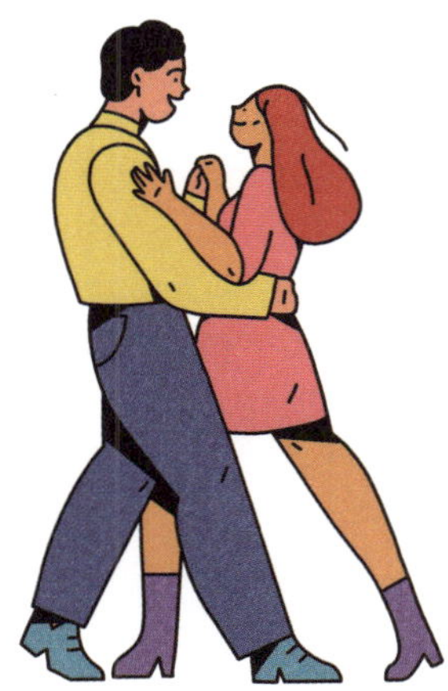

38 %

C'est le pourcentage de diminution du risque de développer la maladie d'Alzheimer lorsqu'on pratique une activité physique régulière, à savoir de trente minutes au moins, 3 fois par semaine.

Le coup de pouce naturel

Une tisane pro-mémoire

Dans une casserole contenant 2 litres d'eau, verser 25 g de racine de ginseng, dont l'usage a été cliniquement établi par l'OMS pour améliorer les capacités de concentration. Porter à ébullition et laisser mijoter à feu doux 30 minutes. Ajouter 15 g de gousses de cardamome. Couvrir. Réchauffer le tout doucement pendant 20 minutes sans faire bouillir. Filtrer. Conserver au réfrigérateur 4 à 5 jours. Boire une tasse de 25 cl chaque matin pour tonifier un cerveau qui peine à se concentrer.

MERCREDI 24 AOÛT

Aider les enfants
à mieux retenir

À l'époque de nos parents et grands-parents, le «par cœur» était de mise pour retenir ses leçons. Désormais, on sait qu'il est plus efficace de répartir son temps d'apprentissage en séquences de quinze à quarante-cinq minutes maximum, séparées par de courtes pause de cinq à dix minutes pendant lesquelles il ne faut pas hésiter à bouger, à sortir prendre l'air un instant, à boire un verre d'eau… Cela facilite notamment ce que l'on nomme la réminiscence : en clair, le souvenir d'une information qui s'améliore pendant plusieurs minutes après que nous l'ayons appris. Un renforcement de la mémoire qui n'est possible que si celle-ci fait des pauses régulières, le temps d'enregistrer. Pour faciliter l'apprentissage, on peut par exemple se consacrer en plusieurs petites séquences aux mathématiques le matin et faire de même avec l'histoire-géographie l'après-midi.

LE CONSEIL DU JOUR

Travailler en musique

Difficile évidemment de mémoriser en écoutant un concert de hard rock à fond… En revanche, le rythme lent et relaxant de la musique douce (comme celle utilisée par exemple en fond sonore d'un cours de yoga) semble, d'après différentes études, être bénéfique pour bien enregistrer les informations dans son cerveau, parfois plus que le silence. À vous de tester !

LE COACHING DE **Dr. Good !**

Améliorer sa concentration

À tout âge, les mots cachés permettent d'augmenter ses capacités de concentration. Trouvez les 20 mots cachés dans cette grille. Thème : l'espace.

M	C	O	N	S	O	M	S	O	C	S	T
S	A	M	E	R	C	U	R	E	S	O	U
G	T	R	E	U	E	T	E	N	A	L	P
A	P	E	S	A	N	T	E	U	R	E	M
L	N	H	T	A	O	I	I	T	O	I	O
A	U	G	A	I	T	S	V	P	S	L	C
X	F	N	L	S	L	U	U	E	U	L	O
I	U	E	E	E	E	L	R	N	R	J	M
E	S	U	E	L	U	B	E	N	E	S	E
L	E	A	N	A	V	E	T	T	E	V	T
M	E	T	E	O	R	E	S	P	A	C	E
T	I	E	R	E	I	T	A	M	O	S	N

Réponses : apesanteur, comète, cosmos, espace, étoile, fusée, galaxie, Jupiter, lune, Mars, Mercure, météore, nébuleuse, Neptune, planète, satellite, Saturne, soleil, univers, Vénus.

LE SAVIEZ-VOUS ?

VIVE L'IMAGERIE MENTALE !

RETENIR LE NUMÉRO DE TÉLÉPHONE D'UN INCONNU EST PLUS FACILE SI L'ON UTILISE L'IMAGE MENTALE. EX. : JOUER AVEC LES CHIFFRES EN LEUR DONNANT UNE COULEUR, UNE ODEUR, LE NUMÉRO D'UN DÉPARTEMENT OU LES ASSOCIER ENTRE EUX COMME UNE OPÉRATION ARITHMÉTIQUE.

Éviter que la mémoire se joue de nous

LE CONSEIL DU JOUR

Mettre sa tribu au défi

Pour accélérer ses connexions cérébrales et rendre au fil du temps son cerveau plus agile, donc plus apte à bien mémoriser, on s'amuse lors des longs trajets en train et en voiture : à vos marques… Top ! Vous avez soixante secondes pour trouver 10 mots se terminant par « -gramme ». Ça marche aussi avec des mots finissant par « -ette », « -age », « -eur », « -ant ».

Pour cela, rien de tel que jouer avec elle ! On peut pratiquer seul, au travail ou en famille.

- Par exemple en dessinant lors de la réunion du matin : gribouiller quelques petits croquis ne signifie pas « ne plus écouter ses collègues », mais plutôt oblige le cerveau à faire deux choses à la fois, ce qui met en alerte la mémoire de travail, contrainte de carburer à plein régime pour bien mémoriser.
- Faire des puzzles seul ou avec ses enfants est également utile pour améliorer ses performances de mémorisation : cela demande en effet une grande attention, une bonne perception visuospatiale de même qu'une flexibilité cognitive qui booste les connexions neuronales.
- Jouer aux jeux de cartes, de société, au Scrabble, au Trivial Pursuit, mais également au bon vieux jeu du baccalauréat est enfin une occasion de se concentrer, réfléchir, apprendre (de nouvelles règles du jeu par exemple), ce qui est aussi très bénéfique pour entraîner le cerveau et l'aider à mieux retenir.

ÇA, C'EST GOOD !

LE CINÉ RACONTÉ

Parfois, pas d'autres choix que d'aller au cinéma tout seul. C'est bien pour cogiter, mais n'hésitez pas ensuite à raconter le film (sans spoiler la fin !) à vos amis : le rappel des souvenirs des différentes séquences, images et dialogues demande au cerveau d'établir de nouvelles connexions qui stimulent la mémoire.

ÇA, C'EST PAS GOOD !

RIEN QUE DES MOTS CROISÉS

On l'a dit et répété, la routine est une tueuse de neurones. Alors bien sûr, faire des mots croisés est une bonne idée pour stimuler réflexion, concentration et ainsi favoriser la production de neurones, mais, si l'on ne fait que ça, ça ne suffit pas. En effet, au fil du temps, on acquiert des automatismes, on réfléchit moins, certains mots reviennent régulièrement et la routine s'installe. Il faut donc varier avec des mots fléchés, des mots cachés, des charades, des sudokus…

VENDREDI 26 AOÛT

LE CONSEIL DU JOUR

Prévenir le *burn-out*

Il peut être à l'origine de nombreuses pertes de mémoire, qui peuvent d'ailleurs perdurer puisqu'elles font partie des derniers symptômes à disparaître à la suite de ce syndrome d'épuisement professionnel. Consultez vite si vous vous sentez sous pression.

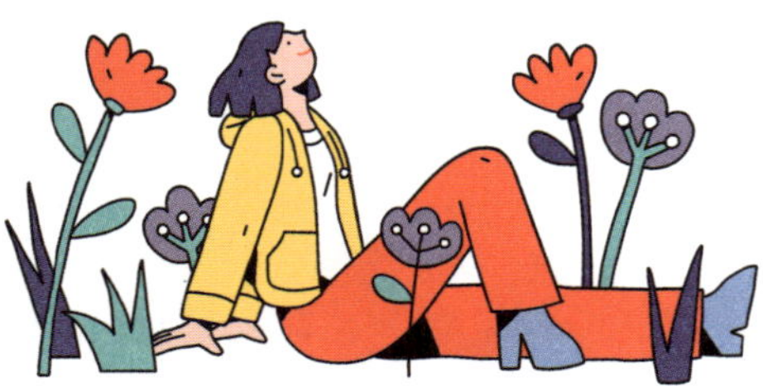

ÇA, C'EST GOOD !

LES DEVINETTES

C'est excellent pour cogiter ! Monsieur et Madame Actique ont trois enfants : comment s'appellent-ils ?

Réponse : Chuck, Anna et Phil parce que « choc anaphylactique » (réaction allergique extrême).

L'amnésie : ça peut arriver à tout le monde ?

Ce trouble important qui provoque une perte partielle ou totale de la mémoire peut être neurologique ou psychogène. Le premier est lié à des lésions dans le cerveau, dans la région de l'hippocampe, centre de la mémoire. Le second fait suite à un traumatisme psychologique et n'engendre donc pas de lésion décelable dans le cerveau.

Quelles sont ses causes ? En cas d'amnésie neurologique, les troubles font généralement suite à un traumatisme crânien (accident de sport, de la route par exemple), une rupture d'anévrisme (rupture d'une artère dans le cerveau), une hypoxie (manque d'oxygène), une tumeur (appuyant sur une zone cérébrale), une encéphalite (inflammation cérébrale). Les amnésies psychogènes surviennent, elles, après un stress post-traumatique comme une agression.

Existe-t-il des traitements ? Quand elle se manifeste, il faut rapidement consulter un médecin afin qu'il puisse en évaluer l'origine pour la traiter au mieux. Dans le cas d'une lésion cérébrale, un traitement médicamenteux sera prescrit, voire neurochirurgical (tumeur à ôter). En cas d'amnésie psychogène, la psychothérapie est essentielle pour travailler sur les causes et comprendre.

DITES-MOI DR.GOOD ?

L'ictus amnésique, c'est grave ?

Cette perte de mémoire brutale (dont les mécanismes exacts sont encore mal connus, mais peuvent être liés à une violente migraine, une difficulté vasculaire temporaire...) dure en général quelques minutes voire quelques heures. Un trou noir au cours duquel la personne ne se souvient plus où elle est ni ce qu'elle fait. La situation revient progressivement à la normale, sans rien faire, et cet épisode de perte de mémoire ne laisse pas de souvenirs. C'est impressionnant et inquiétant, mais l'ictus est finalement sans risque et sans gravité.

SAMEDI 27 AOÛT

LE CONSEIL DU JOUR

Télécharger une appli mémoire

De nos jours, on a toujours son mobile avec soi alors pour entraîner sa mémoire dès qu'on a cinq minutes, on peut télécharger « Memorado », l'un des plus grands programmes pro-mémoire dans le monde, qui permet d'augmenter et d'évaluer ses performances cognitives à travers des jeux de logique, de rapidité, de réflexion.

STOP AUX IDÉES REÇUES

L'ÉLÉPHANT A LA MEILLEURE MÉMOIRE

Et non ! Selon une étude amusante menée par des chercheurs suédois sur différents animaux, c'est le fidèle ami de l'homme, le chien, qui aurait la meilleure mémoire, devant l'abeille, le rat et le chimpanzé. Ce dernier, notre plus proche cousin, a donc du plomb dans les méninges…

Les pense-bêtes, c'est mauvais pour la mémoire ?

On pourrait le croire en effet, mais il n'en est rien ! Les spécialistes de la mémoire sont formels : les notes accrochées sur le frigo, les post-it sur l'ordinateur, les listes de courses ou de choses à faire dans la semaine consignées dans un carnet nous facilitent la vie sans favoriser de défaillance de mémoire ! On peut bien sûr apprendre la recette d'un gâteau par cœur pour faire travailler ses méninges au lieu de la noter dans un cahier de recettes, mais cela n'a pas vraiment d'intérêt intellectuel. Mieux vaut noter ces données pratiques pour ne pas les oublier et libérer de l'espace dans son cerveau pour l'utiliser à autre chose. Par exemple pour apprendre les tours de main et astuces de chefs pâtissiers lors d'un atelier cuisine où l'on s'est inscrit, ou pour débattre lors d'un café philo partagé avec des amis. Votre mémoire, en quête d'informations nouvelles et intéressantes à retenir, vous dira merci !

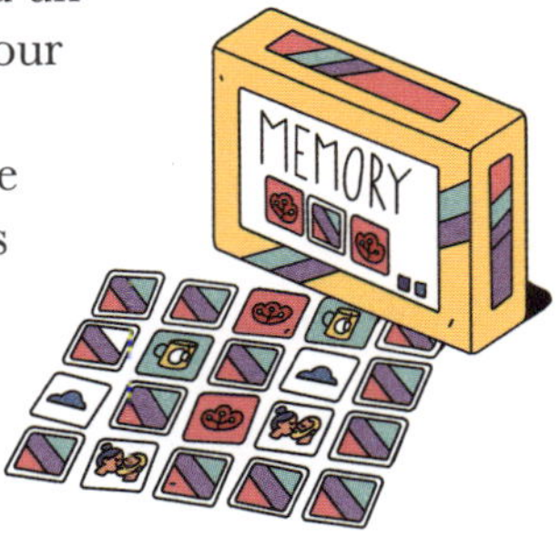

ÇA, C'EST GOOD !

FAIRE UN MEMORY AVEC LES PETITS

Ce jeu consistant à retourner des cartes pour trouver enfin une paire (ex. : deux chatons parfaitement identiques) est parfait pour une mémo-activité entre petits-enfants et grands-parents. Il demande une pleine attention pour mémoriser dans l'espace telle ou telle image et la retrouver, ce qui multiplie les connexions entre les neurones.

Petits oublis : pas de panique !

On peut s'en faire une montagne et pourtant, nombre de nos oublis sont sans gravité...

- **Avoir un nom au bout de la langue.** Normal ? Dans la majorité des cas, l'information revient dans la ou les minutes qui suivent. En revanche, le stress augmente le phénomène alors pour mieux se souvenir, mieux vaut ne pas se focaliser sur ce petit oubli, penser à autre chose pour laisser le nom ressurgir plus tard.
- **Perdre ses lunettes sans arrêt.** Normal ? C'est le plus souvent une question de manque d'attention au moment où on les a posées. Pour les retrouver, il suffit parfois de faire le parcours en sens inverse pour finir par tomber dessus ! Et à l'avenir, l'idéal est de les ranger toujours au même endroit.
- **Ne plus retrouver facilement un chemin qu'on a déjà pris**. Normal ? Mémoriser un itinéraire est assez complexe, car cela active la mémoire visuelle, auditive, spatiale… La prochaine fois, dessinez votre carte mentale : je tourne à droite devant le boulanger à la devanture rouge, puis je tourne à gauche après le bar où la musique est toujours trop forte… Des associations qui permettent de mieux enregistrer les informations.

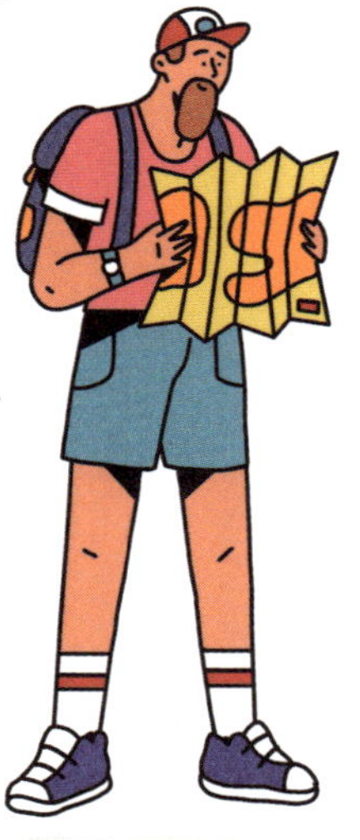

DITES-MOI DR.GOOD ?

A-t-on une mémoire émotionnelle ?

Oui, des recherches récentes ont montré que plus un choc émotionnel (positif ou négatif) est fort, plus il reste inscrit profondément dans notre mémoire. Mais jusqu'à une certaine limite toutefois, car une émotion trop intense peut « inhiber » l'hippocampe et « débrancher » le cortex. Exemple : les victimes d'un attentat qui oublient des séquences entières de ce qu'elles ont vécu (amnésie traumatique).

LE CONSEIL DU JOUR

Se concentrer

Pour éviter les petits oublis, il est essentiel : d'être attentif quand une information nous parvient, d'associer cette information à des éléments connus pour l'enregistrer (ex : prénom du chat : Grisette, car chat gris) puis de la répéter plusieurs fois pour l'ancrer durablement dans la mémoire.

STOP AUX IDÉES REÇUES

PENSER QU'ON N'A PAS DE SOUVENIR AVANT 3 ANS EST UNE ERREUR

Les souvenirs avant 3 ans vous reviennent en revanche essentiellement parce que vous les avez évoqués avec vos parents. Pour la simple et bonne raison que les premiers souvenirs durables remontent au début du langage, vers 3 ans, quand l'enfant peut verbaliser et donc se répéter ses souvenirs pour les mémoriser. Mais vous n'avez pas oublié vos apprentissages comme la bonne articulation des mots (mémoire procédurale) ou leur sens (mémoire sémantique).

Médicaments : certains fragilisent la mémoire

Avalés pour vaincre les douleurs parfois intenses, on les regarde souvent d'un bon œil lorsqu'on en a besoin. Toutefois, certains médicaments antidouleur ne sont pas dénués d'effets secondaires délétères fragilisant l'attention et la mémorisation.

C'est le cas par exemple du Tramadol, de la morphine, de l'oxycodone ou encore de la codéine qui peuvent entraîner de la confusion, de la somnolence et sur le long terme des troubles mnésiques plus ou moins importants. Fréquemment prescrits également, les médicaments anticholinergiques que sont les antihistaminiques, antitussifs, diurétiques, antibiotiques, anxiolytiques, antidépresseurs…, inhibent l'action d'un neurotransmetteur du cerveau (l'acétylcholine) ce qui peut perturber l'attention et donc la mémorisation. Attention donc lorsqu'on les conserve dans l'armoire à pharmacie de ne pas les prendre sans demander l'avis du médecin ou au minimum du pharmacien. On ne le répétera jamais assez, l'automédication est dangereuse et ce d'autant plus qu'elle risque d'interagir avec d'autres médicaments ou une prise d'alcool.

LE CONSEIL DU JOUR

Miser sur la bonne plante

Reconnue pour ses vertus antianxiété et anti-insomnie, la racine de valériane agit contre le stress sans les désagréments des médicaments classiques. Dans une période ponctuelle de cogitation intense générant de l'anxiété, elle peut apporter une relaxation apaisante sans endormir la vigilance des neurones. Demandez conseil au pharmacien.

LE SAVIEZ-VOUS ?

SE SOUVENIR UN « POING » C'EST TOUT

AU MOMENT DE MÉMORISER UNE INFORMATION PRÉCISE (TÉLÉPHONE, ADRESSE, CODE D'ACCÈS…), SERREZ LE POING DE VOTRE MAIN DOMINANTE. POUR VOUS RAPPELER PLUS TARD L'INFORMATION, SERREZ ALORS VOTRE AUTRE MAIN. VOUS VERREZ, MÊME SI CELA SEMBLE SURPRENANT, LA PLUPART DU TEMPS, ÇA MARCHE ! EN ACTIVANT TOUR À TOUR L'HÉMISPHÈRE GAUCHE ET L'HÉMISPHÈRE DROIT DU CERVEAU, CE DERNIER MÉMORISERAIT PLUS FACILEMENT.

ÇA, C'EST GOOD !

LES MOTS À TROUS

Retrouver le nom de ces éditeurs :

G-a--et / --ll-m-rd / -e S-u-l / S---r / -lb-n M--h-l / F--mm-r--n / P--n A--es S-d

Réponses : Grasset, Gallimard, Le Seuil, Solar, Albin Michel, Flammarion, Plon, Actes Sud

MARDI 30 AOÛT

Les jeux de logique
entraînent la mécanique cérébrale

Ils demandent une grande concentration, le cerveau devant être en alerte maximale pour résoudre le problème. Par conséquent, les connexions neuronales se développent, ce qui est un vrai plus pour bien mémoriser. À vous de jouer!

Lisez ce texte. Les cloches de Pâques ont fait le voyage depuis Rome. En route, elles ont déposé des œufs aux enfants. Quatre œufs ont été cachés pour Emma, Mila, Tom et Léo. Parmi eux, il y a un œuf bleu, un œuf rouge, un œuf jaune et un œuf vert. Les enfants se mettent à chercher.

Enregistrez ces indices. Tom n'a pas terminé deuxième. Tom a trouvé l'œuf rouge. La personne qui a trouvé l'œuf vert n'est pas arrivée première ni deuxième. Mila est arrivée deuxième. Emma n'a pas découvert l'œuf bleu. Léo n'est pas arrivé deuxième. La personne qui a trouvé l'œuf bleu n'est pas arrivée première ni deuxième. Emma a trouvé son œuf en quatrième.

Répondez à ces questions. Quel enfant a trouvé son œuf en 1er, 2e, 3e, 4e? Quelle est la couleur de l'œuf de chaque enfant?

Réponse : Tom est arrivé premier et a trouvé l'œuf rouge. Mila a découvert l'œuf jaune en deuxième. Léo est troisième avec l'œuf bleu et Emma, quatrième, avec l'œuf vert.

Le coup de pouce naturel

La boisson mémo-plus!

En cas de baisse de régime dans la journée, pensez à boire du thé vert, une tisane… mais pourquoi pas aussi une eau riche en magnésium (type Hépar) dans laquelle on laisse infuser une poignée de menthe poivrée pour booster les neurones.

LE CONSEIL DU JOUR

Apprendre en marchant

On oblige souvent les enfants à rester assis derrière leur bureau pour apprendre leurs leçons. Or, d'après certains spécialistes en neurosciences, on apprend beaucoup mieux en étant en mouvement qu'en restant passif, car ce faisant, on vascularise davantage son cerveau et on favorise la communication entre les neurones. Essayez! Vous serez peut-être surpris du résultat.

ÇA, C'EST PAS GOOD !

LE PIC D'HYPOGLYCÉMIE

Oublier de boire et/ou de prendre un petit déjeuner (ou au minimum une petite collation) peut entraîner un coup de pompe en fin de matinée lié à l'hypoglycémie (baisse du taux de sucre dans le sang). Or, le cerveau a besoin de ce sucre pour fonctionner et lorsqu'il est «affamé», il risque la panne et mémorise donc moins bien.

Cultiver
le goût des autres !

Notre cerveau est neurosocial : il a besoin des autres pour fonctionner. Plus les échanges sont riches et complexes, plus il crée de connexions neuronales.

Une étude ayant suivi plus de 10 000 séniors durant vingt-huit ans a montré que voir un proche tous les jours, à 60 ans, baisse de 12 % le risque de développer une démence par rapport à une personne qui ne voit qu'un à deux proches par mois. Selon les auteurs, une vie sociale active boosterait la mémoire et le langage, permettant ainsi de se constituer une réserve cognitive, ce joker qui aide le cerveau à ralentir les méfaits du temps. Alors, n'hésitez pas à voir du monde en organisant des *pasta parties* chez vous avec des amis, en gardant votre âme d'enfant en proposant de garder vos petits-enfants une demi-journée (voire plus !) par semaine, en souriant à votre voisin(e) de banc au parc pour échanger quelques mots…

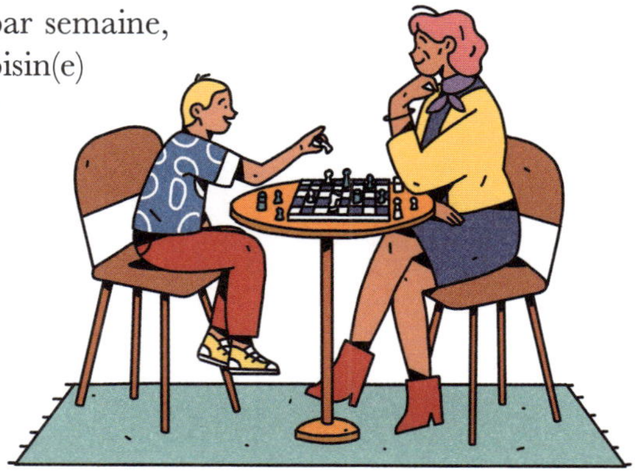

LE CONSEIL DU JOUR

Lancer le débat

On a tendance à éviter les gens avec qui l'on ne partage pas certaines idées (politiques par exemple) et pourtant, les désaccords musclent le cerveau. Argumentez, expliquez, débattez avec vos amis : tout cela contribue à entretenir les réseaux de neurones.

LE COACHING DE **Dr. Good !**

S'exercer à se souvenir des belles choses

Pendant vingt-et-un jours, au coucher, listez trois événements sources de satisfaction durant votre journée. Essayez de les visualiser, de vous rappeler les sensations vécues sur le moment. Ce petit exercice muscle la capacité à apprécier les joies du quotidien, et ne plus seulement se focaliser sur le négatif – chose que nous avons tous naturellement tendance à faire !

DITES-MOI DR.GOOD ?

Pourquoi c'est bien d'adopter la pensée positive ?

Discipline fondée en 1998 par Martin Seligman, chercheur en psychologie de Pennsylvanie, la pensée positive s'attache à comprendre ce qui rend les gens plus heureux et plus optimistes au quotidien. Il ne s'agit pas de vivre au pays des Bisounours, mais de penser, réagir, modifier sa perception des choses : par exemple en voyant le verre à moitié plein plutôt que l'inverse, en étant bienveillant avec soi, etc. Au fil du temps, cette technique permet d'atteindre un certain équilibre émotionnel qui, on l'a vu, est favorable à une bonne mémorisation.

AOÛT

Mon bilan

Août se termine... Avez-vous mieux compris comment fonctionne le cerveau et pourquoi il a besoin d'entraînement pour bien mémoriser? Avez-vous mis des choses en place pour casser la routine, impitoyable tueuse de neurones? Vous êtes-vous amusé à faire des exercices mémoire et avez-vous remarqué comme il est intéressant de mettre votre mémoire à l'épreuve?

Avez-vous entraîné votre mémoire?

- ☐ **Très peu**
- ☐ **Un peu**
- ☐ **Beaucoup**

Mon tracker forme

- ☺ ....
- 😐 ....
- ☹ ....

Et en pratique...

Vous avez compris que le cerveau avait besoin de carburant pour fonctionner et qu'il fallait bien l'alimenter.	☐ OUI	☐ NON
Vous avez cherché à augmenter vos connexions neuronales en voyant plus de monde, en partageant plus d'activités avec les autres.	☐ OUI	☐ NON
Vous avez essayé de lutter contre le stress, l'anxiété, le manque de sommeil... franchement délétères pour la mémoire.	☐ OUI	☐ NON
Vous avez compris que plus on sollicite sa mémoire, plus elle est capable de se développer et de répondre présent durablement.	☐ OUI	☐ NON

Mes objectifs

	Atteint	Peut mieux faire
Mieux comprendre comment fonctionne la mémoire.		
Apprendre comment prévenir les pertes de mémoire.		
Découvrir des jeux et des exercices pour faire travailler ses neurones.		

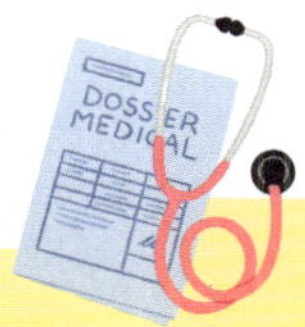

Soigner les petits maux du quotidien

Certains petits maux ne nécessitent pas de consulter le médecin. À condition qu'on les traite sans attendre et qu'on surveille leur évolution...

Ampoule Le bon geste ? Ne pas la percer, car cela ralentit sa guérison et favorise l'infection. Achetez en pharmacie des pansements hydrocolloïdes (qui forment une sorte de « peau » étanche) qui accélèrent la cicatrisation en protégeant l'ampoule. Si la chair est à vif : nettoyez à l'eau et au savon et appliquez un désinfectant (type éosine, Bétadine), puis recouvrez avec un pansement.

Ballonnements Ventre gonflé et gaz intestinaux sont souvent liés à la fermentation excessive des aliments dans l'intestin qui sont alors difficiles à évacuer. La phytothérapie soulage : prenez 2 gélules de charbon le matin (à distance d'autres médicaments ou compléments alimentaires, car il peut diminuer leur absorption) et 2 gélules le soir avec un grand verre d'eau, jusqu'à amélioration.

Crampe Elle cède en général en quelques minutes (et la douleur avec) lorsqu'on bouge le membre touché, par exemple en marchant pieds à plat sur le carrelage pour une crampe au mollet. Mais elle peut être due à un manque de magnésium : une cure d'un mois d'un mélange magnésium, potassium (régularise l'excitation neuromusculaire) et calcium (qui joue également un rôle de régulateur au niveau du système nerveux) peut être prescrite par le généraliste.

Saignement de nez Désagréable, mais pas grave, cette hémorragie est causée par l'air sec, un mouchage agressif avec spray nasal, une rhinite allergique, etc. Asseyez-vous, penchez votre corps vers l'avant puis, mouchez-vous doucement pour évacuer les caillots. Ensuite, appuyez sur la narine qui saigne pendant dix minutes, si possible avec un glaçon placé dans un linge, le froid provoquant une vasoconstriction (le rétrécissement) des vaisseaux sanguins. Il est aussi possible d'utiliser une mèche hémostatique (en pharmacie), la gélification de ses fibres bloquant le saignement.

Coupure Vive le vinaigre pour désinfecter et favoriser la cicatrisation des petites plaies et autres écorchures ! Passez le bobo à l'eau froide pour réduire le saignement puis tamponnez avec une compresse imbibée d'un mélange d'eau (50 %) et de vinaigre (50 %). Bonne nouvelle : ça fonctionne aussi avec les piqûres d'insectes.

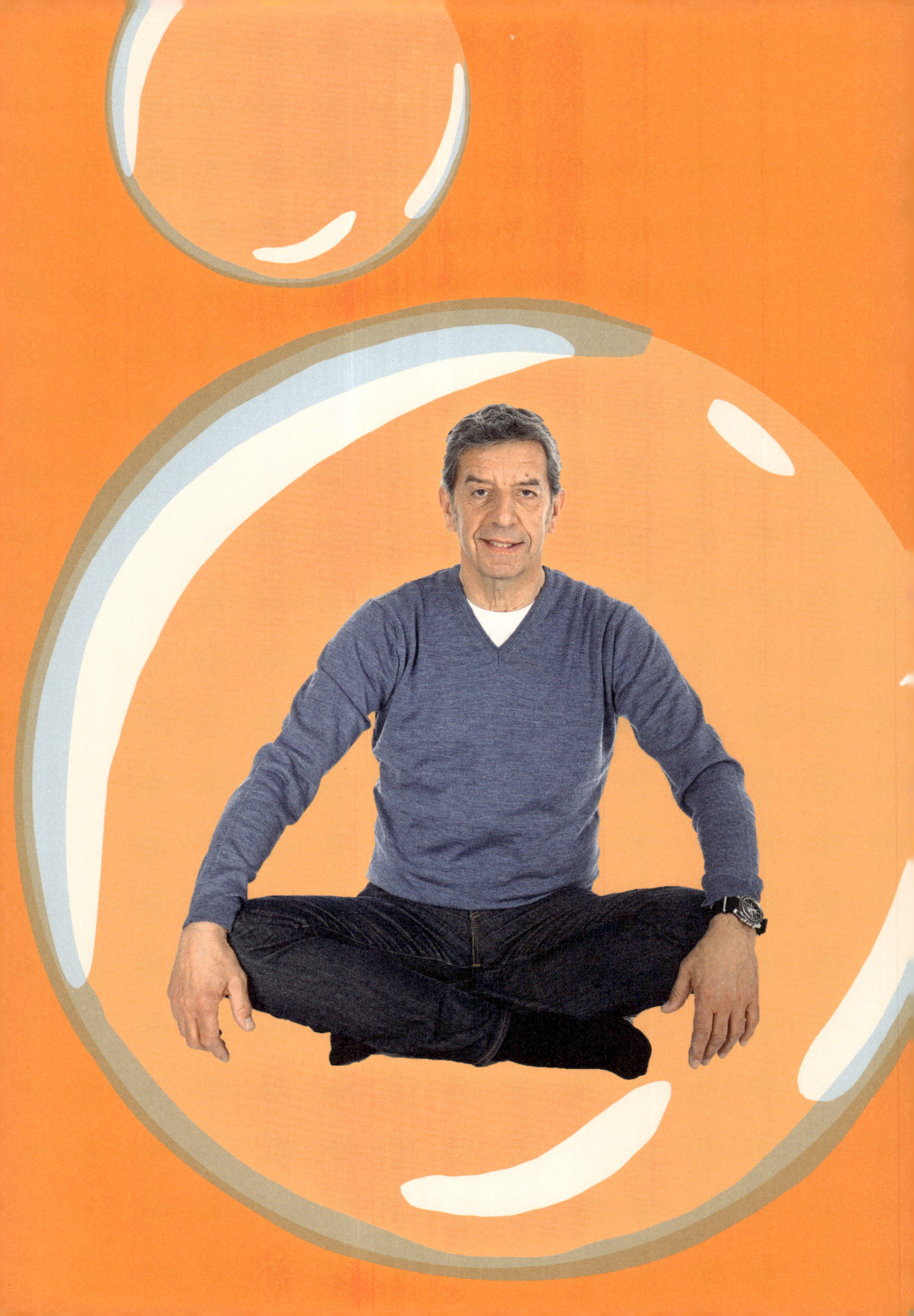

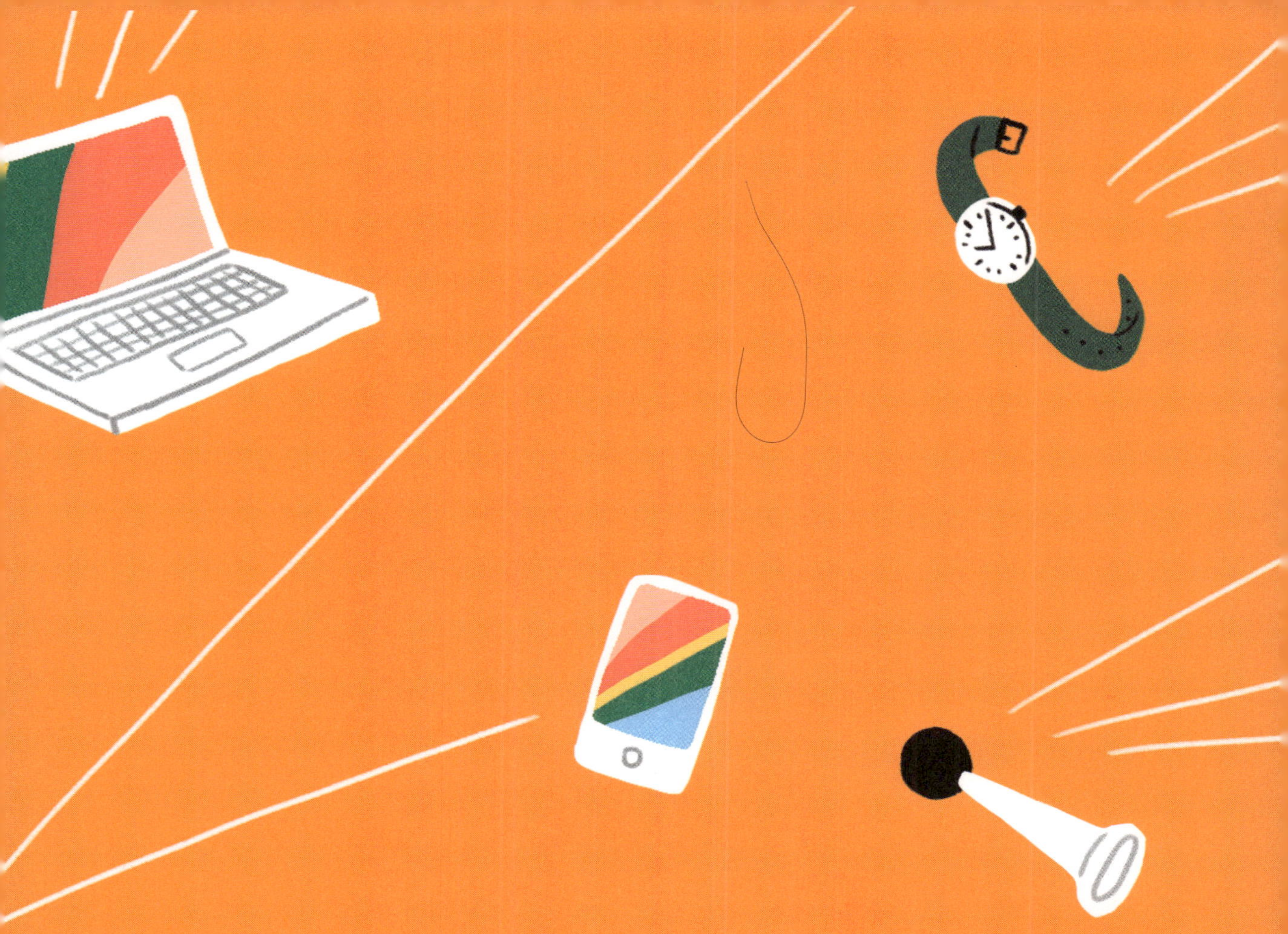

SEPTEMBRE

On passe en mode relax

(bye bye le stress)

SEPTEMBRE

Le stress ? C'est le mal moderne le plus partagé ! Alors oui, me direz-vous, dans nos sociétés hyperconnectées, hyperproductives, le stress est incontournable. C'est même parfois un moteur, un gage de notre degré de perfectionnisme, de notre implication. Mais non : être stressé à longueur de temps n'est pas normal ni nécessaire. Mieux gérer son stress est un travail de tous les instants pour ne pas laisser la machine s'emballer. Votre corps et vos proches vous diront merci !

STRESSÉ, VOUS ? VOUS L'ÊTES FORCÉMENT UN PEU COMME TOUT LE MONDE… MAIS À QUEL POINT ?

Mon niveau de stress au quotidien

Pas trop : vous savez lâcher prise et appréhender avec sérénité les aléas de la vie et les défis du quotidien… la plupart du temps.

Un peu : vous arrivez en général à le dompter à force d'efforts et d'organisation.

Beaucoup : vous essayez de vous adapter continuellement, mais à la longue ces efforts se font sentir physiquement et psychiquement.

Toujours : constamment tendu, débordé et fatigué, le quotidien est pour vous une bataille. À chaque jour son mur à gravir.

Mes objectifs

- ☐ Mieux comprendre le stress et son impact sur la santé pour pouvoir agir.
- ☐ Mieux connaître les gestes simples pour diminuer le stress.
- ☐ Adapter mon hygiène de vie et mon mental pour mieux résister au stress.
- ☐ Me faire aider par des méthodes naturelles.

Mon tracker forme

Comment allez-vous aujourd'hui ? Cochez chaque jour le smiley correspondant à votre état de forme et faites le bilan en fin de mois.

- : EN PLEINE FORME
- : SANS PLUS
- : EN MODE BLUES

RENDEZ-VOUS EN PAGE BILAN
À LA FIN DU MOIS DE COACHING

Le stress, c'est utile !

LE CONSEIL DU JOUR

À la longue ça use

Si la situation stressante se prolonge, le stress devient chronique et votre organisme entre en « phase d'épuisement ». Les défenses diminuent, la fatigue ou l'irritabilité s'installe. N'hésitez pas à en parler à un proche, cela permet d'extérioriser ses sentiments d'une part et vos réactions au stress d'autre part, afin d'évacuer un peu. Les personnes qui ne se confient pas sont plus stressées que les autres…

L'homme préhistorique qui prend ses jambes à son cou pour fuir un terrible mammouth : c'est souvent l'image que l'on utilise pour illustrer le stress, un mécanisme vital d'alerte, d'adaptation et de défense.

Anachronique ? Disons alors courir pour attraper son RER ou mettre les bouchées doubles afin de rendre un dossier. Peu importe l'image, le mécanisme reste le même. Le stress est un phénomène biologique qui permet au corps de maintenir son équilibre face à une situation hostile, inconnue, imprévue. Le but : mieux percevoir le danger, trouver la solution la plus adaptée (résister, se battre, fuir…) et mobiliser ses ressources pour y faire face. Notre corps sécrète alors des hormones et des neurotransmetteurs qui vont entraîner des modifications physiologiques : accélération du rythme cardiaque, mobilisation de l'énergie, sens en alerte, etc. Bref, sous la pression vous êtes souvent plus efficace ! C'est l'effet positif du stress. C'est aussi lui qui permet aux sportifs d'être à leur meilleur niveau lors d'une compétition. Le dopage au naturel !

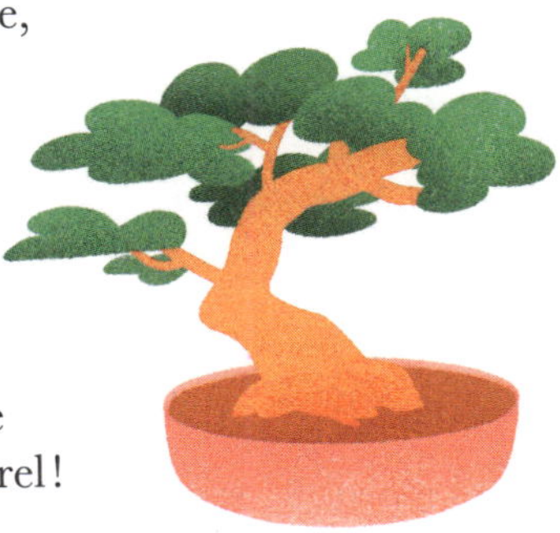

IL VAUT MIEUX LE SAVOIR

UNE DÉCOUVERTE MADE IN FRANCE

COCORICO : C'EST LE PHYSIOLOGISTE FRANÇAIS CLAUDE BERNARD QUI FUT LE PREMIER À DÉCRIRE, AU XIXE SIÈCLE, LE CONCEPT D'HOMÉOSTASIE, CETTE CAPACITÉ DU CORPS À S'ADAPTER POUR CONSERVER SON ÉQUILIBRE. L'AMÉRICAIN WALTER CANNON IDENTIFIE QUANT À LUI LE RÔLE DE L'ADRÉNALINE DANS CETTE RÉPONSE QU'IL NOMME « COMBAT-FUITE » (*FIGHT OR FLIGHT RESPONSE*). EN 1948, LE CANADIEN HANS SELYE DÉFINIT LE « SYNDROME GÉNÉRAL D'ADAPTATION », RENOMMÉ EN 1950 « STRESS ».

90 %

C'est le pourcentage de Français qui se sentent stressés.

Les femmes (60 %) et les 25-34 ans (57 %) sont les catégories les plus touchées. (Sondage Opinionway, octobre 2017)

Une histoire de perception

LE CONSEIL DU JOUR

Analyser la situation

Quel est l'agent stresseur? Quelle est ma réaction? Quelle est ma perception? Si nous n'avons pas de prise sur le premier élément, les deux autres dépendent de nous. En effet le stress ne se résume pas à une réaction biologique, c'est aussi une réaction subjective qui dépend de notre caractère, de notre vécu… On a donc une marge de manœuvre pour mieux gérer la situation.

La découverte d'une contravention sur votre pare-brise, l'annonce d'une maladie grave, un emploi du temps surchargé, un entretien d'embauche, etc., il existe des milliers et des milliers d'agents stresseurs.

Pour résumer, tout ce qui est susceptible de mettre à mal votre équilibre, votre bien-être, voire votre survie, tout ce qui vous paraît au-delà de vos ressources personnelles peut déclencher une réaction de stress qui peut donc être physique ou psychique, plus ou moins intense, négative ou positive, ponctuelle ou permanente et concerner différents domaines de votre vie (travail, vie amoureuse, vie familiale, loisirs, sport…). Ce qui fait, évidemment, beaucoup de situations potentiellement stressantes, mais elles ont un point commun : elles présentent une ou plusieurs des caractéristiques suivantes, que l'on peut retenir facilement avec l'acronyme C.I.N.E.

C **comme contrôle faible :** vous avez peu ou pas de contrôle sur la situation.

I **comme imprévisibilité :** impossible de savoir à l'avance ce qui va se passer.

N **comme nouveauté :** vous n'avez jamais expérimenté cette situation.

E **comme ego menacé :** vos compétences et votre ego sont mis à l'épreuve.

DITES-MOI DR.GOOD ?

C'est quoi le stress post-traumatique?

Il désigne un trouble anxieux sévère survenant à la suite d'un événement traumatique : attentat, guerre, catastrophe naturelle, viol. La personne peut en avoir été directement victime ou témoin. Insomnies, cauchemars, irritabilité, isolement, parfois dépression sont alors présents plusieurs jours, semaines ou mois. Une prise en charge spécifique est souvent nécessaire pour atteindre la «résilience», cette capacité à surmonter un traumatisme.

36%

C'est le pourcentage de Français qui citent comme principale cause de stress leur vie professionnelle.

(Sondage Opinionway, octobre 2017)

SAMEDI 3 SEPTEMBRE

La charge mentale,
un stress bien féminin

En 2017, l'auteure Emma publie sur les réseaux sociaux quelques planches de sa BD *Fallait demander* qui dépeint le quotidien des femmes entre travail et tâches ménagères. Et là, soulagement, reconnaissance pour de nombreuses personnes, des femmes principalement : enfin on met un mot sur cette réalité du quotidien trop bien connue, la « charge mentale » ! Les sociologues avaient depuis longtemps identifié cette double peine, ces « deux univers, l'univers domestique et l'univers professionnel, qui coexistent et empiètent l'un sur l'autre ». Traduction dans la vie quotidienne : vous devez penser et gérer la vie familiale quand vous êtes au travail, et inversement. Résultat : vous avez constamment l'esprit sur le qui-vive, à planifier, à organiser, à anticiper tout pour toute la famille, ce qui génère bien évidemment un stress conséquent. Une étude britannique menée auprès de femmes ayant un emploi et élevant des enfants montrait qu'elles étaient 40 % plus stressées que les autres.

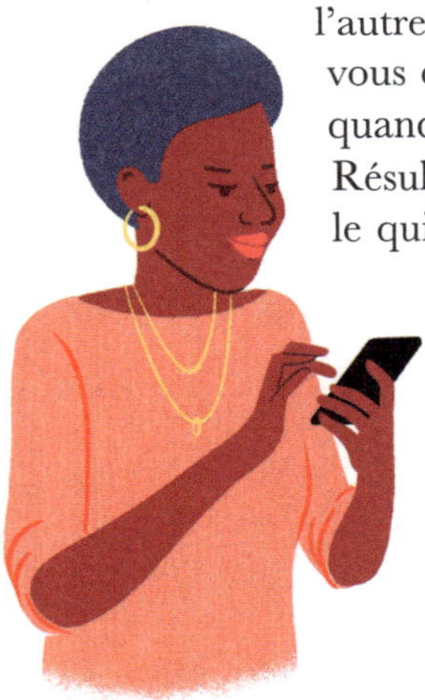

LE CONSEIL DU JOUR

Passe à ton voisin

Le conseil tient en deux mots : partage des tâches (domestiques) et délégation. Déléguer en définissant une logistique au sein du foyer et accepter de revoir son niveau d'exigence en ne critiquant pas le résultat obtenu dans le cadre de cette répartition. Et il ne faut pas attendre d'être en détresse avant d'en parler à son partenaire.

On regarde ça de près

Les facteurs modernes qui font grimper le stress

L'hyperconnexion : avec les mails, SMS et notifications, la quantité de sollicitations et la vitesse à laquelle on doit y répondre ne cessent d'augmenter, et ce 24 h/24 et 7 jours/7 si l'on ne se met pas de temps en temps en mode avion.
L'isolement : hyperconnectés, nous n'en sommes pas moins seuls. Et on perd une arme précieuse face au stress : le soutien social.
Le manque de sens : la charge de travail et les objectifs à tenir sont une grande source de stress professionnel, mais ce ne sont pas les seuls. Le manque de considération de la hiérarchie et la perte de sens viennent accentuer ce stress.

77 %

C'est le pourcentage de Françaises déclarant avoir trop de choses auxquelles penser et ayant peur d'en oublier. Ça vous fait penser à la charge mentale non ?
(Sondage IPSOS pour O2 Care Service, 2018)

DIMANCHE 4 SEPTEMBRE

Ne pas laisser le stress chronique s'installer

Piler net devant une voiture qui vous fait une queue de poisson : c'est typiquement une situation où les hormones du stress vous ont mis dans un état d'hypervigilance et permis d'adopter le bon réflexe en un quart de seconde.

Le problème, c'est lorsque la situation stressante se prolonge, se reproduit ou s'intensifie. Le stress s'installe et devient alors chronique. Submergé, vous avez constamment l'impression que la réalité dépasse vos moyens.

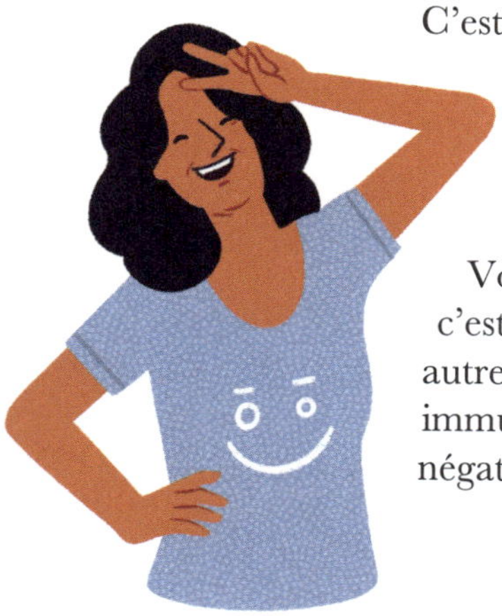

C'est la phase d'épuisement : votre système nerveux est sursollicité, vos mécanismes et votre organisme sécrètent toujours plus d'hormones du stress.

Vous passez en surrégime et c'est l'effet domino : tous vos autres systèmes (digestif, cardiaque, immunitaire, sexuel, etc.) sont impactés négativement.

LE CONSEIL DU JOUR

Repérer les signes qui alertent

Symptômes physiques, psychiques et émotionnels ou encore intellectuels, le stress chronique peut se manifester de multiples façons. Citons douleurs musculaires, articulaires, maux de tête, maux de ventre, troubles du sommeil, troubles de l'appétit, sensation d'oppression, perte de libido, sensibilité à fleur de peau, nervosité, angoisse, tristesse, difficulté à prendre des décisions. Si vous cochez plusieurs de ces cases, il est temps de consulter votre médecin.

43 %

C'est le pourcentage de Français qui estiment que leurs problèmes de sommeil sont dus au stress.

(Enquête Sanofi, 2019)

DITES-MOI DR.GOOD ?

C'est quoi le stress oxydatif ?

Les cellules ont besoin d'oxygène pour fonctionner. Mais en présence d'oxygène, elles produisent des radicaux libres. Cette réaction, si elle n'est pas contrée par des substances antioxydantes, provoque un stress oxydatif qui va venir « rouiller » les cellules et en accélérer le vieillissement. De nombreux facteurs favorisent ce stress oxydatif : tabagisme, alimentation déséquilibrée, pollution, soleil, sport intensif et... le stress !

LUNDI 5 SEPTEMBRE

Un peu de compagnie (animale)

Si vous possédez un animal de compagnie, vous ne serez pas étonné des bienfaits que cela procure.

Câliner son animal, au-delà du plaisir de la sensation, diminue la tension artérielle et la fréquence cardiaque, ce qui traduit un véritable apaisement. Des études ont établi que les maîtres seraient moins souvent touchés par la dépression, sans doute grâce à la libération accrue d'hormones antistress (endorphines, sérotonine et ocytocine) lors des caresses.

De plus, chats et chiens sont de vrais remparts contre l'isolement et la solitude des personnes seules et âgées. C'est pourquoi ils sont de plus en plus utilisés en maisons de retraite ou hôpitaux.

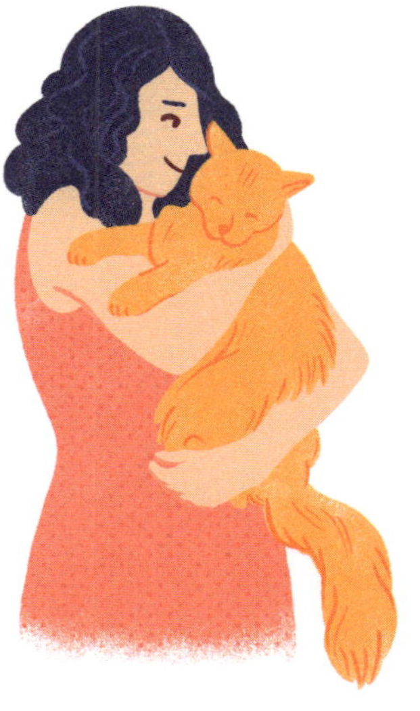

Une étude américaine menée sur des étudiants a constaté que ceux qui avaient bénéficié d'un contact direct avec des animaux présentaient un taux de cortisol (la fameuse « hormone du stress ») moins élevé que les autres.

On regarde ça de près

Anxiété, dépression, on fait le tri

On parle de trouble anxieux généralisé (TAG) lorsque l'anxiété devient une source de souffrance et de détresse au quotidien. C'est alors une peur diffuse, une boule au ventre permanente.
La dépression est une vraie maladie à ne pas confondre avec la déprime (moment de blues passager). On parle de dépression en présence d'au moins cinq de ces symptômes vécus quotidiennement depuis au moins deux semaines : tristesse quasi permanente, perte d'intérêt des activités quotidiennes, troubles de l'appétit, troubles du sommeil, sentiments de dévalorisation et de culpabilité excessifs inappropriés et sentiment que la vie ne vaut pas la peine d'être vécue.

LE CONSEIL DU JOUR

Profiter de son (fidèle) compagnon

N'hésitez pas à promener Caramel ou caresser et jouer avec Kiwi pour une petite séance de câlinothérapie. Il suffit d'une dizaine de minutes passées avec un animal pour faire baisser significativement son niveau de stress.

LE SAVIEZ-VOUS ?

LES RONRONS QUI DÉTENDENT

LES RONRONNEMENTS DU CHAT SONT APAISANTS ET ANTALGIQUES. LE VÉTÉRINAIRE JEAN-YVES GAUCHET, QUI EN ÉTUDIE DEPUIS LONGTEMPS LES EFFETS BIENFAISANTS, ESTIME QUE CES VIBRATIONS SONORES AMÉLIORENT LA SANTÉ ET FAVORISENT L'ENDORMISSEMENT EN DÉCLENCHANT UNE CASCADE DE RÉACTIONS BIOCHIMIQUES. C'EST CE QUI A DONNÉ NAISSANCE AU CONCEPT DE « RONRONTHÉRAPIE » ET OUVERT GRAND LA PORTE AUX « BARS À CHATS » !

Protéger son cœur
et son cerveau

LE CONSEIL DU JOUR

« Tout va bien »

Se réveiller stressé à l'idée de la journée qui vous attend : ce n'est pas cela qui vous rendra plus efficace au travail, bien au contraire ! Cette propension à anticiper négativement favorise des problèmes de mémoire, même si in fine *aucun événement stressant n'a lieu ! Une astuce ? Se répéter comme un mantra cette phrase « je vais bien, tout va bien » pour faire redescendre la pression.*

Qu'il soit aigu ou chronique, le stress met le cœur à rude épreuve. Par ses modifications immédiates (augmentation de la pression artérielle, rétrécissement des artères coronaires, diminution du volume sanguin, tendance du sang à coaguler), un stress aigu peut potentiellement déclencher un accident cardiaque. En particulier chez une personne déjà fragilisée ou avec des antécédents cardiaques. Le stress chronique, lui, agit plus sournoisement en aggravant les facteurs de risques cardio-vasculaires : hypertension, hypercholestérolémie, diabète, sédentarité, surpoids, tabagisme.

Notre cerveau non plus n'est pas épargné. Un stress intense et prolongé finit par faire tourner le cerveau au ralenti… il est associé à une dégénérescence structurelle et à un dysfonctionnement de l'hippocampe et du cortex préfrontal, deux zones clefs du cerveau qui participent, entre autres, à la mémoire. Pire : à terme, le stress chronique entraîne un risque accru de développer des troubles neuropsychiatriques.

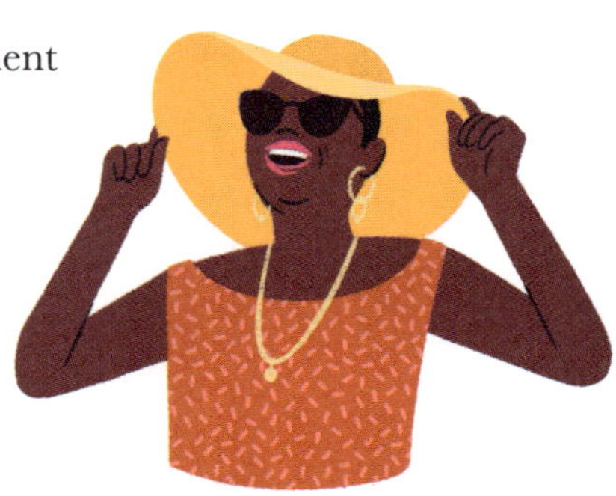

On regarde ça de près

Le cœur des femmes plus fragile

Leurs artères coronaires étant plus petites, les femmes sont plus vulnérables aux spasmes déclenchés par le stress. Celles souffrant de stress au travail ont un risque de contracter une maladie coronarienne accru de 40 %, et ce chiffre grimpe à 88 % pour celles qui font face à l'insécurité de l'emploi ou aux exigences de résultats.

IL VAUT MIEUX LE SAVOIR

LE *TAKO-TSUBO* : QUAND LE STRESS BRISE LE CŒUR

AVOIR LE CŒUR BRISÉ APRÈS UNE RUPTURE AMOUREUSE ? CE N'EST PAS QU'UNE IMAGE ! C'EST LE *TAKO-TSUBO*, LE SYNDROME DU CŒUR BRISÉ, QUI PROVOQUE DES SYMPTÔMES ÉVOCATEURS D'UN INFARCTUS, SANS EN ÊTRE UN. SOUS L'EFFET D'UNE LIBÉRATION MASSIVE D'HORMONES DU STRESS, UNE PARTIE DU CŒUR NE SE CONTRACTE QUASIMENT PLUS. EN FRANCE, ENVIRON 2000 PERSONNES SERAIENT VICTIMES DU SYNDROME DU CŒUR BRISÉ CHAQUE ANNÉE.

Partir du bon pied
avec la salutation au soleil

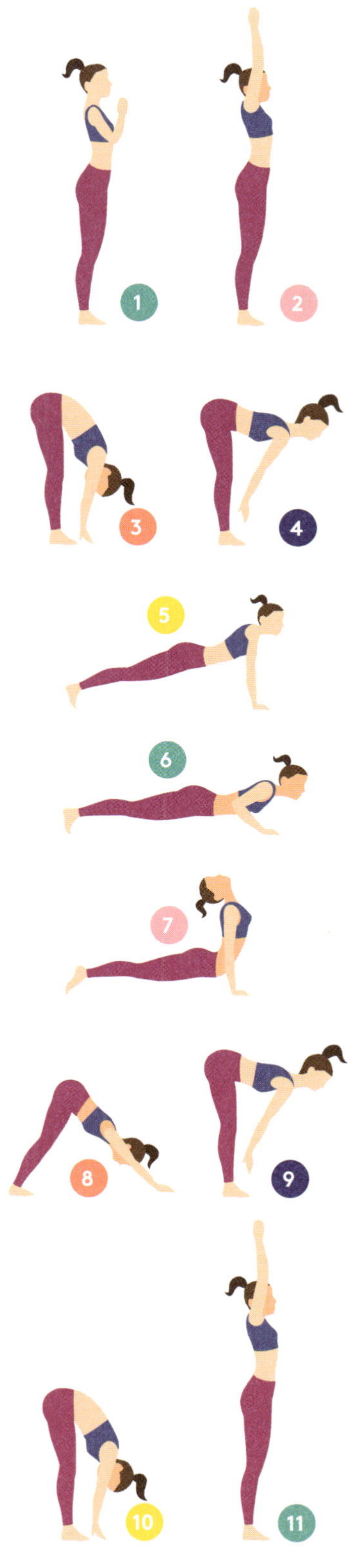

Grâce à l'attention portée à la respiration et aux postures, le yoga calme le mental, il étire les muscles et les articulations contractés par les tensions. Incontournable, la salutation au soleil (*surya namaskar*) est une séquence de yoga parfaite pour démarrer la journée avec un mental apaisé. Enchaînez à votre rythme 2 à 6 cycles de suite, selon votre niveau. Respirez toujours par le nez.

1 **La montagne :** debout, le dos droit, mains jointes au niveau de la poitrine, prenez plusieurs amples respirations.

2 **La montagne en extension :** inspirez, étirez les bras vers le ciel, joignez les mains, levez la tête.

3 **La pince :** sur l'expiration, ramenez le buste vers vos cuisses, le dos droit, jambes tendues et mains au sol si vous le pouvez, ou genoux légèrement fléchis. Relâchez la tête.

4 **La demi-flexion debout :** inspirez, redressez votre tête, ramenez votre dos à 90°.

5 **La planche :** en sautant pieds joints ou en amenant un pied après l'autre vers l'arrière, passez en planche, les mains à hauteur des épaules, le corps formant une ligne droite.

6 **Le bâton à quatre membres :** expirez, pliez vos bras en gardant les coudes contre le corps. Abaissez lentement votre corps près du sol, sans le toucher. Si c'est trop difficile, posez vos genoux au sol.

7 **Le chien tête en haut :** posez buste et jambes sur le sol. À l'inspiration, appuyez vos mains sur le sol, tendez vos bras et soulevez votre torse. Fermez les omoplates, penchez légèrement la tête en arrière.

8 **Le chien tête en bas :** sur une expiration, en vous appuyant sur vos doigts de pied, étirez les bras et les jambes comme une pyramide. Relâchez la tête.

9 **La demi-flexion debout :** en sautant les pieds joints vers l'avant ou en marchant, revenez en demi-flexion debout.

10 **La pince :** voir étape 3.

11 **La montagne en extension :** inspirez, étirez les bras vers le ciel, joignez les mains, levez la tête.

JEUDI 8 SEPTEMBRE

LE CONSEIL DU JOUR

Un vrai mode de vie

La pleine conscience, c'est une façon d'être au monde qui peut s'appliquer à toute activité, y compris lors d'un repas ou d'une activité sportive ! Au lieu de laisser votre esprit papillonner (« Je dois répondre à ce mail », « Il faut que je prenne rendez-vous chez le médecin »), portez votre attention sur vos sensations. Par exemple, le goût et la texture de chaque aliment lors du repas, l'impact de chaque foulée sur le sol, vos inspirations et expirations…

Méditer
pour se détacher des pensées stressantes

Méditer, en quoi cela consiste précisément ? Disons qu'il s'agit de diriger son attention sur tout ce qui se passe en soi à un instant T – les émotions, les sensations corporelles… – sans se laisser distraire par ses pensées ou des stimuli extérieurs. Comme c'est difficile (et c'est normal), l'esprit est plus éveillé que jamais pour dompter ce vagabondage et reporter son attention sur l'objet de sa concentration. L'état de pleine conscience aide à instaurer un temps de pause pour prendre du recul et éviter l'emballement du stress. On apprend à observer ses pensées avec détachement et à ne plus les laisser nous dominer et alimenter la machine du stress, c'est le lâcher-prise. Et ce détachement amène naturellement la résilience vis-à-vis des obstacles et des défis de la vie. On les accepte et on s'adapte sans vouloir lutter à tout prix.

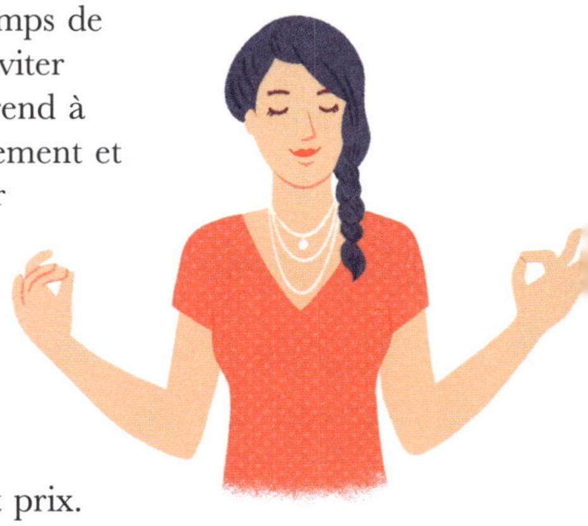

ÇA, C'EST GOOD !

DÉBUTER GRÂCE AUX APPLIS

Pas simple de débuter la méditation tout seul. Essayez avec une appli : « Petit Bambou », « Méditer avec Christophe André », « Mindful Attitude » ou « Pleine Conscience ».

LE COACHING DE **Dr. Good !**

Le sablier, trois minutes de méditation

Dans un endroit calme, assis confortablement, le dos droit, les épaules relâchées, les mains sur les genoux. Prenez conscience des pensées qui viennent à votre esprit. Observez-les sans les juger. Prenez conscience de vos émotions. Nommez-les. Prenez conscience de vos sensations corporelles : douleur, tiraillement, détente… Concentrez-vous maintenant sur votre respiration. Ressentez l'air entrer dans vos narines, vos poumons se remplir, votre ventre se gonfler. Ressentez votre respiration s'élargir à tout votre corps. À chaque inspiration, il fait le plein d'énergie. Comment vous sentez-vous ? Prenez deux à trois respirations plus profondes.

Mieux respirer
pour chasser les tensions

Respirer? Vous le faites forcément! Mais probablement comme la majorité d'entre nous, de façon étriquée, et plus encore sous l'effet du stress.

Le ventre se fige, seul le haut du thorax bouge, on « sous respire ». On a tendance à hyperventiler, respirer de façon saccadée, rapide, par petites goulées avec parfois l'angoisse de manquer d'air ou en ressentant d'autres manifestations désagréables comme des vertiges, des suées, les jambes qui flageolent.

Bref, c'est tout votre corps qui s'emballe, et cela ne fait qu'aggraver votre état de stress ou d'anxiété…

La solution? Une respiration abdominale lente et profonde, à pleins poumons pour oxygéner tout l'organisme.

Le petit plus : en vous concentrant sur votre respiration, vous déconnectez votre mental. Autre effet bénéfique, vous activez le nerf vague qui gouverne le système parasympathique (le système nerveux qui amène le calme).

LE CONSEIL DU JOUR

L'astuce 1, 2, 3

Une astuce pour calmer sa respiration : faire comme les plongeurs qui la régulent. Respirez en comptant jusqu'à trois, expirez en comptant jusqu'à trois et ainsi de suite pour obtenir une respiration régulière et calme.

LE COACHING DE **Dr. Good!**

Respirer comme un bébé

La respiration optimale, celle des bébés et des chanteurs d'opéra, est le premier exercice respiratoire à apprivoiser pour ramener rapidement le calme dans son corps. Le mode d'emploi : installez-vous confortablement, en position assise (vous pourrez tester la version allongée chez vous), les yeux fermés si vous préférez. Placez une de vos mains sur votre ventre. Inspirez lentement par le nez en gonflant votre ventre, pendant 3 secondes. Bloquez l'air pendant 3 secondes. Expirez par le nez pendant 6 secondes, en dégonflant le ventre et en le creusant. Répétez sur plusieurs respirations à la suite.

ÇA, C'EST GOOD !

LA MUSIQUE ADOUCIT LES MŒURS…

… et certaines plus que d'autres. La musique classique, particulièrement efficace pour ralentir la fréquence cardiaque diminue le taux de cortisol. Une playlist antistress? La Sarabande de Haendel, la Symphonie n° 40 en sol mineur (KV 550) de Mozart, Esprit viennois de Strauss et le Prélude en do majeur de Bach.

Halte au trac
avec la sophrologie

Rendez-vous important, réunion, entretien, prise de parole en public… autant de raisons de sentir le stress monter.

Pour balayer le trac et faire le plein de bonnes ondes avant de sauter dans la fosse, testez le pompage des épaules, un petit exercice de sophrologie qui combine respiration et visualisation positive.

- Debout, écartez les jambes de la largeur du bassin. Relâchez vos épaules.
- Serrez les poings, inspirez profondément par le nez. Bloquez votre respiration.
- Haussez les épaules plusieurs fois de suite, rapidement, comme si vous «pompiez» dans votre corps toutes les émotions négatives.
- En expirant par la bouche, relâchez vos épaules d'un coup bref pour expulser toutes ces émotions.
- Répétez 3 fois. Voilà vous êtes prêt!

LE CONSEIL DU JOUR

Adopter la «*power pose*»

Avant d'entrer dans l'arène, redressez-vous, épaules vers l'arrière, torse ouvert, menton haut et droit. Selon Amy Cuddy, enseignante à la Harvard Business School, cette «power pose» *permettrait de se sentir plus fort. Elle l'a testée sur ses étudiants : lorsqu'ils adoptaient cette posture de vainqueur deux minutes avant un moment stressant, leur niveau de testostérone (l'hormone de la domination) augmentait tandis que celui du stress baissait.*

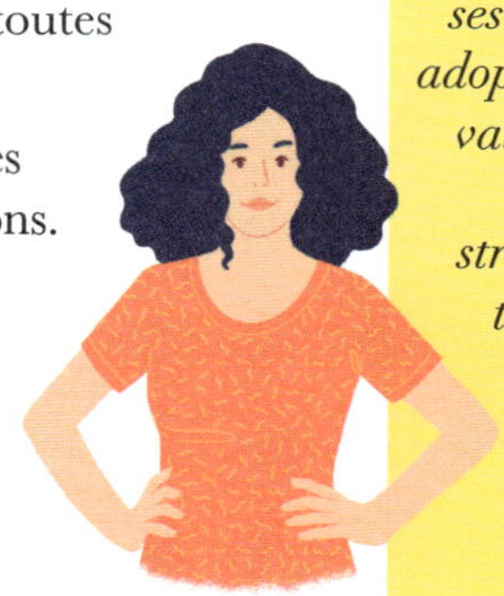

LE COACHING DE **Dr. Good!**

Dites STOP

Pour rassembler vos esprits et empêcher la mécanique du stress de s'emballer, testez la minméditation STOP :
Stop, faites une pause.
Touchez votre paroi abdominale, sentez votre inspiration, votre expiration.
Observez vos sensations corporelles, vos pensées, vos émotions.
Passez à l'action : quel est votre plan pour maintenant?

Le coup de pouce naturel

Les huiles essentielles à la rescousse

Dégainez votre flacon d'huile essentielle de lavande officinale, la reine pour lutter contre le stress et augmenter vos capacités de concentration et d'adaptation. Son secret? Elle active les mêmes aires frontales que la méditation. Déposez 2 gouttes (pas plus!) sur vos poignets, puis respirez pour une grande bouffée de calme. Attention elle est contre-indiquée chez la femme enceinte et les jeunes enfants.

Le sport :
un antistress naturel

Ajouter une heure de sport à un planning déjà ultra-chargé ? Une opération avec retour sur investissement garanti, que ce soit sur le stress perçu, le renforcement des systèmes antistress ou la réponse au stress elle-même. La preuve par quatre :

1 **On carbure aux hormones du bien-être.** À l'effort, le corps sécrète des endorphines et des endocannabinoïdes, hormones du bien-être, ainsi que de la dopamine. On plane complètement… et on devient accro !

2 **On muscle son cerveau.** Une activité physique régulière permet d'optimiser le fonctionnement de l'hippocampe, de limiter la destruction de neurones et d'améliorer la connectivité cérébrale. De quoi être plus productif et moins stressé !

3 **On combat les effets du stress.** Que ce soit sur le plan cardio-vasculaire, métabolique ou immunitaire, l'activité physique active des leviers physiologiques antagonistes à ceux du stress. Et elle améliore aussi la qualité du sommeil.

4 **On booste son estime de soi.** Sur le moment on transpire, on souffre, on en bave. Mais rien ne vaut ce sentiment d'accomplissement et de dépassement de soi une fois la séance terminée ! Meilleure estime de soi = moins de stress.

DITES-MOI DR.GOOD ?

Quel sport choisir ?

C'est le plaisir qui vous permettra de rester motivé. Pas de pression, pas de compétition, il ne s'agit pas de vous rajouter une source de stress ! La marche, le yoga, les sports aquatiques pour se délasser, d'endurance (vélo, running) ou de combat pour se défouler… vous avez l'embarras du choix.

LE CONSEIL DU JOUR

Vive la nature

Vous avez du mal à trouver un créneau dans votre journée ? Direction le parc le plus proche avec votre sandwich. Vingt minutes au contact de la nature suffiraient pour faire baisser le taux de cortisol. Seule consigne : bannir smartphone, conversation et lecture !

LE COACHING DE **Dr. Good !**

Trente minutes, 5 fois

Trente minutes : c'est la durée minimum d'une séance pour bénéficier des bienfaits antistress du sport. Quant au rythme, on recommande **5 fois par semaine**, car il existe un effet dose. Plus l'activité est régulière, plus l'effet sur la santé mentale est important.

LE CONSEIL DU JOUR

No *junk food*

Flemme de cuisiner le soir ? La tentation est grande de prendre un burger au drive ou de se faire livrer une pizza. Mauvaise idée ! Beaucoup de calories pour peu de nutriments. De plus, une étude a montré que la junk food *faisait encore plus grossir en période de stress.*

LE COACHING DE **Dr. Good !**

Un menu antistress

Petit déj' : deux tranches de pain à index glycémique bas ou moyen (pain intégral, de seigle complet, au levain), une noisette de beurre, une tranche de jambon ou un œuf dur et un fruit frais.
Déj' : crudités, pavé de saumon, riz, légumes à la provençale et salade de fruits frais.
Dîner : carottes râpées parsemées de levure de bière et vinaigrette à l'huile de colza, un couscous végétarien au quinoa et un yaourt de soja ou de brebis.

L'assiette antistress

Ce que vous mangez a un effet direct sur la biochimie de votre cerveau. Les neurotransmetteurs (qui permettent aux neurones de communiquer entre eux) sont fabriqués à partir de certains acides aminés (les composantes des protéines), dits « précurseurs ». D'autres micronutriments, dits « cofacteurs », participent aussi à leur fabrication. En pratique :

- **Le matin**, misez sur des protéines (œuf, saumon fumé, fromage) pour un apport en tyrosine (un acide aminé) qui va permettre la synthèse de la dopamine, la fameuse « molécule du bonheur ».
- **Le midi**, tablez sur les oméga-3, essentiels pour un bon influx nerveux et une « recapture » du magnésium efficace. Au menu, poissons gras comme le saumon, des légumes pour les fibres, des vitamines du groupe B nécessaires à l'équilibre mental, du magnésium antistress, du fer et de la vitamine C, essentiels à la synthèse des neurotransmetteurs.
- **Le soir**, faites le plein de sérotonine. Pour en sécréter, il faut du tryptophane, que l'on trouve dans le poisson, la laitue, les œufs, les légumineuses, et les produits laitiers. Complétez avec des glucides à index glycémique bas à moyen (céréales complètes, patate douce, légumes secs) pour être calé toute la nuit. Évitez la viande qui contient plus de tyrosine que de tryptophane.

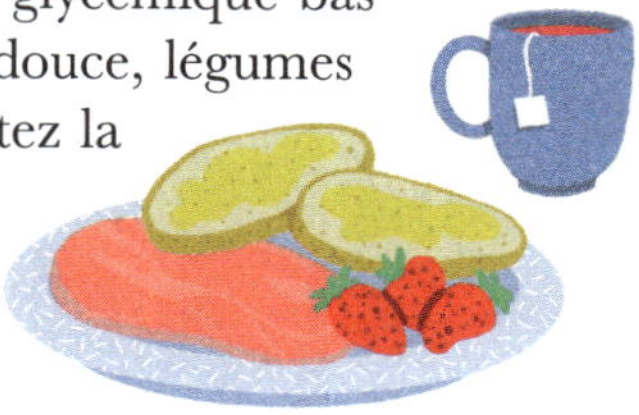

DITES-MOI DR.GOOD ?

Pourquoi grignote-t-on en période de stress ?

Car on va chercher du réconfort dans des « aliments doudous », du sucré et du gras, ce que le cerveau demande pour activer ses récepteurs du plaisir et fournir l'énergie nécessaire face à une situation stressante. Et on sait aussi qu'en cas de stress répété, le cerveau sécrète en excès une molécule appelée « neuropeptide Y » qui stimule l'appétit.

MARDI 13 SEPTEMBRE

LE CONSEIL DU JOUR

Cinq minutes pour démarrer

Installez-vous dans un endroit calme.

Asseyez-vous le dos droit, les pieds au sol et les mains sur les cuisses.

Inspirez par le nez en gonflant le ventre durant 5 secondes.

Expirez doucement par la bouche en dégonflant le ventre durant 5 secondes.

Répétez durant 5 minutes.

Adopter la cohérence cardiaque :
la fréquence du bien-être

La méditation, très peu pour vous ? Testez la cohérence cardiaque, effets antistress garantis.

Le principe : en contrôlant votre respiration, vous pouvez réguler votre rythme cardiaque.

- À l'inspiration, le cœur accélère, car on stimule le système sympathique.
- À l'expiration, le cœur ralentit, car on stimule le système parasympathique, notre frein.

Quand on inspire et que l'on expire de façon égale et profonde pour laisser ce système agir, le cœur ralentit et on lâche prise. C'est l'état de cohérence cardiaque.

Six cycles inspiration/expiration par minute, pendant cinq minutes, c'est précisément la formule magique pour l'atteindre.

Et comme le cœur communique directement avec le cerveau via des milliers de neurones, on lui envoie au passage des messages positifs de calme et de confiance.

On regarde ça de près

L'acupuncture pour lever les blocages

En médecine traditionnelle chinoise, le stress est un problème d'« embouteillage » énergétique. Après un interrogatoire, le praticien stimule à l'aide de fines aiguilles des points précis afin de rétablir la bonne circulation du *qi* (l'énergie). Dès la première séance, vous ressortez relaxé, mais plusieurs séances sont nécessaires pour un effet durable. Le tarif de la consultation varie de 40 à 120 € et est en partie remboursé si elle est réalisée par un professionnel de santé conventionné de secteur 1.

Le coup de pouce naturel

Les solutions homéo

Nux vomica 9 CH : si toute la journée vous êtes au taquet et que sur l'oreiller ça continue de tourner dans la tête. 3 granules au coucher.

Gelsemium 15 CH : un entretien d'embauche demain et le trac vous empêche de dormir. 3 granules au coucher.

Ambra grisea 9 CH : épuisé, vous piquez du nez devant votre série, mais une fois au lit, impossible de fermer l'œil. 3 granules au coucher.

MERCREDI 14 SEPTEMBRE

LE CONSEIL DU JOUR

Câlinothérapie

À peine votre bambin récupéré à la crèche ou votre partenaire retrouvé, il faut tout de suite penser au bain, au dîner, au coucher. Stop! Faites une « pause câlin » avant de repartir dans le rush de la soirée. Serrer quelqu'un dans ses bras (vingt secondes au moins) déclenche la libération d'ocytocine, la fameuse « hormone de l'amour » qui engendre une sensation immédiate de bien-être et d'apaisement. Magique, l'ocytocine freine également la sécrétion de cortisol.

Se créer un sas de décompression

La journée (de travail) est finie? Ce n'est pas pour autant que la pression retombe. Merci la « double journée »!

Votre objectif : aborder la soirée en pente douce avant une bonne nuit réparatrice. Le sommeil est l'antistress numéro 1, mais aussi le premier à en pâtir!

L'important est déjà d'instaurer une coupure entre vie professionnelle et personnelle. Ce n'est pas toujours évident, car le temps est souvent chronométré, mais pendant ne serait-ce que dix minutes, faites une pause pour marquer temporellement une frontière entre ces deux univers.

Lecture dans le métro, exercice de méditation dans le bus, écoute d'un podcast *feel good* dans la voiture, petite marche de dix minutes : à vous de trouver votre rituel post-travail.

Et bien sûr, déconnectez-vous des mails pros.

LE COACHING DE **Dr. Good!**

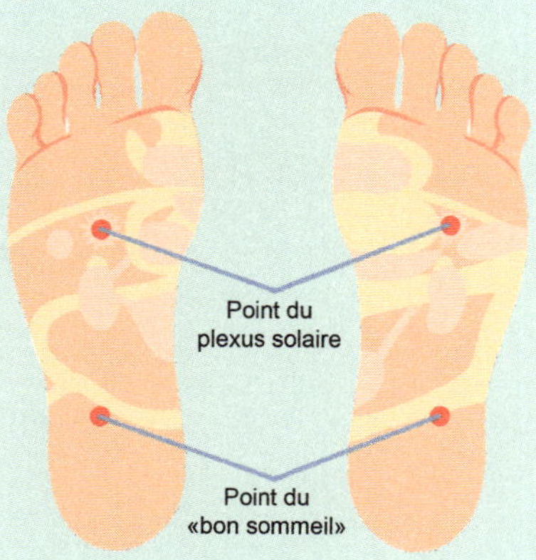

La réflexologie plantaire

Le mode d'emploi : commencez par chauffer votre voûte plantaire par des mouvements de lissage. Avec votre pouce, massez profondément la zone qui correspond au plexus solaire en faisant des cercles dans le sens des aiguilles d'une montre, de plus en plus grands. Massez ensuite chaque orteil avec votre pouce, votre index et votre majeur en pince. Partez de la base et exercez des pressions lentes et profondes en remontant jusqu'à l'extrémité. Massez ensuite le point du « bon sommeil » au niveau du talon avec votre pouce, de bas en haut, de haut en bas, de droite à gauche et inversement. Terminez par un lissage du pied. Faites de même sur l'autre pied.

S'accorder du temps pour soi

Avoir une activité de loisir, se faire plaisir, prendre du temps pour soi n'est pas optionnel, et encore moins du luxe, c'est vital surtout quand on est stressé.

- Le plaisir est un puissant exutoire au stress. Certes, il existe toujours des obstacles : le temps, l'argent, les enfants et surtout soi-même, mais prenez conscience que ce temps vous est nécessaire, et par là même, autorisez-vous à vous l'accorder.
- Trouvez une activité qui vous fait kiffer, vous booste, vous permet de décompresser. Planifiez-la au même titre que toutes vos autres obligations. Si vous manquez de temps, revoyez vos priorités.
- Interrogez-vous sur vos contraintes et obligations : sont-elles vraiment nécessaires ? Allez à l'essentiel, simplifiez votre vie. Dites non à certaines choses, privilégiez le qualitatif au quantitatif. Vous vous en remercierez.

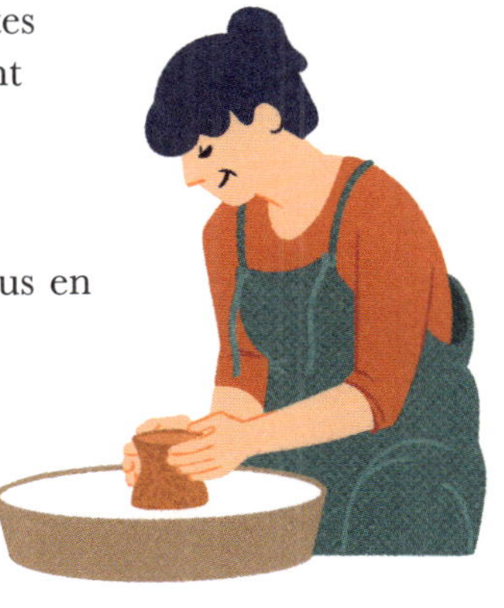

DITES-MOI DR.GOOD ?

Pourquoi le stress fait vieillir ?

Un peu comme la touche avance rapide de votre télécommande, le stress agit comme un véritable accélérateur de vieillissement. Et cela concerne toutes les cellules de l'organisme. Des études ont en effet montré que chez les personnes souffrant de stress chronique, les télomères, à savoir l'extrémité des chromosomes dont la longueur indique l'âge cellulaire, étaient anormalement courts. Traduction : il use prématurément nos cellules, affectant au passage leur fonctionnement.

LE CONSEIL DU JOUR

Du lien social !

Les amis passent souvent à la trappe en cas d'emploi du temps surchargé ! Un apéro entre potes (même virtuel) ou un café avec sa meilleure copine suffisent pourtant souvent à remonter le moral (à condition qu'il ne s'agisse pas de personnes toxiques !). C'est prouvé : la solitude est un facteur aggravant de stress.

LE COACHING DE **Dr. Good !**

100 % ego

Lorsque vous vous accordez une pause quelle qu'elle soit, savourez votre activité, sans culpabiliser, sans penser aux enfants, aux courses, au travail. Mettez votre téléphone en mode avion. Ne cherchez pas la rentabilité, le résultat, la performance ; prenez plaisir, tout simplement. Faites le bilan : comment vous sentez-vous après ? Votre famille a-t-elle pâti de votre absence ? Le monde s'est-il arrêté de tourner ?

On se met
au vert

Un moyen simple, écologique et gratuit de faire baisser le stress? Lever les yeux, regarder le ciel et les arbres.

La vitamine G (pour *green vitamine*) n'a pas son pareil pour nous rendre zen!

Ses bienfaits sur le bien-être et la santé ont été prouvés scientifiquement, notamment au Japon où la sylvothérapie (la thérapie par les arbres) est traditionnellement pratiquée.

Une méta-analyse a confirmé qu'un «bain de forêt» (*shinrin yoku*) permettait d'abaisser le niveau de cortisol.

Le secret de la nature? L'air pur, le calme apaisant et la beauté des paysages. L'alpha-pinène, une molécule volatile libérée par les arbres, pourrait également stimuler le système parasympathique (le système nerveux qui nous calme). Un paysage aquatique possède aussi de belles vertus apaisantes.

Pour bénéficier au mieux de cet effet zen, laissez votre téléphone à la maison et aiguisez vos sens.

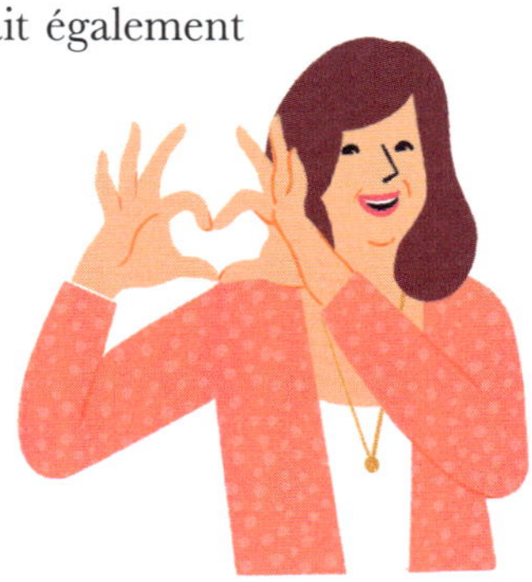

DITES-MOI DR.GOOD?

Pourquoi le stress est mauvais pour l'immunité?

En excès, le stress affaiblit le système immunitaire, on le sait depuis longtemps. Et grâce à une étude expérimentale réalisée par le centre d'immunologie de Marseille-Luminy (INSERM, CNRS, Aix-Marseille Université), on connaît enfin l'un des mécanismes en jeu. Pour agir, les hormones du stress se lient à des récepteurs présents notamment sur les cellules immunitaires. Mais en se liant ainsi, elles diminuent la réponse de certaines cellules immunitaires, les cellules NK (Natural Killer) qui produisent normalement des molécules anti-inflammatoires essentielles pour éliminer les virus.

LE CONSEIL DU JOUR

Cultiver son jardin

Comment profiter des bienfaits de la nature s'il n'y a pas de forêt près de chez vous? Un parc fera l'affaire ou si vous avez un jardin, binez, sarclez, semez… le jardinage est un excellent antistress. La nature est décidément notre meilleure alliée!

LE SAVIEZ-VOUS?

O SOLE MIO!

PRENDRE L'AIR, METTRE LE NEZ DEHORS, C'EST AUSSI PROFITER DU SOLEIL ESSENTIEL POUR LA VITAMINE D, PRINCIPALEMENT SYNTHÉTISÉE PAR LA PEAU SOUS L'EFFET DES UV. OUTRE SON RÔLE SUR LE SYSTÈME IMMUNITAIRE ET LA FIXATION DU CALCIUM, CETTE VITAMINE SERAIT IMPLIQUÉE DANS LA SYNTHÈSE DE LA SÉROTONINE ET DE LA DOPAMINE. EN HIVER, UNE COMPLÉMENTATION EST SOUVENT NÉCESSAIRE. TOUCHEZ-EN UN MOT À VOTRE MÉDECIN!

SAMEDI 17 SEPTEMBRE

Journée mondiale de l'arthrose

Un genou qui «coince», une épaule douloureuse, des doigts qui ne se plient plus… Près de 10 millions de personnes sont atteintes d'arthrose, et la moitié en souffre tous les jours.

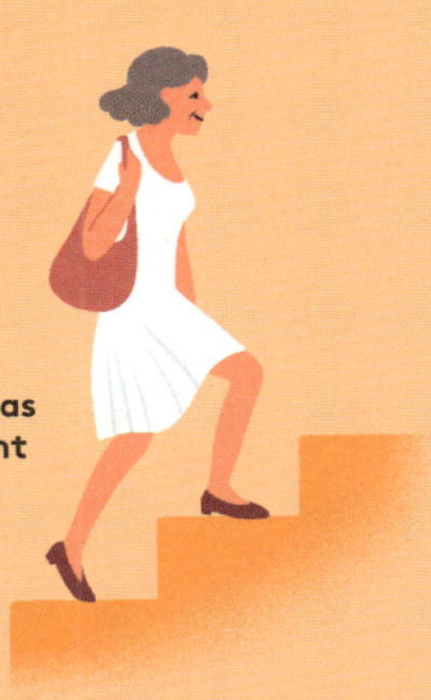

POURQUOI C'EST IMPORTANT D'EN PARLER ?

En cas d'arthrose, le cartilage s'use progressivement et perd sa souplesse et son élasticité. On sait aujourd'hui que l'ensemble de l'articulation est touché en cas d'arthrose : en plus du cartilage, les ligaments, l'os, les muscles et le liquide synovial sont altérés. L'arthrose serait le résultat d'un déséquilibre des mécanismes continuels de dégradation et de reconstruction du cartilage. Au début de la maladie, il n'y a pas de signe d'inflammation et de douleur. Mais avec le temps, ces deux dernières peuvent apparaître. Et si une très grande majorité des plus de 65 ans s'en plaint (particulièrement l'arthrose du genou trois fois plus fréquente que les autres), la douleur peut se réveiller dès la quarantaine… À surveiller donc à la moindre gêne (à la montée d'escaliers par exemple).

QUAND CONSULTER ?

Si la douleur devient importante, si elle dure depuis au moins deux semaines, si l'articulation se met à gonfler, si certains gestes deviennent difficiles… on consulte son médecin pour avoir un avis afin de s'informer sur les gestes à adopter et les habitudes à modifier. Puis, selon ses conseils et l'évolution de l'arthrose, on peut être amené à voir un kinésithérapeute, un podologue ou un nutritionniste. Et bien sûr un rhumatologue, quand un traitement autre que des antidouleurs classiques devient nécessaire.

COMMENT CELA SE TRAITE-T-IL ?

Il n'existe pas, malheureusement, de traitement miracle pour reconstruire le cartilage usé. La douleur se traite par des médicaments antalgiques ou la prise d'anti-inflammatoires non stéroïdiens (AINS). On peut aussi faire des injections intra-articulaires d'acide hyaluronique pour «huiler» l'articulation.

CE QUE JE PEUX FAIRE

Si vous êtes en surpoids, perdre du poids peut permettre de soulager les articulations. Pensez aussi à bouger pour renforcer muscles, ligaments et os et ralentir le processus.

Côté plantes, commencez une cure *d'Harpagophytum* (griffe du diable) ou de Reine-des-prés pour soulager inflammation et douleur.

Une cure de compléments (glucosamine et chondroïtine) pour aider le cartilage peut être envisagée même si peu d'études sont concluantes.

Plus d'infos

Rendez-vous sur le site de l'Aflar (l'Association française de lutte antirhumatismale) : aflar.org, ou sur le site stop-arthrose.org.

Changer
de filtre mental

Oui, il est possible d'entraîner votre cerveau à voir la vie de façon plus positive et ainsi à ressentir plus de satisfaction et moins de stress.

C'est la pensée positive ou psychologie positive. Et ce n'est pas une lubie d'illuminés vivant au royaume des licornes, c'est prouvé par les neurosciences !

Notre cerveau est en effet « plastique » : il peut changer tout au long de notre vie.

C'est la « neuroplasticité », ou « plasticité cérébrale ». Tout ce que l'on vit, l'environnement dans lequel on évolue, mais aussi nos efforts quotidiens, nos apprentissages, nos pratiques contribuent à modeler notre cerveau.

En modifiant notre perception, on apprend à retenir le positif de chaque situation, à relativiser et à ne pas dépenser de l'énergie inutilement dans des ruminations qui alimentent notre stress.

LE CONSEIL DU JOUR

Avoir un plan B

Cela permet de faire baisser la pression et d'accueillir avec sérénité échecs et changements de programme. C'est aussi rester ouvert au champ des possibles, soit la définition même de la sérendipité : l'art ou la capacité de faire une découverte fortuite de résultats que l'on ne cherchait pas.

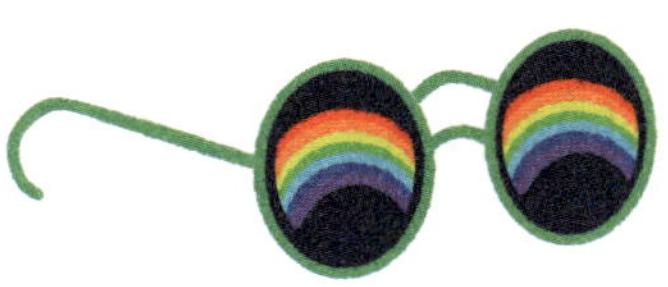

On regarde ça de près

La solution hypnose

La gestion du stress est l'une des indications phares de l'hypnose. Elle induit une profonde relaxation et permet de remodeler sa pensée au quotidien. Pas de pendule : c'est avec des suggestions que le thérapeute va vous amener dans un état modifié de conscience, entre veille et sommeil, qui permet un lâcher-prise total. Il vaut mieux se tourner vers un professionnel de santé ayant le statut d'hypnothérapeute. Compter 40 à 100 € la séance.

LE COACHING DE Dr. Good !

Un peu d'entrainement

Adoptez ces quelques réflexes : remplacez chaque pensée négative par une pensée positive. Votre conjoint(e) a fait une remarque sur votre dernier dossier ? Pensez à toutes les autres fois où il vous a complimenté. Félicitez-vous de vos réussites, même petites. Accueillez les compliments sans les dénigrer (pas de « oui, mais j'aurais pu faire mieux »). Souriez, même forcé le sourire diminue le stress ! Pratiquez l'altruisme : aider son prochain limiterait les effets néfastes du stress. Cultivez la gratitude : elle forge votre aptitude à déceler les petits bonheurs du quotidien.

Planifier le lendemain… intelligemment

Le soir, votre *to-do list* ressemble à un ticket de caisse de ravitaillement hebdomadaire durant le confinement. Et rien qu'à l'idée de la retrouver telle quelle le lendemain matin, ça vous stresse !

La *to-do list* est un bon outil, à condition de savoir l'utiliser à bon escient. Par exemple avec la méthode Ivy Lee (du nom d'un consultant en productivité de l'Amérique des années 1920) qui repose sur une priorisation des tâches. Avec une *to-do list* réaliste, vous pourrez enfin en arriver à bout et, au passage, diminuer le stress.

À la fin de la journée, notez six tâches (maximum) à boucler le lendemain.
Priorisez-les en fonction de leur importance et non de leur facilité. Le lendemain, attelez-vous à la première tâche, sans passer à une autre tant qu'elle n'est pas finie. À la fin de la journée, créez une nouvelle liste pour le lendemain, en incluant les tâches non effectuées de la journée.

LE CONSEIL DU JOUR

Monotâche !

Évitez de vérifier vos mails en permanence, faites-le uniquement à des heures fixes. Si possible, désactivez les notifications. Le multitâches (ou multitasking*) nuit à la productivité et à la concentration. N'hésitez pas à fractionner vos tâches par paliers si elles sont de grande ampleur.*

LE COACHING DE **Dr. Good !**

La respiration alternée

En respirant alternativement par la narine gauche puis par la narine droite, on reconnecte les deux hémisphères du cerveau. Redoutable pour ramener calme, concentration et bonnes ondes. Fermez votre narine droite avec votre pouce droit. Inspirez par la narine gauche sur 4 temps. Placez l'annulaire sur la narine gauche. Retenez votre respiration les deux narines fermées durant quelques instants. Relâchez le pouce, expirez par la narine droite sur 6 temps. Inspirez par la narine droite sur 4 temps. Fermez la narine droite avec votre pouce. Retenez votre respiration quelques instants. Ouvrez la narine gauche et expirez sur 6 temps. Répétez 6 à 8 fois.

ÇA, C'EST PAS GOOD !

L'ALCOOL : ATTENTION, FAUX AMI !

Un ou deux verres et vous avez les paupières lourdes, vos soucis quotidiens vous paraissent loin… Oui, l'alcool met momentanément en pause les systèmes du stress et favorise l'endormissement. Mais pas pour longtemps ! À mesure qu'il est métabolisé, il perturbe peu à peu le sommeil.

Journée européenne de la prostate

Sensibiliser, c'est le mot d'ordre de cette journée ! Parce que les soucis de prostate touchent tous les hommes. L'adénome (ou hypertrophie) en particulier. Quant au cancer de cette petite glande masculine, il est le plus fréquent à la fois chez l'homme et dans l'ensemble de la population.

POURQUOI C'EST IMPORTANT D'EN PARLER ?

À partir de la quarantaine, cette glande masculine (dont le rôle principal est de sécréter une partie du liquide séminal) peut nous en faire voir de toutes les couleurs, même si ce n'est pas forcément grave. De la taille d'une châtaigne, elle évolue au cours de la vie. Son poids augmente jusqu'à la puberté où il se stabilise, mais passé la quarantaine la prostate se remet à grossir. De 20 g elle peut passer à 200 g ! Comme la prostate se trouve en dessous de la vessie et entoure l'urètre (le canal qui permet d'évacuer l'urine), celle-ci peut se trouver comprimée et la vessie subit alors une pression. Résultat : une sensation de mauvaise vidange, une faiblesse du jet et comme la vessie ne se vide pas complètement, le besoin de retourner uriner plus souvent se fait sentir. Tous les hommes sont sujets à l'hypertrophie de la prostate en vieillissant (50 % des 60 ans et plus en sont atteint et 90 % des plus de 80 ans), mais seul un sur deux est incommodé. Cela fait quand même du monde !

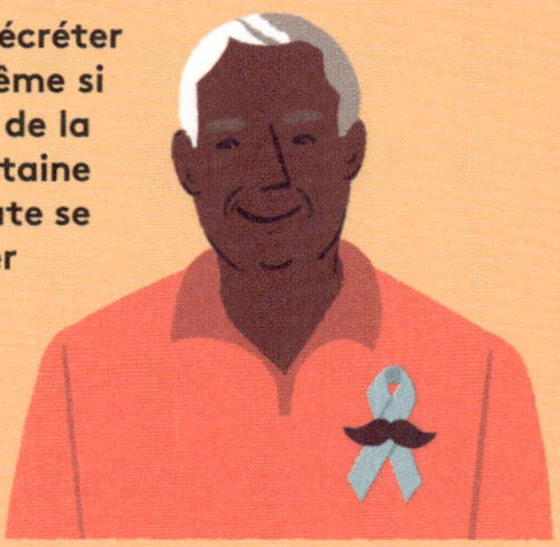

QUID DU DÉPISTAGE ?

Vers 50 ans ou bien en cas de signes (vidange incomplète, petites fuites, le besoin d'uriner plusieurs fois par nuit), en parler à votre médecin, qui prescrira selon votre cas :

Un toucher rectal afin de vérifier le volume et la consistance de la glande. Inconfortable, mais indolore.

Un dosage du PSA (antigène prostatique spécifique) qui permet via une prise de sang de vérifier que le taux est bas. À ne pas effectuer dans les jours suivants un toucher rectal, une écho, un rapport sexuel ou une activité physique comme le vélo… qui peuvent entrainer une augmentation de PSA et fausser l'analyse.

Une échographie de la prostate.

Des examens complémentaires (dont des biopsies) si le taux de PSA est anormalement haut.

ET LE CANCER DANS TOUT ÇA ?

Il est très rare avant 50 ans et son incidence augmente progressivement avec les années. L'âge moyen au moment du diagnostic est de près de 70 ans. Les antécédents familiaux constituent un facteur de risque, à noter que les hommes d'origine afro-antillaise seraient plus touchés. Aujourd'hui, en France et à l'étranger, aucune autorité de santé ne recommande le dépistage systématique par dosage du PSA s'il n'y a pas de symptôme.

Journée mondiale de lutte contre Alzheimer

C'est la plus fréquente des maladies neurodégénératives. En 2020, 3 millions de personnes ont été concernées (malades et proches aidants).

ALZHEIMER, DE QUOI PARLE-T-ON ?

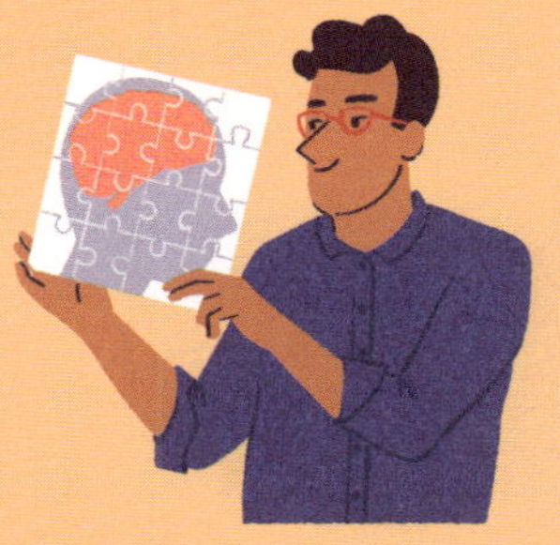

Cette maladie dégénérative est due à des dépôts de protéines amyloïdes dans le cerveau qui entrainent une mort progressive des neurones. Les symptômes ? D'abord des troubles d'enregistrement et de mémorisation des infos, des difficultés à trouver ses mots, à reconnaître les visages et les lieux, à se repérer dans le temps et dans l'espace. Ces symptômes sont accompagnés d'un repli sur soi avec l'abandon d'activités. La maladie évolue généralement sur plusieurs années et peut se développer dans une région plus limitée du cerveau.

COMMENT EST-ELLE DIAGNOSTIQUÉE ?

Dès que les troubles de la mémoire ou le repli sur soi se manifestent, il est nécessaire de consulter. Le médecin peut orienter vers une consultation de mémoire, en ville ou à l'hôpital. Celle-ci comporte un entretien et des tests neuropsychologiques qui évaluent le fonctionnement de la mémoire, du langage, des gestes, de la vision, de l'audition, etc. L'IRM permet aussi de mettre en évidence l'atrophie de l'hippocampe en cause dans la maladie ou des régions postérieures et d'identifier s'il existe d'autres causes aux troubles cognitifs observés ou des signes vasculaires associés.

PEUT-ON PRÉVENIR LA MALADIE ?

On sait ce qui peut retarder son apparition : éviter ou traiter les facteurs de risques cardio-vasculaires (tension artérielle, diabète, surpoids et cholestérol) et suivre trois règles d'hygiène de vie recommandées par l'OMS.

L'exercice physique.

À partir de 70 ans, il est recommandé de marcher minimum trente minutes par jour soit 5 000 pas ou de faire du vélo.

Les stimulations cognitives

L'idée est d'avoir des activités motivantes, diverses et variées.

Cultiver les liens sociaux.

Les réunions amicales ou familiales stimulent.

OÙ EN SONT LES TRAITEMENTS ?

Seuls médicaments disponibles, les anticholinestérasiques et la mémantine ont un effet modéré et ne sont donc plus remboursés. La recherche développe depuis quinze ans des traitements basés sur des anticorps monoclonaux contre l'amyloïde, mais les résultats restent plutôt décevants. En l'absence de traitement une prise en charge globale est nécessaire : consultations orthophoniques, accueil de jour en structures spécialisées (ateliers mémoire, lieux de vie avec stimulation sociale, gym douce, etc.).

Bon à savoir

Il existe une fédération des Centres Mémoire qui réunit à la fois les Consultations Mémoire et les Centres Mémoire de Ressource et de Recherche : centres-memoire.fr

JEUDI 22 SEPTEMBRE

LE CONSEIL DU JOUR

L'épreuve de réalité

C'est un outil phare des TCC (thérapies cognitivo-comportementales). Le principe : faire une chose qui vous semble impensable. Ne pas consulter vos mails pros le week-end, prendre une vraie pause déjeuner de une heure, dire non à quelqu'un qui vous demande un service. L'objectif : en confrontant les résultats de cette action à vos craintes, vous comprendrez que certaines choses sont loin d'être aussi graves que vous ne le pensez !

LE COACHING DE **Dr. Good !**

Prendre du recul

Voici un petit exercice pour vous aider.
Notez 3 situations qui, aujourd'hui, vous stressent. Pour chacune, posez-vous ces questions :

- Pouvez-vous avoir une action sur l'issue de cette situation ?
- Avez-vous tout fait pour que l'issue soit positive ?
- Si elle ne l'est pas, quelles seront les conséquences ?

On arrête d'être *control freak*

Anticiper, organiser, baliser au maximum : cela vous rassure, mais c'est aussi générateur de stress. Il y a des choses qui sont de votre ressort et d'autres non.

Vous détacher du désir de maîtrise permet de ne pas vous fatiguer inutilement pour des éléments sur lesquels vous avez peu ou pas de prise. Pour l'instant, vous arrivez à dompter votre stress, mais c'est à force d'efforts et d'organisation.

Cette stratégie d'adaptation est cependant difficile à tenir, physiquement et psychiquement sur la durée. Et il suffit d'un petit grain dans cette mécanique bien huilée pour que tout déraille.

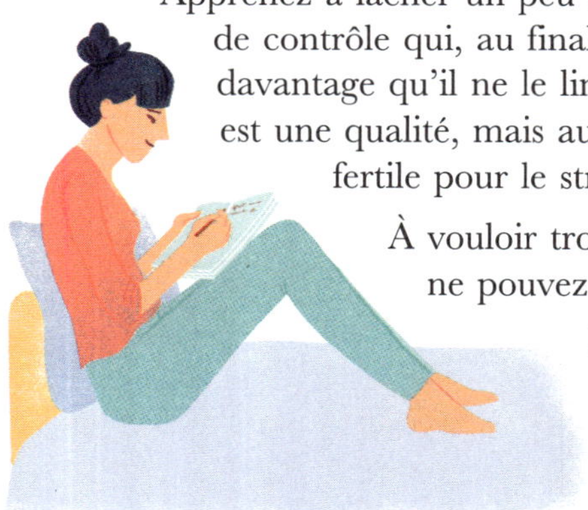

Apprenez à lâcher un peu de lest sur votre désir de contrôle qui, au final, alimente votre stress davantage qu'il ne le limite. Le perfectionnisme est une qualité, mais aussi un terreau très fertile pour le stress !

À vouloir trop faire, trop bien, vous ne pouvez jamais relâcher la pression. N'oubliez pas qu'entre le médiocre et le parfait, il y a un monde !

Le coup de pouce naturel

On se fait un petit shoot zen

Déposez 1 goutte d'huile essentielle au choix de camomille romaine, de marjolaine ou de géranium rosat sur vos poignets, puis respirez pour une grande bouffée de calme. Si vous devez prendre la parole, misez sur l'huile essentielle de laurier noble, votre alliée pour booster votre confiance.

Le plein de magnésium

C'est le grand spécialiste de l'équilibre nerveux, il joue un rôle dans 300 réactions du métabolisme et pourtant nous en manquons cruellement.

On estime qu'environ 75 % des personnes ne couvrent pas leur besoin en magnésium. En partie à cause d'une consommation excessive d'aliments transformés (qui en sont dépourvus), mais aussi à cause du stress qui favorise l'élimination du minéral.

Cela se traduit entre autres par de la fatigue, de l'irritabilité et des crampes. L'organisme n'a pas de réserves en magnésium, il lui en faut donc un apport quotidien et régulier pour répondre à ses besoins.

Pour faire le plein : les céréales peu raffinées complètes, les légumes à feuilles vertes (épinards, blettes, laitue…), les légumineuses (haricots blancs ou rouges, lentilles, pois chiches…), les fruits secs (amandes, noisettes) et le cacao.

Pour refaire plus rapidement des stocks lorsque des symptômes apparaissent, le médecin peut prescrire une supplémentation.

LE CONSEIL DU JOUR

La bonne dose

Pour avoir sa dose de magnésium sur la semaine, il suffit d'une portion de légumes secs une à deux fois par semaine et de se tourner vers certaines eaux minérales, qui contiennent plus de 50 mg de magnésium par litre : c'est le cas de Contrex et Hépar pour les eaux plates, Arvie, Badoit et Quézac pour les eaux gazeuses.

ÇA, C'EST GOOD !

LE CHOCO NOIR

Le magnésium contenu dans le chocolat n'est pas très bien assimilé par l'organisme en raison de la forte teneur en gras et en sucre de cet aliment. Alors on préfère le chocolat noir (70 % minimum de cacao) agrémenté d'amandes ou de noisettes. Et on se limite à un ou deux carrés… pas la tablette hein !

LE COACHING DE **Dr. Good !**

Une sieste flash, et ça repart !

Ultra-courte, la sieste flash permet de rester dans un état de sommeil léger. Pas d'effet « tête dans le pâté » après, mais un regain d'énergie.

Installez-vous dans un endroit calme, dans une position confortable, les muscles détendus. Réglez le minuteur de votre smartphone sur cinq à dix minutes, puis mettez-le en mode avion. Fermez les yeux et faites 2 à 3 respirations abdominales pour ralentir votre fréquence cardiaque. Visualisez une à une les parties de votre corps, de haut en bas. Ressentez-les devenir lourdes. Inspirez profondément, bougez vos mains, vos pieds. Étirez-vous puis rouvrez les yeux.

SAMEDI 24 SEPTEMBRE

LE CONSEIL **DU JOUR**

Plutôt fraîche la douche

Un bon bain, ça détend, c'est certain. Mais cela fait monter la température corporelle alors que l'organisme doit diminuer son thermostat pour mettre en route les mécanismes de l'endormissement. Une douche froide (10 à 15 °C) avant le dîner aidera à ce processus de refroidissement pro-sommeil.

ÇA, C'EST GOOD !

UN BAIN RELAXANT

OK, mais pas trop chaud (35 °C maximum). Et pour renforcer l'effet relaxant, ajoutez 1 verre de sels d'Epsom, riches en sulfate de magnésium aux vertus relaxantes. Avec une cuillère de bicarbonate de soude, c'est l'idéal : le corps est moins acide et donc plus réceptif. Encore mieux, mettez sur les sels de bain 15 gouttes d'huile essentielle au choix de lavande, d'orange douce, de camomille, de marjolaine ou d'ylang-ylang.

Une routine du coucher, comme les bébés

L'oreiller ? Le meilleur endroit pour ruminer ! Avant de vous coucher, débarrassez-vous de ce qui vous tracasse avec la technique du cahier : notez vos tâches du jour, ce qui vous inquiète, vous énerve, vous met en colère. Puis fermez le cahier.

Aujourd'hui, vous ne pouvez plus rien faire pour changer la situation. Après avoir évacué le négatif, place au positif ! Pensez à trois choses agréables de votre journée. Essayez de les visualiser, de vous remémorer les sensations éprouvées sur le moment.

Cette *good list* permet d'entraîner votre mental à déceler dans le quotidien les petits moments de bonheur, et de vous endormir en mode *happy* grâce à la sécrétion d'endorphines.

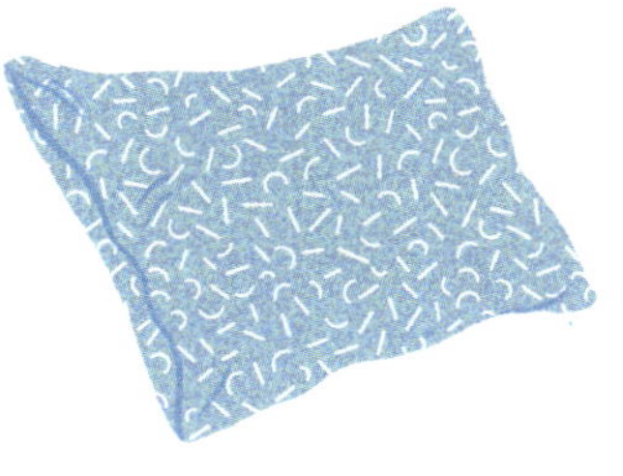

À condition de ne pas repartir dans les ruminations !

LE COACHING DE **Dr. Good !**

Tomber de sommeil avec le body scan

Morphée n'a pas l'air de vouloir se pointer ? Testez ce classique de la sophrologie. Allongé confortablement dans votre lit, prenez conscience des points de contact de votre corps sur le matelas puis de votre respiration. Sentez votre thorax se soulever à l'inspiration, redescendre à l'expiration. Parcourez mentalement chaque région de votre corps, l'une après l'autre, en visualisant une sensation de lourdeur, puis de décontraction. Visualisez l'ensemble de votre corps qui s'enfonce dans le matelas. Bonne nuit !

DIMANCHE 25 SEPTEMBRE

Se détendre
musculairement

Riches en terminaisons nerveuses, les muscles sont saturés d'informations en cas de stress. Les trapèzes, cervicales et lombaires sont les premiers à encaisser toutes les tensions. Pour détendre tout cela, faites de petits étirements en respirant profondément.

1 On étire le dos

Assis, entrecroisez vos doigts et tendez les bras au-dessus de votre tête. Inclinez votre buste d'un côté, en conservant bien l'étirement. Gardez la posture quelques secondes. Redressez-vous, puis inclinez-vous de l'autre côté. Maintenez quelques secondes. Répétez 3 à 4 fois de chaque côté.

2 On détend les trapèzes

Remontez les épaules le plus haut possible, maintenez la position 3 à 5 secondes, puis relâchez doucement. Répétez 3 fois.

3 On dérouille le cou

Tout doucement, penchez la tête de chaque côté, plusieurs fois de suite.

4 On tord les tensions

Croisez les jambes. Placez votre main opposée sur le genou, puis tournez le buste de l'autre côté en veillant à garder le dos bien droit. Maintenez la posture 8 à 10 secondes. Inversez le croisement de jambe et faites la torsion de l'autre côté.

LE CONSEIL DU JOUR

RA-LEN-TIR

Cela peut ressembler à un conseil de grand-mère, mais prendre son temps, adopter une slow-attitude et s'octroyer de vraies pauses (au bout de deux heures au bureau c'est bon pour les yeux). Bouger, marcher, s'aérer et se dégourdir permet de chasser les tensions accumulées.

Le coup de pouce naturel

Les solutions homéo

Gelsemium 15 CH : si le stress entraîne tremblements et trous de mémoire. 5 granules au moment du stress.

Ignatia amara 7 CH : vous avez une boule dans la gorge, vous cherchez votre respiration ? 3 granules 3 fois/jour.

Argentum nitricum 9 CH : le stress vous rend agité et impatient ? 3 granules 3 fois/jour.

Nux vomica 9 CH : le stress vous rend irritable, colérique et vous compensez avec le café, la cigarette ou la nourriture. 3 granules 3 fois/jour.

LE COACHING DE **Dr. Good !**

On s'aère

Profitez-en pour réaliser cette série le matin fenêtre ouverte (si vous n'êtes pas trop proche d'un environnement bruyant ou pollué). Vous ferez d'une pierre deux coups en aérant votre pièce et en prenant un grand bol d'air frais !

Une petite tranche de rigolade

On ne plaisante pas ! Prendre une bonne dose de rire cela n'a que des effets positifs et quand le stress monte, un bon fou rire peut faire retomber la pression.

Lorsqu'on rit, le système parasympathique prend le dessus, les mouvements du diaphragme stimulent les muscles de la respiration ce qui entraine une meilleure oxygénation du corps.

Ainsi les échanges respiratoires sont trois à quatre fois plus élevés qu'au repos, la fréquence cardiaque s'abaisse, les muscles sont détendus.

Le rire améliore la digestion et brasse aussi nos viscères. À tel point qu'il n'est pas rare de laisser s'échapper quelques gouttes d'urine lorsque l'on est pris d'un fou rire (d'où l'expression « pisser de rire »).

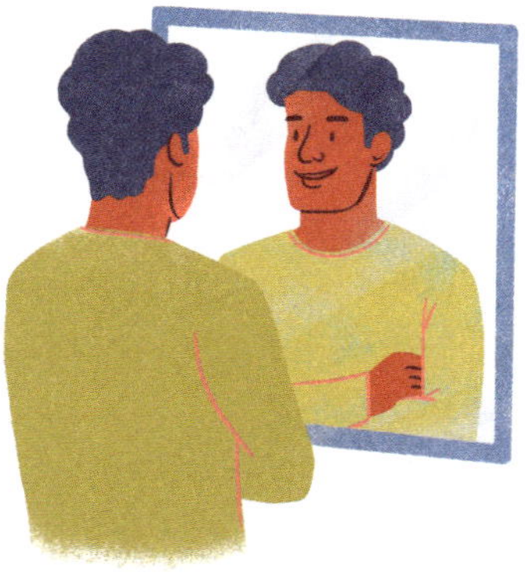

On libère également des endorphines et de la sérotonine, les hormones du bien-être qui vont venir contrer les excès d'adrénaline et de cortisol générés par le stress.

LE CONSEIL DU JOUR

Lol cats !

Difficile de rire sur commande ? Une vidéo d'animaux ou de personnes dans des situations incongrues devrait marcher. Vous pouvez aussi remplir une « boite à rire » avec des BD, des DVD de vos humoristes préférés ou des films comiques et dans laquelle vous pourrez piocher en cas de coup de blues.

1 min

Il suffit d'une minute de rire pour obtenir l'équivalent de quinze à vingt minutes de relâchement musculaire. Cela vaut le coup de se fendre la poire plus souvent non ?

ÇA, C'EST GOOD !

L'ART DE RIGOLER

Le rire et les fêtes nous permettent de supporter des événements difficiles auxquels nous sommes confrontés. D'où la naissance de la rigologie® qui propose à tous (particuliers, professionnels de santé, du social, de l'enseignement...) des techniques diverses et variées du monde (en Inde il existe un yoga du rire par exemple) pour réintroduire le rire et la joie de vivre. Depuis 2002, plusieurs milliers d'animateurs sont formés à travers le monde et diffusent la rigologie à travers des centaines de clubs de rire et des ateliers.

Pour plus d'infos : ecolederire.org

MARDI 27 SEPTEMBRE

Les plantes
à la rescousse

LE CONSEIL DU JOUR

En gélules !

C'est le plus facile pour profiter des effets de ces plantes. Sinon allez faire un tour en herboristerie pour obtenir les plantes suivantes, à boire en tisane. Dans 250 ml d'eau bouillante, faites infuser au choix 2 g de rhodiole ou 2 g de ginseng ou 2 g d'éleuthérocoque. À prendre le matin ou le midi, pendant 6 à 8 jours. Attention, il existe des contre-indications, parlez-en à votre pharmacien.

Lorsque le stress fait de la résistance, la phytothérapie peut être un coup de pouce intéressant. C'est sur les plantes « adaptogènes » qu'il faut miser : en boostant vos capacités d'adaptation, elles vous aideront à franchir les obstacles. Trois plantes sortent du lot :

1 La rhodiole pour stimuler

Parce qu'elle améliore l'humeur, augmente les capacités de concentration et redonne de l'énergie, cette plante est parfaite pour surmonter la fatigue durant une période « charrette ». Son usage est reconnu par l'Agence européenne des médicaments.

2 Le griffonia pour l'équilibre émotionnel

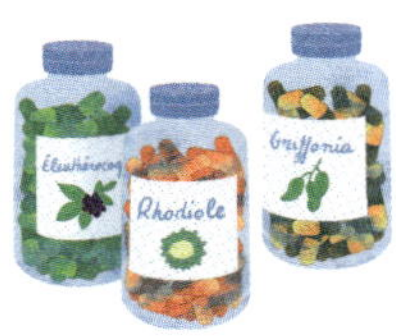

Riche en 5-hydroxytryptophane (5-HTP) qui booste la sécrétion de sérotonine, c'est la plante à privilégier si le stress vous rend morose et vous fait ruminer sur l'oreiller.
Pour plus d'efficacité, combinez-la avec du L-tryptophane qui va venir renforcer son action. Les cures de griffonia peuvent être d'une durée d'un à trois mois.

3 L'éleuthérocoque pour un coup de fouet

Vous êtes sur les rotules ? Misez sur le ginseng de Sibérie. La Commission européenne et l'OMS reconnaissent son usage comme un tonique pouvant soutenir et stimuler l'organisme lorsque les capacités de travail ou de concentration sont amoindries.

LE COACHING DE Dr. Good !

Retour au calme avec le Trac-tac

Debout, jambes écartées de la largeur du bassin, redressez votre dos, relâchez vos épaules. Fermez votre poing gauche à l'exception de votre pouce relevé. Sur une inspiration, montez doucement votre bras gauche à 90°, poing face à votre regard. Fixez votre pouce en visualisant votre objectif (confiance, calme, etc.). Bloquez votre respiration et, tout en continuant de le fixer, rapprochez lentement votre pouce de votre front, jusqu'à le poser entre vos sourcils. Fermez les yeux dès que vous commencez à le voir flou. Expirez lentement par la bouche en ramenant votre bras à sa position initiale. Reprenez une respiration naturelle, accueillez les sensations, puis rouvrez les yeux. Répétez 3 fois.

MERCREDI 28 SEPTEMBRE

LE CONSEIL DU JOUR

La détente à portée de main !

En mettant au repos notre corps, mais aussi notre esprit, les massages nous ressourcent en profondeur et dissipent toute tension nerveuse. Quand on sait que notre peau compte au moins de 720 000 terminaisons nerveuses, on comprend mieux pourquoi le toucher a été la toute première forme de médecine naturelle. Seul ou à deux, il n'y pas de mal à se faire du bien.

LE COACHING DE Dr. Good !

Mettez de l'huile

Pour augmenter l'effet détente du massage, on mélange 10 gouttes de chacune des huiles essentielles suivantes : marjolaine à coquilles, lavande fine, petit grain bigarade dans 5 c. à s. (35 ml) d'huile végétale. Appliquez quelques gouttes sur les poignets, le plexus solaire, ou encore sous les pieds et massez. Contre-indiqué chez la femme enceinte et l'enfant de moins de 3 ans.

La digitopuncture à la rescousse

C'est simple, avec la pulpe de l'index ou du majeur, on effectue des petits mouvements circulaires durant une à deux minutes, tout en respirant calmement, sur des points précis. En voici 4 !

1 Point GI-4 : le nettoyeur.

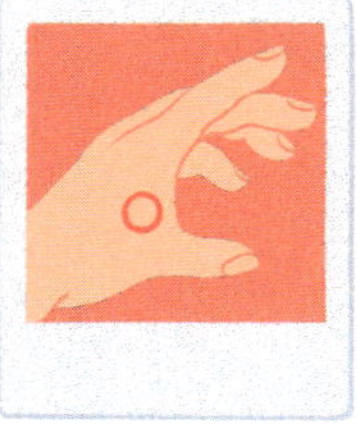

Ce point lié au gros intestin chasse l'énergie stagnante. À éviter chez la femme enceinte. Mettez votre main en V : le point se situe dans la légère dépression, à la jonction du pouce et de l'index.

2 Point MC-6 : le pacificateur.

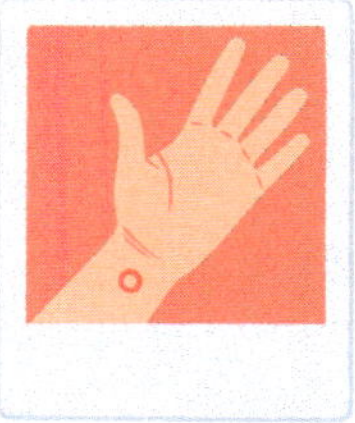

Ce point réputé efficace contre les nausées a également une action antistress : il régule le *qi* (l'énergie), harmonise le cœur et calme le *shen* (l'esprit). En partant du pli de votre poignet, placez trois doigts. Le point se situe après, entre les deux tendons.

3 Point VB-21 : le régulateur.

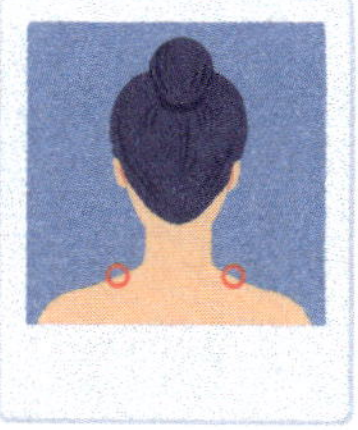

Ce point de la vésicule biliaire permet de libérer le *qi* dans tous les méridiens. À éviter chez la femme enceinte. Sur le trapèze, à mi-chemin entre la base du cou et la pointe de l'épaule, dans un léger creux.

4 Point *yin tang* : le clarificateur.

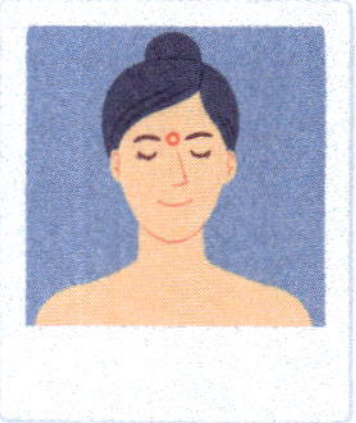

Ce point clarifie les idées, aide à ralentir le flux des pensées et des projections. Il est situé entre les deux sourcils.

JEUDI 29 SEPTEMBRE

Un goûter ?
Oui, mais pas celui du distributeur !

À l'approche de la soirée (16-17 heures), c'est la sérotonine qu'il faut stimuler. Cap sur des glucides qui vont favoriser sa synthèse par un effet de « déviation ». Car sans glucides, le tryptophane (précurseur de la sérotonine) ne parvient pas jusqu'au cerveau.

On privilégie donc les aliments à index glycémique bas à moyen pour éviter un pic d'insuline suivi d'un manque de sucre.

On peut aussi y ajouter quelques aliments contenant du tryptophane, comme des oléagineux, qui vont en plus apporter du magnésium et des oméga-3.

Voici quelques exemples de collation antistress :

- Une petite poignée de noix/amandes + 1 fruit frais.
- Une tranche de pain complet + une noisette de beurre d'amande.
- Une compote sans sucre + un carré de chocolat noir à 70 %.

Le coup de pouce naturel

Le pouvoir des bourgeons

La gemmothérapie c'est l'utilisation de bourgeons de plantes concentrés en actifs. Essayez les bourgeons de tilleul et de figuier qui sont antistress et sédatifs. Mélangez 5 gouttes de chaque dans un verre d'eau le midi, le soir et au coucher. Une bonne nuit de sommeil se profile devant vous !

LE CONSEIL DU JOUR

Mollo sur le petit noir

La caféine booste la sécrétion de dopamine, mais aussi d'adrénaline et de cortisol, ces hormones du stress qui vous permettent de retrouver un peu d'énergie… à court terme, seulement. Très vite, on doit augmenter les quantités pour obtenir le même effet. Et à forte dose, le café peut majorer les manifestations du stress : palpitations, irritabilité, tremblements. Deux ou trois cafés dans la journée, ça passe. Plus, gare à vous !

DITES-MOI DR.GOOD ?

Par quoi remplacer le café ?

En fin d'après-midi, essayez ces alternatives :
Une infusion de ginseng ou de réglisse, pour un coup de boost.
Un thé vert, pour faire le plein d'antioxydants et de théanine relaxante.
Du café d'orge ou d'épeautre, pour le (presque) goût du café, la caféine en moins.
Une infusion de romarin, équilibrant nerveux.

Qui aller voir
pour se faire aider?

Lorsque le stress prend le dessus, parlez-en d'abord à votre médecin traitant qui pourra vous orienter vers une prise en charge psychologique.

Les TCC (thérapies cognitivo-comportementales) permettent d'identifier les croyances erronées qui entraînent une perception inadaptée de la situation et donc un comportement inadéquat, et ainsi de modifier ce comportement.

Pour cela, le thérapeute propose des «exercices» cognitifs pour cibler les pensées génératrices de stress («je suis nul»), corporels avec des techniques pour ramener le calme, comportementaux pour apprendre à s'affirmer.

De quelques semaines à quelques mois, la durée de la psychothérapie est très variable. Celles dispensées dans les centres médico-psychologiques (CMP) ou les hôpitaux de jour sont prises en charge par l'Assurance maladie, mais elles sont généralement réservées à des troubles psychiatriques lourds.

Les séances en cabinet privé ne sont pas remboursées et coûtent de 40 à 100 € la séance. Renseignez-vous, certaines mutuelles proposent un forfait de prise en charge.

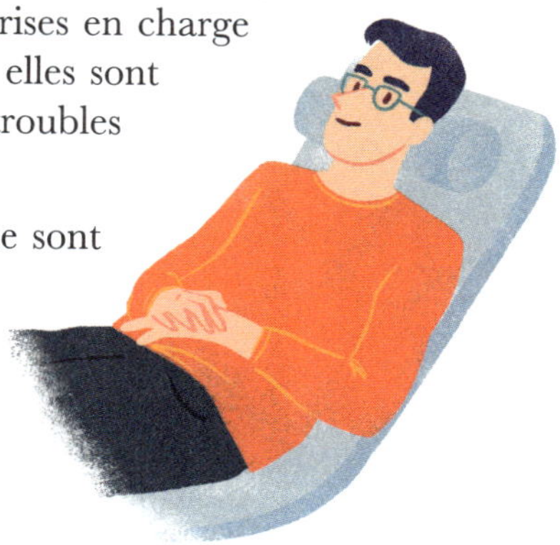

DITES-MOI DR.GOOD ?

Que penser des anxiolytiques?

Lorsque le stress impacte le quotidien et génère une grande souffrance, des anxiolytiques, ou tranquillisants mineurs peuvent être prescrits. Efficaces, ils calment la tension nerveuse, mais ils ne sont pas dénués d'effets secondaires et ne s'attaquent pas au fond du problème, les causes du stress et la manière dont on le gère.

LE CONSEIL DU JOUR

Une cure de magnésium

Face à un patient stressé, fatigué, c'est l'un des premiers réflexes des docteurs : prescrire une petite cure de magnésium. Minéral estampillé « antistress », il intervient dans plus de 300 réactions chimiques dont le passage de l'influx nerveux, la décontraction musculaire, la diminution des hormones du stress. Le top : du magnésium d'origine marine, associé à de la vitamine B6 et à de la taurine pour une assimilation optimale.

On regarde ça de près

Le *shiatsu*

Originaire du Japon (il est reconnu comme médecine à part entière depuis 1954) le *shiatsu* signifie «pression des doigts». Le praticien va exercer des pressions plus ou moins fortes, sur des points précis afin de libérer l'énergie. Pour un stress modéré, quelques séances suffisent (comptez 40 à 80 € la séance). Cette profession n'est pas encadrée en France.

Mon bilan

Le mois est passé, il est temps de faire un petit bilan. Êtes-vous toujours aussi stressé ? Avez-vous réussi à enrayer la mécanique du stress ? À la faire ralentir ? À la démonter complètement ?

Avez-vous changé de catégorie de niveau de stress ?

- ☐ Pas vraiment
- ☐ Un peu
- ☐ Beaucoup
- ☐ Totalement

Mon tracker forme

☺ ....

😐 ....

☹ ....

Mes objectifs

	Atteint	Peut mieux faire
Mieux comprendre le stress et son impact sur la santé pour pouvoir agir.		
Mieux connaître les gestes simples pour diminuer le stress.		
Adapter mon hygiène de vie et mon mental pour mieux résister au stress.		
Me faire aider par des méthodes naturelles.		

Et en pratique…

Lorsque le stress pointe, vous arrivez à le désamorcer.	☐ OUI	☐ NON
Vous pratiquez régulièrement une activité de relaxation.	☐ OUI	☐ NON
Vous arrivez à lâcher prise.	☐ OUI	☐ NON
Vous prenez soin de vous, vous vous accordez des moments de plaisir.	☐ OUI	☐ NON
Vous mangez plus équilibré.	☐ OUI	☐ NON

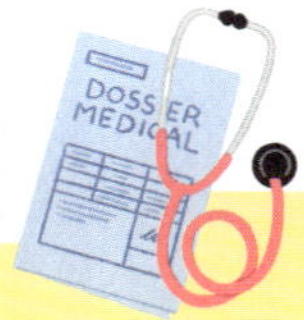

Prendre ses seins en main

On estime que 1 femme sur 8 risque de développer un cancer du sein. Bien sûr, il existe un dépistage organisé, proposé aux femmes de 50 à 74 ans. Mais connaître son corps et détecter une anomalie est aussi à votre portée.

Pour repérer tout changement de consistance, toute anomalie ou grosseur cutanée, examiner son corps est un plus. Pas de stress inutile : il est normal de sentir des boules (les seins sont constitués d'une glande mammaire et l'intérieur peut être «granuleux»). La limite toutefois : seule la mammographie pourra détecter les tumeurs de quelques millimètres.

Ce qui peut vous alerter :

Une grosseur dans le sein ou sous une aisselle, un changement de forme, une modification de la peau (rougeur, œdème) ou une modification du mamelon (changement de couleur, rétractation, écoulement). Pas de stress, cela ne signifie pas cancer pour autant, mais mieux vaut consulter. Toutes les femmes, dès la puberté, ont intérêt à s'autopalper, tous les mois à la même période du cycle, juste après les règles. Commencer tôt et de manière régulière permet de mieux se connaitre et d'être capable de reconnaitre un changement.

En pratique :

- Debout devant un miroir, levez et baissez les bras. Observez vos seins pour voir s'il n'y a rien d'anormal (crevasses, plis…).
- Pincez délicatement les mamelons pour vérifier qu'aucun écoulement ne se produit.
- Levez un bras et avec les doigts de la main opposée, palpez votre sein en effectuant de petits cercles de l'extérieur vers l'intérieur, puis de haut en bas. Terminez par la zone située entre le sein et l'aisselle.
- Recommencez avec l'autre sein.

OCTOBRE ROSE

Chaque année, depuis 1994, se déroule en octobre la campagne de lutte contre le cancer du sein, organisée par l'association Ruban Rose. L'occasion de s'informer et de se mobiliser, mais aussi de mettre en lumière celles qui combattent la maladie et de récolter des fonds pour la recherche. Plus d'infos sur cancerdusein.org.

C'est la saison

L'automne, je mets quoi dans mon panier? On profite des aliments de saison, de préférence cultivés de façon raisonnée ou bio et produits localement…

Légumes

Betterave rouge, blette, bolet, brocoli, carotte, céleri, cèpe, chou chinois, chou de Bruxelles, chou-fleur, coprin chevelu, courge, cresson, endive, épinard, fenouil, laitue, mâche, maïs, navet, oignon, panais, pied de mouton, pleurote, poireau, potiron, radis, rosée des prés, salade, salsifis, topinambour, trompette de la mort.

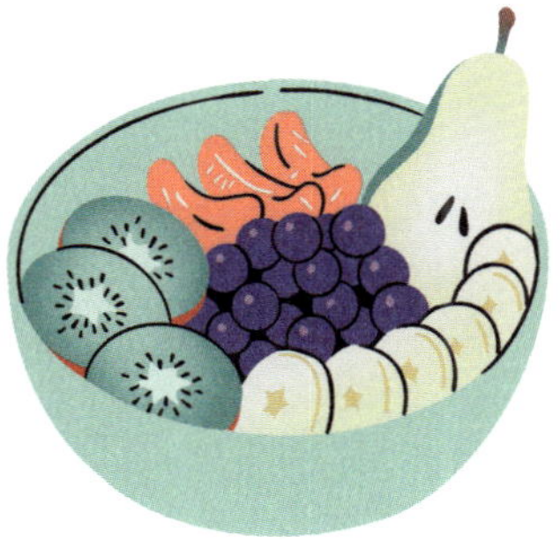

Fruits

Banane, châtaigne, clémentine, coing, figue, kiwi, mandarine, myrtille, noix, olive, orange, pêche de vigne, poire, pomme, prune, quetsche, raisin.

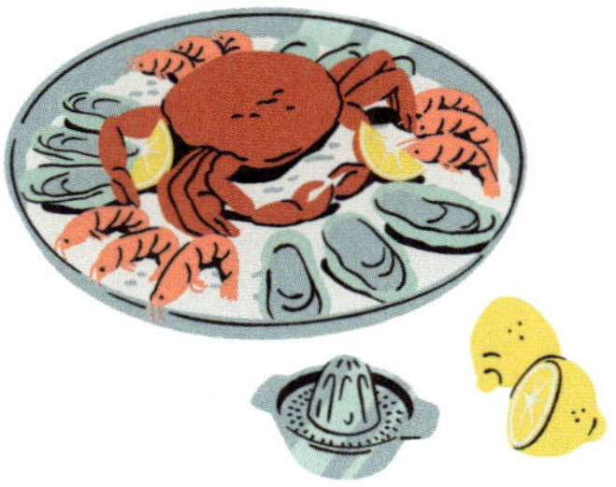

Poissons et fruits de mer

Anchois de Méditerranée, bar de ligne, bulot, calmar, colin, congre, coquille Saint-Jacques, dorade grise de ligne, églefin, grondin rouge, moule, haddock, hareng, huître, langoustine, lieu jaune, lieu noir, palourde, rouget, maquereau, merlan, barbet, sardine, tacaud.

Fromages

Abondance, Brillat-savarin, brocciu, cancoillotte, cantal, chaource, Comté, emmental, époisses, féta, fourme d'Ambert, gruyère, mascarpone, Morbier, mozzarella, munster, Ossau-iraty, parmigiano reggiano, pouligny-saint-pierre, Roquefort, Saint-nectaire, salers, Vacherin Mont-d'Or.

Liste établie par MangerBouger, programme national de nutrition et santé.

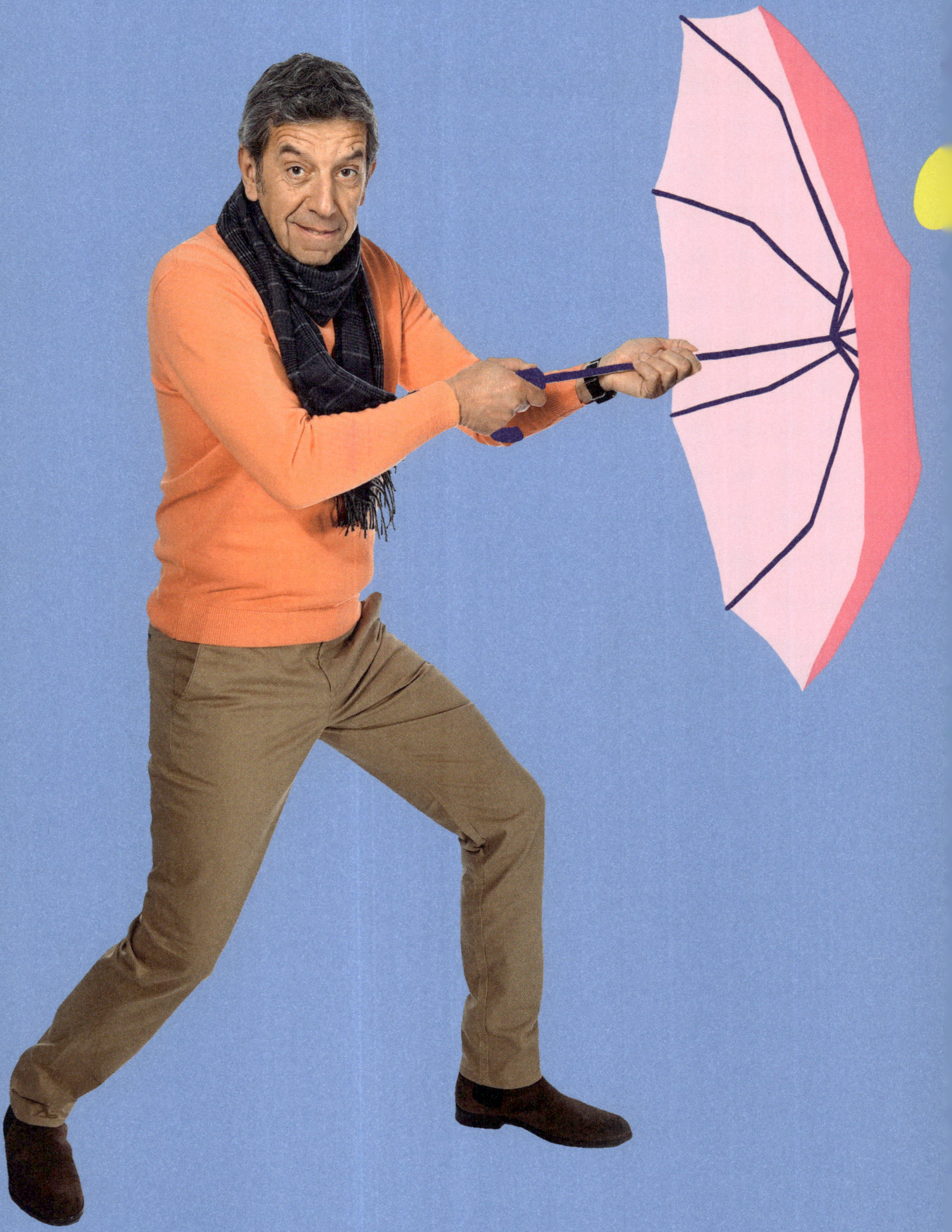

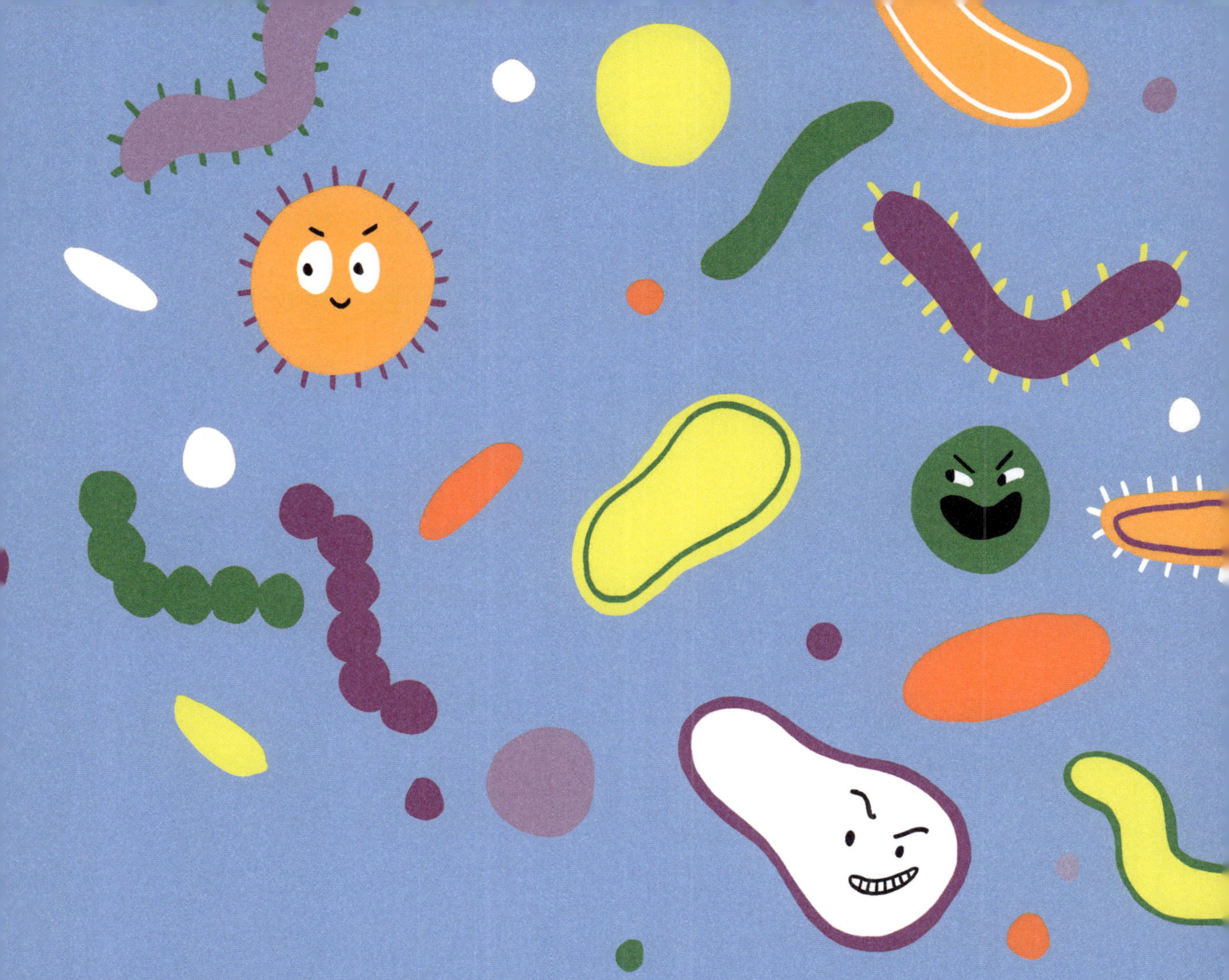

OCTOBRE

On booste son immunité

(halte aux virus !)

OCTOBRE

À bas les maux de l'hiver! Pour les éviter, rien de mieux que de se constituer une immunité au top. Et pour cela, on met toutes les chances de son côté avec une assiette riche en nutriments bénéfiques, un minimum d'activité, un sommeil privilégié, des astuces antistress indispensables... mais aussi les gestes pour «faire barrière» en cas d'épidémie ou de malades à la maison. Bref, plus tôt on met en place son «plan ORSEC» pour rester en forme cet hiver, mieux c'est!

NOUS AVONS TOUS DE PETITS MOMENTS DE FAIBLESSE (STRESS, MANQUE DE SOMMEIL) OÙ NOTRE IMMUNITÉ BAISSE. EN IDENTIFIANT LES VÔTRES, VOUS POURREZ AGIR... ET PRÉVENIR.

Mes objectifs

- ☐ Mieux comprendre l'immunité et comment la booster.
- ☐ Réviser (ou mieux appréhender) les gestes barrières.
- ☐ Adapter mon alimentation pour mieux résister aux virus.
- ☐ Me faire aider par des méthodes naturelles.

Mes fragilités

Je n'en ai pas! En pleine forme, vous traversez généralement la mauvaise saison sans être secoué ni stoppé par les habituels maux de l'hiver. Formidable, maintenant, il faut que ça dure!

Un peu... Un peu plus fragile, ou plus âgé, ou peut-être avec une hygiène de vie qui laisse à désirer, vous avez parfois tendance à «attraper tout ce qui passe», voire à vous trainer pendant les mois d'hiver en multipliant les rhumes.

De façon circonstancielle. Même si vous êtes résistant et en forme, votre environnement et vos conditions de vie quotidienne augmentent vos risques. Enfants malades, transports bondés de gens qui éternuent, distanciation sociale difficile…

Mon tracker forme

Comment allez-vous aujourd'hui? Cochez chaque jour le smiley correspondant à votre état de forme et faites le bilan en fin de mois.

- 🙂 : EN PLEINE FORME
- 😐 : SANS PLUS
- 🙁 : EN MODE BLUES

RENDEZ-VOUS EN PAGE BILAN À LA FIN DU MOIS DE COACHING

Notre immunité,
un système «deux en un»

LE CONSEIL DU JOUR

On surveille ses ganglions

Quand les ganglions gonflent, c'est un signal d'infection ! On les sent d'ailleurs quand on a mal à la gorge, juste sous la mâchoire, ils sont proéminents et sensibles au toucher. S'ils sont douloureux, la prise d'antalgiques est recommandée. S'ils restent gonflés plusieurs jours, on consulte.

Notre immunité est double et ses deux facettes, bien que distinctes, interagissent tout au long de la vie.

1 **L'immunité dite «innée» :** Elle démarre immédiatement après l'infection et reste active quatre jours avec une vraie puissance de frappe «tous azimuts». Elle est dite «non spécifique», car elle se bat contre l'infection sans tenir compte de la nature de l'assaillant. Rapide, mais éphémère, elle met en œuvre nos premières barrières physiques naturelles : la peau, nos voies respiratoires, les muqueuses ou la flore intestinale. Elle enclenche le phénomène d'inflammation et enrôle, contre l'ennemi, nos globules blancs (ou leucocytes, fabriqués dans la moelle osseuse).

2 **L'immunité dite «adaptative» (ou acquise) :** Elle prend le relais après quelques jours. Elle se compose d'une armée de globules blancs, et déclenche grâce aux lymphocytes B (issus de la moelle osseuse) des anticorps pour détruire l'ennemi. Elle va permettre la création et l'enrichissement d'une «mémoire immunitaire» durable. Son rôle : identifier un agent infectieux et le combattre grâce à des anticorps ciblés. Cette immunité est dite «spécifique».

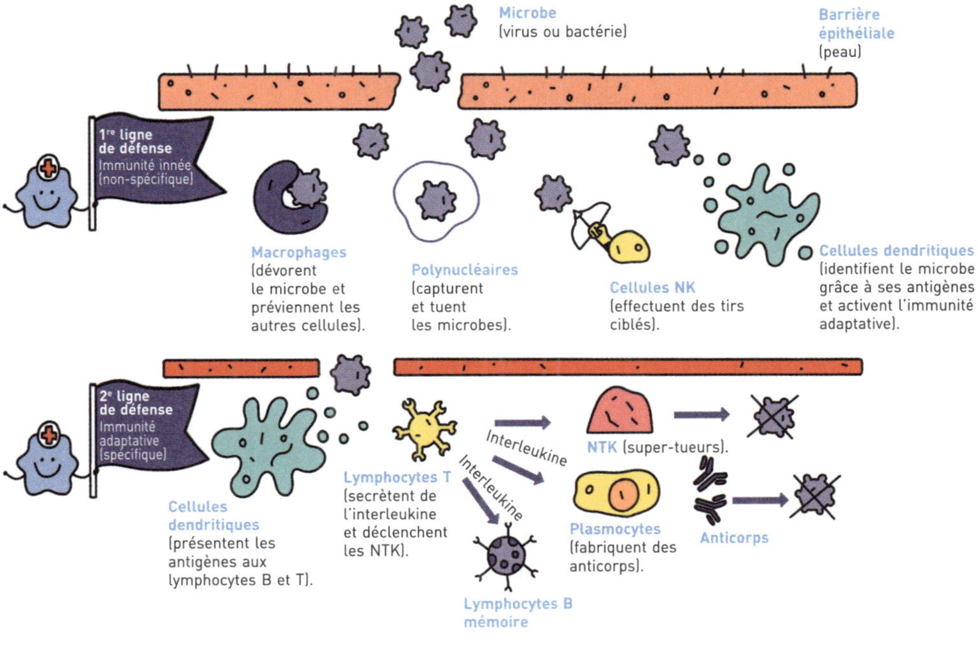

DIMANCHE 2 OCTOBRE

On mange quoi aujourd'hui ?

Petit déjeuner	Déjeuner	Dîner
Thé vert, pain complet au levain avec miel, smoothie Vita+.	Carottes râpées, pintade au chou vert, un yaourt nature, une grappe de raisin.	Omelette au poivron rouge, salade de mâche, fromage au lait cru, kiwi.

La recette du jour : smoothie Vita+

Pour 1 personne : Passer au blender ½ banane, 1 orange épluchée, 1 poignée de myrtilles surgelées et 1 grosse tranche de gingembre frais épluché. Mixer longuement et déguster à température ambiante (on peut aussi le remettre au frais et le terminer pour le goûter !).

L'aliment santé : chou-chou antivirus !

Très riche en vitamines A et C, le chou vert apporte aussi de la quercétine, un flavonoïde puissant qui stimulerait le système immunitaire. On évite de le cuire à l'eau (la vitamine C est soluble) et on le préfère cuisiné à l'étouffée !

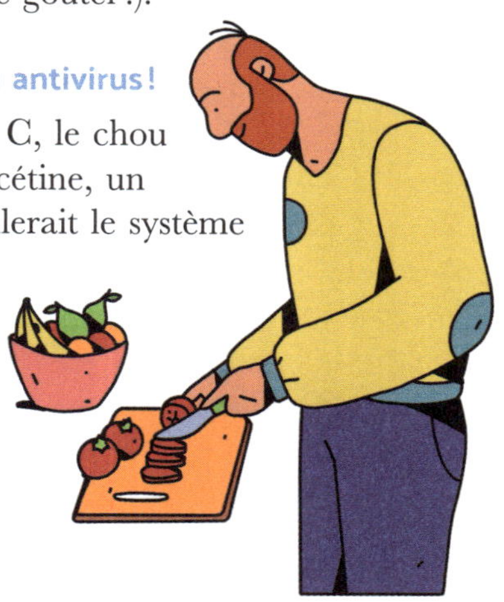

IL VAUT MIEUX LE SAVOIR

GARE AUX ZONES POLLUÉES

ON A VU, AVEC LA COVID-19, QUE LES ZONES LES PLUS POLLUÉES ÉTAIENT AUSSI LES PLUS TOUCHÉES PAR L'ÉPIDÉMIE, LES PARTICULES FINES SERVANT DE TRANSPORTEURS POUR LES VIRUS. PLUS GÉNÉRALEMENT, LA POLLUTION ATMOSPHÉRIQUE IRRITE LES VOIES RESPIRATOIRES ET CRÉE UNE INFLAMMATION LOCALE QUI LES FRAGILISE (IL FAUT D'AILLEURS ÉVITER LES EFFORTS PHYSIQUES PENDANT LES PICS DE POLLUTION). À L'INTÉRIEUR DES MAISONS, SI ON N'AÈRE PAS ASSEZ, L'AIR DEVIENT POLLUÉ… ET FAVORISE LES INFECTIONS.

LE CONSEIL DU JOUR

Le plein de vitamine C

Super-tonique elle intervient à différents stades du processus de défense, notamment en stimulant la production d'anticorps et en accélérant la fabrication des lymphocytes. Des travaux ont montré un effet antiviral quand son taux sanguin reste stable. Alors on n'hésite pas à consommer celle issue de produits naturels : dans les fruits et légumes colorés, cassis, kiwi, fraise, agrumes, poivron, choux, épinards. À consommer à chaque repas.

On regarde ça de près

La bactérie : une colonisatrice utile… ou pas !

De l'ordre du millième de millimètre, c'est une « vraie » cellule vivante, dotée d'un chromosome. La plupart sont bénéfiques (celles présentes dans nos microbiotes, par exemple) et hébergées dans le corps humain et notre environnement. D'autres sont malignes comme celles de certaines angines, de la coqueluche ou encore la tuberculose. Contre elles les antibiotiques sont efficaces.

Le ventre, grand général de l'immunité

On sait désormais qu'il est notre deuxième cerveau, chef d'orchestre de notre santé et de notre humeur. Mais il est aussi aux commandes d'une partie de notre immunité !

- La flore intestinale héberge environ 10 000 milliards de bactéries. On en recense 160 à 200 espèces différentes chez chacun d'entre nous, formant un microbiote aussi unique que nos empreintes digitales ! Il abrite 60 à 70 % de nos cellules immunitaires, principalement hébergées dans l'intestin grêle et le colon.
- Le microbiote se construit surtout les trois premières années de vie. Il reste ensuite assez stable, en étant influencé par l'alimentation et les médicaments, particulièrement les antibiotiques. Des prises médicamenteuses répétées peuvent le modifier et l'appauvrir définitivement.
- Chez le senior, il devient plus instable après la soixantaine : c'est lié à l'alimentation, la prise de médicaments (antiacides au long cours par exemple), l'inactivité… mais aussi au déclin naturel du système immunitaire.

LE CONSEIL DU JOUR

Les bactéries chouchou

On met des probiotiques au menu, ces « bonnes bactéries » apportées par les aliments lactofermentés : pain au levain, yaourt, chou de choucroute, cornichons, miso, etc. Mais aussi des prébiotiques qui servent de nourriture au microbiote et sont constitués de fibres alimentaires « non digestibles » comme l'inuline ou la cellulose, présentes dans les végétaux (ail, artichaut, asperge, banane, betterave, chou, poireau…), les légumineuses (haricots, pois chiches…), les céréales (avoine, blé, lin, seigle…) et les oléagineux (amandes, noix).

2 kilos

C'est le poids de notre flore intestinale !

Et nous avons d'autres microbiotes : buccal, vaginal, cutané, nasal… Les bactéries (souvent bénéfiques) sont partout et nous en hébergeons au moins autant que de cellules.

Le coup de pouce naturel

La recette du kéfir

Cette boisson riche en probiotiques se fabrique aisément à partir de « grains » secs translucides à acheter en boutique bio. C'est un probiotique. La recette ?

Verser 1 c. à s. de kéfir dans 1 litre d'eau de source, avec 50 g de sucre + 1 citron bio en rondelles + 1 figue sèche. Couvrir d'un linge fin et laisser à température ambiante 48 heures. Quand la figue remonte à la surface, filtrer, retirer les grains (réutilisables), verser en bouteille hermétique… et déguster !

LE CONSEIL DU JOUR

Une cure d'acérola

Pour surmonter la fatigue, on peut agrémenter son alimentation avec une petite cure d'acérola pendant un mois. Cette baie écarlate contient 10 à 40 fois plus de vitamine C que l'orange, ainsi que du fer. Plutôt qu'en comprimés, on la choisit en poudre de qualité, pure, idéalement bio et venue du Brésil. La bonne dose : 1 petite c. à c. bombée chaque matin (pour 400 à 500 mg de vitamine C naturelle).

LE COACHING DE **Dr. Good !**

On respire

Pour améliorer la circulation sanguine au niveau abdominal, on adopte cette respiration issue du yoga : debout, jambes légèrement écartées et fléchies, rentrer le ventre, se pencher en avant et placer les poings fermés sur les abdos. Ouvrir la bouche en O et expulser l'air en 3 saccades successives, en poussant, avec les poings le ventre vers l'intérieur. Se redresser en inspirant 5 secondes, recommencer 10 fois.

On mange quoi aujourd'hui ?

Petit déjeuner	Déjeuner	Dîner
Thé vert ou noir aux épices, yaourt nature avec muesli et 1 c. à s. de germes de blé, kiwi, jus d'orange et de pamplemousse frais.	Parmentier de poulet à la patate douce, salade de mâche avec petits cubes de fromage au lait cru, pomme.	Salade de céleri, betterave, pomme et noix, tartine de pain complet au levain toastée avec rillettes de sardines au fromage frais et ciboulette, poire cuite au chocolat.

La recette du jour : rillettes de sardines au fromage frais et ciboulette

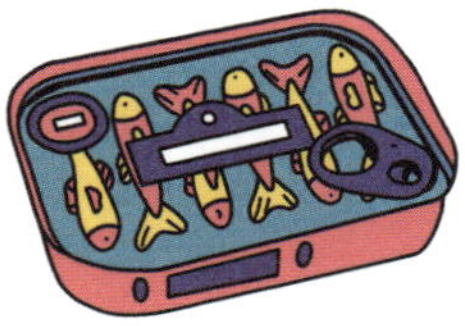

Pour 1 personne : Ouvrir et égoutter une boîte de sardines à l'huile. Les écraser dans une assiette, ajouter 2 grosses c. à s. de fromage frais, poivrer, arroser du jus d'un citron en râper le zeste et l'ajouter puis parsemer de ciboulette. Bénéfice : le plein de bons gras anti-inflammatoires, de vitamine C et D !

L'aliment santé : la patate douce, pour rester en forme

Sa belle couleur orangée est liée à une forte concentration en bêta-carotène (précurseur de la vitamine A), et elle apporte du zinc et de la vitamine B6. En prime, elle est riche en fibres et, contrairement à notre classique « patate », ne fait pas grimper la glycémie.

DITES-MOI DR. GOOD ?

Les amygdales qui gonflent, c'est signe d'infection ?

Oui, car si des bactéries ou virus se présentent, elles augmentent de volume pour faire barrage, fabriquent des anticorps, et alertent tout le système immunitaire. Mais plusieurs études ont montré que les retirer ne serait pas forcément bénéfique, et multiplierait le risque d'infection respiratoire par trois dans les années qui suivent.

MERCREDI 5 OCTOBRE

Le sport, un vrai booster de l'immunité !

La pratique d'une activité physique régulière et modérée nous aiderait à booster nos défenses naturelles : en réduisant le stress et la fatigue (deux ennemis de l'immunité), mais aussi directement en augmentant, après chaque séance d'exercice, le nombre et/ou l'activité des différents globules blancs. Mieux encore, une étude a montré qu'elle protègerait contre l'apparition d'infections respiratoires. Il n'y a pas d'âge pour profiter des bienfaits du sport, et il ne faut surtout pas décider d'arrêter pour passer en mode retraité plan-plan. L'activité sportive continue d'être bénéfique même après 70 ans et elle peut aussi, selon les études, prévenir l'affaiblissement naturel de l'immunité au fil de l'âge. On préserve ses défenses année après année en continuant d'être actif !

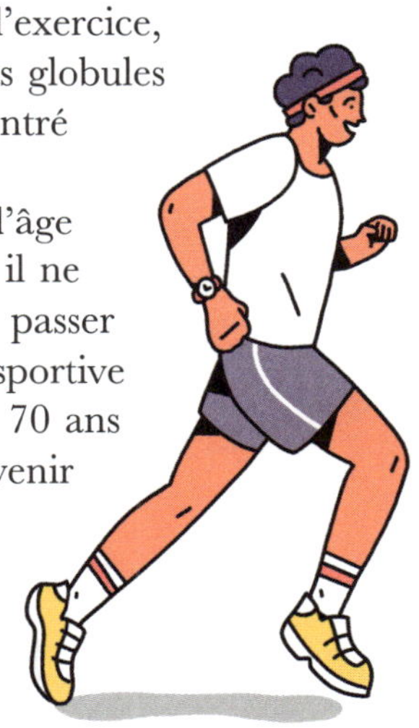

LE CONSEIL DU JOUR

C'est parti pour trente minutes de marche !

Marcher rapidement est amplement suffisant, pas besoin de se mettre au footing. Prenez l'habitude de réaliser 3 à 5 séances hebdomadaires de trente à soixante minutes à intensité modérée. On peut décomposer en deux fois quinze minutes, quand on veut dans la journée. Un minimum « pleine forme ».

On regarde ça de près

Les virus : des répliquants dangereux

Le virus est une entité biologique. Il ne vit, n'est actif et capable de se multiplier que s'il pénètre dans une cellule (ou une bactérie), qu'il parasite pour se répliquer en centaines de copies. C'est une grande famille dans laquelle on compte : grippe, varicelle, VIH, mononucléose, covid-19, etc. Les médicaments antiviraux et la vaccination peuvent nous en protéger.

LE COACHING DE Dr. Good !

Du sport, oui, mais dans les règles !

On commence toujours par s'échauffer pendant dix minutes. Dérouillez d'abord vos articulations en faisant des mouvements de rotation. Puis effectuez un exercice d'intensité légère en augmentant progressivement la difficulté (jusqu'à ce que vous ayez chaud et que le souffle s'accélère un peu). Par exemple : marchez rapidement pendant deux minutes, puis de plus en vite. Ou encore, marchez puis sautillez sur place en faisant des talons-fesses et n'oubliez pas de bouger vos bras d'avant en arrière. On n'oublie pas non plus de boire quelques gorgées toutes les trente minutes, de se couvrir après la séance et d'effectuer des étirements musculaires.

Journée nationale des aidants

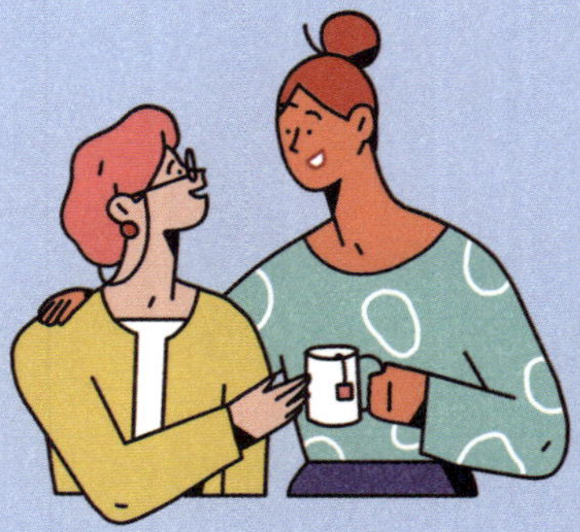

En France, onze millions de personnes assurent la fonction d'aidant majoritairement auprès d'un membre de sa famille. Une fonction vitale pour la société, mais loin d'être de tout repos.

POURQUOI C'EST IMPORTANT D'EN PARLER ?

Un parent victime d'Alzheimer, un conjoint souffrant d'un cancer ou un enfant autiste. Cela semble normal de donner son énergie aux personnes que l'on aime lorsqu'elles sont malades et qu'elles ont besoin de nous. Reconnaître le rôle et l'activité des aidants est primordial. Grâce à eux, ce sont des milliards d'économies pour les institutions publiques. Le hic c'est qu'à force d'être disponible pour les autres on en oublie parfois sa santé. D'autant qu'une majorité d'aidants (51 %) sont aussi salariés. Et ce phénomène devrait s'amplifier pour toucher un quart de la population active en 2030 selon la DREES (La Direction de la recherche, des études, de l'évaluation et des statistiques). Entre vie professionnelle, vie familiale et aide au proche, cela peut vite devenir un vrai casse-tête avec à la clé fatigue, isolement, stress, etc.

CE QUE JE PEUX FAIRE

Prendre conscience que vous n'êtes pas tout seul : il existe des aides pour le maintien à domicile et une des premières démarches est de s'informer auprès de sa caisse communale d'Action sociale (CCAS).

Prendre un «congé de proche aidant»

La mise en place de ce congé a été votée à l'automne 2020 et permet de cesser temporairement son activité professionnelle pour s'occuper d'une personne handicapée ou en perte d'autonomie. Sa durée maximale est de trois mois renouvelables, sans pouvoir dépasser un an sur l'ensemble de la carrière du salarié.

Se tourner vers une Maison de répit

Depuis peu, des Maisons de répit se mettent en place (la première a ouvert dans la région lyonnaise) permettant aux aidants de souffler en accueillant le proche malade.

Suivre une formation

Enfin, être aidant cela se prépare grâce à des formations (en ligne) dispensées par les associations : comment trouver sa place entre le malade et les professionnels de santé, concilier sa vie personnelle, s'y retrouver dans les aides, se préparer aux évolutions de la maladie, gérer les impacts psychologiques, etc.

VERS QUI ME TOURNER ?

associationjetaide.org

Ce collectif lance chaque année une grande campagne de sensibilisation afin de faire progresser la reconnaissance et les droits des aidants, mais aussi des conseils, des débats, des ateliers thématiques…

aidants.fr

L'Association française des aidants propose des formations destinées aux aidants, des lieux d'écoute et d'échanges, des conseils pour obtenir les aides, du soutien ou des temps de répit.

VENDREDI 7 OCTOBRE

On mange quoi aujourd'hui ?

Petit déjeuner

Thé vert, jus d'agrumes (1 orange/ 1 citron/ 2 clémentines), muffin anglais beurré avec 1 morceau de fromage au lait cru, une dizaine de noix.

Déjeuner

Filet de cabillaud poêlé au citron, riz au safran et au gingembre, yaourt nature, pomme.

Dîner

Soupe de potiron, gratin de chou-fleur au jambon, salade frisée à l'ail, compote pomme-cassis façon crumble.

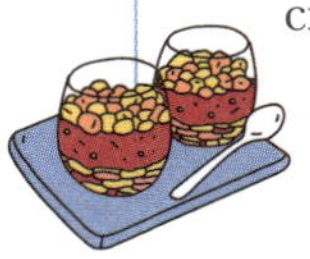

La recette du jour : compote pomme-cassis façon crumble

Pour 4 personnes : Dans une casserole, déposer 4 pommes pelées et coupées en morceaux + 300 g de cassis surgelé. Poudrer avec 1 c. à c. bombée de cannelle et laisser mijoter à feu doux jusqu'à ce que les fruits soient compotés. Ajouter 2 c. à s. de miel. Déposer dans 4 verrines, écraser grossièrement dessus 2 sablés bretons. Servir tiède. Bénéfice : le plein de vitamine C et de fibres.

L'aliment santé : le gingembre, indispensable rhizome

Réputé en Asie pour ses vertus antifatigue, il donne un coup de fouet et réchauffe l'organisme ! Anti-inflammatoire, il soulage aussi les douleurs de gorge. À consommer frais : il est délicatement piquant. Pour en avoir toujours chez soi, on le pèle, on le râpe, et on le stocke au congélateur dans un sac.

IL VAUT MIEUX LE SAVOIR

STOP AU TABAC

IL RÉDUIT L'IMMUNITÉ AINSI QUE LES CAPACITÉS DE DÉFENSE DES VOIES RESPIRATOIRES CONTRE LES VIRUS ET BACTÉRIES (LE RISQUE DE GRIPPE SERAIT MULTIPLIÉ PAR 4). LES ENFANTS SOUMIS AU TABAGISME PASSIF SOUFFRENT PLUS D'INFECTIONS SAISONNIÈRES ET D'OTITES ! AUTANT DE RAISONS D'ARRÊTER (EN SE FAISANT AIDER).

LE CONSEIL DU JOUR

À vos masques

Le masque « barrière » en tissu doit être utilisé et nettoyé rigoureusement pour rester efficace. On le porte quatre heures maximum, en couvrant bien le nez et la bouche. On se lave les mains avant de le mettre et après l'avoir retiré (par l'arrière). On le lave au moins trente minutes à 60 °C avec de la lessive, sans adoucissant. Sa durée de vie : généralement 50 lavages, et s'il est abîmé, on le jette.

LE COACHING DE Dr. Good !

Comme à la récré !

Sauter à la corde est excellent pour développer son souffle, son endurance, et tonifier tous les muscles. On commence lentement avec des petits sauts pendant 3 minutes, puis on accélère 15 secondes, on ralentit, on accélère... bref, on fait varier le rythme pendant 15 minutes. À répéter 2 à 3 fois par semaine. Transpi garantie !

SAMEDI 8 OCTOBRE

Bien se laver les mains c'est primordial

Une évidence non ? Car un des modes de transmission préférés des virus (grippe, gastro, rhume) ce sont les contacts humains. Et ils peuvent rester actifs entre cinq et trente minutes sur la peau… voire plusieurs jours pour celui de la gastro, sans parler de la Covid-19. Savon ou gel hydroalcoolique sont nécessaires, car l'eau seule ne suffit pas. Rappelons la bonne méthode : paume contre paume, puis le dos des mains, puis entre les doigts, puis le dos des doigts, puis les pouces, puis le bout des doigts. Temps nécessaire : au minimum trente secondes. Un geste clef à répéter en rentrant de l'école, avant de passer à table, après être allé aux toilettes… et aussi souvent que possible !

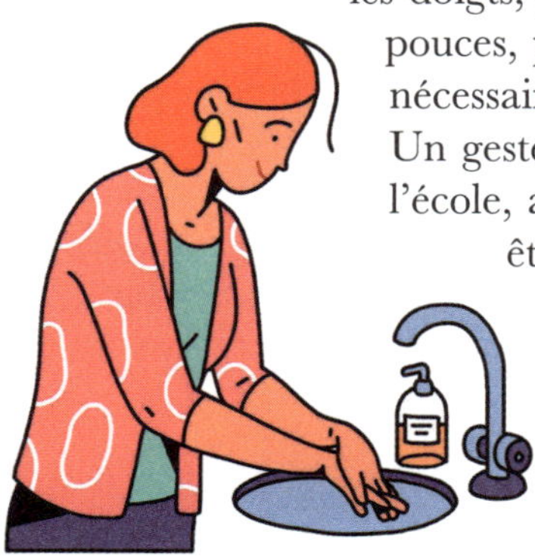

LE CONSEIL DU JOUR

Des ongles nickel

On oublie trop souvent de se brosser les ongles, surtout s'ils sont vernis, car on ne voit pas qu'ils ne sont pas propres. Et plus ils sont longs, plus les agents pathogènes s'y cachent et prolifèrent ! La parade : une brosse douce (ou une vieille brosse à dents) posée juste à côté du savon pour ne pas oublier, au moins deux fois par jour !

Le coup de pouce naturel

2 remèdes naturels en cas de gastro-entérite

Par voie orale : 1 goutte d'huile essentielle de gingembre + 1 goutte de cannelle de Ceylan + 1 goutte de laurier noble + 1 goutte de menthe poivrée dans 1 c. à c. de miel ou sur une boulette de pain, 3 fois/jour pendant 3 jours.

En massage sur l'abdomen : 3 gouttes d'huile essentielle d'arbre à thé + 3 gouttes de laurier noble + 3 gouttes de gingembre + 3 gouttes de basilic tropical diluées dans 1 c. à s. d'huile (noyau d'abricot ou huile neutre type olive), en massage doux sur l'abdomen, 3 à 4 fois/jour.

On regarde ça de près

La gastro-entérite

On compte environ 2,6 millions de cas par an en France… Les symptômes ? Diarrhées, nausées et vomissements, spasmes intestinaux, parfois fièvre, durant 24 à 72 heures. La transmission s'effectue via les selles et vomissements par les mains ou objets souillés.

La bonne parade : réhydratation et diète (riz, carotte, banane). On consulte si on a plus de 75 ans, qu'on est malade ou immunodéprimé, déshydraté, si on a voyagé récemment dans un pays tropical, si les symptômes s'aggravent ou ne s'améliorent pas après 72 heures. Chez le bébé et l'enfant, on consulte le pédiatre.

DIMANCHE 9 OCTOBRE

On mange quoi aujourd'hui ?

Petit déjeuner	Déjeuner	Dîner
Thé vert, yaourt nature avec miel, muesli, grains de grenade, banane en rondelles et 1 c. à s. de germes de blé.	Saucisse-lentilles, salade verte frisée à l'ail, clémentines.	Soupe de courgettes au basilic, tartine jambon de dinde + tapenade d'olives + mozzarella grillée au four, salade frisée à l'ail, ½ mangue.

La recette du jour : soupe de courgettes au basilic

Pour 4 personnes : Dans une cocotte, faire blondir 1 oignon émincé dans 2 c. à s. d'huile d'olive. Ajouter 4 courgettes non épluchées en rondelles, laisser revenir 3 minutes, puis ajouter de l'eau (qui doit à peine couvrir les courgettes), un bouillon, et laisser mijoter 20 minutes. Avant de servir, ajouter 1 c. à s. de crème fraîche et du basilic frais ou surgelé. Bénéfice : des fibres, de la vitamine C et de la provitamine A.

L'aliment santé : le thé vert, cet indispensable du tonus

Réputé pour être antifatigue, le thé vert contient de l'EGCG (pour épigallocathéchine gallate !) aux vertus étudiées par les scientifiques. Elle aurait un effet sur l'immunité, en agissant sur les lymphocytes. Ses antioxydants protègeraient aussi contre les microbes. Pas d'effet miracle, mais on peut en boire chaque jour pour soutenir ses défenses !

LE CONSEIL DU JOUR

Oui au vaccin antigrippe !

Oui si vous avez plus de 65 ans (même si vous êtes en bonne santé), que vous êtes professionnel de santé (y compris sage-femme ou si vous travaillez dans un EHPAD), si vous êtes enceinte, si vous souffrez d'une maladie chronique (le risque de complications de la grippe est majoré).

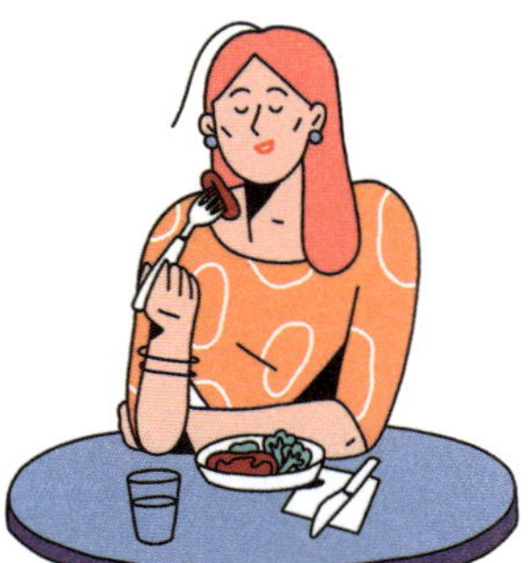

On regarde ça de près

La grippe

Les virus de la grippe touchent jusqu'à 6 millions de Français chaque année. Ils provoquent toux grasse, forte fièvre (39 °C), courbatures, fatigue intense, frissons et durent entre trois et sept jours. Leur mode de transmission préféré : projections (postillons et éternuements), mains et objets souillés.

La bonne attitude : au chaud sous la couette ! On soulage la fièvre (paracétamol) et on s'hydrate. On consulte si on est enceinte, âgé, atteint d'une maladie chronique, immunodéprimé, si les symptômes s'aggravent (difficultés respiratoires, crachats purulents, etc.), ou que rien ne s'est amélioré après 72 heures.

166

En km/h, c'est la vitesse à laquelle l'air est expulsé par le nez lorsqu'on éternue ! Sacrée puissance !

En comparaison, la toux est expulsée à 100 km/h.

On prend soin de son nez !

Arroser son nez est une mesure d'hygiène préventive à faire une fois par jour, pour le nettoyer ET l'humidifier (les muqueuses sèches sont plus fragiles).

- À faire avec du sérum physiologique, un spray de solution nasale isotonique ou hypertonique, ou, mieux avec le lota indien, sorte de mini-arrosoir anatomique qu'on remplit d'eau tiède et de sel.
- Pour être efficace, ce lavage doit être abondant : le liquide instillé dans le nez doit couler dans la gorge. Les sprays pour nettoyer ou désencombrer le nez, et ceux pour la gorge, doivent rester strictement personnels pour éviter de propager les germes. Comme une brosse à dents !

On regarde ça de près

Les rhinovirus (ou rhumes)

On en compte plus de 200 différents ! Et c'est fréquent, 2 à 3 rhumes par an chez l'adulte, entre 8 et 10 chez l'enfant, puisqu'ils se transmettent via les éternuements, les postillons, les mains et objets souillés. Avec des symptômes bien connus : nez qui coule, éternuements, maux de tête, fatigue, parfois fièvre (légère à modérée), maux de gorge et toux. La durée ? De sept à dix jours.

La bonne attitude : laver le nez, soulager les symptômes… et prendre son mal en patience. On consulte si ça dégénère (sinus bouchés, mouchage très vert, forte fièvre, otite, etc.).

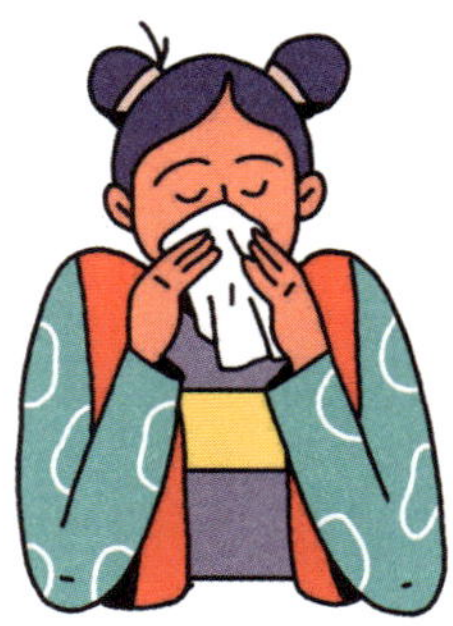

LE CONSEIL DU JOUR

Moucher, moucher… c'est la santé !

Pas besoin d'attendre que le nez coule : ce geste d'hygiène évite que les sécrétions stagnantes deviennent une aire de jeux pour les virus et bactéries. On le fait en douceur, une narine après l'autre, en utilisant un mouchoir en papier que l'on jette immédiatement… avant de se laver les mains ! Et si des mouchoirs traînent dans la chambre d'un malade, on ramasse tout, on jette dans un sac poubelle qu'on ferme bien, et on se lave les mains ensuite.

Le coup de pouce naturel

L'échinacée pourpre

L'échinacée pourpre (*Echinacea purpurea*) stimulerait les systèmes immunitaires fragiles et lutterait contre les virus et bactéries respiratoires. La bonne dose : 1 c. à c. d'extrait standardisé matin et soir pendant vingt jours en prévention au début de l'hiver et en curatif 5 c. à c. par jour (chacune espacée de deux heures minimum) les trois premiers jours puis 4 c. à c. par jour jusqu'à disparition des symptômes.

On mange quoi aujourd'hui ?

Petit déjeuner

Thé vert, yaourt nature avec miel et 1 c. à s. de germes de blé, une tartine de pain aux céréales beurrée, smoothie orange/banane/kiwi.

Déjeuner

Chili con carne (haricots rouges, tomates, poivrons, oignons, steak haché, cumin), purée d'avocat au citron, crème à la vanille.

Dîner

Saumon fumé et citron, galettes de légumes, pommes au four à la cannelle parsemées de grains de grenade.

La recette du jour : galettes de légumes

Pour 4 personnes : Laver et sécher 1 grosse pomme de terre, 2 grosses carottes, 2 courgettes non épluchées. Au robot, râper les légumes et un gros oignon. Ajouter 3 c. à s. de maïs doux, 2 œufs et 100 g de fromage râpé, poivrer. Mélanger avec les mains et composer des galettes, à déposer sur la plaque du four. Cuire 20 minutes à 200 °C, servir chaud avec une sauce tomate.

L'aliment santé : la cannelle, douce et bénéfique

Classique des pommes cuites, cette épice (écorce moulue) est antiseptique, antivirale et antibactérienne, et serait efficace contre les virus respiratoires de l'hiver et ceux qui attaquent notre tube digestif. On la saupoudre dans les desserts, d'autant qu'elle aide à réduire le sucre.

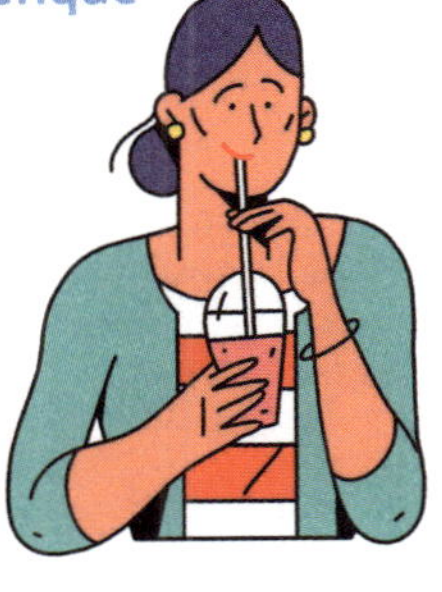

LE COACHING DE **Dr. Good !**

Et si vous retourniez à la piscine ?

Multiplier les longueurs même à petite vitesse pour faire travailler son cœur, dénouer ses tensions musculaires, faire des pédalages (pour améliorer la circulation sanguine) ou de l'aquagym pour se tonifier : une séance hebdomadaire de quarante-cinq minutes à une heure est très bénéfique et antistress.

LE CONSEIL DU JOUR

Namasté !

En période de contagion, on arrête bises et poignées de mains. Une jolie façon d'y échapper ? Le « Namasté » *venu d'Inde : s'incliner légèrement vers l'avant, les mains jointes au niveau de la poitrine. Plus chic que le check du coude !*

On regarde ça de près

L'angine

Elle est provoquée soit par un virus (VRS, Influenzae, adénovirus...), ou plus rarement par une bactérie (généralement streptocoque) et frappe 9 millions de personnes. Les symptômes durent environ quatre jours : maux de gorge majorés à la déglutition, fièvre modérée, ganglions dans le cou. Parfois toux, rhumes, troubles digestifs, maux de tête.

La bonne attitude : on soulage la douleur (paracétamol, anti-inflammatoires non stéroïdiens ou AINS), et on consulte un médecin qui décidera, après un prélèvement, de la prise d'antibiotiques si l'angine est d'origine bactérienne.

Journée mondiale pour la vue

Mieux voir c'est mieux vivre… Ça semble évident, mais encore faut-il se préoccuper de sa vision. Ça tombe bien, pendant une semaine vous pouvez faire un test de vue gratuit chez certains professionnels*.

Bonne nouvelle

Depuis le 1er janvier 2020, les opticiens peuvent proposer aux assurés sociaux une gamme de montures et verres remboursés à 100 % par l'Assurance maladie. Afin que personne ne renonce à s'équiper !

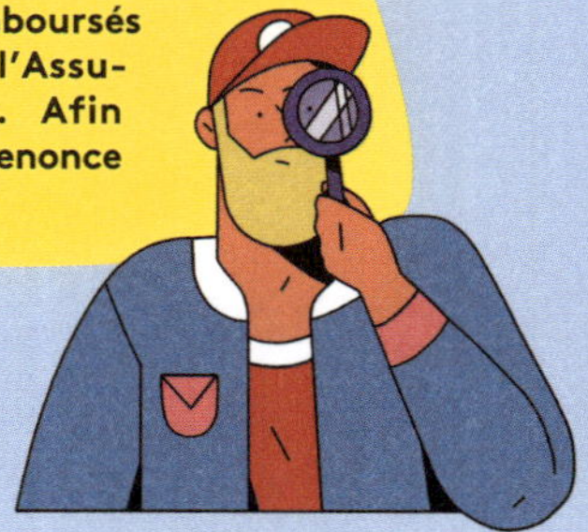

POURQUOI C'EST IMPORTANT D'EN PARLER ?

Alors que 80 % des informations qui nous parviennent passent par l'œil, moins d'un tiers des Français fait contrôler sa vue tous les ans et plus de 20 % ne le font que très rarement, voire jamais. Des résultats encore plus inquiétants pour les 16-24 ans, particulièrement exposés aux écrans, dont plus d'un million n'ont jamais consulté un ophtalmologiste (15 %). En France, après 20 ans, 7 personnes sur 10 portent des lunettes ou des lentilles.

CE QUE JE PEUX FAIRE

Pour protéger sa vue de certaines pathologies, les responsables étant toujours un peu les mêmes :

On fait attention aux écrans, qui fabriquent des générations de myopes, et pas seulement parce qu'ils sollicitent la vision de près. Lorsqu'on est scotché à son écran, c'est en général à l'intérieur, à la lumière artificielle. Et ce temps que l'on passe à l'intérieur, on ne le passe pas à l'extérieur. Or la lumière naturelle est primordiale pour la vue. Quand la rétine capte la lumière du soleil, elle libère de la dopamine, une substance chimique qui facilite la transmission des images au cerveau.

On évite le tabac, qui favorise la DMLA (dégénérescence maculaire liée à l'âge), c'est-à-dire lorsque la macula (la partie centrale de la rétine) ne fonctionne plus bien.

On se protège des UV, qui accélèrent le vieillissement des cellules de la rétine ou les détériorent. On chausse ses lunettes de soleil (un réflexe à la montagne et à la mer, mais qu'on a tendance à oublier en ville) !

QUID DU DÉPISTAGE ?

Le mieux c'est tous les deux ans au minimum avant 60 ans, tous les ans après, et plus fréquemment en cas de pathologie ou d'antécédents. On fait un point :

- À partir de 40 ans pour la presbytie. Vous avez du mal à lire les petits caractères, vous avez besoin de plus de lumière, vous tendez les bras pour éloigner votre livre ? C'est le début de la presbytie et personne n'y échappe hélas !
- À partir de 50 ans pour la DMLA. Les signes qui alertent sont l'apparition de tâches floues ou noires sur une page blanche ou un visage, la déformation de lignes. Il est urgent de consulter et de faire contrôler sa vue chaque année.

*liste sur le site de l'Asnav, cmavue.org

On apprivoise le stress

Plusieurs études font le lien entre le stress et la baisse de nos défenses.

Récemment, une équipe de chercheurs marseillais est parvenue à montrer – chez la souris – que des récepteurs spécifiques du stress pouvaient amoindrir notre capacité à éliminer les virus. Des chercheurs américains ont également montré lors d'expériences sur plus d'une centaine d'étudiants que leur immunité variait en fonction de leur… optimisme ! Peut-être, justement, gèrent-ils mieux leur stress ?

Il n'existe pas une, mais plusieurs façons de mieux gérer son stress. Une alimentation soignée, de l'exercice, des disciplines dédiées (sophrologie, yoga, etc.). Mais quand rien ne va plus, mieux vaut consulter : son médecin traitant d'abord, puis un spécialiste qui vous aidera à identifier les causes pour mieux les prendre en main. Courage !

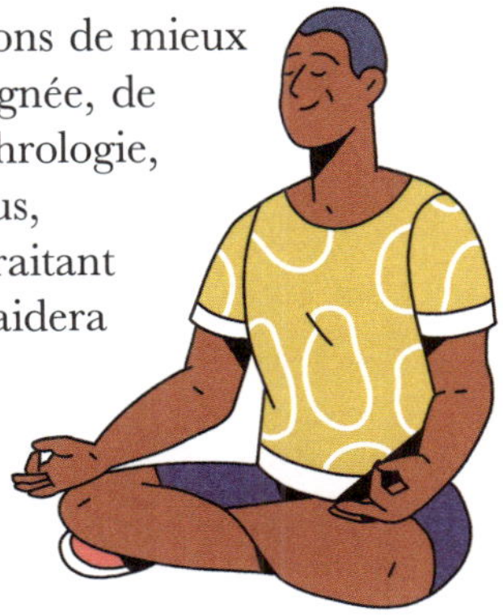

LE COACHING DE **Dr. Good !**

Le *palming*

Au travail, on pense à faire des pauses courtes et régulières, pour retrouver son énergie. On en profite, si on travaille sur écran, pour détendre ses yeux avec du *palming* : poser ses coudes sur le bureau puis, après les avoir frottées l'une contre l'autre, poser ses paumes en coupe sur les globes oculaires, sans trop appuyer pour ne pas comprimer, mais assez pour faire le noir. Fermer les yeux et rester ainsi une à deux minutes, pour reposer le nerf optique et décontracter les muscles qui tiennent les globes oculaires.

LE CONSEIL DU JOUR

Le plein de magnésium

Hormis ses effets antistress établis, il est aussi efficace contre la fatigue, et il stimulerait les globules blancs. En période difficile ou l'hiver, on surveille ses apports ! Au menu : noix et amandes (une poignée), chocolat noir (sans se ruer sur la tablette) et cacao en poudre, fruits de mer, riz et pain complets ou des eaux riches en magnésium.

LE SAVIEZ-VOUS ?

LE YOGA ANTIVIRUS

SI LE YOGA ET LA MÉDITATION RÉDUISENT LE STRESS ET L'ANXIÉTÉ, ILS SEMBLENT AUSSI AGIR SUR L'EFFICACITÉ DU SYSTÈME IMMUNITAIRE. UNE ÉTUDE A MONTRÉ MOINS D'INFECTIONS RESPIRATOIRES AIGÜES ET MOINS GRAVES CHEZ LES MÉDITANTS PAR RAPPORT AUX NON-MÉDITANTS. UNE AUTRE ÉTUDE, EN NORVÈGE, A RÉCEMMENT MONTRÉ QUE LE YOGA POURRAIT AIDER L'ORGANISME À SE DÉFENDRE EN MODIFIANT L'EXPRESSION DES GÈNES DES CELLULES IMMUNITAIRES !

VENDREDI 14 OCTOBRE

On mange quoi aujourd'hui ?

Petit déjeuner	Déjeuner	Dîner
Thé vert, brioche ou pain au lait, faisselle de campagne au miel avec 1 c. à s. de germes de blé, ½ pamplemousse.	6 huîtres (ou plus) avec citron, poulet rôti, frites épicées de patate douce, mousse au chocolat.	Quiche au fromage de chèvre et aux épinards, salade d'endives aux noix, salade de fruits exotiques.

La recette du jour : frites épicées de patate douce

Pour 4 personnes : éplucher 2 patates douces, les couper en frites. Déposer dans un saladier, ajouter ½ c. à c. de noix de muscade, 1 c. à c. de sel fin, 1 c. à c. de poivre, 4 c. à s. d'huile d'olive. Bien mélanger pour enrober les frites. Déposer en une couche sur la plaque du four. Parsemer de thym (frais ou sec). Cuire 35 minutes à 210 °C, puis passer au gril 5 minutes pour parfaire le croquant. Bénéfice : de la provitamine A et du plaisir régressif.

L'aliment santé : l'huître, une perle de vertus

Elle est riche en protéines, en bons acides gras, en fer antifatigue, mais aussi et surtout en zinc, cet indispensable de notre immunité ! On n'hésite pas à en gober quelques-unes, arrosées si on le souhaite de jus de citron (plus intéressant pour la vitamine C que le vinaigre).

On regarde ça de près

Vitamine A : l'amie des yeux… et du ventre

Elle booste le développement et la différenciation des lymphocytes et stimule la fabrication d'anticorps. Indispensable aux diverses muqueuses, elle aide celle de l'intestin à remplir son rôle de barrière contre les microbes. Où la trouver ? Sous forme de bêta-carotène dans les végétaux orange et verts (carotte, épinard, potiron, mangue…) ; sous forme de rétinol dans les produits animaux (foie de veau, beurre, œufs).

LE CONSEIL DU JOUR

Nettoyer son téléphone portable

On le promène partout, le tripote, le prête… Résultat c'est un des objets du quotidien les plus sales, et un nid pour les virus et bactéries. Le bon réflexe : le nettoyer une fois par jour avec une lingette imprégnée de solution hydroalcoolique.

LE COACHING DE **Dr. Good !**

À bicyclette

Si le temps est au beau, on en profite pour sortir son vélo et partir nez au vent explorer les environs, aller voir des amis… Un excellent sport d'endurance qui fait travailler les muscles, entraine le cœur et permet de brûler des calories ! Vingt minutes de vélo équivalent à 3 000 pas de marche active. Avec le double, l'objectif de 6 000 pas/jour est atteint !

SAMEDI 15 OCTOBRE

Jamais sans mon gel (hydroalcoolique)

Parce qu'on ne peut pas toujours se laver les mains, on garde sur soi du gel hydroalcoolique pour désinfecter si besoin mains ou objets.

On en trouve en très petit format, ou on recharge une mini-fiole avec son grand flacon et on en glisse dans le cartable des enfants, notamment s'ils goûtent dehors ! On en laisse aussi un flacon dans l'entrée, à utiliser en rentrant chez soi.

La bouteille est vide ?

On peut en fabriquer soi-même grâce à cette recette de l'OMS (Organisation mondiale de la santé) : dans une bouteille de 1 litre, verser 833 ml d'alcool type alcool ménager (à 95° ou 96°) + 42 ml d'eau oxygénée (peroxyde d'oxygène) à 3 % + 14,5 ml de glycérine (glycérol 98 %) ou de gel d'aloe vera. Compléter avec de l'eau distillée ou bouillie. Fermer, mélanger et utiliser après 72 heures.

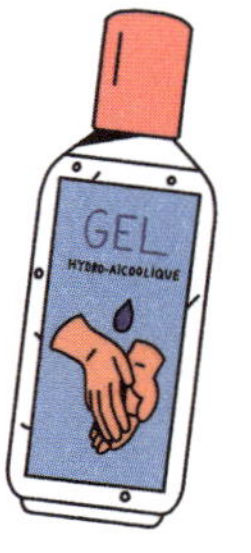

Le coup de pouce naturel

L'huile essentielle de ravintsara

Issue du camphrier et venue de Madagascar, l'huile essentielle de ravintsara (*Cinnamomum camphora cineoliferum*) désinfecte et stimule nos défenses naturelles. Utiliser matin et soir : 2 gouttes pures appliquées en massage léger sur le sternum, les poignets et la plante des pieds. En cas de « crève », jusqu'à 4 fois/jour. On vérifie le nom en latin sur l'emballage pour ne pas se tromper, et on respecte les dosages, elle est tolérée dès 3 ans. Un doute ? On demande au pharmacien : jamais d'automédication sauvage.

LE CONSEIL DU JOUR

Surveiller les objets « collectifs »

Clavier de l'ordinateur, télécommande de la télévision, tablette... Si toute la famille les utilise, nettoyez-les au moins une fois par semaine avec un spray désinfectant ou une lingette imprégnée pour éviter la CGV (contagion à grande vitesse) !

LE COACHING DE Dr. Good !

Enceinte, on est plus fragile ?

Eh oui, lors de la grossesse, l'immunité de la mère diminue naturellement afin que son corps n'attaque pas le fœtus, assimilé à un corps « étranger ». Si elle contracte certaines infections normalement bénignes, en particulier la varicelle et la listériose, elle risque des complications. Donc on évite les aliments qui peuvent abriter la listéria : charcuterie, œuf cru, fruits de mer, lait cru... et on vérifie que l'on est à jour de son vaccin contre la varicelle.

On mange quoi aujourd'hui ?

Petit déjeuner

Thé vert ou noir aux épices, muffin anglais beurré avec un morceau de fromage au lait cru, une dizaine de noix, compote pomme-cassis.

Déjeuner

Radis, riz sauté aux champignons, oignons et parmesan, yaourt nature, kiwi.

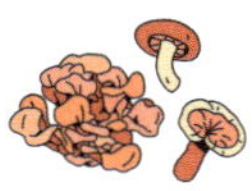

Dîner

Soupe de lentilles, 2 œufs à la coque avec une tranche de pain complet au levain grillé et beurré, salade de mâche, papillote d'agrumes.

La recette du jour : papillote d'agrumes

Pour 1 personne : Au centre d'une feuille de papier sulfurisé, déposer les suprêmes d'une orange et d'un demi-pamplemousse pelés à vif. Saupoudrer d'1 c. à c. de cannelle. Fermer la papillote et cuire au four 20 minutes à 200 °C. Ouvrir, ajouter 1 c. à s. de miel liquide et 2 c. à s. de pulpe de fruit de la passion. Servir chaud avec une boule de glace vanille ou un fromage blanc en faisselle.

L'aliment santé : lentilles, économiques et toniques

Très riches en protéines végétales (idéales pour les végétariens), les lentilles sont aussi une excellente source de fibres, de vitamines du groupe B, de fer et de zinc ! Vertes, blondes, corail et même noires (les fameuses « beluga »), elles n'ont pas besoin d'être trempées avant la cuisson et elles rassasient intelligemment toute la famille.

On regarde ça de près

Le fer, pour une immunité solide

Un déficit en fer est considéré comme un facteur de vulnérabilité aux infections. Où le trouver ? Viande rouge, boudin noir, foie animal, coquillages (moules, huîtres, coques, palourdes), lentilles, haricots, cacao, graines oléagineuses (sésame, tournesol...), noix de cajou, noisettes.

LE CONSEIL DU JOUR

Ne pas se toucher, SVP...

Une étude américaine a montré qu'on se touchait en moyenne 23 fois/heure les zones du visage qui sont aussi des portes d'entrée des virus (nez, yeux, bouche). Plus encore si on est stressé ou anxieux. Difficile de réduire ces réflexes ancrés ? On adopte une petite balle de mousse antistress pour « compenser » (et on la désinfecte fréquemment) !

LE COACHING DE Dr. Good !

On bouge, à la maison

Pas motivé pour sortir marcher ? On reste chez soi... mais on bouge pendant trente minutes consécutives : faire des étirements, courir sur place, monter et descendre ses escaliers... ou même jouer à chat perché avec les enfants !

Bien dormir
pour être moins malade

Alors que nous dormons de moins en moins (environ 1h30 de moins qu'il y a cinquante ans), et que 55 % des Français aimeraient dormir plus selon l'INVS, il est prouvé que la qualité et la durée de nos nuits influent sur nos défenses naturelles.

Pas très étonnant puisque l'un des rôles du sommeil est de « remettre à neuf » notre organisme, et de le garder fonctionnel grâce à cette mise au repos régulière.

Une équipe américaine a mesuré que les personnes manquant de sommeil (moins de sept heures par nuit) avaient 2,94 fois plus de risques de développer un rhume.

Pour ceux qui dorment mal, avec un sommeil de mauvaise qualité, c'est même pire : le risque est multiplié par 5 ! Une étude française de l'INSERM menée sur quatre années a également conclu que de mauvaises nuits augmentaient la vulnérabilité aux infections.

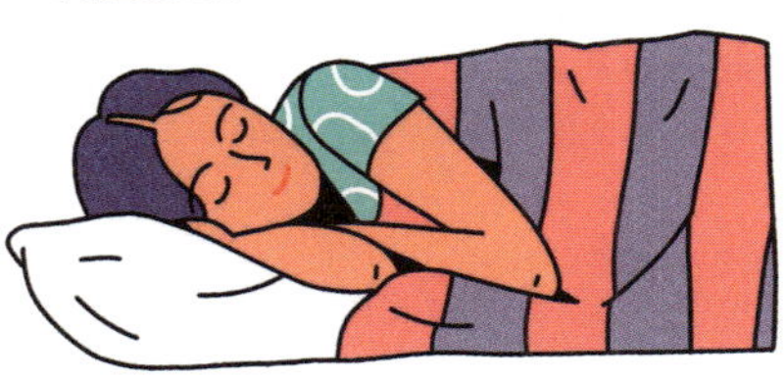

Et chez l'animal, les espèces les plus « marmottes » sont aussi les plus épargnées par les maladies.

Le coup de pouce naturel

Un booster de la ruche

Le miel, cet or liquide, adoucit la gorge et, si on le choisit de thym, de sapin ou d'eucalyptus, stimulerait les défenses naturelles de la sphère ORL, car il contient des substances aux vertus antibiotiques, les inhibines. Prendre une cuillerée par jour le matin. À choisir de qualité, issu d'un apiculteur et non d'une marque industrielle, et ne pas le chauffer pour garder ses propriétés.

LE CONSEIL DU JOUR

Écouter son corps

Vous bâillez, vos yeux piquent, votre attention chute ? C'est l'heure du marchand de sable ! Écoutez-le et filez illico sous la couette sans vous forcer à finir le film que vous regardez : dormir suffisamment est indispensable à la vitalité… et à l'immunité !

On regarde ça de près

La Bronchiolite (virus respiratoire syncytial, VRS)

Elle est très fréquente chez les nourrissons (moins de 2 ans) : environ 500 000 cas chaque année. Les symptômes : toux, obstruction bronchique, respiration rapide et sifflante survenant après un rhume, pendant huit à dix jours. Ce virus se transmet par la salive et les sécrétions nasales et bronchiques, directement par projections ou par mains et objets souillés. **La bonne attitude :** on consulte le pédiatre pour surveiller bébé.

MARDI 18 OCTOBRE

LE CONSEIL DU JOUR

Mollo sur le café

Au-delà de 2 à 3 tasses par jour, ou après 15 heures, le café peut perturber l'endormissement. Pour se dynamiser sans risques, on le réduit ou remplace par une tisane maison : mélanger dans un bocal des feuilles de cassis, d'hibiscus, de sarriette et de menthe à parts égales. Infuser 4 c. à c. du mélange dans 50 cl d'eau, filtrer avant de boire.

On mange quoi aujourd'hui ?

Petit déjeuner

Thé vert ou noir aux épices, yaourt mixé avec des fruits rouges surgelés + 1 c. à s. de germes de blé, 1 morceau de banana bread, 2 clémentines.

Déjeuner

Salade de quinoa avec ½ avocat, ½ pamplemousse, 150 g de crevettes et 3 c. à s. de grains de grenade, sauce au yaourt, citron et persil frais, 1 faisselle de campagne avec coulis de cassis.

Dîner

Lasagnes de saumon aux épinards, salade frisée à l'ail, crème de marron vanillée avec morceaux de poire.

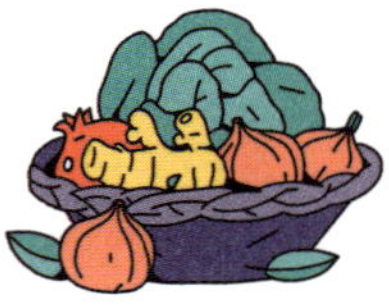

La recette du jour : banana bread

Pour 4 personnes : Dans un saladier, mélanger 250 g de farine avec 1 sachet de levure chimique, 150 g de sucre et 1 pincée de sel, puis ajouter 2 œufs, 3 bananes bien mûres écrasées et 85 g de beurre fondu. Bien mélanger et ajouter 1 c. à s. de cannelle, 50 g de pépites de chocolat noir + 80 g de noix. Verser dans un moule en silicone. Cuire 55 minutes à 170 °C. Un gâteau gourmand, riche en magnésium antifatigue et antistress.

L'aliment santé : l'ail, la gousse antibobos de l'hiver

Anti-infectieux, il stimule également l'immunité notamment l'activité des lymphocytes. Il diminuerait le nombre, la gravité et la durée des infections respiratoires des voies supérieures. À consommer idéalement cru, aussi souvent que possible si on l'aime !

1500

C'est le nombre de gènes impliqués dans l'immunité.

Les variations de la génétique contrôleraient plutôt l'immunité innée, alors que l'immunité adaptative, qui se crée au fil du temps, serait beaucoup plus influencée par l'exposition environnementale et notre mode de vie.

LE COACHING DE **Dr. Good !**

Réveil musculaire

Sitôt levé, on ouvre en grand les fenêtres (cela permet aussi d'aérer), et on fait des exercices respiratoires : ouvrir les bras en inspirant profondément, les refermer en soufflant fortement. Des séries de 20, à alterner avec 1 minute de sautillements ou une course sur place (à renouveler 5 fois). De quoi réveiller son corps et sa tête !

Dans les transports, on se protège!

Le métro et le bus sont remplis de gens qui toussent, reniflent ou éternuent et disséminent ainsi leurs microbes!

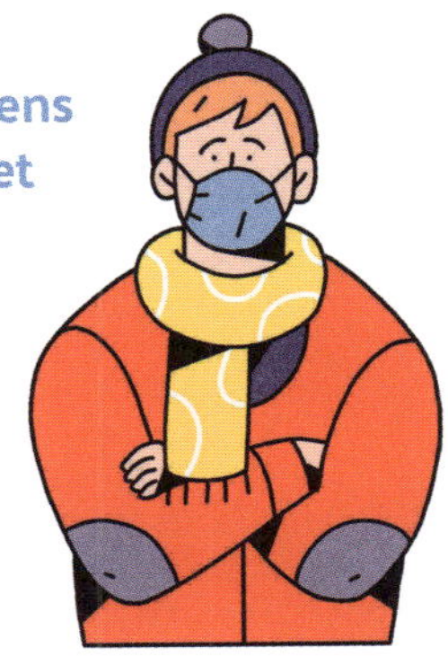

- On évite de «les coller» de trop près, en se plaçant idéalement à deux mètres quand c'est possible, en leur tournant le dos et bien sûr en période d'épidémie en mettant un masque.
- Vous partagez votre voiture avec votre conjoint enrhumé? Laissez dans la boîte à gants un paquet de lingettes désinfectantes, et nettoyez systématiquement la poignée de porte (intérieure et extérieure), le volant, le levier de vitesse et le frein à main.
- Bien sûr on évite le plus possible de toucher les barres d'appui du métro ou du bus, les boutons d'ouverture de porte (un bon coup de coude!) et on pense à se nettoyer les mains régulièrement. Idem si c'est nous qui éternuons (surtout si l'on porte ses mains à son visage car on peut ainsi récolter plusieurs milliards de germes).

LE CONSEIL DU JOUR

Pause méditation

Un peu crispé? On s'offre une méditation «antistress» dont les vertus sont prouvées sur la santé et l'immunité. On en trouve de nombreuses sur les applis «Headspace», «Calm», «Mind», «Petit Bambou», et on peut aussi s'initier en famille pour calmer les plus jeunes. 5, 10, 15 minutes au choix, et on se relève plus calme et apaisé. Un bon début…

On regarde ça de près

La Covid-19

Ce Coronavirus (SARS-CoV-2) nous empoisonne depuis mars 2020 avec son lot de symptômes : toux sèche, fièvre, essoufflement, douleurs musculaires, maux de tête, frissons et tremblements, gorge sèche, perte de l'odorat et du goût, parfois douleurs intestinales.

La bonne attitude : on s'isole, on surveille les symptômes et on contacte son médecin traitant pour un suivi et des conseils.

IL VAUT MIEUX LE SAVOIR

L'ARGENT, C'EST DÉGOÛTANT!

FABRIQUÉS EN SUBSTRAT DE COTON, COMME EN FRANCE, LES BILLETS DE BANQUE SONT RÉPUTÉS POUR ÊTRE DES NIDS À MICROBES. SELON DES CHERCHEURS SUISSES, LE VIRUS DE LA GRIPPE PEUT RESTER ACTIF PLUS DE DIX-SEPT JOURS SUR L'UN D'EUX! QUANT À LA CARTE BLEUE, PAS MIEUX, CAR IL FAUT ENVIRON SEPT HEURES POUR QUE LA MOITIÉ DES VIRUS DISPARAISSENT. UNE SEULE SOLUTION : SE LAVER SOIGNEUSEMENT LES MAINS APRÈS AVOIR PAYÉ SES ACHATS.

JEUDI 20 OCTOBRE

Journée mondiale de l'ostéoporose

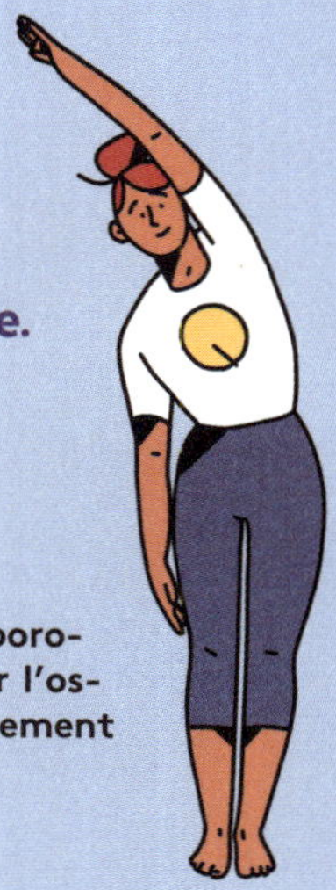

Chaque année en France, plus de 130 000 femmes sont victimes de fractures, généralement sans savoir pourquoi. La réponse? L'ostéoporose. C'est pourquoi cette journée de sensibilisation est nécessaire…

POURQUOI C'EST IMPORTANT D'EN PARLER ?

On estime que près d'une femme sur deux après 50 ans sera victime d'une fracture ostéoporotique avant la fin de sa vie, et 14 % des hommes (groupe de recherche et d'information sur l'ostéoporose : grio.org). Et ces chiffres pourraient largement augmenter en raison de l'allongement de l'espérance de vie.

DE QUOI S'AGIT-IL ?

Nos os sont vivants, ils perdent des cellules et en génèrent de nouvelles en permanence. Quand il y a trop de cellules qui disparaissent, l'os se fragilise et devient spongieux. Mauvaise alimentation, sédentarité et, pour les femmes, diminution de la production d'hormones (œstrogènes) à la ménopause accélèrent le phénomène.

CE QUE JE PEUX FAIRE

Bouger

Plus on renforce notre masse musculaire et plus les os sont solides. De plus cela renforce notre équilibre pour éviter les chutes ! Alors on bouge trente minutes de 3 à 5 fois par semaine. Selon une étude de l'INSERM, les femmes qui marchent quatre heures par semaine ont un risque de fracture du col du fémur diminué de 40 % par rapport à celles marchant moins d'une heure par semaine. On en profite pour s'exposer à la lumière et faire le plein de vitamine D qui permet de mieux fixer le calcium sur les os.

Mieux manger

On mise sur le calcium, minéral indispensable à la construction des os. La dose idéale est d'environ 1000 mg/jour, soit deux produits laitiers (lait, yaourt ou fromage à pâte dure) et trois verres d'eaux minérales riches en calcium (Hépar, Contrex, etc.).

QUID DU DÉPISTAGE ?

Pour évaluer la densité de nos os il existe un examen, l'ostéodensitométrie. Il est pris en charge par l'Assurance maladie sur prescription pour les personnes qui présentent des facteurs de risques. Pour les femmes passé 60 ans il peut s'avérer utile pour faire un état des lieux. Ensuite, un contrôle est recommandé tous les deux à cinq ans.

COMMENT CELA SE TRAITE ?

Lorsque la densité minérale osseuse (DMO) est trop basse, votre médecin peut demander un dosage sanguin de calcium et de vitamine D et vous donner des recommandations alimentaires en conséquence. Le traitement hormonal substitutif (THS) contre la ménopause peut s'avérer utile en prévention. Il existe des médicaments, principalement des biphosphonates, qui se sont montrés efficaces pour prévenir les fractures.

On mange quoi aujourd'hui ?

Petit déjeuner	Déjeuner	Dîner
Thé vert ou noir aux épices, yaourt nature avec morceaux de mangue et 1 c. à s. de germes de blé, pancakes et miel, le jus de 2 oranges.	Poulet pané avec citron, choux de Bruxelles aux carottes et châtaignes, kiwi.	Velouté de céleri-rave parsemé d'amandes concassées, œuf cocotte aux épinards et fromage, compote pomme-poire.

La recette du jour : choux de Bruxelles, carottes châtaignes

Pour 4 personnes : Laver les choux de Bruxelles, couper leurs pieds, les blanchir 5 minutes dans une casserole d'eau bouillante puis les égoutter. Dans une cocotte, faire blondir un oignon émincé dans 1 c. à s. d'huile d'olive, ajouter 2 carottes en rondelles et les choux. Couvrir à peine d'eau et laisser mijoter 20 minutes. Ajouter une petite boîte de châtaignes au naturel, réduire le jus de cuisson, et servir.

L'aliment santé : l'épinard, bonne branche !

S'il n'est pas si riche en fer, il contient des caroténoïdes et vitamines du groupe B qui participent à la stabilité de l'humeur. En prime, de la vitamine C à foison et des fibres pour le transit. On peut le consommer surgelé, mais on le choisit bio, car il est très sensible aux pesticides et ne s'épluche pas.

Le coup de pouce naturel

L'huile essentielle d'eucalyptus radié

Utile contre les affections ORL, l'huile essentielle d'eucalyptus radié (*Eucalyptus radiata*) désinfecte aussi les voies respiratoires. En cas de refroidissement, appliquer 1 goutte sur les poignets, le sternum et la plante des pieds, seule ou associée au ravintsara. On peut aussi, en période d'épidémie, verser 1 ou 2 gouttes sur un mouchoir, et respirer.

LE CONSEIL DU JOUR

Au bureau, gare aux sanitaires

On pense à ne pas s'asseoir sur la cuvette, mais on oublie souvent d'ouvrir et fermer la porte des toilettes avec le coude et d'utiliser celui-ci pour manipuler le robinet quand on se lave les mains : à corriger ! Quant à l'essuie-mains partagé… on n'y touche jamais, on préfère l'air libre.

On regarde ça de près

La vitamine E, l'indispensable des seniors

Antioxydante, elle stimule également l'immunité et une étude a montré, notamment chez les seniors (souvent en déficit), qu'un apport induit une augmentation des cellules immunitaires et une réduction des infections ORL.

Où la trouver ? Dans le germe de blé, l'huile de colza, de tournesol et de noisette, les œufs ou encore les sardines en conserve.

C'est à boire qu'il nous faut !

Non, boire ne dilue pas les virus, mais aide à garder les muqueuses de la gorge bien hydratées, donc plus résistantes. On pense à prendre un verre d'eau (ou une tasse de thé ou de tisane) toutes les deux heures. Et quand on a juste besoin de réconfort, voici deux soupes délicieuses et régressives qui ne peuvent pas faire de mal !

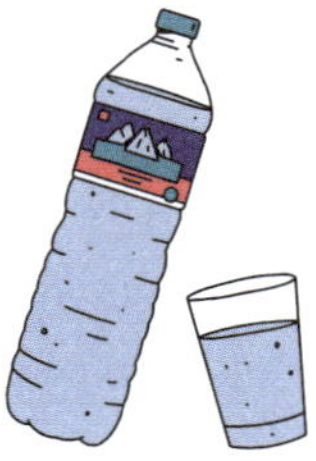

1 Le bouillon de poule de mamie

Ses vertus contre le rhume et la grippe seraient liées aux nutriments anti-inflammatoires (grâce à la moelle des os) qui augmenteraient les défenses immunitaires et soulageraient la congestion nasale.
Laver et couper en morceaux 4 carottes, 3 poireaux et 3 navets, les verser dans une marmite, ajouter 1 poulet entier, 1 oignon piqué d'un clou de girofle, 1 branche de céleri, quelques feuilles de chou vert et 1 bouquet garni. Couvrir largement d'eau, saler, ajouter 1 c. à s. de vinaigre de cidre et laisser cuire à feu doux (deux bonnes heures au moins) jusqu'à ce que la viande se détache de la carcasse. Filtrer et boire dans les quatre jours (conserver au frais).

2 Le bouillon « Asienergie »

Avec ses champignons chinois (supports de la forme et de l'immunité) et du gingembre pour le tonus, c'est un atout forme agréablement exotique.
Dans une marmite, mettre 1 c. à s. d'huile et faire revenir doucement 1 c. à s. de curcuma en poudre et 3 gousses d'ail hachées. Ajouter 3 poignées de champignons shiitakes déshydratés, 2 carottes et 2 poireaux en rondelles, 1 citron bio pressé avec son écorce, 2 cm de racine de gingembre et 1 tige de citronnelle émincés, couvrir d'eau et laisser mijoter 2 heures. Ajouter 3 c. à s. de miso non pasteurisé, un bouquet de coriandre ciselée, mélanger et poursuivre la cuisson 15 minutes. Filtrer avant de boire.

LE CONSEIL DU JOUR

Thermos attitude

La bonne astuce pour s'hydrater : garder un thermos avec soi, qui permet d'avoir toujours à boire sous la main !

50 milliards

C'est le nombre de globules blancs élaborés quotidiennement (ils ne survivent que quelques jours).
La moelle osseuse est même capable d'en fabriquer plus en cas d'urgence (infection).

LE SAVIEZ-VOUS ?

ATTENTION À L'ALCOOL

DES SCIENTIFIQUES AMÉRICAINS ONT MONTRÉ QUE LES GLOBULES BLANCS SONT MOINS EFFICACES CONTRE LES VIRUS ET BACTÉRIES APRÈS UNE FORTE CONSOMMATION D'ALCOOL. ON A TOUT À GAGNER À RÉDUIRE SA CONSOMMATION.

DIMANCHE 23 OCTOBRE

LE CONSEIL DU JOUR

Malade en solo

Certes ce n'est pas amusant d'être malade, mais sans forcément se placer en quarantaine, mieux vaut rester calfeutré dans sa chambre plutôt que d'essaimer ses germes sur le canapé du salon, la cuisine et les chambres du reste de la famille. On reste au lit et on se repose. Et on restreint au maximum les visites…

On regarde ça de près

Les otites

Elles peuvent être virales (VRS influenzae A et B, rhinovirus…) ou bactériennes surtout l'été (pneumocoque, haemophilus influenzae, staphylocoque). Elles durent environ trois jours et provoquent des douleurs parfois violentes à l'oreille. Elles font généralement suite à un rhume et sont accompagnées de fièvre, avec parfois des écoulements purulents et/ou perforation du tympan. Très fréquente chez les moins de 5 ans, l'otite génère 4,5 millions de consultations chez le médecin chaque année. Heureusement elle n'est pas contagieuse.

La bonne attitude : on consulte le médecin qui décidera de la prise d'antibiotiques si besoin.

On mange quoi aujourd'hui ?

Petit déjeuner

Thé vert ou noir aux épices, smoothie banane/orange/kiwi/cassis surgelé, une tartine de pain aux céréales beurrée, yaourt nature avec miel et 1 c. à s. de germes de blé.

Déjeuner

Tajine de poulet au citron confit, oignons et olives, semoule, ½ mangue.

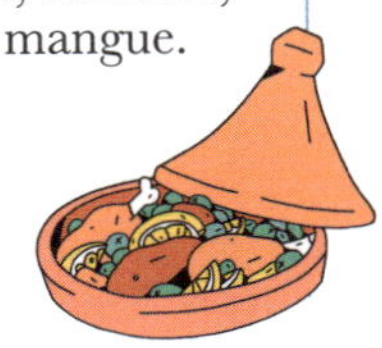

Dîner

Soupe de carottes, saumon fumé au citron, blettes sautées à l'huile d'olive, fruits d'hiver cuits.

La recette du jour : fruits d'hiver cuits

Pour 4 personnes : Dans une casserole, déposer 3 poires et 3 tranches d'ananas frais en morceaux + 6 abricots secs en dés. Ajouter le jus de 2 oranges, leur zeste, 1 c. à c. bombée de cannelle, 1 gousse de vanille et 2 cm de racine de gingembre émincée. Laisser mijoter à feu doux 30 minutes. Servir avec du miel et des noix concassées.

L'aliment santé : la mangue, sucrée et vitaminée

Une moitié permet de faire le plein de provitamine A, et elle apporte autant de vitamine C qu'un agrume ! En prime, une teneur en sucres raisonnable, et beaucoup de fibres.

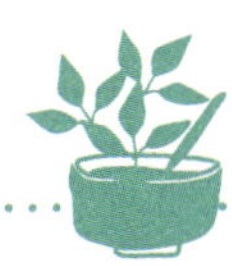

Le coup de pouce naturel

Les produits de la ruche

En plus du miel, on peut faire une cure d'un mois avec d'autres produits de la ruche. Du pollen, riche en lactoferments qui bichonnent la flore digestive, que l'on choisit frais (ou on le réhydrate avant de le manger), 1 à 2 c. à s./jour. Ou bien de la propolis dotée de fortes propriétés antimicrobiennes, antivirales et antifongiques, en ampoules, extrait, gélules.

LUNDI 24 OCTOBRE

On se couvre quand on sort !

Exposé au froid, notre corps travaille pour conserver notre température interne. Et lors de cette mobilisation, l'activité de nos globules blancs diminue… et notre immunité aussi.

Conserver « au chaud » nos organes vitaux se fait aussi au détriment de nos extrémités (mains et pieds) qui sont moins irriguées.

D'où l'intérêt de s'habiller chaudement par grand froid pour aider notre organisme : des vêtements chauds, de bonnes chaussures, chaussettes et gants si nécessaire. Sans oublier de protéger notre tête, haut lieu de déperdition de chaleur : 40 % environ si le corps est couvert. Et on pense à prendre une écharpe pour sortir.

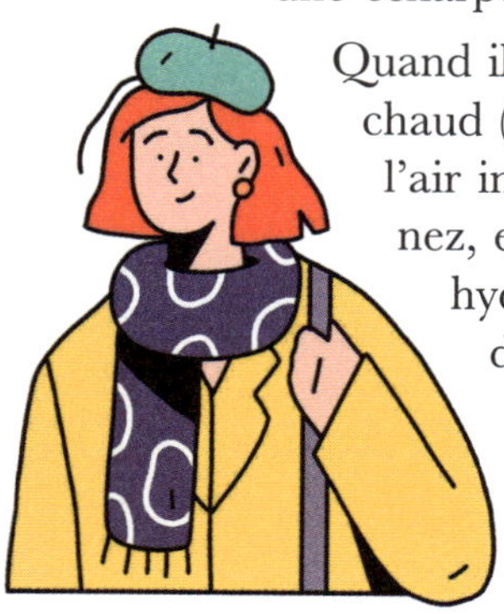

Quand il fait froid, elle garde la gorge au chaud (ce qui aide l'organisme à réchauffer l'air inspiré) et, remontée sur la bouche et le nez, elle les maintient humides donc mieux hydratés. Car si les muqueuses du nez se dessèchent, leur fonction de barrière antivirus est altérée.

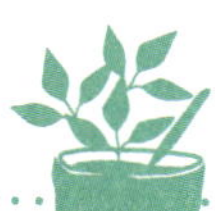

Le coup de pouce naturel

L'huile essentielle de thym à thujanol

Tonique, l'huile essentielle de thym à thujanol (*Thymus vulgaris thujanoliferum*) est utile pendant les périodes d'infection et aide le corps à se réchauffer. Prendre 1 goutte par jour dans 1 c. à c. de miel, dans un thé ou un jus de citron tiède. Pieds glacés ? On verse 2 gouttes dans une noisette de crème hydratante pour frotter ses pieds.

LE CONSEIL DU JOUR

Lavage très chaud !

Nos lave-linges proposent des programmes éco, rapides, à 30 °C ou 40 °C… mais il a été prouvé qu'à cette température, bon nombre de virus (dont celui de la grippe) survivent ! Les draps et serviettes, surtout des malades, doivent être lavés à 60 °C. Et on évite de les superposer dans la salle de bains.

DITES-MOI DR. GOOD ?

L'immunité est-elle plus « réactive » l'hiver ?

L'activité du système immunitaire semble plus importante en hiver ! Cette « adaptation » selon les saisons serait directement associée à nos gènes, sans doute pour pallier l'augmentation des microbes (qui résistent bien à la saison froide) et mieux nous protéger. À l'inverse, l'immunité aurait tendance à ralentir et « se mettre en vacances » pendant l'été !

MARDI 25 OCTOBRE

On mange quoi aujourd'hui ?

Petit déjeuner

Thé vert, tartine de pain aux céréales beurée, yaourt avec du coulis de cassis, des amandes et 1 c. à s. degermes de blé, 2 clémentines.

Déjeuner

Poireaux vinaigrette, pâtes au pesto avec courgettes sautées à l'huile d'olive, ½ mangue.

Dîner

Soupe potiron-carotte au persil, pavé de saumon citronné et épinards (surgelés), yaourt nature, pomme cuite.

La recette du jour : soupe potiron-carotte au persil

Pour 4 personnes : Couper en cubes du potiron épluché (500 g), gratter et laver 3 carottes et les débiter en rondelles. Dans une cocotte, verser 2 c. à s. d'huile, faire revenir 1 oignon émincé, 2 gousses d'ail épluchées hachées, et les légumes. Saler, poivrer, couvrir d'eau, laisser mijoter 20 minutes. Mixer, servir chaud saupoudré de persil frais haché.

L'aliment santé : futé, le germe de blé !

Ami du système nerveux grâce à ses vitamines du groupe B, il apporte aussi du zinc, dont on manque souvent, mais qui participe à la synthèse de nos cellules de défense et du magnésium antifatigue. On le choisit idéalement bio, et on le saupoudre sur nos laitages, compotes et même salades. On le range au frais pour éviter qu'il rancisse.

Le coup de pouce naturel

Le sureau noir

En extrait (sous forme de sirop), le sureau noir (*Sambucus nigra*) a montré des effets immunostimulants, et une réduction des symptômes grippaux (fièvre, maux de tête, congestion nasale, courbatures). La bonne dose : en extrait hydroalcoolique liquide, 20 gouttes chaque matin tout l'hiver, ou en sirop en pharmacie (Sambucol®, mis au point par une virologue).

LE CONSEIL DU JOUR

Un bon bain chaud

L'idéal en fin de journée et de semaine pour chasser le stress ? Une douche ou un bain chaud, qui délasse, atténue les tensions corporelles et agit comme un sas de décompression au retour du travail. Plus efficace que juste avant de se coucher (car le chaud ne facilite pas l'endormissement), pour passer une soirée paisible…

DITES-MOI DR.GOOD ?

Le co-dodo, il faut éviter ?

Eh oui ! Malades, les enfants ont encore plus envie de se glisser dans notre lit… mais c'est tout sauf une bonne idée puisqu'ils vont y apporter leurs germes. Il faut leur faire comprendre que votre refus n'est absolument pas une punition, mais juste une protection, et que, promis, ils pourront le faire dès qu'ils seront complètement guéris !

LE CONSEIL DU JOUR

S'exposer à la lumière

Des chercheurs ont montré que la lumière dynamise les lymphocytes T. Il ne s'agit pas de brûler sur la plage, mais de s'exposer régulièrement et de profiter du moindre rayon de soleil, y compris l'automne et l'hiver. Dose minimale recommandée : trois fois par semaine pendant dix à vingt minutes, en exposant le visage, les mains et les avant-bras !

Cap sur la vitamine D

La lumière du soleil permet à l'organisme de synthétiser la vitamine D, dont le manque, fréquent pendant l'hiver (un Français sur deux serait en déficit d'octobre à avril), augmente la sensibilité aux infections.

La vitamine D active l'immunité, déclenche la production de substances antivirales naturelles par le corps, et réduirait le risque d'infection des voies respiratoires.

Dans l'alimentation on la trouve principalement dans l'huile de foie de morue, et les poissons gras (sardine, saumon, maquereau, anchois, etc.)

Lors des mois très gris, on peut prendre des compléments de vitamine D, en mimant la sécrétion naturelle de celle-ci (prendre 1 000 IU par jour en moyenne plutôt qu'une dose tous les mois ou trimestre).

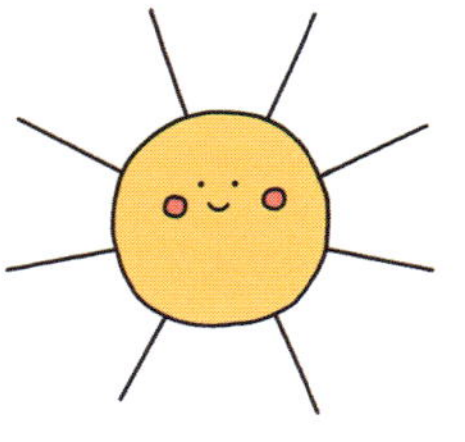

LE COACHING DE **Dr. Good !**

Green thérapie

On va prendre l'air une heure dans un parc ou en forêt. Avec (ou sans) enfants, on part avec des pochons pour ramasser feuilles mortes, marrons, ou pommes de pin, on profite des arbres (il est prouvé que la pleine nature exerce un effet antistress et pourrait même augmenter la production de cellules NK), et on prend un grand bol d'oxygène et de lumière.

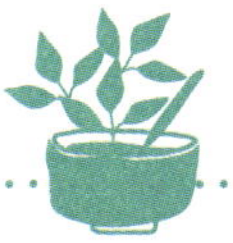

Le coup de pouce naturel

2 tisanes spécial hiver

Elles nous hydratent, nous réchauffent… et nous aident à lutter contre les petits maux de l'hiver. À tester dès les premiers symptômes, 2 fois/jour.

Coup de froid : couper en deux 1 citron bio (lavé), le mettre dans une casserole, ajouter 1 c. à c. de cannelle en poudre et 25 cl d'eau. Faire bouillir 3 minutes. Écraser le citron pour faire sortir la pulpe, laisser infuser 3 minutes. Boire chaud avec 1 c. à c. de miel.

Début de rhume : dans un bocal, verser 30 g de racine d'échinacée, 15 g de feuilles de thym, 20 g de feuilles de tilleul, 10 g de racine de gingembre et 5 g de clou de girofle. Ajouter 2 c. à c. de ce mélange dans 25 cl d'eau bouillante, laisser bouillir 3 minutes, puis infuser à couvert 3 minutes. Filtrer avant de boire.

JEUDI 27 OCTOBRE

On mange quoi aujourd'hui ?

Petit déjeuner

Thé vert ou noir aux épices, yaourt nature avec du miel et 1 c. à s. de germes de blé, une tartine de pain complet au levain beurrée, smoothie orange/banane/kiwi.

Déjeuner

Carottes râpées, tarte à l'oignon, salade de mâche, mousse au chocolat et à l'orange.

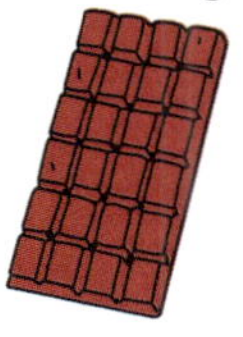

Dîner

Soupe miso, saumon frais à la japonaise, glace au thé vert avec coulis de fruits rouges et noirs (surgelés).

La recette du jour : saumon frais à la japonaise

Pour 4 personnes : couper en cubes 500g de filet de saumon frais. Les déposer dans un saladier et arroser de 6 c. à s. de sauce soja salée et 6 c. à s. de sauce soja sucrée. Ajouter 2cm de racine de gingembre pelée et hachée. Si on aime le poisson cru, on consomme tel quel, sinon saisir le poisson (égoutté) dans une sauteuse et ajouter la sauce en fin de cuisson. Servir dans des bols individuels avec du riz nature, des lamelles d'avocat, de la coriandre et des graines de sésame.

L'aliment santé : le miso, grand ami de notre abdomen

Cet ingrédient culte de la cuisine japonaise est obtenu à partir de haricots de soja fermentés. Ultra riche en probiotiques pour la flore intestinale, il apporte aussi des vitamines du groupe B. On l'achète en boutique bio, non pasteurisé, et on délaie 1 c. à c. dans 20cl d'eau chaude pour un bouillon simplissime. Il remplace aussi le sel en cuisine.

LE COACHING DE **Dr. Good !**

Fabriquer son spray désinfectant

Dans un saladier, verser 100ml de vinaigre blanc + 5 c. à c. de bicarbonate de soude. Attendre que cela ne mousse plus, ajouter 50ml d'alcool ménager à 95°, et 15 gouttes d'huile essentielle d'arbre à thé. Mélanger et transférer dans un flacon avec pulvérisateur.

LE CONSEIL DU JOUR

Une cuisine de pro

*Plan de travail, portes des placards et du réfrigérateur, table du repas, matériel de cuisine, etc. : en période d'épidémie, la rigueur s'impose avec des nettoyages quotidiens à l'aide d'un produit contenant de l'alcool (ou vinaigre blanc) et de l'huile essentielle d'arbre à thé (*tea-tree*).*

On regarde ça de près

Sélénium : un antioxydant protecteur

Il augmente la prolifération des lymphocytes T et la réponse immunitaire cellulaire notamment grâce aux cytokines. Un déficit rend nos défenses moins optimales.
Où le trouver ? Viandes, poissons et fruits de mer, œufs, oléagineux, céréales.

Aérer, c'est la santé !

Même s'il fait froid, même s'il pleut, même (et surtout) la chambre des malades pendant qu'ils sont sous la couette !

Pendant dix minutes, 2 fois par jour (matin et soir) si tout va bien, et 4 à 5 fois par jour dans l'antre du « contaminé », cela permet de renouveler l'air, et de réduire la concentration des microbes. Un geste indispensable qui doit devenir un réflexe.

Et puisqu'on parle d'air intérieur, sachez que plus nos muqueuses respiratoires sont sèches plus elles deviennent fragiles ! L'hiver, surtout si on a un chauffage électrique, on pense à remonter le taux d'humidité avec un humidificateur en terre cuite à glisser entre les rails du radiateur, ou encore mieux avec un brumisateur (qui en prime peut diffuser des huiles essentielles) : très utile notamment dans la chambre des enfants.

LE CONSEIL DU JOUR

Chut…

Le bruit permanent use nos nerfs, notre sommeil et notre santé. On s'organise pour profiter de plages de silence : téléphone coupé (télévision, radio ou musique aussi), on vaque à ses occupations sans bruit, sans parler… une habitude souvent perdue, mais qui nous ressource et nous apaise. On peut porter des bouchons d'oreilles ou un casque réducteur de bruit !

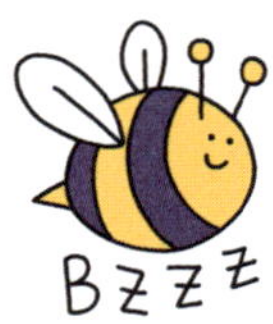

LE SAVIEZ-VOUS ?

QU'EST-CE QUE L'IMMUNITÉ COLLECTIVE ?

ELLE CORRESPOND AU POURCENTAGE DE PERSONNES QUI SONT IMMUNISÉES CONTRE UN VIRUS (SOIT PARCE QU'ELLES L'ONT EU, SOIT PARCE QU'ELLES SONT VACCINÉES) POUR QUE CELUI-CI NE CIRCULE PRESQUE PLUS. LE TAUX NÉCESSAIRE POUR L'OBTENIR SERAIT DE 50 % POUR LA GRIPPE, 70 % POUR LA COVID-19, 90 À 95 % POUR LA ROUGEOLE, SELON L'INSTITUT PASTEUR.

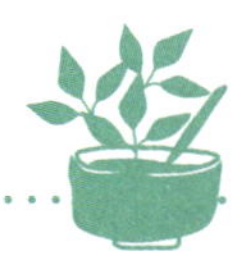

Le coup de pouce naturel

3 huiles essentielles pour faire une inhalation

Nez bouché, rhume, toux ? On décongestionne et assainit les voies respiratoires avec cette technique de grand-mère. Un inhalateur, ou un bol d'eau frémissante, quelques gouttes d'huiles essentielles et on respire dix minutes « à pleins poumons » la tête sous une serviette. 3 fois/jour, et juste après, on reste au chaud au moins une heure.

Pour soulager les bronches : le pin sylvestre, 3 gouttes par inhalation.

Pour déboucher le nez : le niaouli, 5 gouttes par inhalation.

Pour calmer les toux sèches : le cyprès toujours vert ou cyprès de Provence, 3 gouttes par inhalation.

SAMEDI 29 OCTOBRE

LE CONSEIL DU JOUR

Ménage à fond

Quand on héberge des malades, on pense à nettoyer régulièrement toutes les poignées de porte et les interrupteurs de la maison avec une lingette désinfectante, car tout le monde y pose ses doigts parfois peu ragoûtants.

LE COACHING DE **Dr. Good !**

Fabriquer ses lingettes désinfectantes

Découper dans des tissus usagés, des carrés de 20 x 20 cm. Dans un bocal en verre avec couvercle, verser 250 ml d'eau déminéralisée + 250 ml de vinaigre blanc + 100 ml de savon noir + 15 gouttes d'huile essentielle de citron + 20 gouttes d'huile essentielle de *tea-tree*. Mélanger puis déposer les carrés pliés ou roulés. Retourner plusieurs fois le pot pour qu'ils s'imbibent. Une fois utilisée, on lave sa lingette à chaud avant de la remettre dans le bocal.

On mange quoi aujourd'hui ?

Petit déjeuner	Déjeuner	Dîner
Thé vert ou noir aux épices, pain au lait, yaourt nature avec du miel, noix et 1 c. à s. de germes de blé, salade d'agrumes.	6 huîtres avec du citron, filet mignon, poêlée de champignons, tarte aux pommes à la cannelle.	Crumble de potiron au parmesan, salade frisée à l'ail, faisselle de campagne avec grains de grenade.

La recette du jour : crumble de potiron au parmesan

Pour 4 personnes : Éplucher et couper en morceaux 700 g de potiron. Faire revenir 2 oignons émincés dans 1 c. à s. d'huile d'olive, ajouter le potiron, couvrir à peine d'eau, ajouter un bouillon et laisser mijoter à feu doux jusqu'à ce que la chair soit tendre. Récupérer les légumes et les écraser. Dans un saladier, mélanger avec les doigts 50 g de farine, autant de chapelure et de poudre de noisette, 100 g de beurre et 100 g de parmesan pour obtenir une consistance sableuse. Déposer le potiron dans un plat et parsemer du mélange. Cuire au four à 200 °C pendant 30 minutes.

L'aliment santé : la grenade, une arme efficace

Fortement antioxydante, elle lutte contre les infections virales et bactériennes. Elle contient de l'ellagitanine, que les bactéries intestinales utilisent pour entretenir les capacités physiques et l'endurance. Pas facile à découper, mais pleine de pep's !

On regarde ça de près

Le zinc : un métal très important

Il intervient dans le fonctionnement du thymus (qui fabrique les lymphocytes T) et perturberait la réplication des virus de la grippe, du rhume et certains coronavirus.
Où le trouver ? Dans les huîtres, fruits de mer et crustacés, poissons, viandes et œufs.

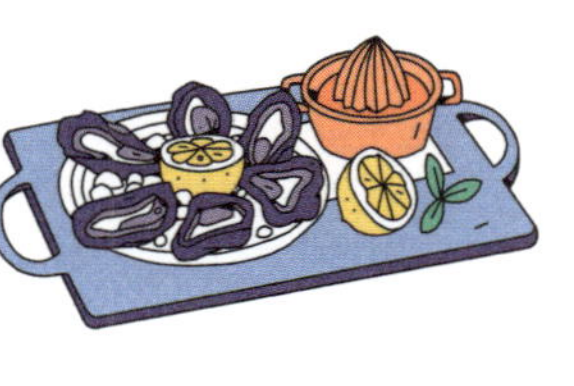

DIMANCHE 30 OCTOBRE

LE CONSEIL DU JOUR

Du bon usage des antibios

Quand votre médecin prescrit un antibiotique, on respecte ses indications et surtout la durée du traitement ! Il ne faut donc pas décider de soi-même de reprendre des antibiotiques non utilisés, en mode « ça ne fait pas de mal », d'autant qu'ils ne sont pas forcément adaptés. Inutiles aussi en prévention : mieux vaut adopter les gestes barrières.

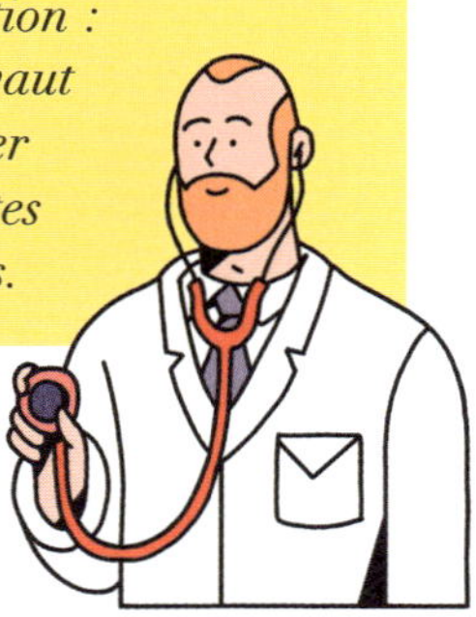

Antibiotiques : une vraie force de frappe, mais…

On nous le dit et répète : efficaces, mais «pas automatiques» ! Les antibiotiques sont destinés à détruire les bactéries pathogènes dans certaines maladies. Il en existe plusieurs familles avec des modes d'action différents. Certains, dits «à large spectre» comme l'amoxicilline, agissent sur un grand nombre de germes, alors que d'autres sont plus ciblés. Mais attention, ils sont inefficaces contre les virus et ne soignent ni les rhumes (rhinovirus), ni la grippe, ni la bronchite et la bronchiolite, et rarement l'otite et l'angine qui sont majoritairement virales. Ils peuvent toutefois être prescrits quand l'infection virale se surinfecte de façon bactérienne.

De petits inconvénients

Ils peuvent perturber notre flore bactérienne, et engendrer des troubles digestifs ou des mycoses vaginales chez la femme que l'on peut prévenir en faisant le plein de probiotiques.
Ils peuvent même parfois déclencher des réactions allergiques (cutanées, respiratoires) : il faudra alors changer de famille de médicament. Des prises trop répétées, ou une mauvaise utilisation (interruption trop précoce, non-respect des doses) peuvent entrainer une résistance de certaines bactéries, lesquelles vont ensuite se multiplier. Le traitement sera alors de moins en moins efficace.

DITES-MOI DR.GOOD ?

Les antibios, ça fatigue ?

Non, les antibiotiques ne «fatiguent» pas ! C'est l'infection contre laquelle ils ont été prescrits qui nous épuise, à cause de la fièvre, de la douleur et de l'hyperactivité du système immunitaire.

Le coup de pouce naturel

Le lait ribot, de bonnes bactéries

Ce lait fermenté (disponible en grande surface au rayon frais) contient plus de lactose et fourmille de ferments lactiques, de bonnes bactéries pour notre flore intestinale ! Proche du yaourt à boire, il se déguste tel quel, mixé avec des fruits, pour faire des pancakes ou remplacer la crème dans une sauce ou une soupe froide (car la cuisson détruit les bactéries).

LUNDI 31 OCTOBRE

On mange quoi
aujourd'hui ?

Petit déjeuner

Thé vert, tartines de pain au levain beurrées, yaourt nature avec morceaux de mangue et 1 c. à s. de germes de blé, ½ pamplemousse rose.

Déjeuner

Salade de betteraves et endives aux noix, boudin noir aux pommes cuites, compotée d'oignons, kiwi.

Dîner

Curry de lentilles corail aux épinards, riz basmati, poire cuite au citron et au miel.

La recette du jour : curry de lentilles corail aux épinards

Pour 4 personnes : Dans un faitout, faire fondre 2 oignons émincés dans 2 c. à s. d'huile de coco ou tournesol, ajouter 2 c. à s. bombées de poudre de curry, faire revenir. Ajouter 250 g de lentilles corail rincées, 1 boîte de pulpe de tomate et 2 carottes en rondelles. Couvrir d'eau et laisser mijoter 20 minutes. Ajouter 25 cl de lait de coco + 3 poignées d'épinards (frais ou surgelés) et laisser cuire à feu très doux pendant 10 minutes. Servir bien chaud. Un plat riche en fibres, vitamines B, C et en zinc !

L'aliment santé : l'oignon, ce champion anti-infections !

Non seulement ses probiotiques naturels soutiennent notre flore intestinale, mais en prime, il est anti-infectieux et antibactérien, et réputé à juste titre pour calmer la toux et les maux de gorge. La surprise qui le rend vraiment parfait (cru ou cuit) ? Il est aussi riche en vitamine C !

Le coup de pouce naturel

Une cure de ginseng

L'effet « tonique général » de cette plante asiatique revitalisante est validé par l'OMS, notamment en période de fatigue ou de convalescence. On le choisit d'origine coréenne (ginseng « rouge »), en gélules, extrait hydroalcoolique ou en poudre. La bonne dose : 500 mg/jour de ginsénosides.

LE CONSEIL DU JOUR

La chasse aux microbes

Torchons de cuisine, essuie-mains et serviettes de table, souvent humides, sont de vrais bouillons de culture. En période d'épidémie, on lave tout à 60 °C chaque jour ! Et quand on sait que les virus de la gastro restent actifs près d'une semaine… ça motive pour nettoyer les toilettes et le lavabo plus souvent !

LE COACHING DE Dr. Good !

Et si on dansait ?

Oui, c'est un sport, un vrai, qui fait travailler tout le corps en endurance. On met la musique, et on se lâche comme sur le *dance-floor* avec les tubes de votre choix. L'important, c'est de s'agiter avec joie : une séquence qui fait un bien fou… à renouveler dès qu'on peut, même dix minutes en journée !

OCTOBRE

Mon bilan

Alors… c'est la forme? Comment avez-vous traversé la mauvaise saison? Faites un petit «point route» pour savoir où vous en êtes et ce qu'il faut, si besoin, améliorer à l'avenir… Rien ne se fait en un jour, alors on y croit!

- ☐ Ai-je été malade (en nombre de jours) : ……………………………………………………
- ☐ Mes proches ont-ils été malades (en nombre de jours) : ……………………………………
……………………………………………………………………………………………………

Mes objectifs

Mieux comprendre l'immunité et comment la booster. ☐ atteint ☐ peut mieux faire
Réviser (ou mieux appréhender) les gestes barrières. ☐ atteint ☐ peut mieux faire
Adapter mon alimentation pour mieux résister aux virus. ☐ atteint ☐ peut mieux faire
Me faire aider par des méthodes naturelles. ☐ atteint ☐ peut mieux faire

Mon état de forme

	Au top	Presque parfait	Peut mieux faire	J'ai tout faux
Alimentation				
Activité physique				
Sommeil				
Gestion du stress				

Mes notes perso

- Ce que j'ai bien réussi……………………………………
- Ce que je peux améliorer……………………………………
- Ce qui a été difficile……………………………………
- Ce qui ne me convient pas……………………………………
- Ce que je veux vraiment conserver……………………………………

Mon tracker forme

- 🙂 ……………………
- 😐 ……………………
- 🙁 ……………………

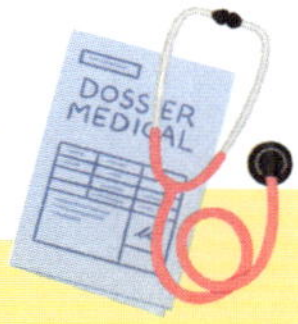

Tabac : envie d'écraser votre mégot ?

Dépendance, risques pour la santé, effets négatifs sur votre peau et vos économies… Fumer est loin de présenter des avantages ! Et si vous profitiez du Mois sans tabac pour arrêter en étant bien accompagné ?

Des dangers bien réels

Les chiffres parlent d'eux-mêmes : en France, le tabagisme est responsable de plus de 8 cancers du poumon sur 10, mais également de 70 % des cancers de la gorge, de la bouche, du larynx, de l'œsophage… On sait aussi que la plupart des victimes d'infarctus de moins de 50 ans sont des fumeurs et le tabac est souvent leur seul facteur de risque. Chaque cigarette fumée est donc un risque pour les poumons, comme pour le cœur et les artères…

Arrêter pour de vrais bénéfices

Arrêter de fumer réduit la mortalité totale et particulièrement celle liée aux maladies cardio-vasculaires et au cancer broncho-pulmonaire. Ce bénéfice existe, quel que soit l'âge au moment de l'arrêt. Ainsi, une personne qui cesse de fumer à 40 ans augmente son espérance de vie de 7 ans, et à 50 ans, elle l'améliore de 4 ans.

- 48 h après la dernière cigarette, le goût et l'odorat s'améliorent.
- 72 h après la dernière cigarette, la respiration devient plus facile et les bronches commencent à se relâcher.
- 2 semaines à 3 mois après l'arrêt, la toux et la fatigue diminuent, on récupère du souffle et on marche plus facilement.

La clé de la réussite

97 % des fumeurs qui essaient d'arrêter sans aucune aide échouent, selon la HAS. C'est pourquoi l'accompagnement par le médecin traitant doit être au centre de cette démarche pour soutenir les fumeurs et empêcher les rechutes.

LE MOIS SANS TABAC… AVEC VOUS ?

E-coaching 100 % personnalisé, experts tabacologues au téléphone (service gratuit), conseils en ligne, communauté sur Facebook pour échanger conseils, astuces, victoires et difficultés… Le Mois sans tabac qui se déroule en novembre est l'occasion de dire stop à la cigarette.
Plus d'infos au 3989 ou sur : mois-sans-tabac.tabac-info-service.fr.

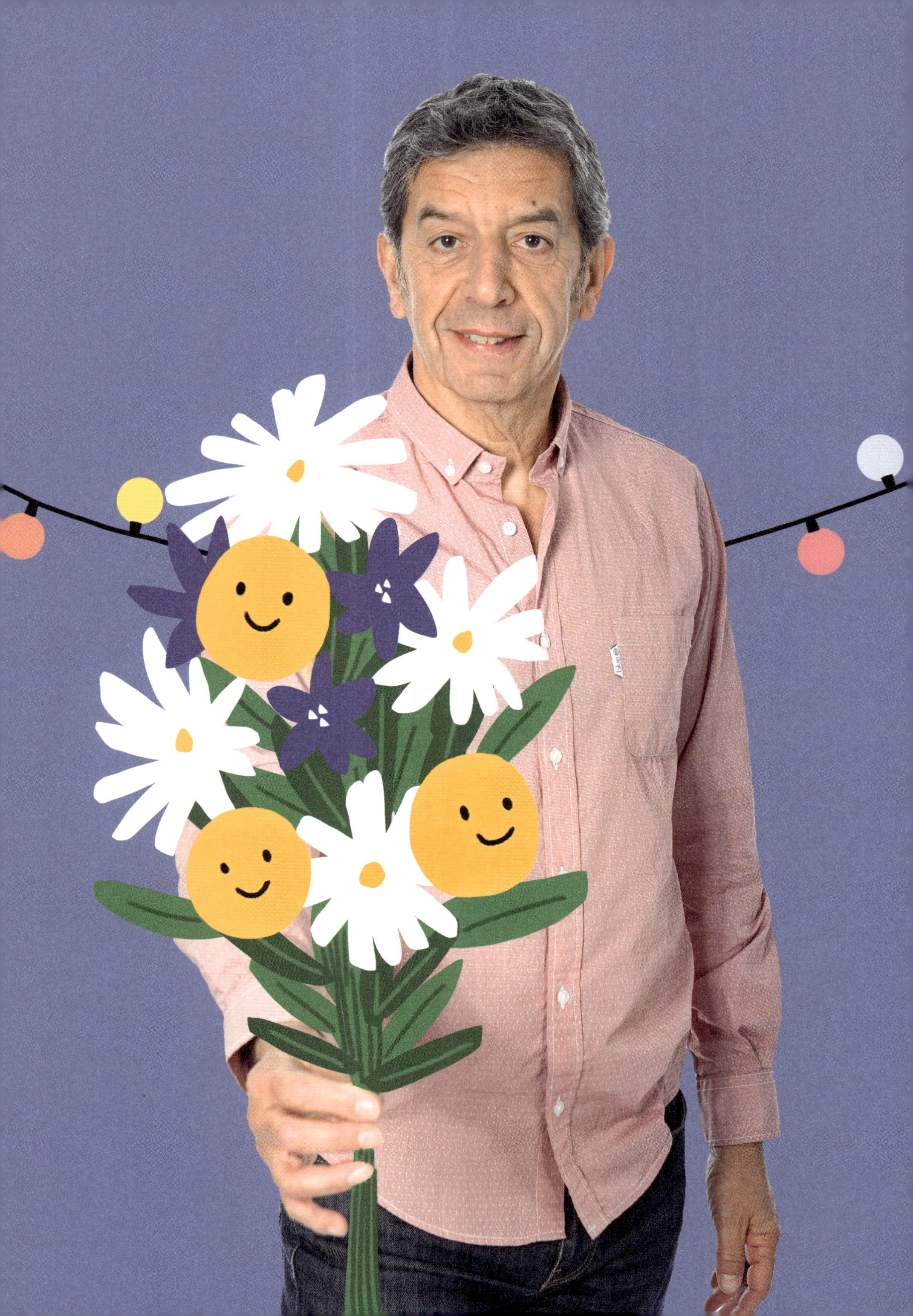

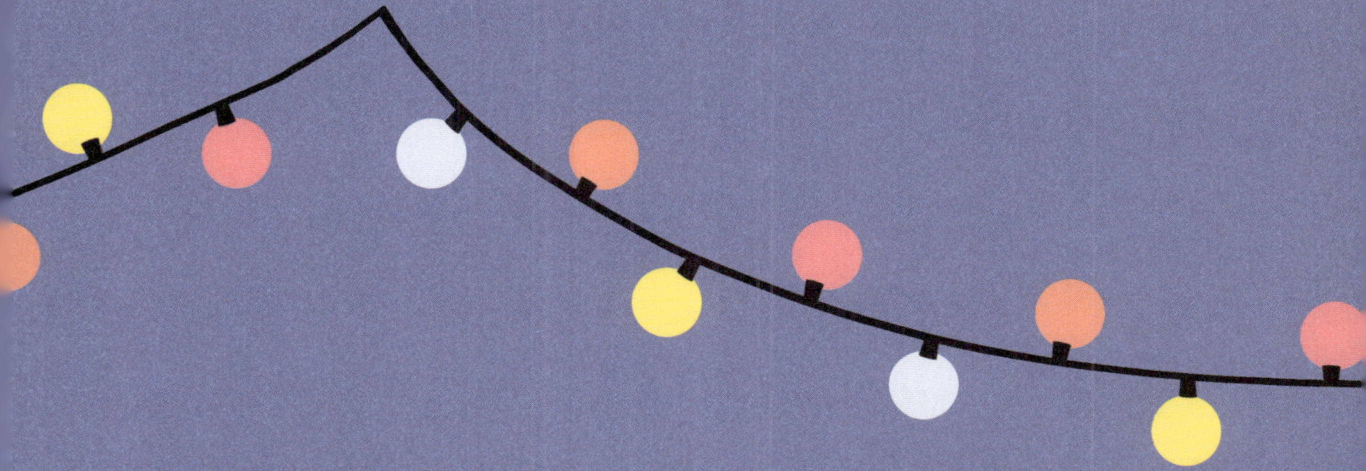

NOVEMBRE

On garde le moral

(stop à la déprime !)

NOVEMBRE

Alors comment ça va en ce début d'automne? Un petit coup de mou? Cela nous arrive à tous. Chacun connaît des jours avec et des jours sans. Les circonstances de la vie peuvent nous malmener et garder sa bonne humeur n'est pas toujours facile. Néanmoins, voici une bonne nouvelle : quand on a le moral dans les chaussettes, le seul fait d'en être conscient est déjà une bonne chose, car cela invite à réagir. Et il est possible d'actionner des leviers - parfois plus simples et accessibles que vous ne l'imaginez - pour (re)conquérir et conserver un mental à toute épreuve.

QUELLE EST VOTRE MÉTÉO INTÉRIEURE? ÉVALUER LE NIVEAU DE VOTRE MORAL PERMETTRA DE TROUVER LES SOLUTIONS LES PLUS ADAPTÉES À VOTRE BESOIN.

Comment va votre moral

Grand soleil. Moralement, vous êtes au top et vous respirez une joie de vivre communicative. Nos conseils vous aideront pour continuer à rayonner.

Alternance d'éclaircies et de nuages. Le baromètre de votre moral est assez variable. Fruit des mille et une sources de frustration, il est tout à fait permis de traverser de petits passages à vide ou de se laisser aller parfois à un peu de vague à l'âme.

Avis de tempête. Ça ne va pas fort et vous avez beau savoir pourquoi, vous avez du mal à redresser la barre. Vous dormez mal, mangez peu, et ne parvenez même plus à réfléchir? Suivez vite nos conseils pour vous ressourcer.

Mes objectifs

- ☐ Comprendre les mécanismes impliqués dans le moral pour mieux agir.
- ☐ Reprendre une hygiène de vie *happy life.*
- ☐ Miser sur une alimentation *good mood.*
- ☐ Aider mon cerveau à passer en mode positif.

Mon tracker forme

Comment allez-vous aujourd'hui? Cochez chaque jour le smiley correspondant à votre état de forme et faites le bilan en fin de mois.

- : EN PLEINE FORME
- : SANS PLUS
- : EN MODE BLUES

RENDEZ-VOUS EN PAGE BILAN À LA FIN DU MOIS DE COACHING

MARDI 1ER NOVEMBRE

Le moral, une question de chimie ?

En quelque sorte, oui. Car nos états émotionnels résultent de toute une cascade de réactions physiologiques : nos neurones communiquent entre eux grâce à des molécules chimiques (les neurotransmetteurs) qui sont les « messagères de nos émotions » et doivent être maintenues dans un équilibre subtil. Selon que nous sommes joyeux ou tristes, nos synapses ne libèrent pas les mêmes molécules, ni en quantité équivalente.

- **La sérotonine, gardienne de notre bonne humeur :** Elle entraîne une sensation de sérénité. Elle régule sommeil et appétit, protège de la déprime et de l'anxiété : on « se sent bien ». Un taux trop bas favorise une humeur sombre, mais aussi des comportements impulsifs et agressifs. Le cortisol, l'hormone du stress, peut venir contrecarrer son action.
- **La dopamine, « l'hormone du plaisir » :** Elle stimule l'action (physique ou mentale) pour assouvir une envie. Une fois le but atteint, la dopamine va encore déclencher la libération de substances du plaisir (endorphines, endocannabinoïdes et sérotonine) qui induisent une sensation de joie et de bien-être.
- **La noradrénaline joue la « mouche du coche » :** Elle favorise l'excitation, la vigilance et l'apprentissage. Son insuffisance anesthésie les sentiments, diminue la motivation, perturbe la concentration et augmente l'anxiété.

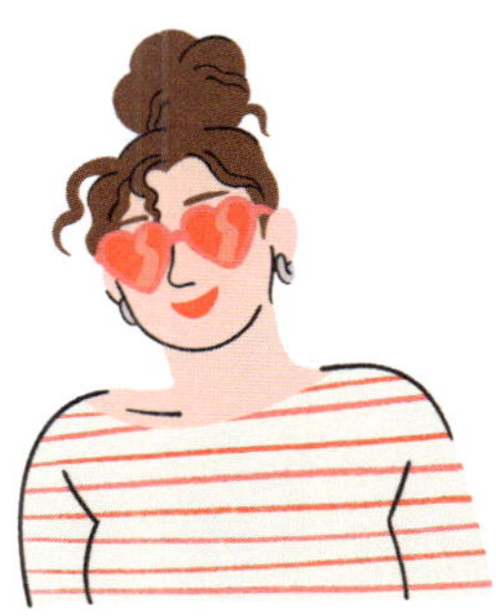

On regarde ça de près

Deux outsiders qui comptent

Le tryptophane et la tyrosine sont deux acides aminés (constituant des protéines alimentaires) apportés par l'alimentation. Le tryptophane est nécessaire à la synthèse de la sérotonine et la tyrosine remonte le taux de dopamine.

LE CONSEIL DU JOUR

À nous de jouer !

Il existe des tas de façons de remonter son taux « d'hormones du bonheur », notamment en ayant une meilleure hygiène de vie (alimentation, sommeil, etc.). Par exemple pour la dopamine et la sérotonine, en mangeant des aliments riches en tyrosine, ou plus simplement… en caressant un animal. Pour la noradrénaline, fabriquée à partir d'un acide aminé, faire le plein de protéines, mais aussi augmenter son activité physique.

LE SAVIEZ-VOUS ?

ON PEUT ÊTRE HYPERSENSIBLE PAR NATURE

LA PROTÉINE DE TRANSPORT DE LA SÉROTONINE DÉPEND D'UN GÈNE QUI CODE SOUS DEUX FORMES : UNE « COURTE » ET UNE « LONGUE ». SI L'ON A HÉRITÉ DE DEUX GÈNES CODANTS POUR LA FORME COURTE, ON HÉRITE AINSI D'UNE NATURE HYPERSENSIBLE. POUR PARER À L'ANXIÉTÉ, IL NOUS FAUDRA UNE VIE PAISIBLE ET DES LIENS AFFECTIFS SÉCURISANTS.

Notre moral dépend aussi de nous

De même que certains naissent avec plus ou moins de facilité pour les langues étrangères, notre patrimoine génétique intervient dans notre aptitude au bonheur. Pour 35 % exactement. Les personnes heureuses se caractériseraient notamment par une certaine mutation d'un gène impliqué dans la recapture de la sérotonine. Il existe aussi des facteurs de risques génétiques de l'anxiété. Ce qui est sûr, c'est qu'il reste tout de même une marge de 65 % sur laquelle nous pouvons agir ! Ensuite vient l'éducation.

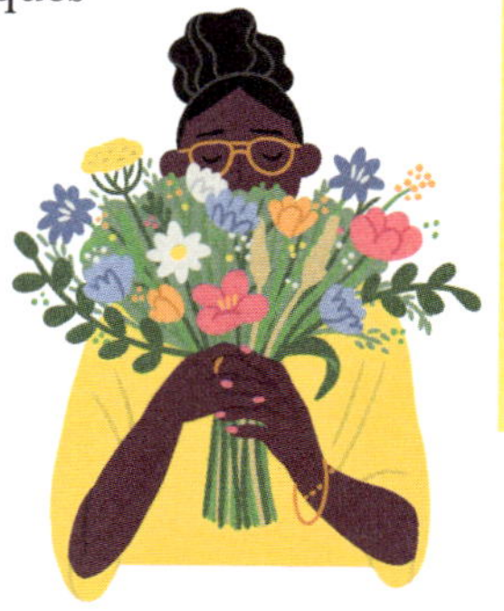

Une question d'éducation ?

« Ma mère était comme ça. » Cette remarque, fréquente, ne pointe pas seulement l'influence de l'hérédité, mais aussi celle de notre histoire personnelle. Un trait de caractère, génétiquement déterminé, va entrer en résonnance avec l'histoire de notre famille, les normes sociales, la façon dont nos parents nous accueillent, etc. On le sait, être élevé de façon sécurisante favorise la construction du bien-être… tandis qu'abandon, violence ou traumatisme peuvent laisser une fragilité psychique. Heureusement, ce n'est pas une fatalité : des psychothérapies permettent de se remettre des traumatismes les plus graves, tandis que différentes techniques (la pensée positive notamment…) aident à mieux gérer le quotidien !

LE SAVIEZ-VOUS ?

C'EST QUAND LE BONHEUR ?

DIFFÉRENTS SONDAGES ONT TENTÉ DE TROUVER L'ÂGE IDÉAL. SURPRISE ! LORS D'UN SONDAGE EN LIGNE EFFECTUÉ PAR LE SITE SOCIAL ANGLAIS *FRIENDS REUNITED* AUPRÈS DE PERSONNES DE 40 ANS ET PLUS, SEPT SUR DIX ONT DÉCLARÉ AVOIR COMMENCÉ À ÊTRE HEUREUSES À PARTIR DE 33 ANS. UNE ÉTUDE RÉALISÉE PAR HOTMAIL ESTIMAIT POUR SA PART À 55 ANS L'ÂGE OÙ L'ON PROFITE LE PLUS DE LA VIE.

LE CONSEIL DU JOUR

Bien s'entourer

Cela semble être une évidence, mais il est plus difficile d'avoir un moral au top quand on vit seul et isolé. Appartenir à une famille, un cercle d'amis, un club, etc. procure un sentiment d'attachement qui joue sur notre moral. Ce sont les amitiés et les contacts humains qui sont les sources de notre bonheur. Cultivons-les !

ÇA, C'EST GOOD !

ON PEUT METTRE NOTRE CERVEAU EN MODE POSITIF

Les chercheurs ont montré que chez une personne déprimée les zones de son cerveau relatives au sentiment de malheur et à la perception du danger étaient plus étendues et plus activées. Mais cet état n'est pas figé ! Notre cerveau évolue tout au long de notre vie, en réponse à nos différents apprentissages et entraînements. La science parle de « neuroplasticité ».

JEUDI 3 NOVEMBRE

Hygiène de vie : 3 piliers pour un bon moral

1 Lutter contre le stress

Trop excessif et prolongé, le stress fait grimper le taux de cortisol qui perturbe les neurones de l'hippocampe (siège de la mémoire et des émotions), fréquent chez les personnes déprimées, ainsi qu'une surstimulation de l'amygdale, cause d'anxiété et de troubles de l'humeur. On adopte alors les techniques de relaxation qui nous conviennent le mieux (sophrologie, respiration…) !

2 Retrouver un bon sommeil

Un mauvais sommeil… et notre résistance au stress est mise à rude épreuve : nous voilà plus irritable, moins disposé à faire face aux contraintes familiales ou professionnelles. Ce qui fait le lit de l'anxiété et de la dépression. Un vrai cercle vicieux : on dort souvent mal quand on a un mauvais moral.

3 Se bouger !

Le sport est le meilleur antidépresseur ! La pratique d'une activité physique augmente la production de dopamine (l'hormone du plaisir) et active le système de récompense. Ce qui donne envie de… bouger davantage. Au bout de trente minutes de pratique, la libération d'endorphines procure une sensation de plaisir, de plénitude, parfois même d'euphorie, qui perdure plusieurs heures après l'effort.

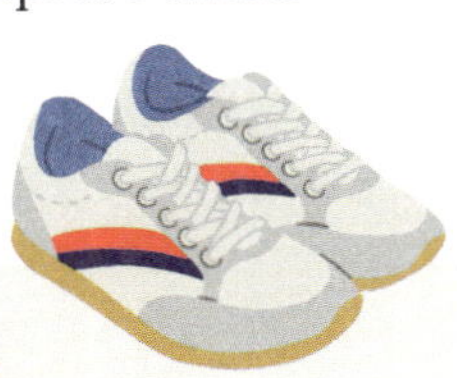

DITES-MOI DR.GOOD ?

Et la mélatonine, quel est son rôle ?

En veillant sur notre sommeil, elle influe indirectement sur notre mental. En effet, un sommeil réparateur, d'une durée et d'une qualité suffisantes, est indispensable au maintien de notre équilibre psychique. On la trouve sous forme de médicament, prescrit par le médecin pour les plus de 55 ans qui rencontrent des difficultés à s'endormir ou souffrent de réveils nocturnes.

LE CONSEIL DU JOUR

Le sport ? C'est tout bénef.

Et si on vous dit que pratiquer vingt minutes par jour éloigne les ruminations mentales ? L'INSERM recommande même l'activité physique en recours numéro 1 pour les personnes souffrant d'un trouble dépressif léger à modéré. Pour finir de vous motiver, les études ont montré que trois séances de sport hebdomadaires pendant les six derniers mois de grossesse diminuent de moitié le risque de baby blues. Alors prêt à chausser vos baskets ?

ÇA, C'EST PAS GOOD !

GARE AU *BURN-OUT*

Le *burn-out* ne frappe pas seulement ceux qui exercent un travail peu gratifiant. Cette sorte d'implosion résultant du surmenage touche les salariés auxquels on demande trop et qui n'y arrivent plus, les perfectionnistes, les aidants familiaux ou les mères de famille qui manquent de soutien et sont au bout du rouleau.

VENDREDI 4 NOVEMBRE

LE CONSEIL DU JOUR

On force sur les oméga-3

Ils « huilent » le cerveau, sont anti-inflammatoires et activent la libération de la sérotonine. Ils protègent le cœur et aussi de la déprime et des troubles anxieux. On met au menu : du poisson dit gras (maquereau, sardine, espadon, thon, saumon, hareng), de l'huile de noix, de colza ou de lin, des oléagineux (noix, amandes, noisettes, etc.) et des graines (lin, chia, courge…) à incorporer dans vos plats.

LE COACHING DE **Dr. Good !**

Rebooster son appétit

Quand on a du vague à l'âme, on n'a souvent pas franchement faim... Comment gérer ? En retrouvant le plaisir de cuisiner : cap sur les herbes ciselées, la vaisselle qu'on aime et tout ce qui va donner du goût ! Ensuite, on prend son temps (au moins vingt à trente minutes) : on regarde, on hume... et on déguste en cherchant à identifier les saveurs.

On mange quoi aujourd'hui ?

Petit déjeuner	Déjeuner	Dîner
Thé ou café, porridge maison (flocons d'avoine, lait d'amande, copeaux de noix de coco, noix de pécan, vanille), 2 clémentines.	Avocat aux crevettes sauce citron, brochette de poulet grillé au romarin, quinoa et sauce tomate, salade de mâche au parmesan.	Soupe de lentilles corail au safran, purée de patate douce, crème dessert à la vanille.

Les aliments santé :

Les flocons d'avoine : Cap sur le porridge ! Au menu, vitamines du groupe B bénéfiques pour retrouver sa joie de vivre, magnésium pour une meilleure sérénité, le tout sans faire grimper en flèche la glycémie, ce qui accentuerait les désastreux *up and down* du moral.

Le quinoa : Très riche en magnésium, qui aide à mieux dormir et à retrouver sa sérénité, la petite graine venue des Andes contient aussi du tryptophane, permettant ainsi de relever le niveau de sérotonine.

La recette du jour : purée de patate 100 % douce

Pour 2 personnes : Peler et couper deux patates douces en morceaux, les faire cuire à l'eau additionnée d'un demi-bouillon en cube jusqu'à ce que la chair soit tendre. Égoutter et écraser finement à la fourchette en liant avec 15 cl de lait d'amande. Ajouter ensuite 1 c. à. s. d'huile de coco, 1 c. à c. de cannelle, 2 pointes de muscade et 1 c. à s. de sirop d'érable. Servir chaud ou tiède, saupoudrée de noix de pécan concassées.

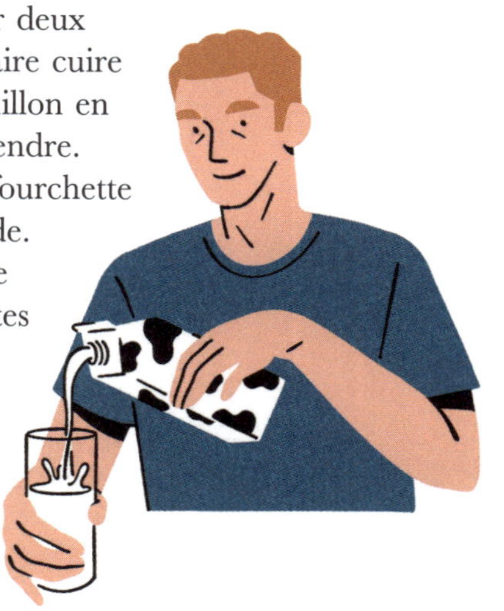

L'optimisme,
c'est la santé !

Voltaire a raison lorsqu'il écrit « j'ai décidé d'être heureux parce que c'est bon pour la santé ». L'optimisme, c'est s'autoriser à envisager une tournure favorable aux événements et agir dans ce sens. Il contribue à prévenir les maladies. La preuve par six.

1 **Une meilleure immunité.** Une attitude positive contribue à rendre nos défenses plus efficaces, comme l'a démontré une étude menée par les chercheurs Brennan & Charnetsky en 2000 auprès d'étudiants en droit. La réponse immunitaire des « optimistes » face à l'agression de virus était meilleure que celles des autres… CQFD.

2 **Moins de maladies chroniques liées à l'hygiène de vie.** Il s'agit juste d'un constat, mais les personnes qui ont bon moral adoptent plus souvent des comportements sains. En conséquence, elles sont plus susceptibles de bien manger, de faire de l'exercice et de ne pas fumer.

3 **Une meilleure gestion du stress.** En cas de stress, notre organisme produit de l'adrénaline et du cortisol. Des chercheurs de l'université de l'Illinois (États-Unis) qui ont suivi pendant six ans 135 personnes âgées de 60 ans l'ont démontré : face à des situations stressantes, le niveau de cortisol est plus stable chez les optimistes que chez les pessimistes.

4 **Un cœur en forme.** Voir le bon côté des choses est associé à une baisse de la tension artérielle et un équilibre des taux de cholestérol. Résultat : les optimistes ont 35 % de risques en moins de développer une maladie du cœur, selon une compilation de 15 études réalisée au Canada.

5 **Une mémoire au top.** L'optimisme contribue à lutter contre les troubles de la mémoire, comme le montre une étude de l'université du Michigan (États-Unis) parue en 2016. Et, si vous avez un conjoint enjoué, gardez-le ! Vieillir à côté d'une personne heureuse de vivre diminue les risques de maladie d'Alzheimer.

LE CONSEIL DU JOUR

Le plein de lumière

Outre son effet positif sur notre organisme, s'exposer à la lumière naturelle du matin agit comme la sonnerie du réveil sur notre corps : il comprend qu'il est temps de se mettre en mouvement. On passe une meilleure journée, on se sent plus dynamique, psychiquement et moralement, et cela favorise l'endormissement du soir. Un vrai cercle vertueux.

15 %

C'est le pourcentage d'espérance de vie en plus pour les optimistes, selon l'Académie américaine des sciences (2019), et ils ont 50 à 70 % de chances supplémentaires d'atteindre 85 ans.

Bref, même si les pessimistes ont parfois raison, les optimistes profitent davantage de la vie.

6 périodes qui fragilisent notre moral

1 Après un accouchement. Le baby blues, un sentiment de fatigue et de tristesse dû à une baisse brutale des hormones et aux nuits hachées concernerait environ 20 % des femmes. Il disparaît en général au bout d'une semaine. Mais s'il s'installe, une aide est nécessaire, car il peut s'agir d'une dépression post-partum.

2 La ménopause. Là encore, les répercussions sur notre moral proviennent surtout du bouleversement hormonal, mais la difficulté à accepter de se voir vieillir peut aussi jouer. Ainsi, on estime que 41 % des femmes voient leur moral décliner en entrant en périménopause.

3 Le sevrage d'une addiction. Arrêter le tabac, l'alcool ou les médicaments engendre un mal-être réactionnel, à cause du contrecoup sur le système nerveux. Une fois le sevrage terminé, le système nerveux va peu à peu retrouver un nouvel équilibre.

4 Le deuil et la séparation. Après un choc psychologique (décès, accident grave, divorce, déménagement), l'esprit a besoin de cicatriser, c'est normal. Si l'humeur triste se prolonge au-delà de deux mois il faut consulter.

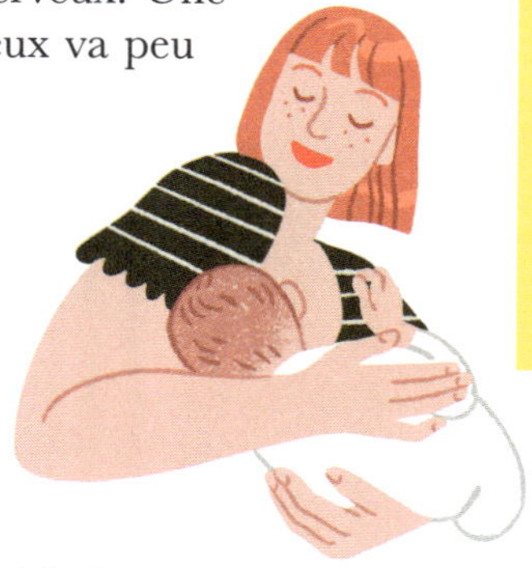

5 Fêtes de fin d'année, Saint-Valentin, vacances... Ce sont autant de périodes difficiles, où la pression sociale vient renforcer le sentiment de solitude. SOS amitié a vu le nombre d'appels reçus quotidiennement passer de 6 000 à 8 000 durant la pandémie, mais grimper jusqu'à 9 000 lors des fêtes de fin d'année 2020.

6 L'hiver. Avec les jours qui raccourcissent, le ciel gris et le manque de lumière (qui fait chuter la production de certaines hormones comme la mélatonine), la saison hivernale peut engendrer chez environ 5 % de la population, une déprime saisonnière.

LE CONSEIL DU JOUR

Halte au syndrome du dimanche soir

Certains ont le cafard quand arrive la fin d'après-midi dominicale à l'idée qu'il faudra reprendre le collier le lendemain. Si le symptôme revient chaque semaine, il serait temps de réfléchir à ce qui ne va pas dans le travail : les collègues ? l'ennui ? le manque de reconnaissance ? Pourquoi ne pas introduire, dès le lundi, l'une des activités qui vous fait du bien durant le week-end : une petite promenade à la pause de midi ? Un déjeuner avec un(e) ami(e) ? Un cours de sport ?

18 %

C'est le pourcentage de pères qui souffrent du « daddy blues », l'équivalent masculin de la dépression postnatale des mamans. En cause, l'émotion et le poids des nouvelles responsabilités.

(Étude irlandaise reprise dans le JIM du 24 novembre 2017.)

LUNDI 7 NOVEMBRE

On mange quoi aujourd'hui ?

Petit déjeuner

Thé ou café, smoothie d'hiver : carotte, orange, ananas + graines de lin moulues, 1 œuf coque, 2 tranches de pain beurrées.

Déjeuner

6 huîtres, pavé de saumon grillé au citron, épinards à la crème, 1 kiwi.

Dîner

Salade d'endive, betterave, pomme, noix et parmesan, risotto aux petits pois et fèves, mangue rôtie à la vanille.

Les aliments santé :

Le saumon : Choisi plutôt sauvage que d'élevage, il est concentré en oméga-3 antidépression, mais aussi en vitamine D impliquée dans l'état psychologique, car elle agit sur les messagers chimiques de l'humeur. Or, nous en manquons les mois d'hiver, et cela expliquerait en partie la dépression saisonnière…

L'huître : Sous la coquille, des vitamines du groupe B, de la taurine qui stabilise l'humeur, et du sélénium, un essentiel dont on a prouvé qu'il était en insuffisance chez les dépressifs. Aucune raison de se priver même hors des périodes de fêtes !

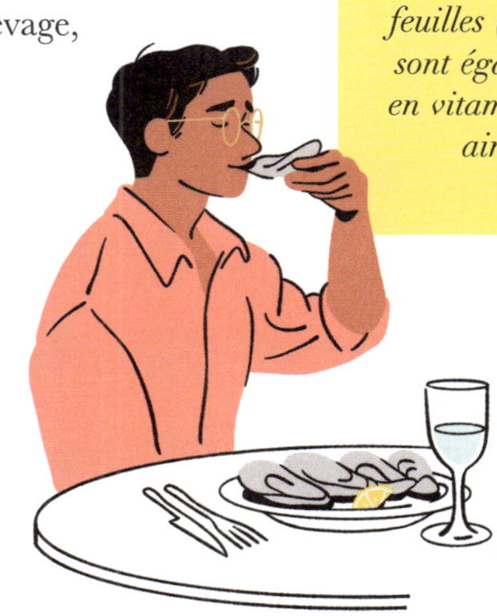

LE CONSEIL DU JOUR

Plus de fruits et légumes !

La vitamine C présente en quantité dans tous les agrumes, le kiwi, la grenade ou la mangue donne un coup de fouet, mais intervient également dans la fabrication de la dopamine, qui favorise un bon moral. Tous les légumes à feuilles (blette, mâche) sont également riches en vitamine B9, évitant ainsi les sautes d'humeur.

La recette du jour : smoothie d'hiver

Mettre ½ ananas coupé en cubes, 2 carottes épluchées et coupées en rondelles, les quartiers d'une orange et 1 c. à s. de graines de lin dans un blender. Ajouter un peu d'eau et mixer longtemps, très longtemps (au moins une minute après que le tout ait été réduit en purée). Déguster.

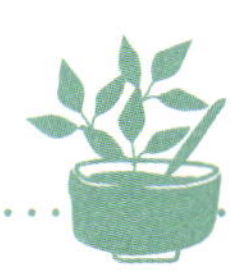

Le coup de pouce naturel

La potion magique

À réaliser en cas de coup de mou (psy et physique). Pressez le jus d'une orange et ajoutez 1 c. à c. de miel avec 1 goutte d'huile essentielle de citron et 1 de gingembre (tous deux toniques et antidéprime), à compléter avec de l'eau tiède. Très fatigué ? On y ajoute 1 ampoule de magnésium marin (Plasma marin de Thalamag®) ou du magnésium en comprimés.

C'est quoi, une vraie dépression ?

La frontière entre une baisse de moral et la dépression n'est pas évidente pour tout le monde. Elle est cependant nette pour les médecins. La déprime est un état émotionnel transitoire induit par les tracas quotidiens. C'est quand elle dure depuis plus de deux semaines, du matin au soir, qu'il ne s'agit plus d'un simple coup de blues. Les victimes de vraie dépression ne sont pas seulement excessivement tristes. Elles perdent l'appétit, le sommeil, se négligent, ne s'intéressent à rien, n'ont plus envie de voir personne, et ruminent même parfois des idées suicidaires. Si plusieurs de ces symptômes sont présents et le désir de vivre à ce point fragile, il est urgent de consulter.

Les signes qui doivent vous alerter :

- Envie constante de pleurer sans motif.
- Plus aucune énergie, le moindre geste demande un immense effort, jusqu'au simple fait de se lever le matin.
- Sentiment de culpabilité et d'incompétence.
- Irritabilité.
- Manque de motivation et incapacité à ressentir du plaisir, même pour les activités qui nous plaisent d'habitude ; absence de désir sexuel ; plus d'intérêt pour s'habiller ou se maquiller.
- Difficulté croissante à se concentrer, l'esprit tourne au ralenti.

IL VAUT MIEUX LE SAVOIR

TROUVER UNE OREILLE ATTENTIVE

SI ON SE SENT VRAIMENT MAL, IL EXISTE PLUSIEURS LIGNES D'ÉCOUTE ET ASSOCIATIONS, PARMI LESQUELLES :

- SOS AMITIÉ, ÉCOUTE ANONYME ET CONFIDENTIELLE 24H/24, 7J/7 AU : 09 72 39 40 50
- CROIX-ROUGE ÉCOUTE : 0800 858 858
- FIL SANTÉ JEUNES : 0800 235 236
- ASSOCIATION FRANCE DÉPRESSION : 07 84 96 88 28

LE CONSEIL DU JOUR

La dépression masquée

Parfois, la tristesse n'est pas au premier plan. On souffre de maux de dos, de tête, de ventre, de vagues malaises et de douleurs musculaires, sans voir que la cause est d'origine mentale. C'est que la maladie présente parfois un visage trompeur : au lieu de souffrir d'insomnie (notamment à l'aube), on se réfugie dans le sommeil. Plutôt que de manquer d'appétit, on se met à grignoter du sucré, ou à boire plus d'alcool. Autant de signes qui doivent vous inciter à consulter.

STOP AUX IDÉES REÇUES

LES ENFANTS NE SONT PAS DÉPRIMÉS.

Selon le ministère des Solidarités et de la Santé (octobre 2020), 2,1 % à 3,4 % des enfants et 14 % des adolescents sont concernés. Ce n'est pas pour rien si de nombreux médecins ont alerté sur les effets de l'épidémie de Covid-19 sur le moral des plus jeunes. Mais rien n'est définitif, et, diagnostiquée à temps, cette affliction se soigne.

LE CONSEIL DU JOUR

Le plaisir avant tout

*Privilégiez une activité extérieure pour prendre la lumière : la marche tout simplement, le vélo… Les disciplines corps-esprit (*qi qong, tai-chi…*) qui agissent sur l'équilibre sont indiquées pour les personnes qui souhaitent déstresser, car elles associent des mouvements lents à la respiration et à la concentration mentale.*

ÇA, C'EST GOOD !

LE SPORT SUR ORDONNANCE

Les députés viennent d'élargir la prescription du « Sport sur Ordonnance ». D'abord réservée aux affections métaboliques de longue durée (diabète…), elle intègre désormais la santé mentale. Effectuées auprès d'un professionnel qualifié, les séances peuvent alors donner droit à un remboursement par la plupart des mutuelles.

Le sport, le meilleur médicament anti-blues

Eh oui, il faut seulement trente minutes de pratique pour déclencher des sécrétions bienfaisantes. Bonus : l'effet des endorphines dure environ trois quarts d'heure. Celui de la sérotonine peut se prolonger trois à cinq jours. Et, plus l'organisme est entraîné à produire ces hormones, plus il les sécrète vite et à des taux importants ! Le minimum syndical : 6 000 pas par jour. Partons du principe que dix minutes de marche équivalent à 1 000 pas… Il n'y a plus qu'à choisir parmi les exemples suivants et les cumuler pour y arriver.

10 minutes ou 1 000 pas, c'est :

- Prendre une pause pour sortir dans la rue plutôt que de faire une halte à la machine à café du bureau…
- Accompagner ses enfants à l'école à pied le matin (si elle se trouve à quelques rues du domicile).

15 minutes ou 1 500 pas, c'est :

- Descendre du bus ou du métro deux stations avant sa destination et finir le trajet maison-travail à pied.
- Faire une course vite fait en délaissant la voiture, à condition que le magasin soit un peu éloigné.

30 minutes ou 3 000 pas, c'est :

- Partir en balade après le déjeuner.
- Promener son chien !

LE COACHING DE **Dr. Good !**

La marche afghane, entre sport et méditation

Cette technique utilisée par les caravaniers afghans, capables de marcher 60 km/jour, synchronise les pas et la respiration. En pratique : trois pas sur l'inspiration, un pas de rétention (les poumons sont pleins), 3 pas sur l'expiration, un pas de rétention (les poumons sont vides) et on recommence. Donc 3-1/3-1

Les plantes
qui remontent le moral

La phytothérapie tient la dragée haute aux médicaments. L'avantage ? Nettement moins d'effets indésirables et une efficacité prouvée.

Le millepertuis, adoubé par les autorités : Il a fait l'objet de plus de 50 études cliniques. Son efficacité est comparable aux antidépresseurs, sans leurs effets secondaires.

Le bon mode d'emploi : Disponible en gélules sans ordonnance. Il entraîne de nombreuses interactions médicamenteuses, parlez-en d'abord avec votre médecin. Comptez quatre semaines avant que ses effets se manifestent pleinement.

La rhodiole : Efficace, elle aide l'organisme à s'adapter à la pression extérieure, mais booste également le moral. Elle agit rapidement, dès la première semaine.

Le bon mode d'emploi : En teinture mère (30 gouttes dans un verre d'eau) ou en gélules (2 gélules dosées à 250 mg/gélule), pendant trois semaines, une prise au petit déjeuner et une au dîner.

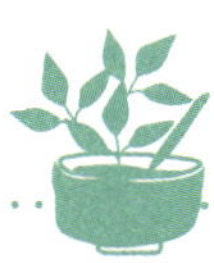

Le coup de pouce naturel

Les fleurs de Bach

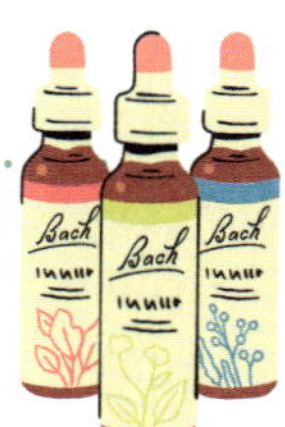

Ces préparations à base d'essence de fleurs traiteraient les états émotionnels. Si aucune étude scientifique n'a confirmé leur efficacité, elles ne présentent aucune contre-indication. Déposez 4 gouttes pures sous la langue 2 fois par jour ou 16 gouttes dans votre gourde d'eau (à boire tout au long de la journée).

- Vous êtes déprimé sans motif apparent : *Mustard* (la moutarde) permet de relativiser et de retrouver du plaisir.
- Vous manquez d'entrain : *Hornbeam* (le charme) vous rendra la vie plus rose.
- Vous êtes pessimiste : *Gorse* (l'ajonc) va vous rendre espoir et courage.

LE CONSEIL DU JOUR

Et pourquoi pas le CBD ?

L'un des composés du cannabis, le cannabidiol (CBD), est en vente libre en France. Il est connu pour ses effets relaxants et antidouleur, mais il ne fait pas « planer ». On le trouve en tisanes, sous forme de e-liquide à vapoter, en gouttes ou en gélules. Il diminue stress et crises de découragement.

Le griffonia dope la sérotonine : Pour retrouver gaieté et joie de vivre. Cette plante africaine contient en effet du 5-HTP, un précurseur de la sérotonine.

Le bon mode d'emploi : Il n'a quasiment aucune contre-indication (sauf la grossesse). Il améliore aussi le sommeil et calme les compulsions sucrées. Sous forme de gélules (dosées à 50 mg de 5-HTP), on en prend 2 à 16 heures et 2 au coucher. En cure de trois semaines à un mois.

On mange quoi aujourd'hui ?

Petit déjeuner

Thé ou café, granola anti-blues, yaourt nature, 2 fruits de la passion.

Déjeuner

Salade Caesar : pousses d'épinards, poulet grillé, œuf, tomates cerises, croûtons et parmesan, mousse au chocolat, 2 clémentines.

Dîner

Guacamole avec radis et bâtonnets de carotte, riz sauté au safran, noix de cajou et champignons, compote pomme-poire à la vanille.

Les aliments santé :

L'épinard : Si sa richesse en fer est une légende, il apporte une bonne dose de vitamine B9 (acide folique), qui contribue à la fabrication de la sérotonine et de la dopamine, donc à l'équilibre de l'humeur, des émotions et du sommeil. Il semblerait que sautes d'humeur et irritabilité puissent être liées à une consommation insuffisante de cette vitamine.

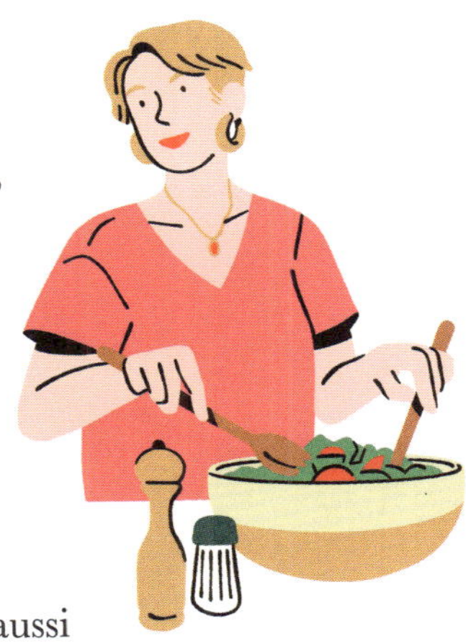

L'avocat : Doux et onctueux, c'est aussi une mine de vitamines du groupe B, dont la vitamine B9 essentielle à l'équilibre des humeurs et des émotions. En prime, du magnésium, et un effet coupe-faim qui évite de craquer sur des sucreries.

La recette du jour : **granola anti-blues**

300 g d'amandes, noisettes et noix concassées, 200 g de flocons d'avoine, 3 c. à s. de miel, le jus d'1 orange, 1 c. à s. d'huile de coco juste chauffée. Mélanger (en patouillant avec les mains) et ajouter 100 g de pépites de chocolat. Étaler sur la plaque du four (sur un papier sulfurisé), cuire 20 minutes à 170 °C et vous obtenez un merveilleux granola spécial bonne humeur pour les prochains petits déjeuners ! À stocker dans un bocal hermétique.

LE CONSEIL DU JOUR

On force sur les protéines

Elles recèlent tryptophane et tyrosine, des acides aminés qui participent à la fabrication des hormones de la bonne humeur. Quand on ne mange pas de viande ni d'œuf, il faut augmenter les produits laitiers, le tofu, les légumineuses, les oléagineux et les céréales complètes.

DITES-MOI DR.GOOD ?

Et si j'ai un petit creux ?

Voici trois idées d'encas malins :

- 3 carrés de chocolat, une dizaine de noix et une petite banane.
- Un grand jus d'orange frais agrémenté d'¼ de gousse de vanille et 2-3 petits-beurre ou sablés.
- Une infusion de safran : une minipincée (10 stigmates maximum) dans 1 c. à c. de miel, plus de l'eau bouillante ou du thé vert ou rouge.

Du vert pour éviter de broyer du noir

Ah, la nature ! Elle nous fait un bien fou. Que l'on promène son chien en forêt, que l'on s'assoit sur un banc dans un parc ou que l'on contemple son jardin, se mettre au rythme de la vie végétale aide à évacuer fatigue et énervement et à reconstituer ses forces.

Une célèbre étude (menée par le Professeur Bratmana, de l'université de Stanford) a montré qu'au bout de quatre-vingt-dix minutes de marche en forêt, la zone du cerveau impliquée lorsqu'on broie du noir – le cortex préfrontal – était nettement moins active chez les randonneurs du dimanche. En pratique :

- **Un parc, un square ou un petit jardin** offrent un refuge pour les citadins en manque d'oxygène.
- **Un balcon et même quelques plantes** sont déjà source de réconfort. Une simple image de verdure rend déjà l'humeur plus joyeuse : notre cerveau se « branche » sur une onde alpha, source de relaxation, et libère des vagues de sérotonine.

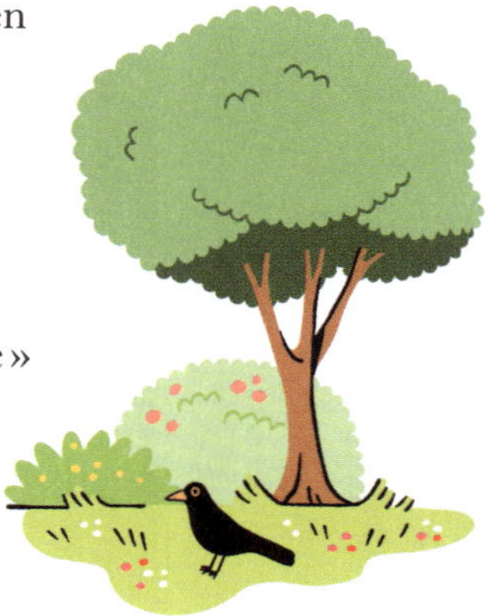

LE SAVIEZ-VOUS ?

METTRE LES MAINS DANS LA TERRE, C'EST BON POUR LE MORAL

INTERAGIR AVEC LA NATURE EN PLANTANT DES ARBRES, DES FLEURS, EN NOURRISSANT OU PRÉPARANT LE SOL, C'EST NON SEULEMENT FAIRE QUELQUE CHOSE D'UTILE (L'ESTIME DE SOI NOUS DIT MERCI AU PASSAGE), MAIS ON SOIGNE EN MÊME TEMPS SON CORPS ET SON MENTAL. JARDINER UNE DEMI-HEURE RÉDUIT DAVANTAGE LE STRESS QUE DE SE REPOSER EN LISANT DURANT LA MÊME DURÉE. PAS ÉTONNANT SI LES « JARDINS THÉRAPEUTIQUES » REFLEURISSENT DANS LES ÉTABLISSEMENTS MÉDICAUX, AU BÉNÉFICE DES SOIGNANTS COMME DES MALADES (PERSONNES ÂGÉES, AUTISTES, ETC.).

LE CONSEIL DU JOUR

Ouvrir ses sens

Un premier pas pour profiter de la nature ? Écouter… Dès qu'on prend le temps d'écouter le chant des oiseaux ou de les observer (au même titre que d'autres représentants de la faune, insectes, etc.), nos sens vont se focaliser sur des éléments naturels. Des visions apaisantes dont il serait dommage de se passer.

- **Au bureau vive les plantes vertes !** Elles réduisent le stress professionnel. Tant qu'à vivre en ville, emménager à côté d'un espace vert diminue de 25 % le risque de dépression. Vous vous offrirez bien un peu de verdure ?

7 jours

C'est le temps que dureraient les bienfaits d'un bain de nature sur notre bien-être.

DIMANCHE 13 NOVEMBRE

LE CONSEIL DU JOUR

Soigner sa posture !

Quand rien ne va, on a tendance à adopter une position avachie… Prenez conscience de votre posture : épaules voûtées (ou à l'inverse remontées), mâchoires serrées, front crispé ? Redressez la tête (oui, bien droite), desserrez les mâchoires, lissez les traits de votre visage… Voilà, c'est mieux ! Obligez-vous à faire ce « scan » au moins 5 fois dans la journée (avec un rappel sur le téléphone ou un post-it)… et les jours suivants.

1/5

C'est la proportion de Français qui pourrait un jour ou l'autre être victime de la dépression.

C'est la maladie psychiatrique la plus fréquente : près de 10 % des Français de 18 à 75 ans sont concernés chaque année. En cas de doute, il faut consulter pour trouver sans tarder une prise en charge appropriée.

La luminothérapie : revoilà la lumière !

L'efficacité de la luminothérapie est reconnue depuis plus de treize ans par la Haute Autorité de santé, que ce soit en prévention ou pour traiter la déprime.

Dans quels cas ? Pour ceux qui n'aiment pas l'hiver et n'ont pas la chance d'habiter sous les tropiques. La lumière du jour a un effet euphorisant et antidépresseur. Exposé au soleil, le cerveau produit de la sérotonine en quantité et libère des endorphines. Sans oublier que nous avons besoin de lumière pour synchroniser notre horloge biologique. Quand les nuages ne se lèvent pas et que cette denrée vitale se fait rare, la photothérapie propose de compenser le manque. Des kinésithérapeutes proposent des séances en cabine, sur ordonnance, mais on peut aussi en faire chez soi, grâce à des lampes spéciales, vendues maintenant un peu partout (magasins d'électroménager), qui, en reproduisant la lumière du soleil, stabilise l'humeur.

En pratique : Il faut utiliser une lampe qui émet une lumière blanche d'au moins 10 000 lux d'intensité. L'idéal consiste à s'exposer au minimum trente minutes chaque matin, en se plaçant à 30 centimètres maximum du panneau lumineux. On peut prendre son petit déjeuner ou lire pendant ce temps. Le bénéfice se manifeste entre quatre et quatorze jours plus tard. Huit personnes sur dix se sentent mieux en moins de deux semaines.

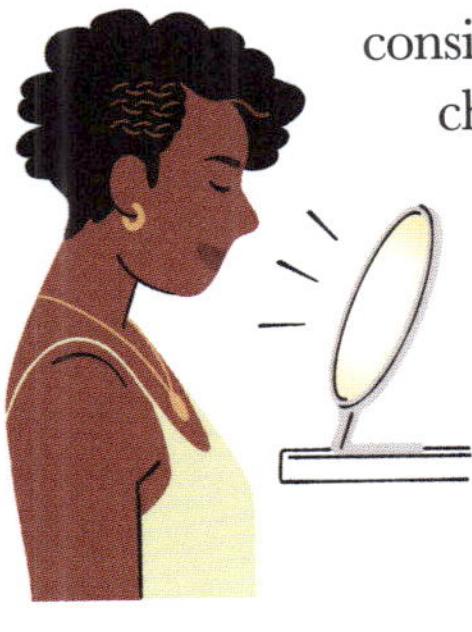

ÇA, C'EST PAS GOOD !

LA POLLUTION NOUS RENDRAIT PLUS VULNÉRABLES

Vrai ! On est de plus en plus conscient des effets délétères de la pollution sur notre santé. Une étude menée en Chine a montré que l'exposition à des niveaux élevés de polluants, surtout au dioxyde d'azote (NO_2), s'accompagne d'une augmentation des hospitalisations pour dépression.

Contrariétés non merci !

On en a toute la journée et ces contrariétés quotidiennes peuvent vite nous bouffer le moral comme l'énergie. Comment mieux gérer?

En adoptant l'exercice – tout simple – du ballon issu de la sophrologie. Cette discipline combine des exercices de relaxation et de visualisation en imaginant une scène agréable et positive. Cela détend le corps et aide à canaliser les pensées. En pratique :

- Prendre le temps de s'installer dans une position confortable et ressentir sa respiration, calme et profonde.
- Imaginer des ballons que l'on tient par une ficelle. On peut voir un ou plusieurs ballons qui peuvent être de la couleur que l'on souhaite.
- Laisser nos pensées nous envahir. Peut-être que l'on identifie une pensée désagréable, un tracas, une contrariété…
- Essayer de mettre chaque souci qui nous arrive à l'esprit dans un des ballons.
- Puis laisser s'envoler ces ballons, un à un, dans un beau ciel bleu, ensoleillé, imaginaire, et les regarder disparaître au loin.
- Prendre le temps de savourer ce moment d'apaisement.

On regarde ça de près

Donner, c'est bon pour le moral

« Le bonheur appartient à celui qui en donne aux autres », dit le chat de Philippe Geluck. L'équipe de Jordan Grafman, à l'université de Bethesda (États-Unis), a montré que le circuit de la récompense – et donc du plaisir – est activé de manière comparable lorsqu'on reçoit un cadeau ou lorsqu'on fait un don. Tout geste altruiste diminue la production d'hormones de stress et stimule celle de sérotonine, à la fois chez la personne qui l'effectue, chez celle qui en bénéficie et chez celle qui en est témoin… Puissant non ?

LE CONSEIL DU JOUR

Rééquilibrer corps et esprit

Arrêtez-vous un instant sur votre respiration. Rapide ? Superficielle ? C'est souvent la faute au stress, à la mode vestimentaire et aux heures passées en position assise qui compriment le diaphragme. Cela entraîne une élimination excessive du gaz carbonique acide et aboutit à une alcalinisation de toutes les cellules de l'organisme. Les neurones y étant particulièrement sensibles, le système nerveux devient « hyperexcitable », d'où l'intérêt d'apprendre la « bonne » respiration.

ÇA, C'EST GOOD !

LE YOGA POUR BOOSTER SON MORAL

Une expérience a montré qu'après six semaines de pratique intensive du yoga, des personnes dépressives perçoivent les mêmes effets que sous médicaments antidépresseurs. Il y a sûrement un cours près de chez vous pour essayer.

Journée internationale du diabète

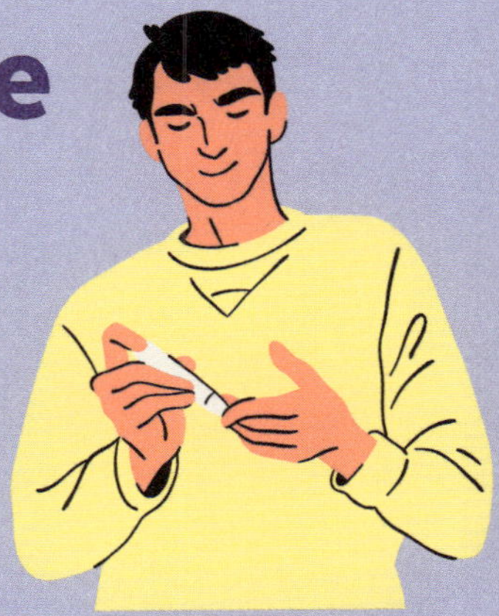

Face à la menace sanitaire croissante que représente le diabète, la Fédération internationale du diabète et l'Organisation mondiale de la santé ont créé cette journée en 1991 pour sensibiliser la population.

LE DIABÈTE, DE QUOI S'AGIT-IL ?

Lorsque notre organisme ne parvient plus à réguler le taux de sucre dans notre sang (hyperglycémie) on parle de diabète. Plus de 4,5 millions de personnes en France sont diabétiques (chiffres de 2019), mais environ 1 million d'entre elles l'ignorent ! Il existe trois types de diabète, le type 1 (dû à un trouble immunitaire), le diabète gestationnel (chez la femme enceinte) et le diabète de type 2 (gras) : c'est ce dernier qui représente environ 90 % des cas.

POURQUOI C'EST IMPORTANT D'EN PARLER ?

Parce que le nombre de diabétiques de type 2 explose dans le monde et on estime qu'un Français sur dix pourrait en souffrir. Ce qui est en cause ? Principalement notre mode de vie (alimentation, sédentarité, surpoids…). Il se déclare le plus souvent après 40 ans.

QUELS SONT LES SYMPTÔMES ?

La mauvaise régulation de la glycémie est liée à une résistance à l'insuline, une hormone servant à diminuer le taux de sucre dans le sang, produite par les cellules pancréatiques. À terme, le pancréas produit moins d'insuline, entraînant une hyperglycémie chronique. C'est alors que des symptômes peuvent apparaître : soif et appétit accrus, besoins fréquents d'uriner, somnolence importante, vision trouble…

CE QUE JE PEUX FAIRE

Dès que le diabète est confirmé, il faut agir. Le traitement repose sur :

- **La prise de médicaments** qui combattent la résistance à l'insuline.
- **La pratique régulière du sport.**
- **La mise en place d'un régime alimentaire spécifique.**
- **L'administration d'insuline** (injections ou pompe à insuline) est surtout utilisée en cas de diabète de type 2 très évolué.

ET VOUS DANS TOUT ÇA ?

Si vous avez un parent (frère, sœur, père ou mère) qui souffre déjà de cette pathologie, si vous êtes en surpoids ou obèse, si vous ne faites pas assez d'activité physique : on ne saurait que conseiller de réaliser régulièrement un bilan sanguin pour doser votre glycémie. À jeun elle ne doit pas être supérieure ou égale à 1,26 g/litre.

Plus d'infos

La Fédération française des diabétiques s'associe aux 160 pays qui relayent cette journée avec des actions locales à découvrir sur la carte des manifestations près de chez vous.
federationdesdiabetiques.org

Les massages
qui stimulent les points antidéprime

Le *shiatsu*, une technique de massage japonaise, repose sur les mêmes bases que l'acupuncture, mais cette fois, pas besoin d'aiguilles. Les doigts vont faire le travail et stimuler certains points réflexes situés le long des méridiens.

Il est possible de pratiquer quelques exercices de *shiatsu* chez soi. Masser les cinq points suivants vous aidera à repousser le découragement et autres émotions négatives. Travaillez chaque point durant 2 à 5 minutes, et n'hésitez pas à répéter la séance 2 à 3 fois par jour.

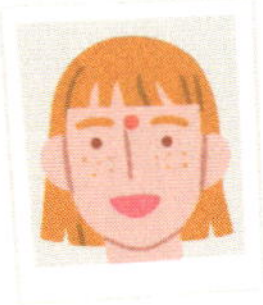

1 Massez le point situé en plein centre du front. Et stimulez-le en tapotant avec le bout de vos doigts.

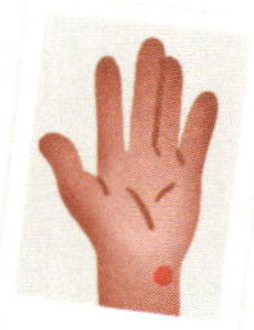

2 Massez la zone le long de la pliure interne du poignet.

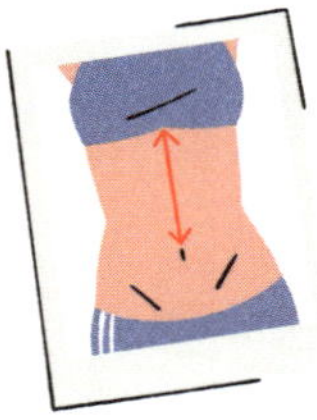

3 Massez le long de la ligne verticale entre le sternum et le nombril par pression et rotation, avec l'extrémité de l'index ou du pouce. Procédez du haut vers le bas pour vous détendre, ou du bas vers le haut si, à l'inverse, vous avez plutôt besoin d'être tonifié.

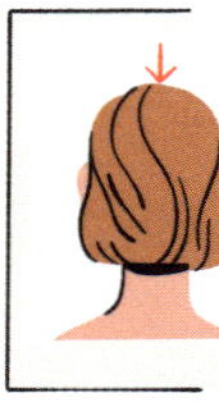

4 Massez le point situé au centre du crâne.

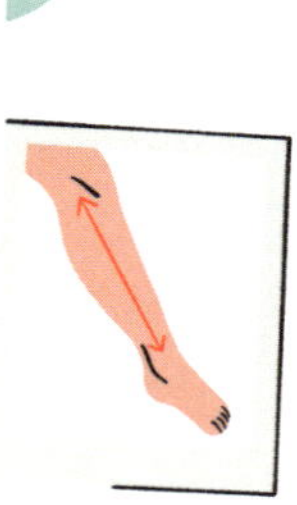

5 Massez les deux faces latérales (intérieures et extérieures) des jambes, de la cheville jusqu'au genou.

LE CONSEIL DU JOUR

Une vraie séance de *shiatsu*

Envie d'aller plus loin? Les praticiens de shiatsu *dispensent des séances d'environ une heure dont on ressort profondément apaisé et rechargé en énergie. Pour trouver un thérapeute près de chez soi, on peut aller sur le site de la Fédération française de shiatsu traditionnel (ffst.fr).*

DITES-MOI DR.GOOD ?

Une petite cure, et c'est reparti ?

L'étude Stop Tag de 2008 a démontré l'efficacité d'une cure thermale de dix-huit jours sur l'anxiété (sur ordonnance) : un patient sur deux ressent une amélioration pendant au moins six mois. Il faut dire que se faire « chouchouter » ne peut que faire du bien. Cinq centres sont habilités pour la prise en charge des troubles psychosomatiques : Saujon (Charente-Maritime), Néris-les-Bains (Allier) ; Divonne-les-Bains (Ain) ; Ussat-les-Bains (Ariège) et Bagnères-de-Bigorre (Hautes-Pyrénées).

On mange quoi aujourd'hui ?

Petit déjeuner	Déjeuner	Dîner
Thé ou café, 2 tranches de pain + beurre et/ou miel, yaourt nature + vanille + noix de pécan, 1 pomme, 1 jus d'orange frais.	Choucroute de poissons, 1 belle tranche d'ananas frais.	Soupe potiron-carotte + graines de lin moulues, soufflé au fromage, salade de mâche, ½ pamplemousse.

Les aliments santé :

Les graines de lin : Oméga-3 en pagaille et vitamines du groupe B (dont la B9) : ces graines ont tout bon ! En prime, elles facilitent le transit en douceur. À consommer broyées ou sous forme d'huile de lin (à conserver au frais).

La choucroute : Riche en lactoferments (des probiotiques, ou bonnes bactéries), elle agit favorablement sur le microbiote intestinal, dont on sait aujourd'hui qu'il est (aussi) impliqué dans la régulation de notre moral. Des essais de traitement de la dépression par ces bonnes bactéries semblent intéressants.

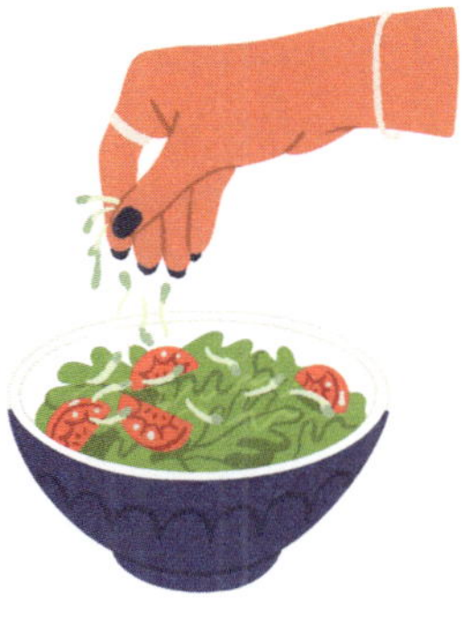

On regarde ça de près

L'intestin, notre deuxième cerveau

Lorsque notre flore intestinale est perturbée, rien ne va… Pourquoi ? Parce que les bactéries intestinales produisent des neurotransmetteurs (de la dopamine et 90 % de la sérotonine !) et l'intestin contient quelque 200 millions de neurones qui échangent non-stop des informations avec notre cerveau. Pour garder un bon moral, mieux vaut veiller sur son microbiote intestinal en le nourrissant bien !

LE CONSEIL DU JOUR

On force sur les probiotiques

Ils sont essentiels pour nourrir les bonnes bactéries de notre microbiote intestinal, car ils apportent directement des micro-organismes vivants qui leur viennent en renfort. Mettre l'accent sur les fruits et légumes (asperges, topinambours, oignons, salsifis), les légumineuses, les aliments fermentés (kéfir) et les céréales complètes.

ÇA, C'EST GOOD !

DE BONS FERMENTS

Pour renforcer notre flore intestinale, on peut faire une cure de compléments à base de *Lactobacillus helveticus* et *Bifidobacterium longum* pendant trente jours. Cela permet aussi d'améliorer plus rapidement les symptômes de stress et d'anxiété. À tester ?

VENDREDI 18 NOVEMBRE

Je fais donc
je vais bien

Le «bonheur d'être occupé» ou «la raison d'être» c'est ce que les Japonais appellent l'*ikigai*, ce qui donne du sens à sa vie. Plus prosaïquement, créer, réaliser quelque chose de ses mains, ou faire une activité qui nous procure du plaisir, est déjà une première étape pour trouver son *ikigai*. Voici quelques idées :

- **Créer du beau.** Jouer d'un instrument de musique, confectionner un bouquet, cuisiner, dessiner... Le fait de s'extirper d'un quotidien sous tension pour travailler à une œuvre d'art pendant quarante-cinq minutes diminue l'anxiété et réduit le niveau des hormones du stress.
- **Tricoter.** Être complètement concentré sur son ouvrage au point de ne pas voir le temps passer est déjà une forme de méditation, assure le Dr Christophe André.
- **Lire. Encore et toujours.** Le concept de «littérature qui soigne» est né en 1916 dans les hôpitaux américains pour guérir les troubles post-traumatiques des militaires. Un bon livre apporte du plaisir, peut nous transporter, voire nous réconcilier avec nous-même.
- **Écrire.** Il ne s'agit pas de se lancer dans un roman, mais d'évacuer les ruminations qui polluent notre mental en les couchant par écrit. Le but? Prendre de la distance par rapport aux événements qui nous perturbent, faire le tri dans ses pensées et y voir plus clair sur la conduite à adopter.

DITES-MOI DR.GOOD ?

Les oligoéléments, c'est utile ?

Le lithium lutte contre l'irritabilité et les troubles légers du sommeil. Sous forme d'oligoélément, il est accessible sans ordonnance et dénué d'effets secondaires. Seules les femmes enceintes et les enfants de moins de 6 ans doivent s'abstenir par prudence. À demander au pharmacien sous forme d'ampoules (1 à 2 par jour pendant environ un mois).

LE CONSEIL DU JOUR

Se projeter dans l'avenir

Ou mieux encore : lancer des projets ! Ce sont eux qui donnent envie de se lever le matin. Pas besoin de viser la Lune, il suffit déjà de se laisser entraîner par l'amie qui vous invite au cinéma ou de planifier une sortie, un week-end, les prochaines vacances ou toute autre réalisation future.

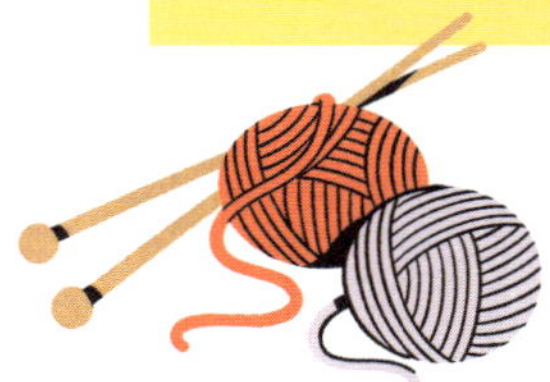

LE COACHING DE **Dr. Good !**

Plaisir *vs* devoir : on fait le tri

Demandez-vous ce que vous faites par plaisir et ce que vous faites par devoir. Une fois les choses identifiées, faites en sorte de mettre un peu plus de plaisir et un peu moins de devoirs dans votre quotidien. Il est important de se ménager des moments de respiration. Quitte même à prévoir des «trous» dans la semaine... durant lesquels on ne prévoit rien.

SAMEDI 19 NOVEMBRE

Journée d'information sur les antibiotiques

La résistance aux antibiotiques constitue une menace majeure pour la santé. D'où l'importance de rabâcher que les antibiotiques ce n'est pas automatique !

DE QUOI S'AGIT-IL ?

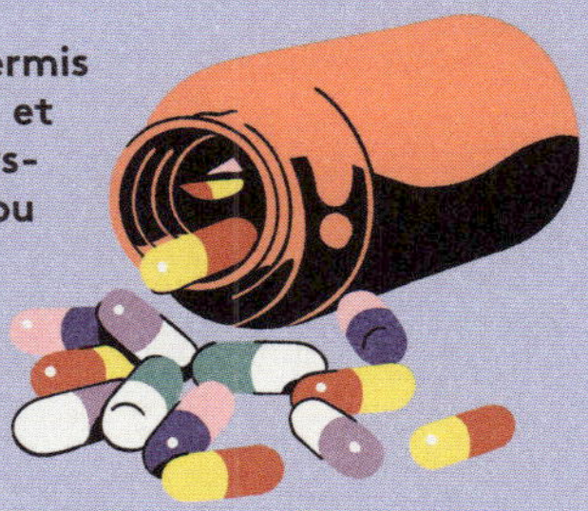

Depuis leur première utilisation au milieu du XXe siècle, les antibiotiques ont permis de lutter contre les maladies infectieuses bactériennes. Mais leur usage massif et souvent inapproprié a fait apparaître des résistances. Celles-ci se développent lorsqu'une bactérie se transforme et produit des mécanismes de défense, diminuant ou annulant l'action des médicaments. Cette antibiorésistance pourrait devenir l'une des principales causes de mortalité dans le monde : elle provoquerait chaque année en France près de 12 500 décès.

Dans les années 2000, la France était le premier pays européen en termes de consommation ! Si, depuis, nous sommes passés en 3e position, nous consommons 30 % de plus que la moyenne des pays européens, ceux chez qui on observe les plus faibles taux de résistances bactériennes.

POURQUOI C'EST IMPORTANT D'EN PARLER ?

Les antibiotiques sont efficaces uniquement contre les maladies d'origine bactérienne : cystite, pneumonie, angine d'origine bactérienne (un test de diagnostic rapide positif permet de le savoir), méningite bactérienne…

Ils ne peuvent rien contre les maladies d'origine virale (rhinopharyngite, grippe, bronchite aiguë, ou la plupart des angines). Ils ne soulagent pas fièvre, toux, maux de tête, troubles digestifs, courbatures… Ils sont donc inutiles dans ces cas ou contre les champignons.

CE QUE JE PEUX FAIRE

Voici trois réflexes à adopter…

Bien utiliser les antibios.

Les recommandations : ne pas penser qu'ils soignent tout, respecter la dose, la fréquence et la durée du traitement prescrit ; ne pas l'arrêter même si votre état s'améliore, ne pas l'utiliser pour quelqu'un d'autre, ni le réutiliser sans avis.

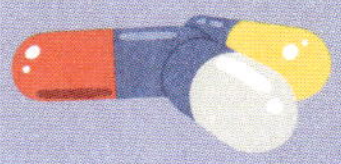

Soigner l'hygiène.

On peut éviter autant que possible les infections par de simples mesures d'hygiène (se laver les mains, bien nettoyer une plaie…).

Être à jour dans ses vaccins.

Ils vous protègent, vous et votre entourage de maladies bactériennes comme la coqueluche, certains germes responsables de pneumonies ou méningites.

DIMANCHE 20 NOVEMBRE

Adopter des rituels *feel good*

Des petits riens qui peuvent faire le plus grand bien...

- **Faire vibrer les couleurs de la maison :** Le décor que nous aménageons, tout comme notre garde-robe, peut contribuer à chasser les idées noires.
En pratique : Tentez de créer une ambiance claire (bienvenues les bougies ou lumières douces) et rassurante. Et pourquoi pas suspendre dans une pièce des rideaux orange (effet soleil garanti toute l'année), ou de la parsemer de coussins turquoise qui réveille l'énergie ?
- **S'habiller *happy* :** Nos vêtements peuvent aussi aider à regonfler notre humeur, comme enfiler un pull jaune ou un pantalon rouge par jour de pluie, histoire de narguer la météo !
En pratique : Le matin, prenez le temps de choisir la tenue qui vous met dans les meilleures conditions. On se sent plus combatif et chaleureux dans des couleurs chaudes (orange, jaune, rouge), tandis que les froides (bleu, violet, vert) aident, dit-on, à être concentré. Et, parfois, poser un vernis de couleur sur ses ongles suffit à reprendre un peu de poil de la bête.
- **Choisir une playlist doudou :** Oui, c'est prouvé, la musique nous fait du bien ! Grâce à ses vibrations qui touchent notre système limbique.
En pratique : On se prépare vite une playlist pour les jours « sans ». Jazz ou classique ; rock, rap ou reggae ; chanson ou opéra, tout est bon tant que cela nous procure des émotions positives. Pour l'anecdote, la chanson qui rendrait le plus de gens heureux est « *Don't stop me now* » du groupe Queen.

IL VAUT MIEUX LE SAVOIR

MOLLO SUR LES RÉSEAUX

SI LES RÉSEAUX SOCIAUX PEUVENT AIDER À GARDER LE CONTACT AVEC DES PROCHES, PLUS LEUR UTILISATION EST IMPORTANTE, PLUS ILS ONT UN IMPACT NÉGATIF SUR LA SANTÉ MENTALE, COMME LE CONFIRME UNE RÉCENTE ÉTUDE. RESTREINDRE SA PRÉSENCE SUR LES RÉSEAUX SOCIAUX À TRENTE MINUTES PAR JOUR PENDANT TROIS SEMAINES AMÉLIORE L'HUMEUR.

LE CONSEIL DU JOUR

Tous aux musées

Admirer des tableaux ou des sculptures, assister à une pièce de théâtre booste la joie de vivre. Plus prosaïquement, notre production de cortisol diminue, notre cœur ralentit, notre corps se détend et notre cerveau sécrète de la dopamine, de la sérotonine, des endorphines et de l'ocytocine.

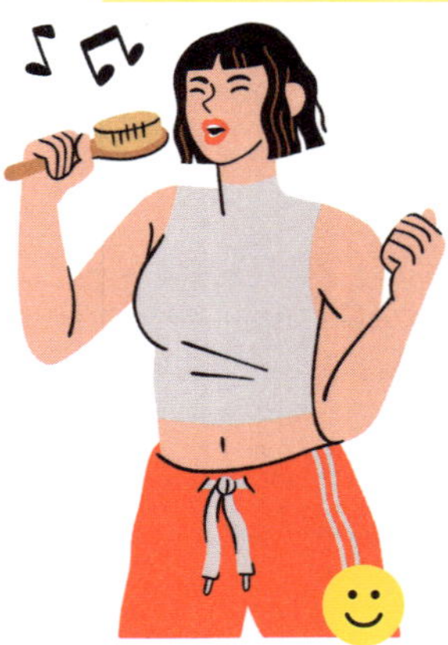

ÇA, C'EST GOOD !

CHANTER SOUS LA DOUCHE (MÊME FAUX) !

Des chercheurs britanniques de l'Imperial College of London ont démontré que, ténor ou casserole, cela entraîne dans tous les cas des sécrétions de dopamine et en d'endorphines, les hormones du bonheur.

LUNDI 21 NOVEMBRE

LE CONSEIL DU JOUR

On force sur les vitamines B

B comme bien-être… car elles participent à la synthèse des neuromédiateurs du plaisir. Où les trouver ? La B3 : dans le foie, les viandes blanches et les poissons gras. La B6 : dans le foie, les poissons gras, la viande, les lentilles, l'avocat et la banane. La B9 (ou folates): dans le foie, le poulet et les poissons gras, les légumes, l'avocat, la levure de bière et le germe de blé. La B12 : dans les produits animaux (abats, huîtres, poissons, jaune d'oeuf, coquillages).

ÇA, C'EST GOOD !

FUIR L'ALCOOL

Si boire quelques verres peut aider à se détendre, ce faux ami perturbe le sommeil, et l'effet rebond du lendemain rend plus stressé et déprimé. Réduire, voire supprimer l'alcool, ne peut être que bénéfique et si on avait tendance à en abuser, le mieux-être sera rapidement mesurable.

On mange quoi aujourd'hui ?

Petit déjeuner	Déjeuner	Dîner
Thé ou café, porridge maison : flocons d'avoine, lait de noisette, copeaux de chocolat noir, noix de pécan, vanille, 2 clémentines.	1 avocat, macédoine de légumes et jus de citron, saumon mariné au quinoa, fruits (pomme, poire) et zestes d'orange.	6 huîtres, omelette, salade de pousses d'épinards, salade de fruits d'hiver à la vanille et badiane (orange, pamplemousse, fruits de la passion, kiwi, banane).

Les aliments santé :

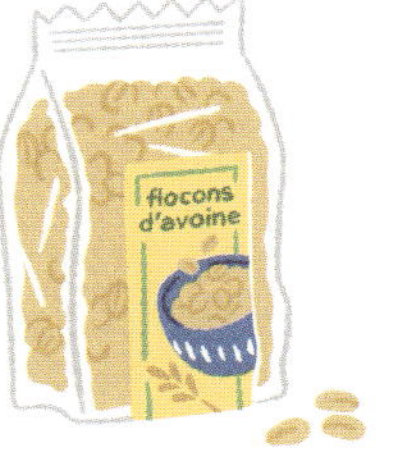

L'orange : Sa vitamine C donne un coup de fouet et intervient dans la fabrication de la dopamine, qui favorise un bon moral. Mais elle contient aussi de la vitamine B9, et un peu de magnésium : tout pour remonter la pente !

L'œuf : Excellente source de protéines, il est riche en bons acides gras (s'il est bio ou filière Bleu-Blanc-Cœur), en tryptophane qui donnera de la sérotonine bienfaisante, et en vitamine D qui participe à la bonne humeur.

La recette du jour : saumon mariné au quinoa

Pour 2 personnes : Dans un bol, verser 4 c. à s. d'huile d'olive, une pincée de safran et le zeste d'une orange et laisser infuser. Rincer deux fois 80 g de quinoa puis le mettre à cuire dans 1,5 fois son volume d'eau bouillante, à couvert. Couper deux filets de saumon en petits morceaux comme un tartare, les déposer dans une assiette creuse, les recouvrir avec l'huile d'olive et laisser mariner au réfrigérateur, à couvert. Peler 2 avocats, retirer les noyaux et les couper en tranches régulières. Quand le quinoa est cuit, bien l'égoutter. Déposer dans deux gros verres la moitié des avocats, recouvrir chacun de la moitié du quinoa puis du saumon, et refaire un étage supplémentaire. Arroser avec le reste d'huile parfumée et décorer d'une c. à s. d'œufs de saumon.

MARDI 22 NOVEMBRE

Vive le présentiel !

Eh oui, nous sommes des êtres sociaux, et les contacts humains sont indispensables à notre moral !

Cultiver sa vie sociale

Le besoin d'être ensemble, de partager, d'échanger est inscrit dans notre ADN comme essentiel à notre équilibre psychique. Il est même prouvé qu'il nous aide à vivre plus vieux. Combien de fois par semaine voyez-vous des amis, même simplement pour un café ? Si votre score est inférieur à 3, il est temps d'ouvrir votre carnet d'adresses et de vous forcer un peu ! Entretenir ses relations exige d'y consacrer un certain temps. Ce n'est pas une raison pour toujours repousser à demain.
En pratique : Vous n'avez pas très envie de voir du monde ? Tant pis : passez un coup de fil, envoyez un SMS ou une carte postale, proposez un troc de livres ou d'arroser leurs plantes à vos voisins, inscrivez-vous dans une association pour rencontrer des personnes qui ont le même projet ou les mêmes valeurs que vous. Bref, forcez-vous à sortir de votre coquille par tous les moyens !

S'adonner aux câlins

Le toucher nous est vital. Prendre dans ses bras, tenir la main, faire un baiser ou une légère caresse sur la joue, tous ces petits gestes de tendresse apaisent et mettent du baume au cœur. Il existe même une journée internationale des câlins (le 21 janvier) et des « bars à câlins » au Japon et aux États-Unis.
En pratique : Se mettre au *hug* (embrassade en anglais) le plus souvent possible… Des études ont évalué la dose quotidienne nécessaire à notre survie : sept minutes ou 4 câlins par jour. Avec son conjoint, ses enfants, ses amis… et aussi avec son animal familier. Les chats notamment sont de formidables compagnons antistress !

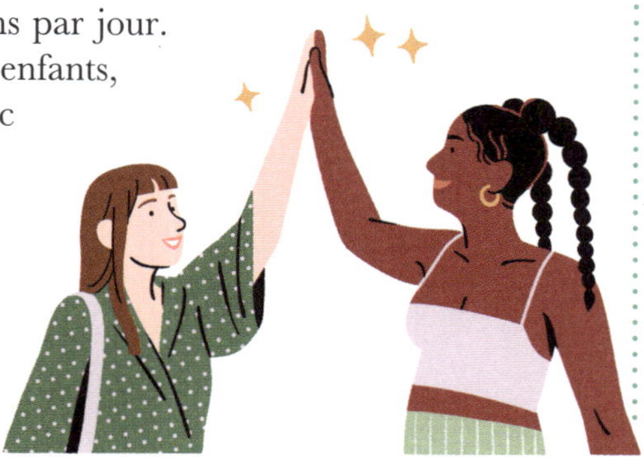

LE CONSEIL DU JOUR

Vive l'amour

Les caresses et les câlins (érotiques cette fois !) libèrent de l'ocytocine, au bout de vingt secondes d'une simple étreinte. Cette hormone fait se sentir bien et en confiance. Jouir déclenche un véritable « orage orgasmique neuronal » qui réveille l'ensemble du cerveau, et provoque notamment un afflux de sérotonine et de dopamine. Sans compter qu'il n'existe pas de meilleur remède contre l'insomnie ! À adopter… seul ou à deux.

Le coup de pouce naturel

Un bain « remonte-moral »

Déposer 15 gouttes d'huile essentielle de marjolaine à coquilles dans 1 c. à s. de lait écrémé en poudre puis disperser celui-ci dans un bain chaud ou tiède. S'y plonger dix à quinze minutes et ne pas se rincer en sortant.

Les granules
à la rescousse

L'homéopathie ne fait pas l'unanimité. Pourtant, s'il est un domaine où elle a fait ses preuves, c'est dans le traitement des troubles de l'humeur.

Absorber ces granules un quart d'heure avant de manger. On arrête quand tout est rentré dans l'ordre.

- ***Natrum muriaticum* 9 CH** si la tristesse s'accompagne d'un désir de solitude, de ruminations.
  Posologie : 4 granules chaque matin et même 3 fois par jour au début.
- ***Phosphoricum acidum*** face à une déprime qui survient après un surmenage ou un chagrin, s'accompagne d'insomnie et de repli sur soi.
  Posologie : 1 dose en 7 CH le premier jour, puis en 9 CH le deuxième jour, en 15 CH le troisième et enfin une dose en 30 CH le quatrième jour.
- ***Kalium phosphoricum* 9 CH** indiqué lorsque le manque d'énergie est dû au poids des soucis.
  Posologie : 3 granules au réveil et au coucher.
- ***Sepia officinalis*** convient aux personnes pessimistes, qui n'ont plus goût à rien.
  Posologie : 4 granules chaque matin en 9 CH ou 1 dose/semaine en 15 CH pendant un mois.
- ***Ignatia amara* 9 CH** pour les personnes qui ruminent, broient du noir, pleurent facilement et sont angoissées.
  Posologie : 5 granules de préférence le matin, plusieurs jours de suite.

LE CONSEIL DU JOUR

Se faire un répertoire du rire

Ne pas se prendre trop au sérieux dédramatise les situations. Tout le monde n'est pas capable d'autodérision, mais il est possible de s'entraîner à voir les choses sous un meilleur angle, en s'autoprescrivant chaque jour un dessin d'humour, un sketch de stand-up, une vidéo décalée ou une comédie. Un vaccin efficace à 99,9 % quand la tristesse pointe le bout de son nez.

ÇA, C'EST GOOD !

LE YOGA DU RIRE

Pour ceux qui n'ont pas reçu l'humour en héritage, les séminaires et clubs du rire essaiment. Même un peu forcé au départ, le rire dans lequel le coach entraîne ses élèves devient vite contagieux, libérateur et apaisant. Pour trouver un club : yoga-du-rire-observatoire.info

LE SAVIEZ-VOUS ?

LES BIENFAITS DES BONNES ACTIONS

TOUTE BONNE ACTION, MÊME IMPROMPTUE, COMME AIDER SON VOISIN À FAIRE SES COURSES OU UNE PERSONNE ÂGÉE À TRAVERSER LA RUE EST BÉNÉFIQUE. IL N'Y A PAS VRAIMENT DE RÈGLE (UNE FOIS PAR JOUR, C'EST DÉJÀ BIEN).

JEUDI 24 NOVEMBRE

On mange quoi aujourd'hui ?

Petit déjeuner	Déjeuner	Dîner
Thé ou café, brioche et confiture d'oranges, yaourt nature et vanille, 1 kiwi.	1 steak de bœuf grillé, frites de patate douce (au four), salade de mâche, 1 pomme.	Velouté de chou-fleur, assiette de fromages, salade de mâche et épinards, mousse chocolat-orange.

Les aliments santé :

La patate douce : Délicieuse et riche en pigments antioxydants, elle recèle aussi une bonne quantité de calcium, zinc, potassium et vitamines du groupe B, autant de minéraux et oligoéléments indispensables à l'équilibre nerveux.

Le parmesan : Son calcium, outre l'entretien du capital osseux, exerce la fonction moins connue d'antidépresseur en stimulant la sécrétion de la sérotonine et de l'acétylcholine. Il contient en outre de la tyrosine, substance-clé de la bonne humeur, de l'acide glutamique, utilisé par le corps pour fabriquer du GABA (impliqué dans le calme et la sérénité), et du tryptophane apaisant.

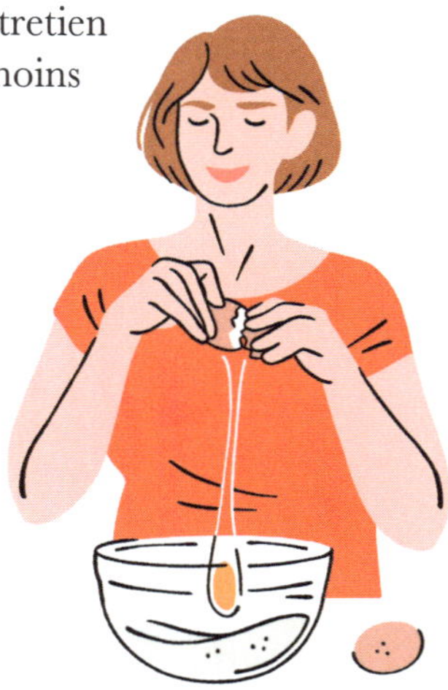

DITES-MOI DR.GOOD ?

Dès que j'ai le blues, je me jette sur le sucré, que faire ?

On boit une tisane et on grignote des oléagineux avec du chocolat (idéalement noir) et un fruit frais (1 pomme ou 2 clémentines ou 1 banane) : ainsi la glycémie ne fait pas les montagnes russes et on a fait le plein de nutriments. On peut aussi s'offrir 1 crêpe maison avec une compote de fruits sans sucre ajouté… ou même une mousse au chocolat maison (sans beurre ni sucre).

LE CONSEIL DU JOUR

Forcer sur le magnésium

C'est son importance dans la transmission de l'influx nerveux qui lui confère le titre de champion des antistress. Il est présent à petite dose dans presque tous les aliments. Cependant, une majorité de Français en est carencée. Forcer sur le cacao, le soja, les céréales complètes, les coquillages (palourdes, coques, etc.), les fruits secs, les légumineuses (lentilles, haricots blancs, pois cassés, pois chiches), la levure de bière et certaines eaux minérales (Rozana, Hépar, Quézac, Badoit, Contrex).

ÇA, C'EST GOOD !

LE SAFRAN

Utilisé en médecine persane et chinoise pour lutter contre la déprime, « l'or rouge » apaise, améliore l'humeur et la sérénité et ses effets antidépresseurs sont validés scientifiquement. Certes c'est cher, mais une pincée suffit à parfumer ses plats.

Mieux gérer
ses émotions

La plupart des émotions fortes entraînent des manifestations physiques (le visage rougit, les mains transpirent, le rythme cardiaque s'accélère, etc.). Résultat un yo-yo émotionnel qui pèse sur notre moral. Y faire face, c'est déjà une demi-victoire.

- Devant votre miroir, demandez-vous : « Comment je me sens aujourd'hui ? » Nommer sa tristesse, ou sa peur, c'est déjà en guérir un peu. En effet, la première étape consiste à accepter son ressenti, sans chercher à le juger. Avant d'apprendre comment l'exprimer et le gérer de façon constructive.
- Quand une situation nous touche émotionnellement, demandons-nous ce qu'elle réveille en nous : un souvenir d'enfance ? une personne du passé ? un épisode familial ? Identifier la source de notre colère ou de notre souffrance peut contribuer à diminuer son impact sur notre vie actuelle.

LE CONSEIL DU JOUR

Éviter de les refouler

Amitié trahie, déboires sentimentaux… face aux désillusions, une réaction fréquente consiste à se couper de ses émotions. On enfouit ses sentiments pour s'en débarrasser, si bien qu'à la longue on se retrouve déprimé sans savoir pourquoi. Alors quand le vase déborde, laissez couler les larmes, ou exprimez votre frustration sur papier, en musique ou en faisant de la course à pied. Vous retrouverez plus rapidement votre sérénité.

LE COACHING DE **Dr. Good !**

Utiliser la technique du leurre

Ce petit exercice, tout simple, permet de tromper notre esprit envahi par une émotion négative. En effet, notre cerveau ne pouvant gérer qu'une émotion à la fois (quand on est triste, difficile d'être zen en même temps), on va donc détourner son attention. L'exercice ne prend que cinq minutes :

1. Asseyez-vous en tailleur sur un coussin ou sur une chaise, les mains sur les genoux, le dos droit.
2. Fermez les yeux et respirez naturellement, calmement, profondément.
3. Trouvez un mot ou une phrase qui vous fait du bien et répétez-le comme un mantra. Vous pouvez caler la répétition sur votre souffle, par exemple en la prononçant sur chaque expiration.
4. Au bout de quelques minutes, le calme revient : l'émotion est passée au second plan.

DITES-MOI DR. GOOD ?

C'est normal d'être hypersensible ?

Vous prenez tout à cœur ? Si vous êtes devenu brusquement hyperémotif alors que vous ne l'aviez jamais été, c'est plutôt un signal d'alarme à prendre au sérieux. Sinon, vous faites partie des 20 % (environ) de Français hypersensibles.

LE CONSEIL DU JOUR

Positiver nos échecs

L'image est connue : quand on tombe de cheval, il faut remonter en selle aussitôt (ne pas se laisser « désarçonner »). Inutile d'en rajouter en culpabilisant – cela nous arrive à tous ! Mieux vaut regarder l'échec comme une chance de comprendre ce qui ne va pas et commencer à réagir pour changer les choses.

Pratiquer
l'autocompassion

On est souvent trop sévère avec soi-même… avec à la clef un sentiment de dévalorisation qui met notre moral dans les chaussettes. On change d'attitude !

Faites taire cette petite voix critique en imaginant que vous vous adressez à un ami à réconforter : montrez-vous aussi bienveillant à votre égard que vous le seriez avec lui. Nous avons tous besoin d'encouragements !

- Déprimé ou débordé ? Face au miroir, en vous souriant, dites-vous des phrases qui font du bien : «je vais faire de mon mieux»; «je vais trouver une solution à mon problème». Le cerveau va recevoir ces affirmations comme «vraies» et enclencher un cercle vertueux !
- Et lorsqu'une tache à effectuer nous paraît trop difficile, la solution consiste à adopter la tactique des petits pas, en la décomposant en plusieurs étapes, que l'on peut aborder l'une après l'autre, à notre rythme. La montagne devient bien moins difficile à gravir, et se révèle à notre portée. Nul n'est parfait, alors fixez-vous des objectifs réalistes, puis foncez, en acceptant de vous tromper. Et n'oubliez pas de vous réjouir et de vous féliciter de vos succès.

ÇA, C'EST GOOD !

SOURIEZ !

S'obliger à (se) sourire à chaque fois que l'on se voit dans un miroir. Pas un sourire forcé ou une grimace, mais un vrai grand sourire, franc, entier, et surtout bienveillant. Difficile au début, mais on prend vite le réflexe, et ça fait du bien ! On peut même s'envoyer un bisou ! Et à chaque fois qu'on va dire «j'en ai marre», on remplace par «je m'en fiche» : ça fait du bien.

Le coup de pouce naturel

L'huile essentielle de marjolaine à coquilles

L'*Origanum majorana*, proche de l'origan et très aromatique, allège pression et responsabilités, calme l'hypersensibilité et l'excès de tension nerveuse.

Comment l'utiliser? On en dépose 2 gouttes sur un mouchoir à respirer profondément pendant deux minutes, ou 2 gouttes sur les poignets avant de masser doucement, 1 à 3 fois/jour pendant 2 à 15 jours. Ne pas utiliser si vous êtes enceinte ou chez les jeunes enfants.

DIMANCHE 27 NOVEMBRE

Passser du bon côté de la force

Voir le verre à moitié plein plutôt qu'à moitié vide. C'est un résumé très lapidaire de la pensée positive, cette approche qui contribue à nous faire voir la vie de façon plus positive et à favoriser notre épanouissement.

«Nous nous agaçons du chauffe-eau en panne, mais qui pense à se réjouir chaque matin d'avoir une douche chaude?», illustre le psychiatre Christophe André. L'idée est simple : accorder autant d'attention au positif qu'au négatif. Les personnes heureuses ne sont pas celles qui n'ont pas de problèmes. Ce sont celles qui parviennent à voir le bon côté de la vie malgré les difficultés. Si nous sommes contraints à des renoncements, concentrons-nous sur ce qui est encore possible au lieu de cultiver les regrets. «Si tu vois tout en gris, déplace l'éléphant», conseille un adage indien.

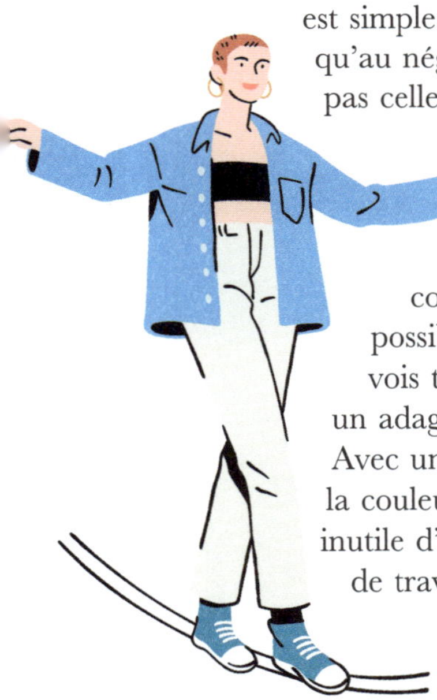

Avec un peu d'entraînement, on peut repeindre la couleur des jours. Aimer la pluie, car elle rend inutile d'arroser les plantes; supporter ce surcroît de travail en se disant qu'il va permettre de financer les vacances; les enfants font les fous… ils sont en bonne santé et remplissent la maison de vie. Plus on s'entraîne à voir du positif dans la vie, plus cela devient un automatisme.

LE CONSEIL DU JOUR

Pratiquer l'autosuggestion positive

Notez dans un journal les événements les plus positifs que vous avez vécus dans la journée (il y en a bien plus que vous ne croyez) et comment vous y avez contribué. Une étude montre qu'après six semaines de ce travail, le moral remonte.

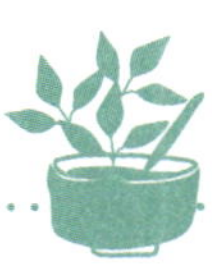

Le coup de pouce naturel

L'huile essentielle d'ylang-ylang

La *Cananga odorata* apaise les émotions, redonne de l'optimisme… et regonfle également une libido en chute libre (ce qui va souvent de pair avec la déprime).

Comment l'utiliser? 1 goutte sur les poignets à respirer longuement, ou, par diffusion : 5 gouttes + 10 gouttes d'huile essentielle de citron, pendant cinq minutes, 3 fois/jour. Ne pas utiliser si vous êtes enceinte ou chez les jeunes enfants.

ÇA, C'EST GOOD !

CRÉER UNE BOÎTE À BONHEUR

Concevoir une «boîte à bonheur», emplie de souvenirs qui nous font chaud au cœur – photo, parfum, lettre, objet, diplôme, etc. – et l'ouvrir régulièrement, surtout quand on n'est pas au top de sa forme.

Arrêter d'interpréter négativement

Un regard bizarre d'un collègue, un manque d'enthousiasme de son conjoint… au moindre nuage, nous avons tendance à échafauder des suppositions qui nous remettent en cause et nous font cogiter.

C'est ce qu'on appelle la distorsion cognitive : on déforme une situation et cela nous met dans un état de stress et d'anxiété. Pour faire la lumière sur nos pensées en fonction des situations et mieux identifier ces distorsions, on réalise l'exercice suivant. On trace trois colonnes sur une feuille de papier :

- Dans la première on écrit la situation (où, quand, comment, qui).
- Dans la deuxième, nos pensées, nos émotions.
- Dans la troisième, notre interprétation.

Par exemple : « il ne m'a pas souri, cela me rend triste, c'est qu'il ne m'aime plus ». À présent, si on essayait de traduire différemment ? Cela donnerait : « il ne m'a pas souri parce qu'il était occupé ». Et voilà que les pensées « distordues » n'ont plus lieu d'être !

LE CONSEIL DU JOUR

Parler positif

Changer de vocabulaire est indispensable pour se sentir mieux. Commencez par les expressions négatives en reformulant les phrases… et les pensées ! « Je ne dois surtout pas rater » devient « je vais tout faire pour réussir » et « j'ai raté » devient « je ferai mieux la prochaine fois ». Le cerveau « n'imprime pas » la négation et se remet dans une configuration de réussite : de quoi regagner de la confiance en soi.

Le coup de pouce naturel

L'huile essentielle de camomille romaine (ou noble)

Le *Chamaemelum nobile* libère de la frustration, calme les angoisses ou un choc nerveux et favorise le sommeil. Après une journée agitée, on peut compter sur les effets rapides de cette huile essentielle. On la respire au flacon pendant deux minutes, on la dépose pure (1 goutte) sur le plexus solaire ou les poignets, ou même on la prend par voie orale (1 goutte sur un petit sucre, 1 cuillerée à café de miel ou 1 comprimé neutre) 3 fois par jour. Ne pas utiliser si vous êtes enceinte ou chez les jeunes enfants.

LE COACHING DE Dr. Good !

Fuir les personnes toxiques

On liste les gens sur lesquels on peut compter, les bienveillants, les positifs, ceux qui ne nous jugent ou ne nous culpabilisent pas. Ensuite, on liste les « toxiques » : casse-pieds, négatifs… L'idée ? Privilégier les premiers et fuir les seconds.

MARDI 29 NOVEMBRE

LE CONSEIL DU JOUR

On force sur le calcium

Oui aux yaourts qui sont riches en tryptophane, ce précurseur de la sérotonine qui influe sur l'humeur et la sérénité, ainsi qu'aux fromages et notamment au parmesan. On choisit ses laitages natures (exit les desserts lactés !) et on fait des soirées fromages avec un bon pain complet, une grosse salade verte avec des amandes et de l'huile de noix ! Certaines eaux également sont riches en calcium (Hépar, Courmayeur, Contrex, Salvetat, Quézac).

ÇA, C'EST PAS GOOD !

LA *JUNK FOOD*

Quand on déprime, on a le réflexe de se tourner vers des aliments doudous, riches en sucre et en gras, car ils activent le circuit de récompense. Mieux vaut les éviter, notre corps nous remerciera. On limite donc au max les sucreries, la *junk food*, les aliments à index glycémique élevé (céréales et féculents raffinés).

On mange quoi aujourd'hui ?

Petit déjeuner	Déjeuner	Dîner
Thé ou café, pancakes à la farine de quinoa, miel et noix de pécan, 1 yaourt nature, 2 clémentines.	Artichaut vinaigrette, escalope de veau à la crème, gratin de blettes au parmesan, flan maison à la vanille.	Soupe de carottes à l'orange + graines de lin moulues, quiche au saumon et épinards, orange rôtie au miel et à la vanille.

Les aliments santé :

La vanille : Elle est réputée de longue date pour remonter le moral des personnes déprimées et stimuler le système nerveux. On évite les extraits artificiels (ou sucres parfumés) et on choisit une vraie essence, plus chère, mais plus parfumée et efficace. Mettre 1 à 2 gouttes dans un dessert, boisson.

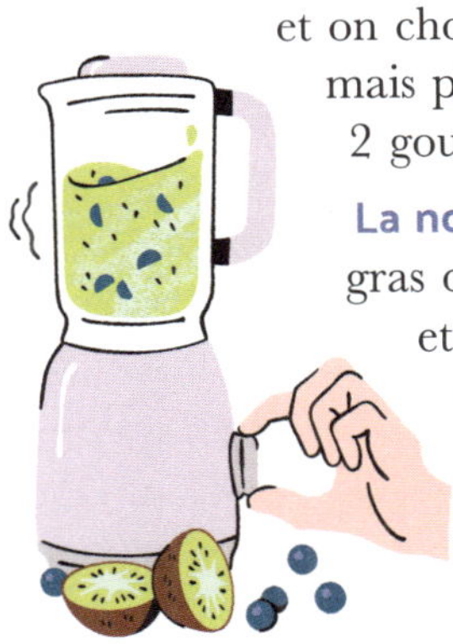

La noix de pécan : Une bombe d'acides gras oméga-3 qui régularisent émotions et humeurs, du magnésium et de la thiamine (vitamine B1) impliquée dans le système nerveux et réputée contre les troubles de l'humeur et l'irritabilité.

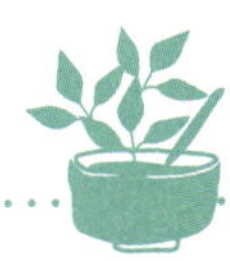

Le coup de pouce naturel

Une tisane relaxante

Dans un pot, mélanger 20 g de rooibos, 10 g de fleurs de lavande, 15 g de feuilles d'oranger, 20 g de tilleul, 20 g de mélisse. Prendre 1 c. à s. du mélange et verser dans le filtre papier. Faire chauffer 25 cl d'eau et, à frémissement, verser sur les plantes. Laisser infuser trois minutes à couvert. Retirer le filtre. Dans une petite c. à c. de miel, verser 1 goutte d'huile essentielle de lavande, la déposer dans la tasse et laisser fondre avant de boire.

LE CONSEIL DU JOUR

La gratitude attitude

C'est prouvé, pratiquer la gratitude booste le bien-être et entretient les pensées positives ! On n'oublie donc pas de dire « merci », autant pour nous que pour ceux auxquels nous manifestons notre reconnaissance. Au moins trois fois par semaine, il faudrait remercier le boulanger parce qu'on aime son pain, un ami pour sa présence fidèle. On peut aussi tenir un journal de gratitude à remplir le matin, pour commencer la journée du bon pied, ou le soir, pour récapituler les points positifs de la journée.

ÇA, C'EST GOOD !

LE TEST DU BRACELET

Pour mesurer ses progrès anti-râlage, on peut adopter cette astuce : mettre un bracelet à son poignet et le changer de côté à chaque fois que l'on se surprend à ronchonner. Les premiers jours, la valse peut nous surprendre !

Se lancer dans la méditation de pleine conscience

Rien de mieux pour chasser à la fois les tensions physiques et les ruminations mentales. La méditation consiste à se concentrer sur ses sensations, sa respiration, ses émotions, ses pensées, sans émettre de jugement de valeur. Elle provoque une sécrétion d'endorphines qui améliore l'humeur, diminue l'angoisse, la colère et le risque de déprime. Voici un petit exercice simple à effectuer chez vous, dans un endroit calme.

- Asseyez-vous en tailleur ou juste le dos droit (sans crisper les épaules), les mains posées, relâchées, sur vos genoux ou sur vos cuisses.
- Fermez les yeux ou fixez-les sur un mur blanc.
- Concentrez-vous sur votre respiration. Sentez le souffle qui pénètre votre corps, s'y diffuse dans chaque recoin, puis s'en échappe.
- Des pensées, des émotions, vont traverser votre esprit. Observez-les de l'extérieur, sans vous y accrocher, en spectateur. Regardez-les passer puis s'envoler de votre tête comme un papillon. Et recentrez-vous sur votre souffle.

Efforcez-vous à une pratique quotidienne, au meilleur moment pour vous (réveil ou coucher). Commencez par 2 minutes, puis 5, puis 10, etc. en augmentant un peu chaque semaine.

LE COACHING DE **Dr. Good !**

La technique du « Et puis au pire »

Quand on tient à ce que tout soit parfait en permanence (au travail, à la maison…), on a de grandes chances de vivre en surchauffe (bonjour la charge mentale !). Tout n'a pas besoin d'être au cordeau pour être apprécié, non ? Et en pratique ? On relativise. Face à une situation qui nous met la pression, posons-nous la question : « Si je ne fais pas ça, que va-t-il se passer ? » puis, « Et alors ? est-ce si grave que ça ? ». Il y a fort à parier que la deuxième réponse vous aidera à calmer vos exigences.

NOVEMBRE

Mon bilan

Alors comment ça va en cette fin de mois? Mieux? Votre météo intérieure a-t-elle évolué et s'est-elle éclaircie?

Ce que j'ai entrepris ce mois-ci

- ☐ Pratiquer plus d'activité physique.
- ☐ Adopter la bienveillance (envers moi-même et les autres).
- ☐ Cultiver la gentillesse.
- ☐ Utiliser des rituels *feel good.*
- ☐ M'aider des plantes antidéprime.
- ☐ Mettre plus de *mood food* au menu.
- ☐ Me reconnecter plus souvent à la nature.
- ☐ Faire plus d'activités personnelles qui font du bien.
- ☐ Mieux gérer mes émotions.
- ☐ Mettre mes pensées en mode positif.

Mon tracker forme

☺ ....

😐 ....

☹ ....

Mes objectifs

Comprendre les mécanismes impliqués dans le moral pour mieux agir.	☐ atteint	☐ peut mieux faire
Reprendre une hygiène de vie *happy life.*	☐ atteint	☐ peut mieux faire
Miser sur l'alimentation *good mood.*	☐ atteint	☐ peut mieux faire
Aider mon cerveau à passer en mode positif.	☐ atteint	☐ peut mieux faire

Mes notes perso

Ce que j'ai bien réussi ....

Ce que je peux améliorer ....

Ce qui a été difficile ....

Ce qui ne me convient pas ....

Ce que je veux vraiment conserver ....

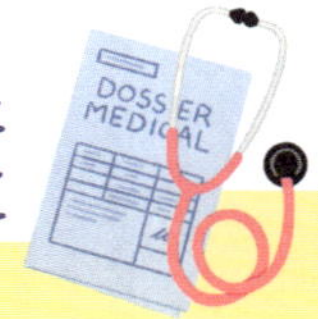

Les bons dépistages au bon rythme

Prévenir vaut toujours mieux que guérir. Et l'on sait bien que pour toute pathologie une détection précoce est gage de plus de chance de guérison. Fort de cet adage voici un petit mémo des dépistages préconisés, à faire régulièrement.

Pour tous

SOUFFLE

Pourquoi? Tester son souffle permet d'évaluer sa capacité pulmonaire, car sa diminution peut être le signe d'une maladie respiratoire comme la broncho-pneumopathie chronique obstructive (BPCO), surtout après 40 ans.

Pour qui en particulier? Utile pour ceux qui fument, toussent ou crachent le matin, qui sont essoufflés en montant deux étages. On peut aussi le faire à la maison avec un appareil (débitmètre de pointe) que l'on trouve en pharmacie.

À quel rythme? Une fois par an.

CŒUR

Pourquoi? L'électrocardiogramme permet de vérifier qu'il n'existe aucun trouble du rythme.

Pour qui en particulier? On le conseille à partir de 50 ans et chez les jeunes de 12 ans et plus en cas de sport de compétition.

À quel rythme? Tous les trois ou quatre ans sauf cas particulier.

VISION

Pourquoi? Que ce soit pour vérifier sa vue (myopie, astigmatisme…) ou pour détecter des maladies comme le glaucome ou la dégénerescence maculaire liée à l'âge (DMLA), c'est un rendez-vous à ne pas négliger tout au long de la vie.

Pour qui en particulier? Recommandé à partir de 45 ans pour la presbytie (quand on voit moins bien de près). Et à 50 ans réaliser un fond d'œil pour détecter le glaucome et la DMLA.

À quel rythme? Tous les ans ou deux ans.

PRESSION ARTÉRIELLE

Pourquoi? Prendre régulièrement sa tension est important pour dépister l'hypertension artérielle. On peut aussi réaliser soi-même cet examen avec un tensiomètre, de bras de préférence.

Pour qui en particulier? Dès 20 ans en cas d'hypertension familiale ou à partir de 40 ans (eh oui, plus on vieillit plus nos artères se rigidifient).

À quel rythme? Une fois par an, plus régulièrement en cas d'hypertension.

PRISE DE SANG

Pourquoi? C'est l'examen le plus fréquent et utile pour vérifier nos constantes biologiques (plaquettes sanguines, globules rouges et blancs, vitesse de sédimentation...), mais surtout pour surveiller notre taux de cholestérol (le bon comme le mauvais) ainsi que notre glycémie (taux de sucre dans le sang).

À quel rythme? Tous les cinq ans à partir de 18 ans pour le cholestérol (s'il est normal, plus sinon); tous les trois ans à partir de 45 ans pour le diabète, plus fréquemment en cas d'antécédents familiaux ou de diabète gestationnel.

ANALYSE D'URINE

Pourquoi? C'est fou tout ce que l'on peut doser avec notre urine! L'ECBU ou examen cytobactériologique identifie une infection urinaire ou une pyélonéphrite (infection rénale). Le dosage en bêta-hCG confirme une grossesse. Et bien sûr l'analyse permet de connaître nos taux d'albumine (hypertension), de sodium, de potassium, d'acide urique, de la présence de glucose (diabète), de l'urée et de la créatinine pour vérifier le fonctionnement des reins.

À quel rythme? Tous les deux ans (sauf cas particulier).

AUDITION

Pourquoi? Pour détecter la presbyacousie (baisse de l'audition) qui s'installe souvent sans qu'on s'en aperçoive.

Pour qui en particulier? Dès 45-50 ans réaliser un audiogramme permet d'évaluer la perception des sons et la compréhension des mots dans un environnement bruyant. Il est souvent proposé par la médecine du travail pour les métiers exposés aux bruits.

À quel rythme? Tous les deux ans.

MES RENDEZ-VOUS SANTÉ

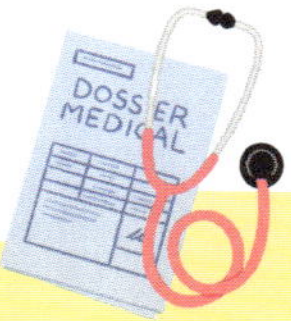

CÔLON

Pourquoi ? Rechercher la présence de sang dans les selles et dépister précocement le cancer du côlon.

Pour qui en particulier ? À 50 ans, on reçoit une invitation à aller récupérer le test chez son médecin (à faire chez soi).

À quel rythme ? Tous les deux ans.

PEAU

Pourquoi ? Pour détecter précocement un éventuel cancer de la peau.

Pour qui en particulier ? Si l'on a la peau claire, beaucoup de grains de beauté ou un antécédent familial de mélanome, on file chez le dermato pour un check up.

À quel rythme ? Tous les ans si l'on est à risque.

DENTS ET GENCIVES

Pourquoi ? Essentielle pour préserver sa santé bucco-dentaire, la visite chez le dentiste permet bien sûr de détecter d'éventuelles caries, mais surtout de prévenir les pathologies des gencives (parodontites) très fréquentes chez les fumeurs et effectuer un détartrage dont la fréquence dépend de chacun.

À quel rythme ? Tous les ans. Cela peut être tous les six mois…

Pour vous mesdames

VOS SEINS

Pourquoi ? Le dépistage organisé du cancer du sein concerne les 50 à 74 ans. Un courrier vous invite à effectuer une mammographie gratuite chez un radiologue agréé. Bien sûr votre médecin, en fonction de votre histoire personnelle, peut vous prescrire cet examen dès 40 ans.

À quel rythme ? Tous les deux ans.

LE FROTTIS CERVICAL

Pourquoi ? Nécessaire pour dépister les cancers du col de l'utérus, il est conseillé dès 25 ans. Il peut être réalisé par un gynécologue, un généraliste ou une sage-femme.

À quel rythme ? Tous les trois ans.

L'ÉTAT DE VOS OS

Pourquoi ? L'ostéoporose (fragilité osseuse due au manque d'hormones) s'installe chez les femmes après la ménopause.

Pour qui en particulier ? L'examen, l'ostéodensitométrie, est recommandé à partir de 60 ans.

À quel rythme ? Tous les deux à trois ans si l'on est à risque.

Pour vous messieurs

VOTRE PROSTATE

Pourquoi ? Le dépistage du cancer de la prostate n'est pas systématique en France.

Pour qui en particulier ? On conseille un dosage sanguin du PSA entre 50 et 70 ans, plus tôt en cas d'antécédents familiaux. Mais comme cette petite glande a tendance à grossir dès 40 ans, vérifier sa taille et une possible hypertrophie bénigne (qui peut avoir des conséquences sur notre envie d'uriner) est intéressant à cet âge via un toucher rectal (chez le médecin) ou une échographie.

À quel rythme ? Tous les deux ans.

À LA SÉCU, C'EST GRATUIT

L'Assurance maladie propose tous les cinq ans un bilan de santé personnalisé à partir de 16 ans. Très complet, il dure au moins deux heures et comprend : prise de sang, analyse d'urine, contrôle de la vision et de l'audition, de la capacité respiratoire, un électrocardiogramme et un examen dentaire, a minima. Pour en bénéficier, il suffit d'en faire la demande auprès de sa caisse primaire d'assurance maladie.

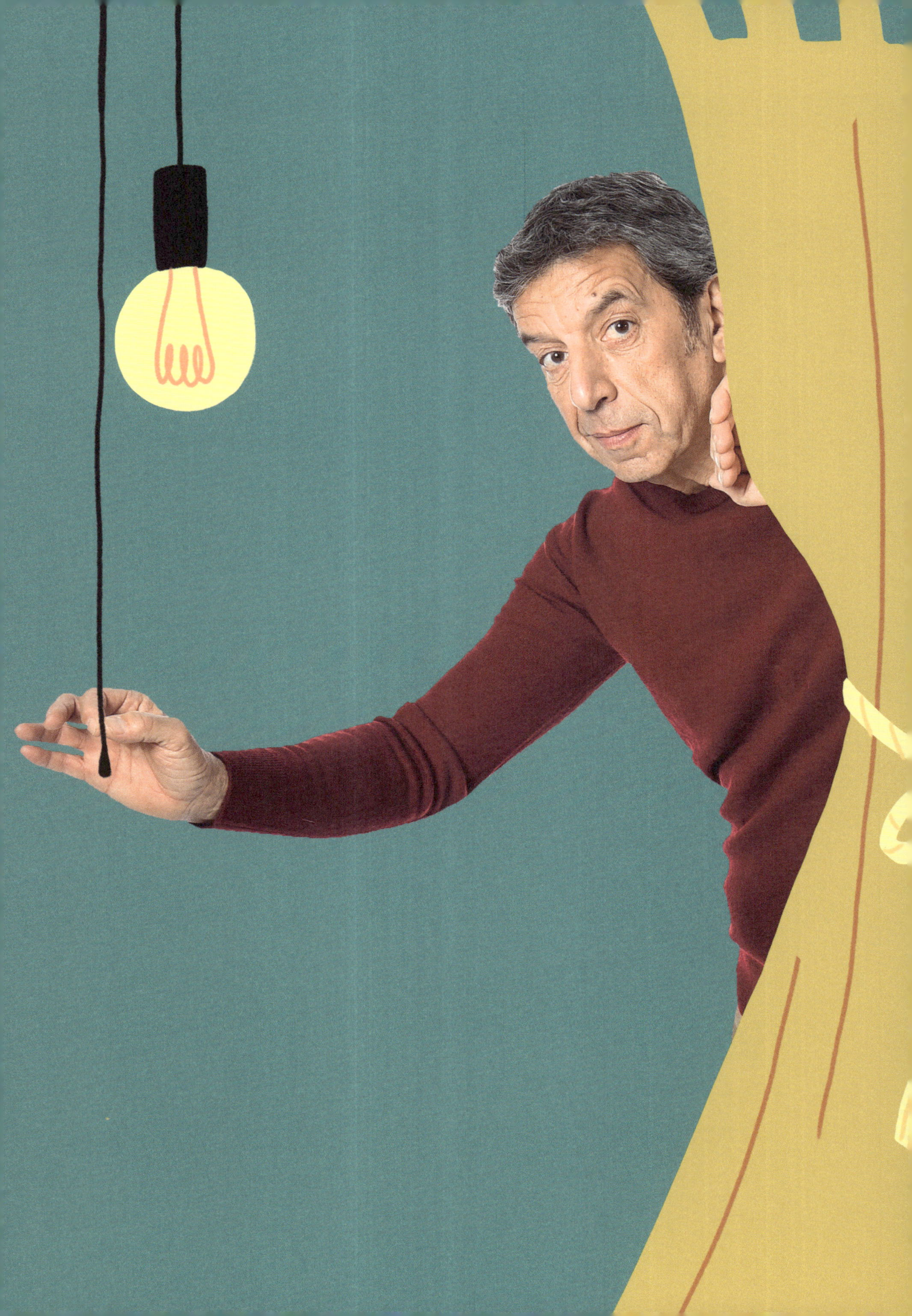

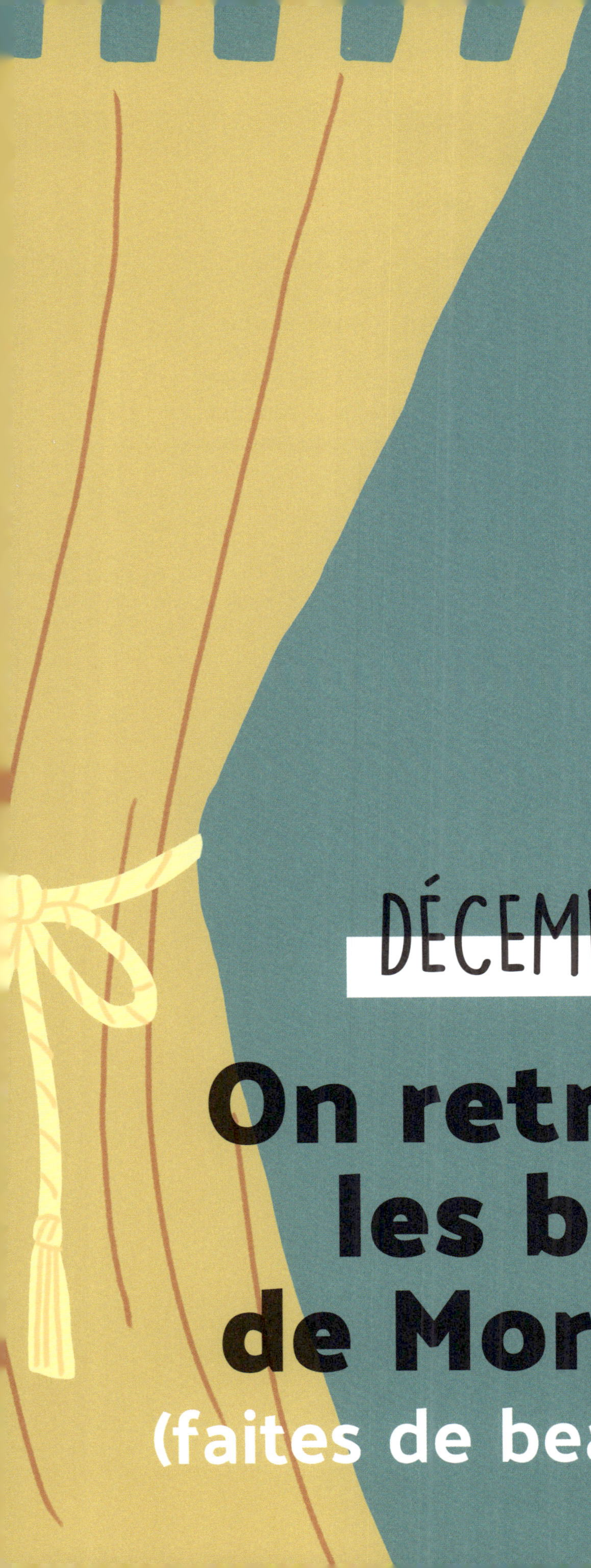

DÉCEMBRE

On retrouve les bras de Morphée

(faites de beaux rêves)

DÉCEMBRE

Une personne sur trois se plaint de mal dormir. Pas besoin de rappeler qu'un bon sommeil renforce le système immunitaire, booste notre énergie et notre moral, régule notre appétit et plus encore. Alors, pour retrouver les bras de Morphée, il suffit parfois de quelques réflexes simples et de bonnes routines. Alimentation, hygiène de vie, relaxation… il y a mille choses à faire pour renouer avec un sommeil réparateur, sans passer par la case médicaments !

AVEC LE CUMUL TRAVAIL, LOISIRS, VIE SOCIALE, AMOUREUSE ET FAMILIALE, DUR DUR PARFOIS D'AVOIR SON QUOTA D'HEURES DE SOMMEIL. ET ENCORE FAUT-IL LE CONNAÎTRE POUR NE PAS SE LEVER DÉJÀ FATIGUÉ.

Mes fragilités

J'ai l'impression de ne pas dormir assez et je me lève fatigué le matin.

Je me réveille plusieurs fois par nuit.

J'ai souvent du mal à m'endormir.

J'ai des horaires décalés.

Mes objectifs

- ☐ Mieux comprendre les mécanismes du sommeil.
- ☐ Adopter les bonnes habitudes pour mieux dormir.
- ☐ Adapter mon alimentation et mon environnement pour un sommeil de meilleure qualité.
- ☐ Trouver des coups de pouce naturels.

Mon tracker forme

Comment allez-vous aujourd'hui ? Cochez chaque jour le smiley correspondant à votre état de forme et faites le bilan en fin de mois.

- : EN PLEINE FORME
- : SANS PLUS
- : EN MODE BLUES

RENDEZ-VOUS EN PAGE BILAN À LA FIN DU MOIS DE COACHING

JEUDI 1ER DÉCEMBRE

Journée mondiale de lutte contre le sida

Sensibiliser et informer sans relâche… cette journée est l'occasion de remettre le VIH sous le feu des projecteurs. Malgré les avancées médicales, le sida reste présent et chaque année en France près de 6 000 personnes découvrent leur séropositivité.

POURQUOI C'EST IMPORTANT D'EN PARLER ?

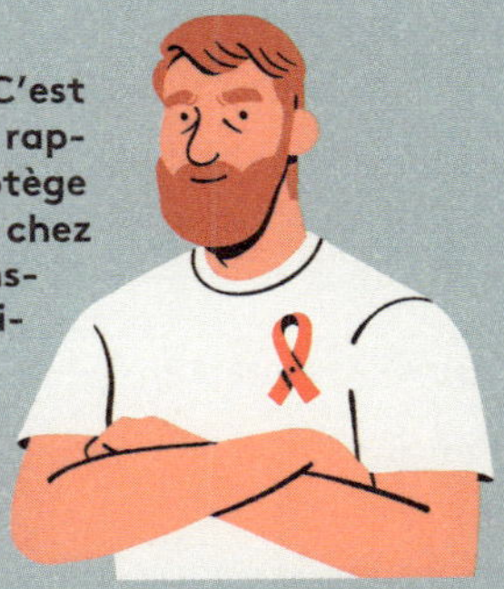

Aujourd'hui, malheureusement, le VIH fait moins peur qu'il y a quelques années. C'est sans doute dû aux avancées de la trithérapie et de la Prep (prophylaxie avant un rapport) ainsi qu'à une information qui s'est étiolée. Le risque c'est que l'on se protège moins et que le virus et ses modes de transmission restent mal connus, surtout chez les jeunes. Ainsi chez les 15-24 ans une personne sur cinq pense qu'il peut se transmettre en embrassant une personne séropositive et presque autant par la transpiration… Pour rappel, le VIH se transmet par contact étroit et non protégé avec des liquides corporels d'une personne infectée, lorsqu'il est présent en quantité suffisante dans le sang, le sperme, les sécrétions vaginales et le lait maternel. Les traitements actuels permettent de limiter la multiplication du virus dans l'organisme, mais pas de l'éradiquer et il n'existe pas de vaccin contre ce virus.

CE QUE JE PEUX FAIRE

Le plus important est d'éviter l'infection.

Et pour cela, il faut se protéger. Avec en premier lieu l'utilisation du préservatif masculin ou féminin lors de rapports sexuels et du matériel propre pour les consommateurs de drogues.

Ensuite se faire dépister.

Suite à une prise de risque (rapport sexuel non protégé, déchirement du préservatif, etc.), mais aussi si vous êtes en couple stable et que vous souhaitez arrêter le préservatif, lorsqu'une grossesse est envisagée ou quand votre médecin le propose. Un test sanguin suffit, remboursé sur prescription médicale et gratuit dans les Centres gratuits d'information de dépistage et de diagnostic (CeGIDD, adresses sur vih.org). Un autre test, rapide, le TROD assure un résultat en trente minutes.

QUID DES AUTOTESTS ?

Ce sont des TROD disponibles en pharmacie, fiables à 99 %. Il s'agit de se piquer le doigt pour prélever une goutte de sang, attendre quinze minutes et mettre en contact avec le réactif. Attention, ce test ne peut être réalisé qu'à partir de trois semaines après la prise de risque (vérifier qu'il porte la norme CE). En cas de risque avéré, il existe un traitement post-exposition à prendre dans les 72 heures.

Plus d'infos

Pour toute information complémentaire sur le VIH : consultez le site : **sida-info-service.org** ou appelez **Sida Info Service** au 0 800 840 800, 24h/24, appel confidentiel, anonyme et gratuit.

VENDREDI 2 DÉCEMBRE

Dormir,
c'est que du bonheur!

Dormir ne sert pas qu'à se reposer. C'est un moment crucial qui permet à l'organisme de remettre tout un tas de compteurs à zéro.

Une «révision technique» indispensable pour se sentir en forme, mais aussi pour régénérer notre corps en profondeur. D'abord en renforçant nos défenses immunitaires : des expériences ont confirmé que dormir assez permet de résister quatre fois mieux aux virus. À l'inverse, le système immunitaire est l'un des premiers affaiblis par une dette de sommeil.

Notre cerveau ne peut pas s'en passer!

Pendant que le corps se repose, le cerveau trie parmi les données engrangées durant la journée, ce qui fait de la place et améliore l'enregistrement de nouvelles informations le lendemain. Plus tard, c'est encore le sommeil qui veille sur l'entretien de notre matière grise. Comme toute activité, en effet, le remue-méninges produit des déchets. Pour assumer leurs fonctions, les cellules du cerveau consomment un quart de l'énergie totale du corps et rejettent des quantités importantes de détritus potentiellement toxiques, comme les redoutables protéines bêta-amyloïdes impliquées dans la maladie d'Alzheimer. À court terme, on y gagne déjà en concentration et en créativité!

IL VAUT MIEUX LE SAVOIR

GARE À LA FATIGUE CHRONIQUE

C'EST LE PREMIER EFFET D'UNE DETTE DE SOMMEIL : UNE FATIGUE CHRONIQUE, DE PLUS EN PLUS LOURDE À PORTER, VOIRE DE LA SOMNOLENCE, QUI POUSSE À L'ACCIDENT, QUE CE SOIT AU TRAVAIL, À LA MAISON OU SUR LA ROUTE (PLUS D'UN QUART DES DÉCÈS SUR L'AUTOROUTE). AVEC EN PLUS DES CONSÉQUENCES DÉLÉTÈRES SUR NOTRE ORGANISME (IMMUNITÉ, POIDS, ETC.).

LE CONSEIL DU JOUR

Dormez-vous assez?

Pour le savoir, la règle est très simple : on a un bon sommeil tant que l'on se réveille en forme le matin et que l'on ne somnole pas dans la journée.

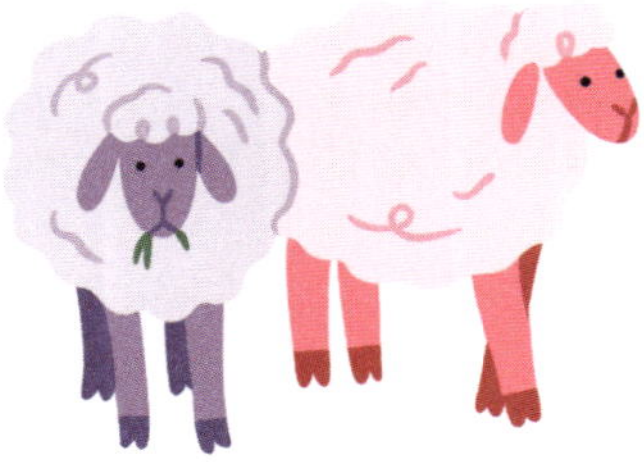

DITES-MOI DR.GOOD ?

Est-il vrai que nous dormons de moins en moins?

Effectivement, en cinquante ans, nous avons perdu 1 h 30 de sommeil selon l'Institut national du Sommeil et de la Vigilance. C'est pourquoi la dette de sommeil est devenue une «affaire nationale».

SAMEDI 3 DÉCEMBRE

LE CONSEIL DU JOUR

Dites 90 !

Chez l'adulte, un cycle de sommeil dure en moyenne 90 minutes. Une fois qu'il se termine, quelques minutes de latence précèdent le début du suivant. Cette « fenêtre » dure moins de deux minutes et on ne s'en souvient pas. Caler son réveil entre deux cycles serait l'idéal pour se réveiller « naturellement ».

Notre sommeil,
une succession de cycles

Notre nuit de sommeil consiste en plusieurs cycles, chacun composé de 4 phases, s'enchaînant toujours dans le même ordre : sommeil lent léger, puis profond, puis paradoxal, puis bref éveil et rebelote. Chez les adultes tout petits dormeurs, les nuits se composent d'environ 4 cycles et plutôt 5 ou 6 chez les autres.

1 L'endormissement

On bâille, nos idées se brouillent, nos paupières deviennent lourdes et notre corps se relâche. C'est le moment où nos yeux se ferment et où la somnolence devient un véritable assoupissement.

2 Le sommeil lent léger

Au début du sommeil, il suffit d'un peu de bruit pour nous ramener à la réalité. Nous sommes encore dans une phase intermédiaire, l'activité du cerveau s'affaiblit progressivement, tout comme nos activités physiologiques : le corps est relaxé.

3 Le sommeil lent profond

La respiration ralentit, le cerveau, les muscles, et tout l'organisme est au repos pour effacer la fatigue et nous régénérer. C'est durant ce stade que l'organisme fabrique les anticorps, sécrète l'hormone de croissance et enregistre les souvenirs. En fin de nuit, le sommeil lent devient moins profond ce qui explique pourquoi un bruit insistant peut nous réveiller.

4 Le sommeil paradoxal

Il associe paradoxalement – d'où son nom ! – les caractéristiques physiques du sommeil profond (muscles atones, réveil difficile) et des signes d'éveil du cerveau (mouvements oculaires très rapides, respiration irrégulière). Il est souvent associé aux rêves et participe de manière primordiale au classement des idées, à l'équilibre psychologique, et à la gestion du stress.

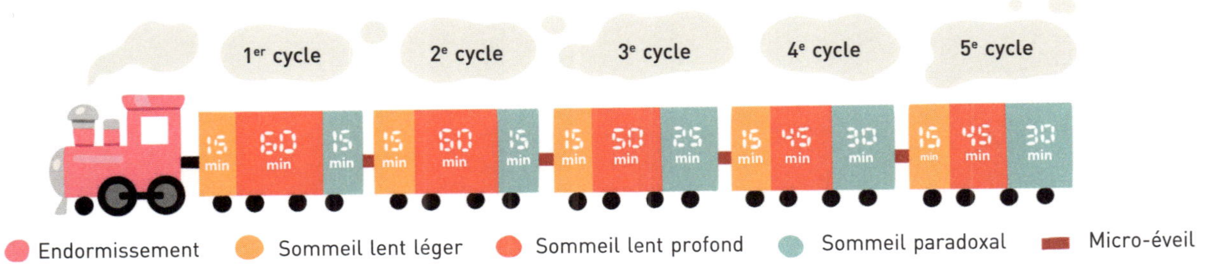

Le sommeil c'est aussi une question d'âge

À chaque âge correspond une qualité et une quantité de sommeil différente. Le besoin est maximal à la naissance, vu que le sommeil participe au développement physique et intellectuel des nourrissons. Leurs nuits sont riches en sommeil paradoxal (environ 8 heures soit 50 % du sommeil total), alors qu'il n'occupe que 2 heures chez l'adulte. De 4 à 14 ans, l'enfant a besoin en moyenne de 11 à 12 heures de sommeil pour être en forme le lendemain. À l'adolescence, c'est plutôt 9 heures. Et chez les adultes ce besoin se stabilise autour de 7 h 30.

Avec le vieillissement, la durée de sommeil reste identique, mais sa répartition évolue. La nuit comporte une plus grande quantité de sommeil léger et moins de sommeil profond. Du coup, les éveils augmentent en nombre et en durée, le sommeil devient plus morcelé. Cette évolution naturelle apparaît souvent à la ménopause chez les femmes. Par ailleurs, l'horloge biologique se modifie : on devient plus matinal. Pour peu que l'on ait des douleurs type rhumatismes et cette tendance peut s'exacerber, au risque de se retrouver désynchronisé, sautant du lit dès 4 heures du matin. Mais rassurez-vous, il est possible d'y remédier et de se recaler en retardant progressivement l'heure du coucher.

LE CONSEIL DU JOUR

La sieste : le joker?

Chez les jeunes, une nuit blanche se rattrape dans les deux jours suivants. Ce qui n'est pas le cas des adultes ! Une courte sieste de quinze à vingt minutes en milieu de journée peut être une solution salvatrice. D'ailleurs, au Japon, de très nombreuses entreprises offrent une demi-heure et des espaces dédiés pour cette pause.

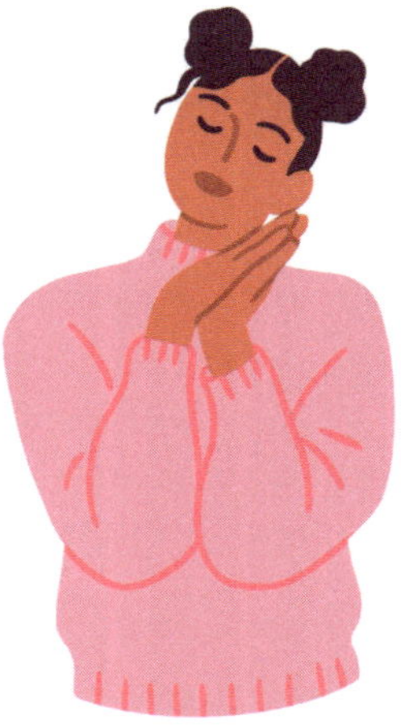

30 %

C'est la proportion de jeunes qui sont en dette de sommeil. 27 % des étudiants interrogés avouent dormir moins de six heures par nuit.

(Sondage Heyme/Opinionway, février 2020)

On regarde ça de près

L'effet des œstrogènes

Selon l'AFEM (Association française pour la ménopause), 3 femmes sur 10 rencontrent des troubles du sommeil au moment de leur ménopause. Et pas seulement à cause des bouffées de chaleur ! L'arrêt de sécrétion des œstrogènes peut suffire à perturber les nuits. Pour preuve : certaines femmes connaissent aussi des périodes d'insomnie lors des règles, lorsque les œstrogènes chutent brutalement.

LUNDI 5 DÉCEMBRE

Mais combien de temps dormir ?

Nous ne sommes pas tous égaux face au sommeil. Il y a de gros et de petits dormeurs.

Cette tendance est génétiquement déterminée et se manifeste souvent dès l'enfance. Quelques veinard(e)s ont assez de 5 h 30 ou 6 heures par nuit pour récupérer. Ils sont, semble-t-il, très minoritaires (environ 3 % de la population).

À l'autre extrême, quelque 12 % de gros dormeurs auront besoin de 9 à 10 heures minimum pour se sentir en forme. La majorité d'entre nous se situe dans la moyenne, entre les deux.

Mais si, comme beaucoup d'adultes, vous dormez 7 heures durant la semaine et plus de 8 heures le week-end, c'est que les 7 heures ne vous suffisent pas !

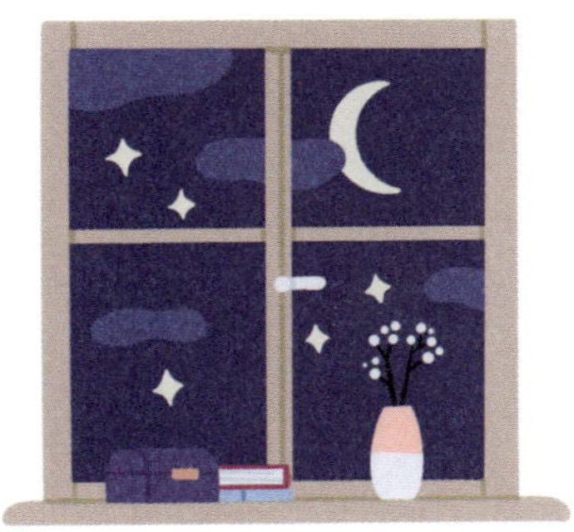

Alors, même si vous rêvez d'égaler Churchill ou Napoléon, à qui, paraît-il, 5 heures suffisaient, pensez qu'Albert Einstein est pour sa part crédité de 10 à 12 heures de repos quotidien !

LE CONSEIL DU JOUR

Une heure de plus pour notre cœur

Selon une étude publiée dans le Journal of the American Medical Association, *il suffit de dormir une heure de plus par nuit pour réduire le risque de calcification des artères. Les chercheurs ont observé chez des quadragénaires (35 à 47 ans) que 27 % des participants dormant moins de 5 heures par nuit avaient déjà les artères partiellement bouchées, contre 11 % seulement de ceux dormant 6 à 7 heures et 6 % de ceux faisant des nuits de plus de 7 heures. Ça vaut le coup d'essayer non ?*

DITES-MOI DR.GOOD ?

Combien de temps peut-on rester sans dormir ?

Les histoires ne manquent pas de personnes ayant testé volontairement leur résistance à l'endormissement. Le plus long record connu revient à Randy Gardner, un jeune californien de 17 ans, qui a passé onze jours consécutifs sans fermer l'œil en 1965 suite à un pari.

6 h 41

C'est le temps de sommeil moyen en France en semaine contre 7 h 32 le week-end. Et si 85 % d'entre nous dorment entre 6 h 30 et 8 heures, nous sommes plus d'un sur deux à juger notre sommeil insuffisant. (INSV)

La bonne idée,
tenir un agenda du sommeil

LE SAVIEZ-VOUS ?

NOUS DORMONS UN TIERS DE NOTRE VIE

SOIT ENVIRON VINGT-CINQ ANS AU TOTAL ! NOMBRE D'AUTRES « MAMMIFÈRES » NOUS BATTENT À PLATE COUTURE COMME LE KOALA ET LA CHAUVE-SOURIS (QUI ROUPILLENT PLUS DE VINGT HEURES SUR VINGT-QUATRE), OU ENCORE LE ROI DES ANIMAUX QUI PASSE PLUS DE LA MOITIÉ DE SA VIE À DORMIR. À L'AUTRE EXTRÊME, L'ÉLÉPHANT, LA GIRAFE ET LE CHEVAL FERMENT L'ŒIL À PEINE DEUX À QUATRE HEURES PAR NUIT.

3 fois

C'est le nombre de fois où 26 % d'entre nous sommes réveillés durant la nuit.
En cas de réveil nocturne, nous mettons environ trente-neuf minutes en moyenne pour nous rendormir.

(Sondage Ipsos/Fondation Adova, septembre 2018)

Voici un outil utile pour évaluer vos propres besoins en sommeil, vérifier s'il existe un réel problème, aider au diagnostic et juger de l'amélioration résultant des mesures prises.

Date	Heures	Appréciation par : TM - B - Moy - M - TM			
Nuit du … au …	20 21 22 23 24 1 2 3 4 5 6 7 8 9 10 11 12 13 14 15 16 17 18 19 20	Qualité du sommeil	Qualité du réveil	Forme de la journée	Durée du sommeil
Exemple	↓ (23) ▓▓▓ (1–3) ▓▓ (5–6) ↑ (8) S S (13–14)	M	TM	Moy	

À votre agenda

Le matin

- Notez par une flèche vers le bas l'heure où vous vous êtes mis au lit (même si c'était pour lire).
- Mettez une flèche vers le haut pour indiquer quand vous vous êtes levé, aussi bien dans la nuit qu'au matin.
- Hachurez la zone qui correspond à votre sommeil, en interrompant les traits par un blanc si vous avez été réveillé assez longuement en pleine nuit.
- Précisez la qualité de votre forme au réveil (TB = très bon ; B = bon ; Moy = moyen ; M = mauvais ; TM = très mauvais).
- Notez si vous avez pris des médicaments ou si un événement a pu interférer avec votre sommeil (sport le soir, douleur, fièvre, bruit de voisinage, etc.).

Le soir

- Inscrivez si vous avez fait une sieste par une zone hachurée.
- Notez par un S si vous avez eu des moments de somnolence.
- Inscrivez dans la marge la durée totale de sommeil.

MERCREDI 7 DÉCEMBRE

Le chaud, le froid…
impactent notre sommeil

LE CONSEIL DU JOUR

La bonne température

Dans les chambres, 16/18 °C, c'est la température recommandée. Avec une bonne couette, cette température garantit un sommeil réparateur et un réveil sans mal de tête (ce qui peut être le cas quand il fait trop chaud). À noter que pour les chambres des bébés, elle doit être un peu plus élevée : entre 18 °C et 20 °C, car la régulation thermique des nouveau-nés n'est effective qu'après plusieurs mois.

Pour un endormissement rapide et un sommeil récupérateur, notre thermostat interne doit s'abaisser.

En effet, d'environ 37 °C pendant la journée, notre température corporelle diminue d'1,5 °C pour se trouver au plus bas en fin de nuit. C'est pourquoi s'il fait trop chaud sous la couette ou dans la chambre, le corps va essayer de se refroidir en transpirant et cet effort troublera le sommeil.

Même chose dans le cas contraire : quand il fait trop froid (moins de 16 °C dans la pièce ou couverture trop légère), le corps frissonne pour se réchauffer et cela perturbe aussi la qualité du sommeil.

Souvent quand l'aube pointe nous avons froid. Normal. C'est vers 4 h 30/5 heures que la température du corps est au plus bas : autour de 35,5 ou 36 °C.

Ce peut être une cause de réveil précoce, particulièrement en prenant de l'âge… Au réveil, notre température corporelle sera déjà un peu remontée. Elle va ensuite s'élever progressivement jusqu'aux alentours de 18 heures où elle atteint son maximum (sauf effort physique intense évidemment, ou maladie occasionnant de la fièvre).

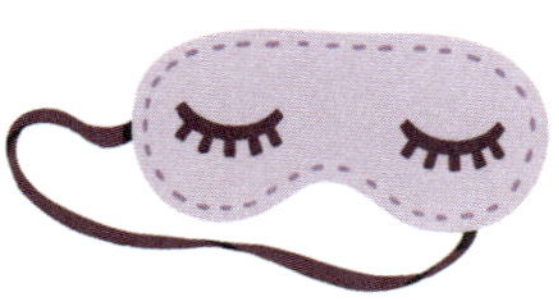

ÇA, C'EST GOOD !

UN NID DOUILLET

Vous trouvez votre chambre trop fraîche ? Vous avez les pieds froids (nos extrémités le sont toujours un peu plus que notre corps) ? Pour s'endormir (ou se rendormir) plus douillettement plusieurs solutions s'offrent à vous : mettre une paire de chaussettes, glisser une bouillotte au fond du lit, ou prévoir une couverture supplémentaire…

40 %

C'est la proportion de Français qui se déclarent gênés par la température pour s'endormir. Et 42 % avouent s'être déjà réveillés au cours de la nuit pour la même raison.

(Enquête de l'INVS/MGEN, 2013)

Nos rêves ? Plus d'1 h 30 d'hallucinations

Tout le monde rêve toutes les nuits. Les scientifiques l'ont vérifié en enregistrant le sommeil des dormeurs. L'examen permet de voir à quel moment intervient cette activité « hallucinatoire », qui fait que l'on voit, que l'on entend ou que l'on sent des choses qui ne sont pas réelles. Conclusion : chacun de nous rêverait environ cent minutes par nuit.

Mais ce n'est qu'une moyenne, car le temps consacré aux rêves varie en fonction de l'âge – de 45 à 65 % du temps total de sommeil chez le nouveau-né, il n'en représente plus que 10 à 25 % à l'âge adulte. Et la durée varie aussi selon les personnes ; les femmes rêveraient davantage que les hommes !

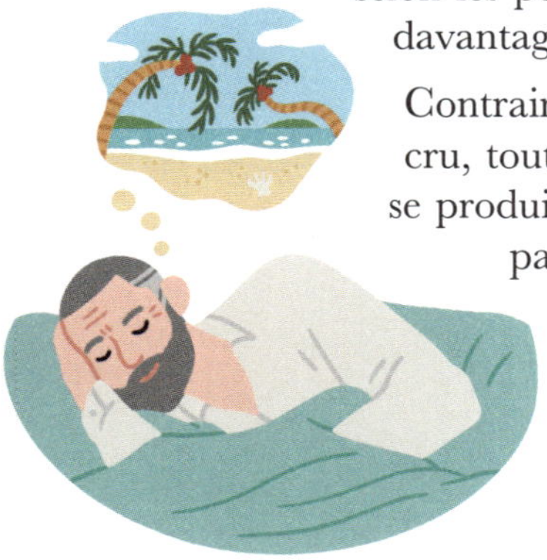

Contrairement à ce que l'on a longtemps cru, toutes nos visions nocturnes ne se produisent pas au cours du sommeil paradoxal ; une sur dix se déroule durant le premier cycle de sommeil lent, mais il y a moins de chance qu'on s'en souvienne au réveil.

On regarde ça de près

Les femmes enceintes rêvent plus

Selon une étude citée par *Psychology Today*, 80 % des futures mères déclarent que leurs rêves durant la grossesse sont particulièrement réalistes, détaillés ou étranges et leur fréquence augmenterait au fur et à mesure des mois.

Une explication possible : les mouvements du fœtus durant la nuit influenceraient la qualité du sommeil et les rêves, et ce surtout vers le septième mois de grossesse. Revers de la médaille, les cauchemars seraient aussi plus fréquents traduisant l'angoisse naturelle de l'accouchement à venir et de la santé du bébé.

LE CONSEIL DU JOUR

Pour mieux s'en rappeler

C'est quand on sort naturellement des bras de Morphée le matin, à la fin d'une phase de sommeil paradoxal, que l'on a le plus de chance de se souvenir de ses rêves. Pour ceux qui souhaitent en garder une trace durable et tenter une interprétation, les psychanalystes conseillent d'en écrire aussitôt le récit.

DITES-MOI DR.GOOD ?

Quand on parle la nuit, c'est qu'on rêve ?

Pas forcément. On peut très bien somniloquer (oui, oui, le verbe existe pour dire « parler dans son sommeil ») sans rêver. Des études ont montré que, si l'on se met à parler durant une phase de sommeil lent, on a toutes les chances de raconter des événements de sa vie quotidienne. En revanche, lorsqu'on discourt durant le sommeil paradoxal, les dialogues enrichissent effectivement un rêve en cours.

VENDREDI 9 DÉCEMBRE

Cauchemars ? un peu oui, mais pas trop !

Qui d'entre nous n'a pas déjà fait un mauvais rêve ? Se voir rater un examen, louper son train, perdu dans une ville... reflète généralement une période un peu délicate psychiquement, source de stress et d'anxiété plus ou moins conscients.

Ces rêves déplaisants nous alertent sur des émotions qui nous troublent et, même si la fièvre, la prise de médicaments ou les décalages horaires semblent favoriser la survenue de cauchemars, il est plus que probable que ceux-ci participent à notre équilibre psychologique.

D'ailleurs, chez l'enfant, ils sont très fréquents jusqu'à 10 ans et les pédiatres considèrent qu'ils accompagnent son développement normal.

Leur conseil : rassurer en douceur, sans s'inquiéter.

On regarde ça de près

Le somnambulisme

Si les causes demeurent obscures (une prédisposition génétique, l'âge, car plus fréquent chez les petits, un fort stress...), ces épisodes se produisent souvent pendant le sommeil profond une à trois heures après l'endormissement et durent de cinq à trente minutes. Parfois le somnambule va s'asseoir dans son lit, avant de se recoucher, ou va sortir de son lit et se promener dans l'appartement. Dans tous les cas on déconseille de réveiller la personne (sauf en cas de danger), afin qu'elle ne soit pas confuse ou désorientée.

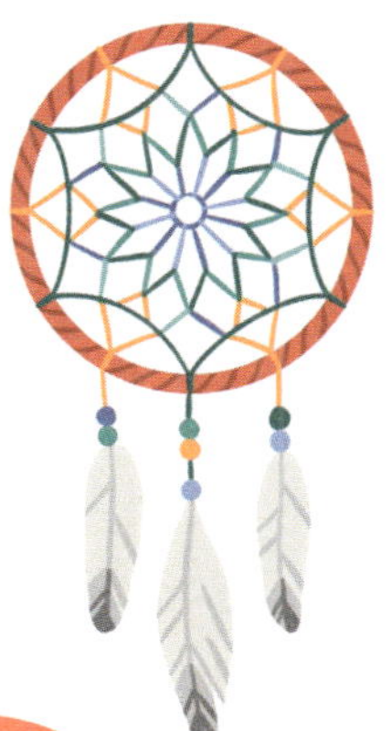

LE CONSEIL DU JOUR

Se débarrasser des mauvais rêves

Si les cauchemars se répètent, n'hésitez pas à consulter. La forte angoisse qu'ils dénotent témoigne d'un trouble profond qu'un professionnel peut aider à guérir. Quand ils sont liés à un stress post-traumatique (accident, agression, guerre, perte d'un proche...), ils reviendront aussi longtemps que celui-ci n'aura pas été complètement digéré. C'est une façon qu'a trouvée le cerveau pour tenter d'intégrer l'épisode. Dans ce cas, seule une psychothérapie adaptée permet de débloquer l'information qui est restée « coincée ».

DITES-MOI DR.GOOD ?

Les somnifères entraînent un sommeil de mauvaise qualité ?

C'est surtout vrai pour la famille des benzodiazépines, qui agissent comme des « anti-éveils ». Mais le sommeil qu'ils induisent n'est pas du tout naturel : le sommeil lent profond disparaît parfois complètement, le paradoxal diminue également et c'est du sommeil léger qui remplace le temps d'insomnie. Résultat : des nuits pas vraiment réparatrices !

LE CONSEIL DU JOUR

Le bon moment pour consulter

Mal dormir pendant quelques jours n'est pas forcément inquiétant si les causes sont passagères comme des angoisses dues à une période de stress. Mais lorsque les troubles ont un impact sur nos activités de la journée comme une fatigue dès le matin, une somnolence au cours de la journée, des troubles de la concentration, de l'attention ou de la mémoire, il ne faut pas hésiter à consulter.

Qui aller voir en cas de trouble du sommeil ?

Réveils nocturnes à répétition, dette de sommeil qui s'accumule, insomnies, apnées du sommeil non détectées… quand les bonnes habitudes ne suffisent pas, il est alors nécessaire de consulter.

Il faut passer par son médecin référent, si l'on veut être correctement remboursé, qui vous adressera au besoin à un confrère. Les médecins qui se sont spécialisés dans le sommeil viennent en effet de tous horizons (généralistes, psychologues, pneumologues, ORL, neurologues) et peuvent être plus ou moins indiqués selon vos symptômes. Parfois ils vous orienteront vers un centre du sommeil qui réunit des équipes d'experts pour diagnostiquer et traiter les troubles du sommeil et de l'éveil. Il en existe une petite cinquantaine dans l'Hexagone (voir sur sante.gouv.fr). La plupart des hôpitaux proposent aussi une consultation spécialisée dans le sommeil au sein du service neurologie.

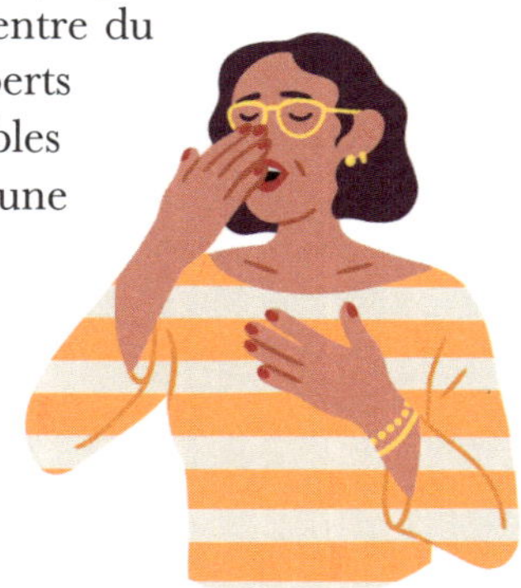

On regarde ça de près

L'enregistrement du sommeil

La polysomnographie est un examen précieux quand le médecin suspecte des mouvements anormaux dans les jambes, ou des apnées du sommeil. Cet enregistrement peut être réalisé en ambulatoire à l'hôpital, et il se pratique de plus en plus à domicile. Les électrodes, reliées à un petit enregistreur relèvent la respiration, l'oxygénation, les ronflements, et la position dans le lit. Cela permet une évaluation dans des conditions plus proches de la réalité quotidienne.

DITES-MOI DR.GOOD ?

C'est quoi l'apnée du sommeil ?

Il s'agit d'arrêts involontaires de la respiration qui durent quelques secondes et peuvent se produire plusieurs fois par nuit. Au-delà de 5 fois par heure une prise en charge est nécessaire. Plus fréquentes chez les personnes en surpoids, âgées ou qui ronflent beaucoup, elles perturbent le sommeil, induisent fatigue, maux de tête, somnolence et irritabilité. Sans traitement elles augmentent le risque de maladies cardio-vasculaires.

Halte
aux grasses mat'

Récupérer le sommeil manquant en fin de semaine est une pratique très répandue. Cependant, faire une grasse mat' le dimanche se révèle être une stratégie de court terme.

Mieux vaut prendre l'habitude de vous coucher et de vous lever chaque jour approximativement à la même heure, y compris le week-end et même si vous avez passé une mauvaise nuit la veille.

Cela peut sembler cruel, mais votre horloge biologique interne vous dira merci, car il lui faut un rythme de vie régulier pour se synchroniser.

En outre, il a été démontré que se réveiller et s'endormir à des heures trop variables augmente aussi les risques cardio-vasculaires. Une habitude d'autant plus importante pour ceux qui font des insomnies.

LE CONSEIL DU JOUR

Vive la routine

C'est avant tout par des réveils à heure fixe que l'on recale son sommeil. En effet, il est toujours possible de se faire réveiller, mais nettement plus difficile de forcer son corps à s'endormir à un moment décidé à l'avance !

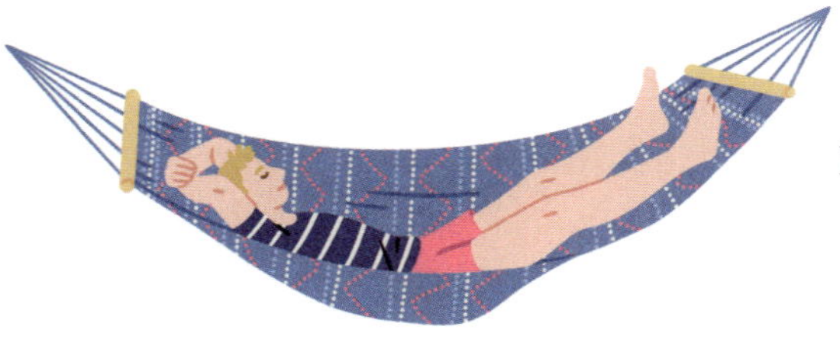

Le coup de pouce naturel

Les solutions homéo

Si vous tardez à trouver le sommeil, prenez 3 granules au réveil et au coucher :

Rhus toxicodendron 9 CH, quand le sommeil est difficile à trouver et la nuit agitée après un surmenage physique.

Coffea cruda 9 CH, si l'insomnie est provoquée par une grande joie, un abus de café ou résulte de ruminations mentales.

Ignatia amara 9 CH, en cas de difficultés à s'endormir après un chagrin ou une déception.

Nux vomica 9 CH, pour les personnes surmenées, qui abusent des excitants et s'assoupissent dans un fauteuil après dîner, mais ne peuvent se rendormir une fois couchées.

On regarde ça de près

Le rôle de la dopamine

Au petit matin, l'éveil est régulé par différents neurotransmetteurs, dont la production va bloquer peu à peu le fonctionnement des centres du sommeil. Il s'agit essentiellement de la noradrénaline et de la dopamine, qui est le neuromédiateur de l'éveil et de l'entrain. Pour la stimuler, rien de mieux que l'exercice physique, sortir prendre la lumière, méditer ou caresser un animal…

LUNDI 12 DÉCEMBRE

Éviter
le choc de l'alarme

Certains bondissent du lit sans difficulté, dès que le réveil commence à sonner. Mais ce n'est pas le cas le plus fréquent, loin de là ! Il y a davantage de personnes qui sont du soir que du matin et encore plus rares sont celles qui ont dormi tout leur comptant quand les obligations de la vie leur imposent de se lever.

Pour le dormeur plongé en plein rêve ou dans un profond sommeil, il faut pas mal de minutes avant de revenir à la réalité. Et le stress d'une sonnerie stridente n'est pas la façon la plus agréable d'aborder une nouvelle journée. Maintenant que l'on peut choisir parmi un incalculable nombre de thèmes la musique de l'appareil qui nous réveillera, autant en prendre une agréable à nos oreilles et qui ne nous mettra pas de mauvais poil dès potron-minet ! Le mieux serait d'ailleurs de se passer de réveil. Tous les spécialistes recommandent d'essayer de se réveiller naturellement, simplement parce qu'on est suffisamment reposé.

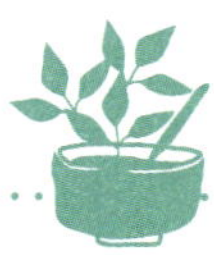

Le coup de pouce naturel

Adopter un simulateur d'aube

Une façon naturelle d'être tiré du sommeil et d'éviter le réveil en sursaut : le simulateur d'aube qui mime le lever du soleil. Il en existe de nombreux modèles, du plus simple (autour de 35 €) aux plus sophistiqués (entre 100 € et 200 €). Cela peut valoir la peine d'investir dans un appareil qui diffuse de belles couleurs tirant sur le rouge et le jaune… avant de s'exposer à la lumière naturelle en ouvrant grand les rideaux.

LE CONSEIL DU JOUR

Le jeu du quart d'heure

Essayez de vous coucher un quart d'heure plus tôt que d'habitude pour voir si vous avez encore besoin d'un réveil pour vous lever. Si oui, couchez-vous encore un quart d'heure plus tôt le lendemain, etc. jusqu'à ce que vous trouviez le moment où vous vous réveillerez frais et dispo sans sonnerie. Il n'y aura plus qu'à vous organiser pour respecter cet horaire.

ÇA, C'EST PAS GOOD !

LA FONCTION SNOOZE

Repousser le moment fatidique avec le fameux bouton « snooze » du réveil qui permet de gagner quelques minutes de rab' au chaud sous la couette n'est pas une bonne idée selon les experts. Car pendant ce temps supplémentaire que l'on s'accorde, la qualité du sommeil n'est pas au top et l'on risque de se réveiller à un moment encore moins favorable.

Le sport un excellent marchand de sommeil

Toute dépense physique procure une «saine fatigue» physique qui facilite l'endormissement le soir.

- En outre, vous serez de bonne humeur, car le sport produit des endorphines, aussi appelées hormones du plaisir, qui amènent détente physique et psychologique.
- C'est également un excellent antistress, parce qu'il «vide la tête» en amenant à se concentrer sur l'effort et sur l'instant présent. Pas besoin de beaucoup de temps, d'espace ou d'équipement.
- Malgré tous les prétextes que l'on peut s'inventer, on trouve toujours une petite demi-heure par jour pour des bienfaits indéniables.
- Être actif ne consiste pas seulement à pratiquer un sport, cela peut aussi simplement signifier marcher davantage, reprendre son vélo pour se déplacer, ou avoir des activités un peu physiques comme le jardinage.
- Et quand on a mal dormi, on a tendance à annuler le sport : une très mauvaise idée, car l'exercice physique fait partie des principaux remèdes naturels.

LE CONSEIL DU JOUR

Le sport oui, mais pas avant de dormir

C'est prouvé : faire de l'exercice le matin entraîne une hausse du temps de sommeil profond, le plus réparateur, pouvant aller jusqu'à 75 %. Mais attention, s'activer moins de trois heures avant de dormir risque au contraire d'avoir un effet très néfaste sur le sommeil !

ÇA, C'EST GOOD !

CAP SUR LE YOGA !

Une étude a prouvé qu'en quelques semaines la pratique du yoga améliore la qualité du sommeil des sujets souffrant d'insomnie chronique. Quant aux *qi gong* et au *tai-chi*, des «gymnastiques» douces et lentes, pratiquer une heure trois fois par semaine diminue le temps pour s'endormir et augmente la durée du sommeil.

On regarde ça de près

Le rôle de l'adénosine

Tout au long de la journée, le seul fait d'être éveillé entraîne la fabrication d'une hormone, l'adénosine. En s'accumulant dans le cerveau, au fur et à mesure que le temps passe, elle augmente la «pression du sommeil» jusqu'à ce qu'un niveau suffisant soit atteint le soir pour nous faire basculer dans l'envie de dormir. C'est pour y résister que nous consommons de la caféine, car elle bloque son action sur les circuits d'endormissement du cerveau.

Sortir pour remettre ses pendules à l'heure

Notre horloge biologique règle la sécrétion cyclique d'hormones. Et notamment, celle de la mélatonine, qui est inhibée en présence de lumière et stimulée lorsqu'il fait sombre.

Sa production débute vers 21 heures, atteint son maximum entre 2 heures et 5 heures du matin et s'arrête à 7 h 30, d'où son surnom d'«hormone du sommeil». En fait, en sécrétant de la mélatonine, la glande pinéale ou épiphyse indique au cerveau qu'il fait sombre et que c'est l'heure d'aller dormir. Si l'on travaille dans un lieu clos, sans voir la lumière du jour, le corps ne sait pas quelle heure il est. Dès lors, sortir dès que possible après le réveil est la solution idéale pour que l'organisme renvoie la mélatonine au placard et bascule à fond en mode «veille». Rien ne vaut la lumière du jour pour synchroniser efficacement son horloge biologique sur l'alternance jour/nuit.

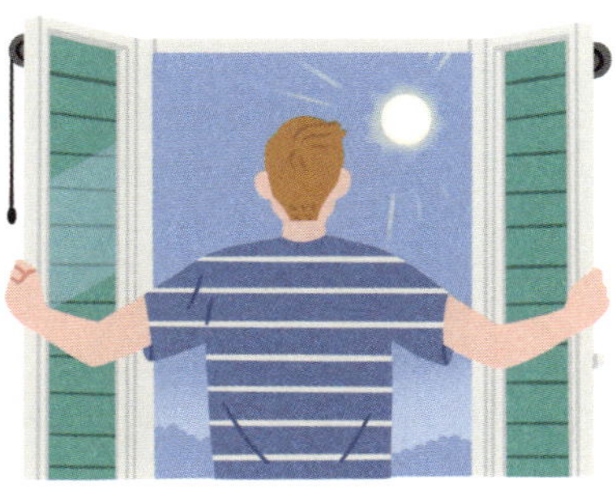

Le coup de pouce naturel

Une cure de lumino

Utilisées notamment contre la déprime saisonnière, les lampes de luminothérapie peuvent s'avérer utiles si on ne peut guère sortir de chez soi prendre sa ration de lumière. Des séances de trente minutes au réveil permettent de recadrer notre rythme veille/sommeil. Mieux vaut choisir un modèle de lampe dont l'intensité est d'au moins 10 000 lux. On peut en trouver à partir de 70 euros.

LE CONSEIL DU JOUR

On fait le plein de lumière

On met le nez dehors tous les jours au moins une trentaine de minutes. Alors que dans une maison, l'intensité lumineuse varie de 200 à 300 lux (unité qui caractérise l'éclairement d'une surface), dehors même en hiver par temps gris elle grimpe à 5 000 lux voire 20 000 lux. L'heure idéale : après le déjeuner quand le soleil est au zénith.

LE COACHING DE Dr. Good !

Un bon bol d'air

Adepte de l'activité physique à la maison ? Réalisez votre demi-heure (ou plus) de sport matinal devant la fenêtre grande ouverte pour faire le plein de lumière ! Pilates, yoga, vélo d'appartement... les mouvements de gymnastique effectués font aussi circuler le sang et démarrer le corps à plein régime. Et pendant ce temps vous aérez les pièces, du 3 en 1 quand on n'a pas beaucoup de temps avant de partir au travail.

JEUDI 15 DÉCEMBRE

Mieux gérer
les décalages horaires

Traverser les fuseaux horaires à toute vitesse sème le trouble dans notre belle mécanique interne.

L'inconfort est plus grand quand on se déplace vers l'est : cela raccourcit la journée, et avance l'heure du coucher alors qu'on n'est pas encore fatigué. Il est plus facile de se forcer à veiller tard, même si on s'écroule. L'organisme s'adapte assez facilement à une heure de décalage (comme lors du passage heure d'été/heure d'hiver). En revanche, à partir de trois fuseaux horaires, on conseille de commencer à se rapprocher progressivement des horaires du pays d'arrivée quelques jours avant le départ.

Et le travail décalé ?

Travailler la nuit et dormir quand il fait jour n'est pas naturel ; les horaires de travail atypiques sont déroutants pour l'organisme. Encore plus perturbant : le travail alternant, qui décale tous les repères (type 3 x 8) et modifie notamment l'architecture du sommeil qui devient moins réparateur. Pour limiter les conséquences il vaut mieux, si possible, changer d'horaires tous les deux ou trois jours, sans laisser le temps à l'organisme de se déphaser.

Le coup de pouce naturel

Remettre les pendules à l'heure

Pour les voyages avec plus de deux fuseaux horaires de décalage, une fois sur place, mieux vaut se mettre à l'heure locale. Pour cela, pensez à manger les trois repas par jour suivant le nouveau fuseau horaire, même si pour vous cela veut dire petit-déjeuner à 21 heures (heure du pays d'origine).

Autre conseil : sortez prendre un bain de lumière pour synchroniser votre horloge biologique, et essayez de faire une nuit de sommeil, ni plus ni moins.

LE CONSEIL DU JOUR

Si vous prenez un long courrier

Pour les voyages si vous allez vers l'est, il faudra commencer à se lever plus tôt et avancer l'heure des repas et du coucher. Et effectuer la manœuvre inverse pour un voyage vers l'ouest, en reculant progressivement sa montre.

DITES-MOI DR.GOOD ?

De la mélatonine en complément ?

En cas de décalage horaire ou de difficulté d'endormissement chez les plus de 55 ans (la glande pinéale fonctionnant moins bien avec l'âge), il peut être utile d'en prendre de 1 mg à 5 mg de trente minutes à une heure avant le coucher. Demandez toujours conseil à votre pharmacien ou votre médecin traitant notamment si vous prenez des anticoagulants.

VENDREDI 16 DÉCEMBRE

LE CONSEIL DU JOUR

N'ayez pas peur du noir !

Si vos fenêtres n'ont pas de stores ou de volets efficaces, n'hésitez pas à ajouter des doubles-rideaux. On oublie trop souvent que l'éclairage urbain nous soumet à une véritable pollution lumineuse qui entrave la sécrétion de la mélatonine.

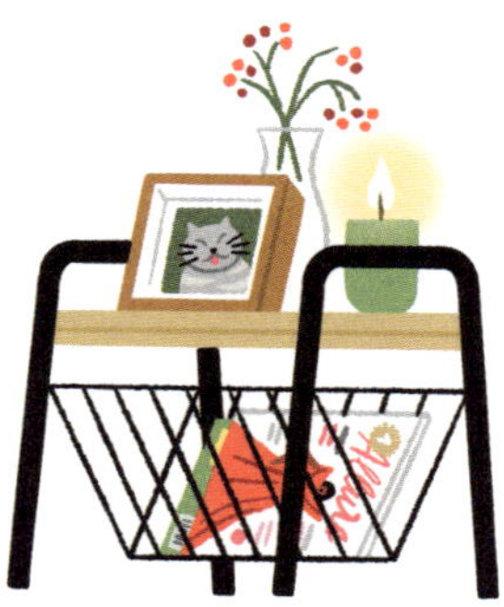

Organiser
la chambre idéale

Inspirons-nous un peu du *feng shui*, cet art millénaire chinois qui consiste à agencer son environnement (et sa maison) pour que l'énergie circule au mieux.

Côté chambre, on conseille de réduire les meubles au minimum pour ne pas encombrer l'espace (surtout si la chambre fait 10 m² ou moins…) et pouvoir circuler facilement.

Privilégier les matières douces pour faire de cette pièce un lieu reposant en évitant d'utiliser des couleurs vives et dynamisantes (le rouge par exemple) comme déco.

On évite aussi de mettre le lit près de la fenêtre (ou dessous) et à côté d'appareils électriques.

Quant à l'éclairage, on peut opter pour des variateurs qui permettent de régler l'intensité souhaitée ou des abat-jours.

Un éclairage indirect permet en effet de diffuser une lumière tamisée qui prépare le corps à l'endormissement.

Le coup de pouce naturel

Les solutions homéo

En cas de réveils nocturnes, prendre 3 granules au réveil et au coucher de :

Gelsemium sempervirens 9 CH, lorsque le sommeil est perturbé par l'appréhension, par exemple avant un examen ou un rendez-vous important.

Arsenicum album 9 CH, en période de grande fatigue, lorsque le réveil se manifeste entre 1 et 3 heures du matin, s'accompagne de cauchemars ou du besoin de prendre l'air.

Aconit napellum 9 CH, pour une personne angoissée qui se réveille à minuit sans pouvoir se rendormir.

DITES-MOI DR.GOOD ?

Grincer des dents la nuit, c'est normal ?

Pas vraiment. Ce comportement, appelé bruxisme, est lié à la contraction rythmique des muscles de la mastication durant le sommeil. Il se manifesterait en cas d'anxiété ou de stress. Pour éviter ce désagrément, les dentistes proposent une gouttière protectrice moulée sur les dents, à porter durant la nuit.

Comme
on fait son lit...

Dormir sur un vieux matelas a des répercussions physiques (courbatures, maux de dos) et n'est pas très sain. On perd environ 30 cl d'eau par nuit que le matelas absorbe au fil des ans, accumulant en outre poussière et acariens. Le sommier assure environ un tiers du rôle d'amortisseur ; il prolonge la durée de vie de la literie et lui assure une bonne aération. Améliorer sa literie suffit parfois à mieux dormir. Les Français attendent en moyenne quatorze ans pour changer de matelas, alors qu'il est recommandé de le renouveler tous les dix ans. Cela représente déjà quelque 30 000 heures d'utilisation et près de 150 000 mouvements (on compte 40 mouvements par nuit) ! Si les ressorts se font sentir ou que le corps laisse son empreinte sur le matelas, il n'y a vraiment plus à tergiverser.

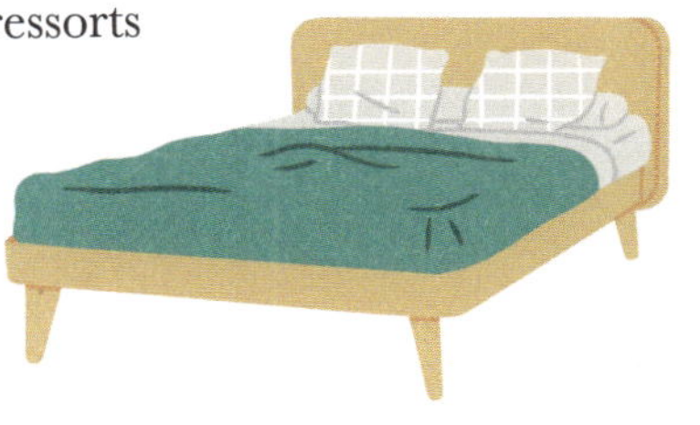

LE CONSEIL DU JOUR

Le bon matelas

Pour choisir le matelas qui convient, le mieux est de l'essayer. Il doit être ferme, mais pas trop. Étendu sur le dos, si vous pouvez passer la main entre les reins et le matelas, c'est qu'il est trop ferme ; allongé de côté si vous vous appuyez sur un coude et qu'il s'enfonce, le matelas est trop mou.

Côté dimensions, ne pas hésiter à voir grand. Selon une étude (Acticouple, 2012), le temps de sommeil augmente de 15 % chez les couples possédant un lit de 160 x 200 cm par rapport au traditionnel 140 x 190 cm.

Le coup de pouce naturel

L'huile essentielle de lavande officinale

À essayer pour ceux qui souffrent de réveils nocturnes, la lavande officinale (aussi appelée lavande fine ou vraie) agit comme anxiolytique et léger somnifère.

Déposer 2 gouttes sur un mouchoir, sur son oreiller ou à l'intérieur de son poignet et inspirer profondément dès qu'on en ressent le besoin.

Attention les huiles essentielles sont généralement contre-indiquées durant la grossesse et l'allaitement, ainsi que chez les enfants de moins de 7 ans.

DITES-MOI DR.GOOD ?

Couette ou couverture ?

À chacun sa préférence. Mais le secret pour ne pas passer ses nuits à se les chiper mutuellement consiste peut-être à avoir chacun la sienne. Voire même à opter pour des lits jumeaux, quitte à les accoler, pour s'assurer des nuits paisibles sans être vraiment séparés et choisir des niveaux de fermeté différents le cas échéant.

DIMANCHE 18 DÉCEMBRE

Trouver le bon oreiller, une question fondamentale

En soutenant les vertèbres cervicales et en répartissant le poids de la tête, cet accessoire permet de décontracter les muscles et la colonne vertébrale, tout en favorisant la circulation sanguine.

Pour ce faire, tête et cou doivent se trouver dans la même position que lorsqu'on se tient debout. Autrement dit, l'alignement des vertèbres cervicales et dorsales doit être préservé et l'oreiller ne pas trop relever la tête.

Pour la même raison, mieux vaut renoncer aux superpositions (deux oreillers ou couple oreiller-traversin), surtout si l'on souffre du dos et des cervicales.

Côté matière, les plumes n'ont plus le vent en poupe : on ne peut pas les laver, elles sont plus allergisantes et ont tendance à se tasser avec le temps.

Les modèles en fibres synthétiques sont moins chers, mais souvent excessivement souples et favorisent la transpiration.

Plus facile à entretenir et présentant un soutien plus ferme, la mousse offre a priori la meilleure solution.

LE CONSEIL DU JOUR

Penser à en changer

Un oreiller se renouvelle tous les deux ans, car, au bout de ce laps de temps, 10 % de son poids est constitué d'acariens. L'oreiller rectangulaire convient mieux à ceux qui bougent beaucoup. Les « ergonomiques » permettent de soutenir les cervicales de façon optimale, mais ils sont surtout adaptés si l'on dort sur le côté.

2

C'est le nombre d'oreillers utilisés par près de la moitié des Américains, Canadiens, Anglais et Allemands pour dormir. À noter que 10 % des Mexicains et 8 % des Japonais se passent d'oreiller. (*Sleep foundation*, 2013)

Le coup de pouce naturel

L'huile essentielle de camomille noble

Elle calme l'excitation et la nervosité, apaise les douleurs susceptibles d'entraver l'endormissement. En pratique, déposer deux gouttes sur un mouchoir, sur son oreiller ou étalées à l'intérieur de son poignet et inspirer. En cas d'éveil nocturne, on peut aussi reprendre directement un petit snif au-dessus du flacon. Contre-indiquée durant la grossesse et l'allaitement, ainsi que chez les enfants de moins de 7 ans et il ne faut jamais augmenter les doses.

Trouver
la bonne position

LE CONSEIL DU JOUR

Et si on dormait sur le dos?

La meilleure position pour dormir est sur le dos. Pour une raison toute simple : cela permet un bon alignement de la colonne vertébrale et évite les maux de dos. En réalité c'est plus facile à dire qu'à faire et c'est à la condition de ne pas être un gros ronfleur…

Qui n'a pas une position favorite pour s'endormir? Chacune a ses avantages et inconvénients. La majorité des dormeurs se replient sur le côté, bras et jambes en chien de fusil. Cette position fœtale favorise le relâchement des muscles, dégage la respiration et protège le bas du dos, légèrement arrondi. Mais si la jambe du dessus est plus tendue, elle peut occasionner des douleurs dans les muscles fessiers. L'astuce : placer un coussin entre les genoux permet d'éviter les douleurs et garantit que les hanches soient bien alignées avec la colonne vertébrale.
Dormir sagement sur le dos favorise les ronflements. Dans ce cas, un coussin sous les genoux pour fléchir très légèrement les jambes peut aider. Et si l'on souffre des épaules, mieux vaut aligner les bras le long du corps plutôt que d'enfouir ses mains sous la nuque.
Environ 26 % des Français préfèrent s'allonger sur le ventre, position décriée car malmenant la nuque. Pour éviter les problèmes au niveau des cervicales, on peut placer un coussin sous le thorax.

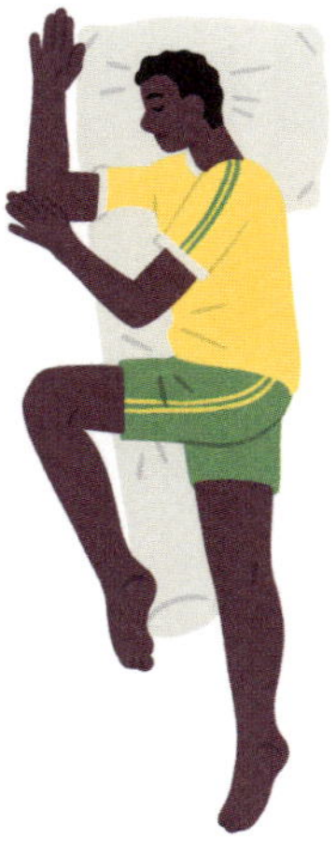

Le coup de pouce naturel

Les fleurs de Bach

Ce sont des élixirs floraux qui visent à apaiser les aléas émotionnels. Ils méritent d'être essayés même si aucune étude n'a confirmé leur efficacité. 2 gouttes dans un verre d'eau à consommer si possible tout au long de la journée, par petites gorgées.

Rock Rose (hélianthème) apaise les personnes craintives et trop émotives.

Red Chestnut (marronnier rouge) rassure ceux qui dramatisent le moindre souci.

Aspen (tremble) calme l'anxiété qui survient sans raison.

Elm (orme) aide les personnes submergées par les responsabilités à prendre de la distance.

LE COACHING DE **Dr. Good!**

Un peu de méditation

Rien de tel qu'une séance de méditation en pleine conscience à l'heure du coucher pour se débarrasser des pensées perturbantes. On trouve nombre d'applications qui proposent de guider les débutants.

MARDI 20 DÉCEMBRE

Bien dormir, une histoire de poids !

Qui dort, dine, vraiment ? Le sommeil agit directement sur notre comportement alimentaire en équilibrant la sécrétion de deux hormones digestives qui contrôlent l'appétit. Il augmente la leptine qui régule la satiété et le stockage des graisses dans l'organisme et diminue la ghréline qui déclenche la sensation de faim. Un bon sommeil va donc limiter les fringales, mais aussi permettre d'augmenter la quantité et la qualité de la flore intestinale si précieuse pour notre santé. En plus, il favorise la synthèse des protéines, donc la croissance des muscles. Un manque de sommeil pourrait entrainer une consommation de 300 kcal environ de plus par jour. Soit entre 4,5 et 7 kilos par an ! Bien sûr, si on ajoute à un sommeil réparateur un régime alimentaire équilibré, on a tout bon du côté de la balance.

LE COACHING DE **Dr. Good !**

Le régime méditerranéen

On peut suivre les principes de ce régime dont les bienfaits sur la santé ont été démontrés :

1. **Diminuer** les apports en « mauvaises graisses » (beurre, crème, fromages, charcuterie...), mais aussi celles « cachées » dans les biscuits, etc.
2. **Préférer** les produits laitiers écrémés et les matières grasses d'origine végétale (huiles de colza et d'olive).
3. **Augmenter** la consommation de légumes et de fruits de saison.
4. **Prévoir** du poisson au moins deux fois par semaine, et quelques fois de la viande (maigre de préférence).
5. **Accorder** une large place aux céréales complètes (riz, pain, farine, quinoa, etc.), riches en fibres et rassasiantes.

LE CONSEIL DU JOUR

Version *slow food*

En plus de soigner le contenu de son assiette, on n'oublie pas ces deux règles d'or : prendre le temps de manger (une bonne demi-heure, en mastiquant bien) pour laisser le temps au sentiment de satiété de s'installer et manger à heures fixes. Un horaire régulier aide notre corps à conserver le bon tempo et à se sentir bien installé entre la nuit et la journée.

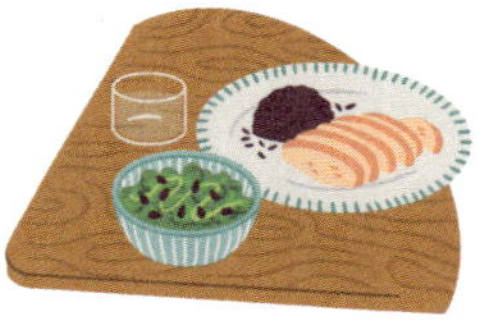

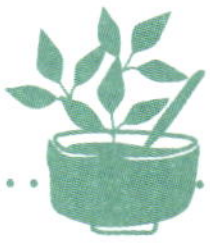

Le coup de pouce naturel

Penser à s'hydrater

Le niveau d'hydratation du corps est régulé via la sécrétion d'une hormone, la vasopressine. Durant le sommeil, sa quantité diminue. La réabsorption de l'eau au niveau des reins est alors stimulée, réduisant de moitié la production nocturne d'urine. Mais on se déshydrate quand même la nuit, comme en témoigne la couleur foncée des premières urines, plus concentrées, au réveil. C'est pourquoi boire un grand verre d'eau aussitôt levé aide le corps à se réveiller.

Faire le plein
de bons nutriments

Manger équilibré c'est bien, mais on peut aller plus loin en choisissant des aliments riches en nutriments bons pour notre horloge biologique et donc notre sommeil.

Au petit déj'

Adopter les mœurs anglo-saxonnes afin d'ingérer le matin des aliments précurseurs de la dopamine, le neurotransmetteur de l'éveil. Or, elle est fabriquée dans notre organisme à partir de la tyrosine, et cet acide aminé est particulièrement abondant dans les protéines.

Au menu : lait, œuf, fromage, beurre, jambon, noix, voire poulet ou poisson froid comme dans les pays scandinaves.

Au déjeuner

Favoriser les aliments riches en magnésium et en vitamine B6. Cette vitamine participe à la fabrication des messagers du bien-être comme la sérotonine et aide à retenir le magnésium dans les cellules. Pour trouver du magnésium on force sur les légumineuses (lentilles, pois chiches, haricots blancs et rouges), la banane, les épinards, les blettes, les fruits secs (noix, amande) et le chocolat amer.

Pour faire le plein des vitamines B du système nerveux : des poissons gras (sardine, thon, saumon, maquereau), des légumes verts, du foie (de bœuf, de veau), du riz complet.

Au dîner

On met des aliments riches en tryptophanes dans l'assiette, car cet acide aminé favorise la sécrétion de la sérotonine, qui augmente notre bien-être et dope la synthèse de la mélatonine, l'hormone de l'endormissement.

Au menu : une portion de féculents (pâtes, riz, semoule, pain) si possible complets, et des légumes secs (lentilles, pois cassés, etc.) en guise de protéines, associés à des légumes variés.

LE CONSEIL DU JOUR

Le soir, c'est *veggie*

Les protéines animales entraînent une concentration sanguine plus élevée de tyrosine, un acide aminé qui sert à fabriquer la dopamine, le neurotransmetteur associé à l'activité. Si on a des problèmes de sommeil, mieux vaut programmer viandes et œufs le matin et à midi et opter pour un repas végétarien le soir.

LE COACHING DE **Dr. Good !**

Un bon exemple de menu

- crudités de saison : mâche/betterave (vitamine B6) assaisonnées d'huile d'olive et saupoudrées de graines de courge ou de sésame (magnésium) ;
- escalope de poulet avec du riz brun (B6) ou des flageolets (magnésium)/ saumon en papillote (B6) et son gratin de courgettes ;
- salade de fruits.

Pain complet et eau minérale riche en magnésium.

JEUDI 22 DÉCEMBRE

Journée mondiale de l'orgasme

Depuis 2006, le jour le plus court de l'année, on célèbre la journée mondiale de l'orgasme… D'autres pays anglo-saxons l'organisent le 31 juillet. Mais c'est surtout un prétexte pour sensibiliser sur l'absence d'orgasme durant les relations sexuelles pour de nombreuses femmes.

POURQUOI C'EST IMPORTANT D'EN PARLER ?

Parce que l'orgasme nous fait du bien ! C'est le moment où la phase d'excitation sexuelle est au plus haut, où notre rythme cardiaque et notre respiration s'accélèrent et notre corps produit un feu d'artifice d'hormones du plaisir (prolactine et ocytocine). Pour autant, il n'existe pas un, mais plusieurs types d'orgasmes : clitoridien, vaginal, provoqués par les rapports sexuels ou par la masturbation et qui dépendent de nombreux facteurs (disponibilité du partenaire, etc.). De plus, l'orgasme n'est pas automatique ! On estime qu'environ une femme sur trois n'a pas atteint l'orgasme lors de son dernier rapport sexuel (sondage IFOP, 2014). Et si la sexualité de couple accorde une place prépondérante à la pénétration, ce n'est pas toujours le moyen le plus efficace pour atteindre l'orgasme chez nombre de femmes. Par ailleurs, un rapport sexuel peut être satisfaisant même en absence d'orgasme en raison de l'intimité partagée, du plaisir de l'autre…

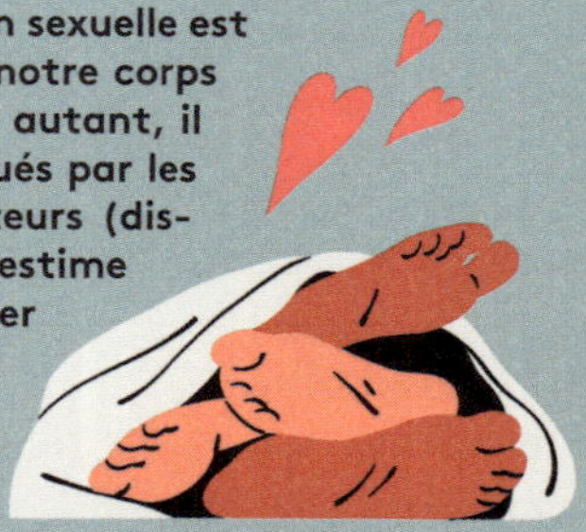

CE QUE JE PEUX FAIRE

Mieux connaître mon corps.
Chaque femme possède son propre mode d'emploi pour atteindre l'orgasme ; sur le ventre, sur le dos… quelle que soit la position ou la technique, si vous connaissez votre chemin vers l'orgasme, c'est un énorme atout. Reste à le partager avec votre partenaire.

Insister sur les préliminaires.
L'excitation chez la femme est plus longue à survenir, c'est une question physique. Les corps érectiles du vagin sont deux fois plus volumineux que ceux du pénis… et sans excitation, pas d'orgasme. En moyenne, une femme a besoin d'une vingtaine de minutes de stimulations non sexuelles (ambiance) et sexuelles (caresses, baisers, stimulation des zones érogènes…) pour être prête à atteindre l'orgasme.

QUAND CONSULTER ?

Après la naissance d'un enfant, à la ménopause (la lubrification vaginale baisse), en cas de fatigue, de difficultés de couple… dans la vie des femmes de nombreux moments peuvent influer négativement sur la libido. Et sans désir, difficile d'avoir du plaisir. Si vos soucis durent depuis plus de trois mois et que tout allait bien avant, il peut être indiqué de consulter. Votre médecin traitant pourra vous conseiller un sexologue. Vous pouvez aussi chercher un professionnel reconnu via le syndicat national des médecins sexologues (snms.org) qui vous dirigera vers d'autres spécialistes (psychothérapeutes, etc.) selon vos besoins.

VENDREDI 23 DÉCEMBRE

LE CONSEIL DU JOUR

Essayer la micro-sieste

Encore plus brève, la micro-sieste dure moins de cinq minutes et se glisse dans les emplois du temps les plus chargés. On peut la pratiquer partout. Juste en fermant les yeux (sans forcément chercher à dormir) dans une position confortable, elle procure une pause régénératrice. Se relaxer au calme en silence permet déjà de retrouver toute sa vigilance et son efficacité.

Oui à la sieste…
mais pas n'importe comment

Ressentir un coup de barre après le déjeuner est tout à fait normal : la somnolence augmente naturellement en début d'après-midi, sans doute à cause d'une diminution de la température corporelle et de la digestion. Elle se fait d'autant plus pesante quand on est en manque de sommeil. La sieste offre alors une aubaine pour éponger une partie de son retard. Certains redoutent qu'une sieste dans la journée empêche de trouver le sommeil le soir. Pourtant, vous pouvez y succomber sans remords, si elle est bien faite. Sa durée idéale est de 10 à 20 minutes grand maximum (5 minutes d'endormissement et 15 minutes de sommeil léger), afin d'éviter de se réveiller «vaseux» parce que l'on est entré dans une phase de sommeil profond. Au-delà, elle risque d'impacter la nuit suivante. Une sieste plus longue (1 h 15 à 1 h 30 maximum qui inclut la phase de sommeil profond) peut être préconisée en cas de travail de nuit.

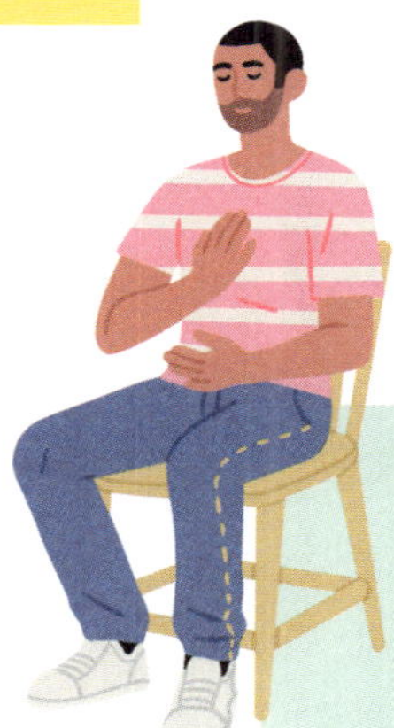

25 %

C'est la proportion de Français qui s'adonne à la sieste au moins une fois par semaine.

(Baromètre Santé publique France, 2019)

LE COACHING DE **Dr. Good !**

Un exo de sophro pour s'endormir plus vite

Commencez par une respiration abdominale profonde et tranquille : en plaçant une main sur le nombril, l'autre sous le sternum, inspirez par le nez en gonflant le ventre doucement, puis expirez lentement par la bouche en chassant tout l'air des poumons (le ventre rentre légèrement) à trois reprises.
Ensuite, en inspirant, répétez mentalement une petite phrase comme «je suis calme» et en expirant «je me laisse aller dans le sommeil» durant une ou deux minutes.
Enfin, cherchez dans vos souvenirs ou votre imagination un lieu qui vous détend (par exemple une plage, un jardin, un lac…) et restez-y avec plaisir, à écouter le chant des oiseaux ou le bruit des vagues, à sentir le parfum des fleurs ou la caresse du vent.

SAMEDI 24 DÉCEMBRE

Gare aux lumières bleues (et aux écrans) !

Les éclairages LED durent six fois plus longtemps, ils consomment beaucoup moins d'énergie et génèrent beaucoup moins de chaleur…

Cependant, l'ANSES (Agence nationale de sécurité sanitaire de l'alimentation, de l'environnement et du travail), rappelait en 2019 que « l'exposition, même très faible, à la lumière riche en bleu le soir ou la nuit perturbe les rythmes biologiques et donc le sommeil ».

Or, les LED habillent nos lampes d'intérieur et dominent dans les écrans. Téléviseurs, smartphones, tablettes, ordinateurs sont ainsi devenus l'ennemi public numéro 1 de notre sommeil.

Déjà, en nous captivant, ils nous empêchent d'être attentifs aux signes du sommeil et peuvent conduire à une agitation intellectuelle incompatible avec l'endormissement.

Mais surtout, la lumière bleue produite par ces appareils entrave la sécrétion de la mélatonine, l'hormone du sommeil. Même aussi discrète que celle d'un réveil ou du bouton de veille de la télévision, elle peut modifier la quantité et la qualité de notre sommeil.

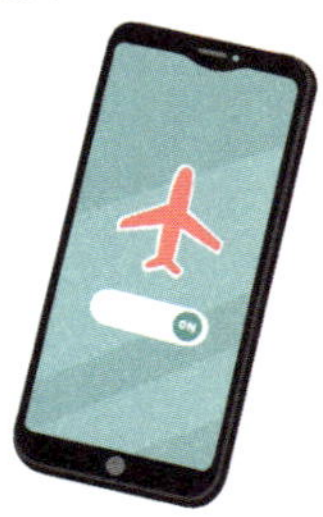

ÇA, C'EST PAS GOOD !

LES ÉCRANS LE SOIR

Un Français sur cinq s'endort devant son écran de télévision, puis se réveille au milieu de la nuit. Dans un sondage, 40 % des répondants avouent consulter leur smartphone et 69 % regarder la télévision avant de se coucher au moins deux fois par semaine.

LE CONSEIL DU JOUR

Le soir c'est *no wifi*!

Puisque consulter les écrans le soir envoie un mauvais signal à notre corps (lui suggérant qu'il ne fait pas nuit), il faut les éteindre au moins quatre-vingt-dix minutes avant de nous coucher. Exit smartphones et télévision dans la chambre : préférez un bon livre, une discussion avec votre conjoint ou encore un peu de méditation sous un éclairage doux et tamisé. Et si ce « couvre-feu » ne peut pas être instauré, il est possible d'installer sur les appareils des filtres ou des logiciels anti-lumière bleue.

On regarde ça de près

La sérotonine pour un shoot de bien-être

Une autre substance provoque le sommeil : la sérotonine sécrétée en fin d'après-midi. Ce neurotransmetteur a des vertus sédatives et relaxantes qui aident à s'abandonner. À condition que des niveaux trop élevés de cortisol, l'hormone du stress, ne viennent contrecarrer son action !

Ranger ses soucis au placard

On l'a évoqué, trop de cortisol nuit à la production de sérotonine qui nous aide à nous endormir.

Et le stress en est le principal pourvoyeur… d'où l'importance de se détendre avant d'aller se coucher et de refermer la boîte à soucis.

En effet, ces ruminations sont délétères pour notre sommeil. Selon un sondage, plus d'un tiers des répondants reconnaît qu'il refait le fil de sa journée au lit ou qu'il y anticipe l'organisation du lendemain (Ipsos/Adova, 2018).

Il n'y a pas que l'ordinateur qu'il s'agit de déconnecter, notre petit moulin à pensées a également besoin d'être mis sur pause !

On cuisine si on aime ça, on écoute de la musique, on joue en famille, on promène le chien ou on retrouve des amis.

Bref, on se fait plaisir et encore une fois on se détend !

LE CONSEIL DU JOUR

Le pouvoir de l'écrit

Une astuce pour se vider l'esprit : mettre un petit carnet et un crayon dans le tiroir de la table de nuit. Si l'on commence à passer en revue le programme qui nous attend le lendemain, écrire sa to-do list *permettra d'arrêter d'y penser. On peut également préparer ainsi un rendez-vous important pour se sentir rassuré. Et si l'on rumine un événement désagréable de la journée écoulée, noter ses émotions permet de les mettre à distance et d'arrêter de cogiter.*

STOP AUX IDÉES REÇUES

LES HEURES DE SOMMEIL AVANT MINUIT COMPTENT DOUBLE

Une pure légende. Dormir un nombre suffisant d'heures en accord avec sa propre horloge biologique (oiseau de nuit ou matinal) est plus déterminant. Cependant, cette idée provient du fait que les premières heures de sommeil sont les plus récupératrices… ce qui demeure vrai, aussi bien avant qu'après minuit.

LE COACHING DE **Dr. Good !**

La cohérence cardiaque

C'est LA méthode efficace pour réguler le stress et l'anxiété en apaisant son rythme cardiaque et sa respiration. La clé ? Il suffit d'amplifier sa respiration.

- Installez-vous dans un endroit calme. Asseyez-vous le dos droit, les pieds au sol et les mains sur les cuisses.
- Inspirez par le nez en gonflant le ventre durant 5 secondes.
- Expirez doucement par la bouche en dégonflant le ventre durant 5 secondes.
- Vous devez obtenir ainsi un rythme de 6 respirations par minute à conserver durant 5 minutes.

LUNDI 26 DÉCEMBRE

LE CONSEIL DU JOUR

Qui me parle ?

Pas toujours facile de réduire la nuisance : double vitrage, molleton sur les portes et sur les murs… Si ces solutions ne sont pas à votre portée, il reste une valeur sûre : les bouchons d'oreilles, que l'on peut aussi faire réaliser sur mesure pour plus de confort (70 euros la paire environ).

ÇA, C'EST PAS GOOD !

MÉDOC ET SOMMEIL UN MAUVAIS DUO

De nombreux traitements peuvent perturber le sommeil : des bêtabloquants utilisés contre l'hypertension ou le glaucome, des bronchodilatateurs, des produits contre le rhume ou la maladie de Parkinson, etc. S'il vous semble pâtir d'un tel effet, vérifier que vous respectez bien l'horaire de prise et n'hésitez pas à en parler à votre médecin.

La chasse au bruit est ouverte

Les oreilles n'ont pas de paupières, c'est pourquoi il faudrait « dormir sur ses deux oreilles » pour que le bruit ne nous réveille pas pendant le sommeil !

Cette fragilité, qui constituait sans doute un atout précieux pour notre survie il y a quelques millions d'années, est devenue un handicap aujourd'hui.

Il suffit qu'un deux roues passe aux aurores, que notre logement se trouve au-dessus de la terrasse d'un café ou en dessous de voisins indélicats pour transformer nos nuits en enfer.

Même un petit bruit qui ne nous réveille pas entraîne déjà, sans que l'on en ait conscience, une sécrétion d'hormones du stress.

Et l'idée de laisser la radio en marche pour avoir un bruit de fond couvrant n'est pas non plus l'idéal pour la régénération nocturne de l'organisme.

Le coup de pouce naturel

Les solutions homéo

Pour les adeptes de l'homéopathie en cas de réveil trop précoce, 3 granules matin et soir de :

Kalium phosphoricum 9 CH pour les personnes intellectuellement surmenées ou qui rencontrent des soucis professionnels entraînant des maux de tête et des troubles de la mémoire.

Phosphoricum acidum 9 CH pour les personnes qui travaillent trop et traversent une période de déprime.

Thuya occidentalis 9 CH pour les personnes dépressives, ou qui ont des phobies, ou encore une tendance aux infections et qui se réveillent vers 4 heures du matin.

Luesinum 9 CH pour les personnes qui ont la sensation de ne pas dormir du tout de la nuit et qui appréhendent de ce fait l'heure du coucher.

MARDI 27 DÉCEMBRE

Ouste
les animaux ?

Si la télévision doit en être bannie, tout comme la nourriture ou les accessoires de travail pour que la chambre ne soit pas la pièce à tout faire, mais uniquement un espace dédié au sommeil et aux câlins, il en va de même avec les animaux. Les spécialistes et l'Institut national de veille sanitaire (INVS) recommandent d'éviter autant que possible le co-dodo avec son chien ou son chat (pas de problème avec le poisson rouge, quoique le bruit de l'aquarium…). Cependant, les avis des principaux intéressés (la France compte autant d'habitants que d'animaux familiers) sont moins tranchés. Comment ne pas céder devant l'œil suppliant de Médor ou les gratouillis de Pacha devant la porte ? D'autant que, selon une étude aux États-Unis (Mayo Clinic, 2015), cela n'affecterait le sommeil que de 20 % des dormeurs. À l'inverse, près de la moitié des maîtres estiment que la présence animale les relaxe et leur procure un sentiment de sécurité, sans parler de l'effet calmant du ronron de Félix…

LE CONSEIL DU JOUR

***In* ou *out* Médor ?**

À vrai dire, le bon conseil pour interdire ou pas notre petit compagnon dans la chambre c'est… à vous de voir. Si la cohabitation ne perturbe pas votre sommeil, ne changez rien. Mais si vous souffrez de réveil nocturne au moindre bruit ou mouvement de votre petit compagnon, lui interdire la chambre est à envisager.

LE COACHING DE Dr. Good !

3 massages antitensions

Un massage d'autodétente (on ferme les yeux) pendant une minute permet de dénouer les tensions, diluer le stress et rétablir notre équilibre. Les points choisis sont issus des thérapies énergétiques (acupuncture, réflexologie). Un rituel facile à adopter, à essayer pour tout le monde.

1. À l'intérieur du poignet : le point situé dans le prolongement de l'auriculaire, que l'on appelle « la porte de l'esprit ». Commencer par le poignet gauche puis passer au droit.
2. Derrière l'oreille : ou plus précisément derrière le lobe de l'oreille, à la base du crâne, là où se trouve un petit creux. À masser délicatement avec l'index, les deux côtés en même temps.
3. Entre les sourcils : cette zone calme l'anxiété et l'agitation et aide à replonger dans le sommeil.

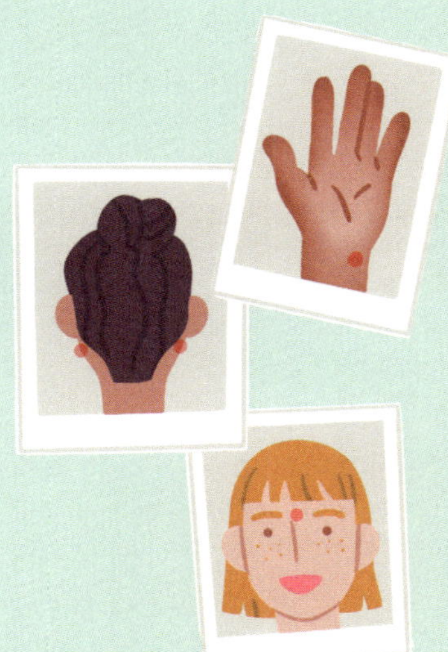

Les plantes
qui peuvent aider

La phytothérapie est une des plus anciennes médecines naturelles et il existe de très nombreuses plantes calmantes qui peuvent aider à trouver le sommeil. Le top 3 :

La Mélisse : un peu de miel sur nos nuits

Ses vertus : deux essais cliniques ont confirmé son effet calmant.

Pour qui ? L'EMA (Agence européenne du médicament) reconnaît son usage dans les problèmes d'endormissement liés à la tension nerveuse.

Comment la préparer ? Compter environ 1 c. à c. de plante (fraîche ou séchée) par tasse d'eau bouillante, infuser 5 minutes et boire.

La Valériane, super apaisante

Ses vertus : nombre d'études ont démontré que la consommation de sa racine permet de raccourcir le temps d'endormissement et allonge la durée du sommeil (profond notamment).

Pour qui ? Hippocrate (Ve siècle av. J.-C.) la recommandait déjà contre tous les troubles du sommeil. Idéale pour diminuer le nombre d'éveils nocturnes.

Comment la préparer ? En décoction : 2 ou 3 g de racines séchées dans 150 ml d'eau bouillante pendant 10 minutes, filtrer avant de boire.

L'*Eschscholtzia* (pavot de Californie), pour de beaux rêves

Ses vertus : déjà utilisées par les Amérindiens pour faciliter l'endormissement des enfants, ses parties aériennes font redescendre l'excitation.

Pour qui ? Pour les enfants à partir de 6 ans, ainsi que pour les dormeurs dont les nuits sont perturbées par des douleurs musculaires ou articulaires, la plante ayant également fait preuve de propriétés analgésiques.

Comment la préparer ? Compter environ 1 c. à c. de plante par tasse d'eau bouillante, infuser 5 minutes et boire.

LE CONSEIL DU JOUR

Une tisane, ça va…

Appelées affectueusement « pisse-mémé », elles portent bien leur nom si on en boit des litres. Car si elles peuvent aider à dormir, il ne s'agit pas de se réveiller en pleine nuit avec une envie pressante ! Donc pas plus d'une tasse et surtout pensez à la boire une demi-heure à une heure avant d'aller vous coucher.

DITES-MOI DR.GOOD ?

Quels sont les autres modes d'utilisation ?

- ***En gouttes*** : les teintures mères sont disponibles sans ordonnance. Bien respecter leur posologie : quelques dizaines de gouttes, mélangées à un peu d'eau. Idem pour les SIPF (suspensions intégrales de plantes fraîches) ou les EPS (extraits de plantes standardisés), que l'on trouve en magasins diététiques.
- ***En gélules ou comprimés*** : plus simple d'emploi mais pas la forme la plus puissante.

LE CONSEIL DU JOUR

En cas de réveil nocturne

Pour prendre le train du sommeil, il faut être dans le « lâcher-prise ». Si cela fait plus d'une demi-heure que vous vous retournez, sortez de votre lit, changez de pièce, installez-vous confortablement dans un fauteuil pour lire ou écouter de la musique et retournez vous coucher quand les premiers signes d'endormissement réapparaitront.

ÇA, C'EST PAS GOOD !

L'ALCOOL, UN TRÈS MAUVAIS SOMNIFÈRE

Il assomme et on s'endort. Mais comme il se métabolise lentement dans le corps, le sommeil devient agité, de moindre qualité et entrecoupé de réveils. L'alcool réduit aussi le sommeil paradoxal de début de nuit et l'augmente en fin de nuit (au risque de provoquer des cauchemars).

Les fausses bonnes idées à éviter

1 Prendre un bain chaud avant d'aller au lit

Se délasser dans un bain pour chasser les tensions ? Oui, mais rien de pire que de plonger dans une étuve à l'heure où la température du corps doit baisser pour qu'il y ait sécrétion de l'hormone du sommeil. Alors, on le prend au moins deux heures avant d'aller se coucher, ou on opte pour la douche fraîche.

2 Le livre trop palpitant

Oui au livre de chevet qui permet de « débrancher » son mental et se détendre. Mais il vaut mieux éviter le livre trop palpitant duquel on ne peut décrocher ni un thriller qui excite nos neurones, repoussant donc l'endormissement !

3 Compter les moutons

Cet exercice mental, vous le connaissez. Mais une étude menée par des chercheurs de l'université d'Oxford sur des insomniaques a montré que cela stimulerait au contraire notre cerveau, produisant l'effet inverse à celui recherché…

4 Rallumer la lumière pour voir l'heure

Oups, erreur fatale ! La lumière risque de stopper la production de mélatonine. Et voir l'heure qui défile sans pouvoir trouver le sommeil ne peut qu'énerver davantage « déjà 3 heures, je vais être en forme demain au travail ! ».

DITES-MOI DR.GOOD ?

L'amour fait dormir ?

Une étude australienne, publiée en mars 2019, l'a confirmé : le sexe permet de mieux dormir. Près de 71 % des participants ont affirmé qu'ils dormaient mieux après avoir eu un orgasme avec un partenaire. Quasiment un sur deux a jugé que la masturbation avait le même impact bénéfique.

Oui
aux rituels !

Grand-mère suivait toujours la même routine : dîner tôt, une petite promenade digestive, puis une tisane ou un verre de lait. Un rituel parfait, puisque le lait contient du tryptophane, du magnésium et du calcium, qui sont des relaxants musculaires. En plus, il réduirait l'acidité gastrique. Le rituel du coucher, ce n'est pas que pour mamie ! Il facilite la transition entre les tracas de la journée et le repos de la nuit et conditionne notre corps au sommeil. D'où l'intérêt de commencer environ une demi-heure avant de gagner le lit, en suivant toujours les mêmes étapes, par exemple : je ferme les volets, je prépare mes vêtements pour le lendemain, je me lave les dents, je lis un peu, etc.

LE COACHING DE
Dr. Good !

Relax Max !

Pour mieux relâcher ses muscles et s'endormir, essayez cet exercice tout simple. Allongé sur le dos, ressentez chaque partie du corps peser sur le matelas : main droite, puis main gauche; bras droit puis bras gauche; puis l'on détend le visage de haut (front, yeux, cuir chevelu) en bas (joues, bouche, lèvres, mâchoires, menton) et l'on essaye de sentir toute la tête qui s'enfonce dans le matelas. Ensuite, on passe au cou et à la gorge, aux épaules, au dos, aux fesses, à la jambe droite, la jambe gauche, aux pieds jusqu'au bout des orteils. Quand tout le corps semble lourd, on recommence en essayant cette fois d'éprouver une sensation de chaleur : « mon bras droit est de plus en plus chaud », etc. On termine en se concentrant sur cette sensation de chaleur au niveau du plexus solaire.

LE CONSEIL DU JOUR

Un peu de musique ?

De nombreuses expériences ont montré qu'écouter une mélodie qu'on affectionne aide à diminuer l'anxiété et la douleur, qu'un air apaisant réduit la production d'hormones du stress et permettrait de s'endormir plus vite et plus longtemps. En fait, cela peut s'apparenter à une forme d'autohypnose : en se focalisant sur le son, les autres sens et le mental lâchent prise. Bien sûr, on évite d'écouter du hard rock !

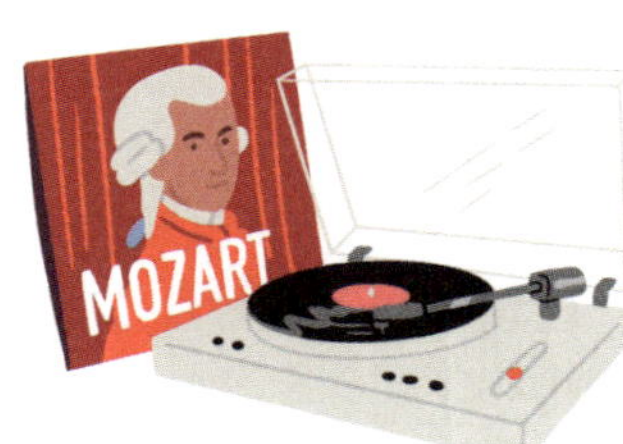

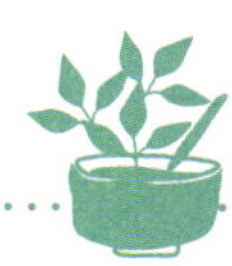

Le coup de pouce naturel

L'orange douce

Quelques gouttes d'huile essentielle d'orange douce à diffuser dans la chambre, ou 4 gouttes dans un bol d'eau chaude (à placer sur un radiateur l'hiver), pour retrouver calme et apaisement. Attention, les huiles essentielles sont généralement contre-indiquées en cas de grossesse et chez l'enfant de moins de 7 ans.

Les somnifères sont-ils utiles ?

Quand on parle de somnifères, on désigne en réalité plusieurs classes de médicaments.

- Si le patient rencontre des difficultés à s'endormir, le médecin optera pour un hypnotique qui n'agit que quelques heures et entraîne peu d'effets secondaires, comme Stilnox® ou Imovane®.
- En cas de réveils nombreux durant la nuit, il prescrira plutôt une benzodiazépine, dont l'effet dure plus longtemps (Normison®).
- Face à un patient qui se réveille avant l'aube, le spécialiste vérifiera s'il ne s'agit pas d'un signe de dépression. La prescription s'oriente alors souvent vers des médicaments antidépresseurs à petites doses.
- Dans tous les cas, le dormeur ne doit pas se sentir vaseux au réveil. À ne pas prendre sur le long terme, car les benzodiazépines entraînent une accoutumance : au bout de dix à quinze jours, l'organisme s'habitue à ces médicaments et il faut augmenter les doses pour conserver le même bénéfice. Or, leurs effets secondaires augmentent en parallèle : somnolence et sensation de fatigue dans la journée, difficulté à se concentrer, troubles de la mémoire.

DITES-MOI DR.GOOD ?

Quelles sont les thérapies qui aident à dormir ?

Utilisées pour soigner l'anxiété, le stress et la dépression, les thérapies cognitivo-comportementales (TCC) s'appliquent avec succès aux troubles du sommeil, notamment pour ceux qui souffrent d'éveils nocturnes. Elles visent à se «re-conditionner» pour évacuer les petites phrases telles que «je dois m'endormir vite, sinon je serai fatigué demain» qui ne peuvent que crisper et faire fuir le sommeil. Elles sont uniquement prises en charge lorsqu'elles sont effectuées par un médecin psychiatre. Pour plus d'informations : aftcc.org.

LE CONSEIL DU JOUR

Un peu, mais pas trop

On peut prendre des somnifères quelques jours pour combattre un décalage horaire, un chagrin ou un stress important, mais au-delà, non seulement le médicament n'a plus d'effet sur le symptôme, mais un syndrome de sevrage risque d'apparaître, provoquant mal-être et insomnie de rebond.

50 millions

C'est le nombre de Français qui ont eu recours à des somnifères en 2015.

Et dans 35 % des cas la durée des prescriptions dépasse les recommandations. La bonne nouvelle : la consommation d'hypnotiques est en baisse même si nous restons champions en la matière en Europe…

DÉCEMBRE

Mon bilan

Alors... bien dormi ? Vos nuits ont-elles été plus reposantes ou bien avez-vous pu identifier les raisons de votre « mauvais » sommeil ? Dressez un petit bilan pour en juger et voir ce que vous pourriez encore tenter dans le cas où les premiers changements n'auraient pas été suffisants.

Mes objectifs

Mieux comprendre les mécanismes du sommeil. ☐ oui ☐ non

Adopter les bonnes habitudes pour mieux dormir. ☐ oui ☐ non

Adapter mon alimentation et mon environnement pour un sommeil de meilleure qualité. ☐ oui ☐ non

Tenter des méthodes naturelles. ☐ oui ☐ non

Mes nouvelles habitudes

			Cela vous a-t-il aidé ?	
Avez-vous tenu un agenda du sommeil ?	☐ OUI	☐ NON	☐ OUI	☐ NON
Avez-vous changé votre façon de vous réveiller ?	☐ OUI	☐ NON	☐ OUI	☐ NON
Avez-vous corrigé votre alimentation ?	☐ OUI	☐ NON	☐ OUI	☐ NON
Avez-vous testé des techniques antistress ?	☐ OUI	☐ NON	☐ OUI	☐ NON
Avez-vous mis en pratique nos conseils d'aménagement de la chambre ?	☐ OUI	☐ NON	☐ OUI	☐ NON
Avez-vous eu recours à des médecines complémentaires (plantes, homéopathie, huiles essentielles, etc.)	☐ OUI	☐ NON	☐ OUI	☐ NON
Avez-vous réussi à bouger davantage ?	☐ OUI	☐ NON	☐ OUI	☐ NON

Mes notes perso

- Ce que j'ai bien réussi ....
- Ce que je peux améliorer ....
- Ce qui a été difficile ....
- Ce qui ne me convient pas ....
- Ce que je veux vraiment conserver ....

Mon tracker forme

☺ ....

😐 ....

☹ ....

C'est la saison

L'hiver, je mets quoi dans mon panier ? On profite des aliments de saison, de préférence cultivés de façon raisonnée ou bio et produits localement...

Légumes

Betterave, brocoli, cardon, carotte, céleri, chou, chou de Bruxelles, chou-fleur, courge, cresson, crosne, endive, épinard, mâche, navet, oignon, oseille, panais, pissenlit, poireau, potiron, radis, salsifis, topinambour.

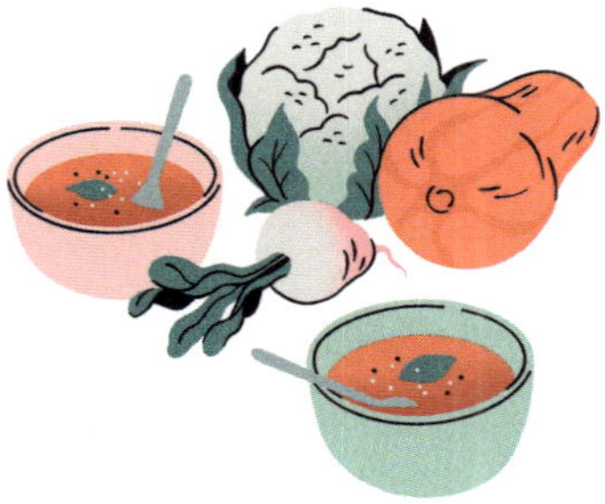

Fruits

Ananas, avocat, banane, citron, clémentine, fruit de la passion, goyave, grenade, kaki, kiwi, litchi, mandarine, mangue, pamplemousse, papaye, poire, pomelo, pomme, orange, orange sanguine.

Poissons et fruits de mer

Bar de ligne, brochet, chinchard, congre, coques, coquille Saint-Jacques, dorade grise, églefin, grondin rouge, hareng, huître, langoustine, lieu jaune, lieu noir, maquereau, merlan, poulpe, sardine, sole, tacaud.

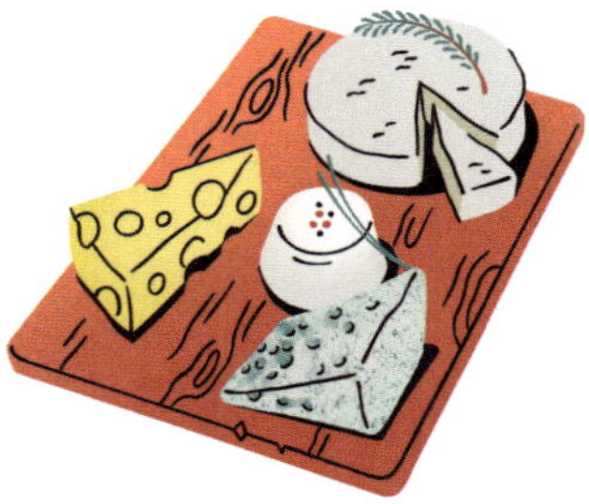

Fromages

Beaufort, brie de Meaux, brie de Melun, brocciu, chèvre frais, Comté, crottin de Chavignol, époisses, gruyère, laguiole, langres, livarot, maroilles, munster, neufchâtel, pont-l'évêque, rocamadour, Roquefort, salers, Vacherin Mont-d'Or.

Liste établie par MangerBouger, programme national de nutrition et santé.

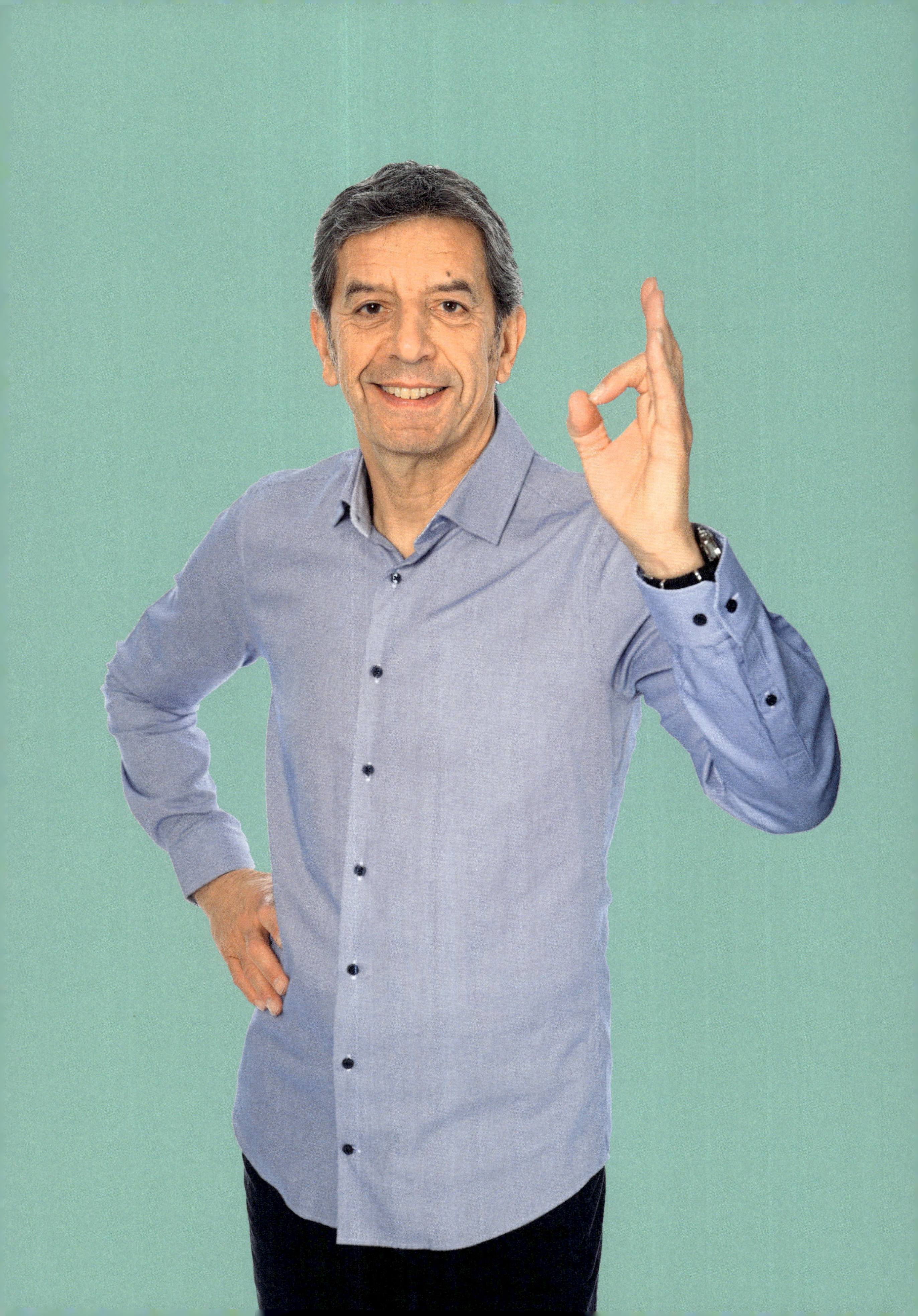

ANNEXES

RÉFÉRENCES BIBLIOGRAPHIQUES

JANVIER - On fait le plein d'énergie (ciao la fatigue)

3 janvier :

La fatigue au volant. *La fatigue et la conduite*, Sécurité routière. Voir https://www.securite-routiere.gouv.fr/dangers-de-la-route/la-fatigue-et-la-conduite

6 janvier :

Le manque de Sommeil. *Étude 2020 sur le sommeil*, par Opinion Way pour INSV. Voir https://institut-sommeil-vigilance.org/wp-content/uploads/2020/02/INSV-Enquete-JS2021-Synth%C3%A8se.pdf

10 janvier :

Le sommeil et le bruit. *Quel environnement pour un bon sommeil*, INSV, 2013. Voir https://institut-sommeil-vigilance.org/wp-content/uploads/2019/02/Presse-JNS-2013-1.pdf

Stress au travail. *Observatoire du stress au travail*, étude du cabinet Stimulus Conseil, 2017.

14 janvier :

Dette de sommeil pour les femmes. *Le manque de sommeil des Français et ses conséquences sur leur quotidien*, étude du cabinet Occurrence, 2015.

Répartition des tâches ménagères. Clara Champagne, Ariane Pailhé et Anne Solaz, « Le temps domestique et parental des hommes et des femmes : quels facteurs d'évolutions en 25 ans ? », *Économie et Statistique* n° 478-479-480, INSEE, 2015. Voir https://www.insee.fr/fr/statistiques/1303232?sommaire=1303240

L'inégale répartition des tâches domestiques entre les femmes et les hommes, Observatoire des inégalités, 29 avril 2016. Voir www.inegalites.fr/L-inegale-repartition-des-taches-domestiques-entre-les-femmes-et-les-hommes

FÉVRIER - On évite les toxiques (100 % alternatives green)

1er février :

La pollution et la voiture. INSERM Unité 700, Université Paris Diderot, 2007.

2 février :

Les toxiques dans la maison. INSERM Unité 1085, Université Rennes, équipe recherches épidémiologiques sur l'environnement, la reproduction et le développement, 2012.

La poussière et la santé. *Exposure Factors Handbook*, US Environmental Protection Agency, Washington DC EPA/600/R-09/052F, 2011.

5 février :

L'organisme et les radiofréquences. Catherine Yardin, Unité d'histologie-cytologie-cytogénétique et biologie cellulaire, CHU de Limoges 2011.

10 février :

La javel et la santé. Revue *Occupational & Environmental Medicine*, 2015.

28 février :
Aliments riches en pesticides. *Shopper's Guide to Pesticides in Produce*, Environmental Working Group (EWG), 2021.

MARS – On se (re)met au sport !

1er mars :
L'exercice physique et le cœur. *Le magazine de l'INSERM*, novembre 2018.

18 mars :
Le sport contre le cancer. Matthews et al., "Amount and Intensity of Leisure-Time Physical Activity and Lower Cancer Risk", *Journal of Clinical Oncology*, déc. 2019.

AVRIL – On mange équilibré (sans se priver !)

4 avril :
Consommation d'amandes. "Food in the Anthropocene: the EAT", *Lancet* Commission on healthy diets from sustainable food systems, 16 janv. 2019. Voir https://www.thelancet.com/journals/lancet/article/PIIS0140-6736(18)31788-4/fulltext

11 avril :
Végétaux bio. Baranski M. et al., "Higher antioxidant and lower cadmium concentrations and lower incidence of pesticide residues in organically grown crops: a systematic literature review and meta-analyses", *British Journal of Nutrition*, 2014. Voir http://itab.asso.fr/actus/etude-newcastle.php

28 avril :
Téléphone et repas. *Le smartphone à table*, sondage Opinion Way pour Président, 2020.

MAI – On se (re)fait une beauté

19 mai :
Calvitie. *Les Français et la chute des cheveux*, sondage IFOP, 2015.

JUIN – On fait la paix avec son ventre (c'est gagnant-gagnant !)

3 juin :
Fast-food et microbiote. Monica P. McNamara, Jennifer M. Singleton, Marcell D. Cadney, et al., "Early-life effects of juvenile Western diet and exercise on adult gut microbiome composition in mice", *J Exp Biol*, 15 fév. 2021.

25 juin :
Noix et flore intestinale. Holscher HD, Guetterman HM, Swanson KS, et al., "Walnut Consumption Alters the Gastrointestinal Microbiota, Microbially Derived Secondary Bile Acids, and Health Markers in Healthy Adults: A Randomized Controlled Trial", *J Nutr.* 2018.

29 juin :
Pesticides et microbiote. Mesnage R, Teixeira M, Mandrioli D, et al., "Use of Shotgun Metagenomics and Metabolomics to Evaluate the Impact of Glyphosate or Roundup MON 52276 on the Gut Microbiota and Serum Metabolome of Sprague-Dawley Rats", *Environ Health Perspect*, 2021.

30 juin :
Sport et microbiote. Ticinesi A, Lauretani F, Tana C, Nouvenne A, Ridolo E, Meschi T., "Exercise and immune system as modulators of intestinal microbiome: implications for the gut-muscle axis hypothesis", *Exerc Immunol Rev.*, 2019.

JUILLET – On chouchoute son cœur

7 juillet :
Caféine. Laura H van Dongen, Famke JM Mölenberg, et al., "Coffee consumption after myocardial infarction and risk of cardiovascular mortality: a prospective analysis in the Alpha Omega Cohort", *The American Journal of Clinical Nutrition*, vol. 106, issue 4, p.1113-1120, oct. 2017. Voir https://doi.org/10.3945/ajcn.117.153338

8 juillet :
Tabac. Brochure « Tabac, pour mon cœur j'arrête maintenant ! », *Fédération française de cardiologie*, 2020. Voir fedecardio.org/publications/tabac/

10 juillet :
Stress et cœur. Brochure « Cœur et stress, combattre le stress pour réduire le risque cardio-vasculaire », *Fédération française de cardiologie*, 2020.

13 juillet :
Margarines. « Aliments enrichis en phytostérols : un bénéfice global sur la prévention des maladies cardio-vasculaires non démontré », *ANSES*, 2014. Voir https://www.anses.fr/fr/content/aliments-enrichis-en-phytost%C3%A9rols-un-b%C3%A9n%C3%A9fice-global-sur-la-pr%C3%A9vention-des-maladies

14 juillet :
Hypertension.
« Hypertension artérielle (HTA) », *INSERM*, 2018. Voir www.inserm.fr/information-en-sante/dossiers-information/hypertension-arterielle-hta
« L'hypertension artérielle », *Fédération française de cardiologie*, 2021. Voir www.fedecardio.org/Je-m-informe/Reduire-le-risque-cardio-vasculaire/lhypertension-arterielle

17 juillet :
Chocolat. "Chocolate is good for the heart", *ESC press office*, 22 juil. 2020. Voir https://www.escardio.org/The-ESC/Press-Office/Press-releases/Chocolate-is-good-for-the-heart

18 juillet :
Inscription aux gestes de premiers secours. Site de la Croix-Rouge française : croix-rouge.fr/Je-me-forme/Particuliers

19 juillet :
Hypertension. Liste des tensiomètres sur https://ansm.sante.fr/dossiers-thematiques/appareils-dautomesure-tensionnelle

20 juillet :
Stress et Covid-19. « Covid-19 : les cardiomyopathies de stress ont été plus nombreuses pendant la pandémie », *Cardio online*, 17 juil. 2020. Voir https://www.cardio-online.fr/Actualites/Depeches/Covid-19-cardiomyopathies-stress-plus-nombreuses

23 juillet :
Vélo électrique.
Hernandez Rosalba, Kershaw Kiarri N., Siddique Juned et al., "Optimism and Cardiovascular Health : Multi-Ethnic Study of Atherosclerosis (MESA)", *Health Behavior and Policy Review*, vol. 2, n°1, janv. 2015. Voir https://doi.org/10.14485/HBPR.2.1.6
Alberto Castro, Mailin Gaupp-Berghausen, Evi Dons, et al., "Physical activity of electric bicycle users compared to conventional bicycle users and non-cyclists : Insights based on health and transport data from an online survey in seven European cities", *Transportation Research Interdisciplinary, Perspectives*, vol. 1, juin 2019. Voir https://doi.org/10.1016/j.trip.2019.100017

AOÛT - On cultive sa mémoire (pour un cerveau au top)

3 août :

Difficulté à oublier. Tracy H. Wang, Katerina Placek and Jarrod A. Lewis-Peacock, "More is less : increased processing of unwanted memories facilitates forgetting", *Journal Of Neuroscience*, mars 2019. Voir https://pubmed.ncbi.nlm.nih.gov/30858162/

6 août :

La marche et la mémoire. Ernest R. Greene, Kushum Shrestha, Analyssa Garcia, "Acute Effects of Walking on Human Internal Carotid Blood Flow", *The faseb Journal*, 2017. Voir https://faseb.onlinelibrary.wiley.com/doi/abs/10.1096/fasebj.31.1_supplement.840.23

8 août :

Vieillissement de la mémoire. Larson EB, Wang L, Bowen JD, McCormick WC, Teri L, Crane P, Kukull W, "Exercise is associated with reduced risk for incident dementia among persons 65 years of age and older", *Annals of Internal Medicine*, 17 janv. 2006. Voir https://pubmed.ncbi.nlm.nih.gov/16418406/

10 août :

Effet de l'isolation sur le cerveau.

Chez l'Homme : Stahn AC, Gunga HC, Kohlberg E, Gallinat J, Dinges DF, Kühn S, "Brain Changes in Response to Long Antarctic Expeditions", *N Engl J Med*, 5 déc. 2019. Voir https://pubmed.ncbi.nlm.nih.gov/31800997/

Chez la souris : Zelikowsky M, Hui M, Karigo T, Choe A, Yang B, Blanco MR, Beadle K, Gradinaru V, Deverman BE, Anderson DJ, "The Neuropeptide Tac2 Controls a Distributed Brain State Induced by Chronic Social Isolation Stress", *Cell.*, 17 mai 2018. Voir https://pubmed.ncbi.nlm.nih.gov/29775595/

La gingivite et Alzheimer. "Porphyromonas gingivalis in Alzheimer's disease brains : Evidence for disease causation and treatment with small-molecule inhibitors", *Sci Adv*, 23 janv. 2019. Voir https://pubmed.ncbi.nlm.nih.gov/30746447/

12 août :

Le chocolat noir et la mémoire. Farzaneh A. Sorond, Shelley Hurwitz, David H. Salat, Douglas N. Greve, Naomi D.L. Fisher, "Neurovascular coupling, cerebral white matter integrity, and response to cocoa in older people", *Neurology*, 7 août 2013. Voir https://pubmed.ncbi.nlm.nih.gov/23925758/

15 août :

Jeux vidéo et mémoire. Anguera J., Boccanfuso J., Rintoul J. et al., "Video game training enhances cognitive control in older adults", *Nature*, 2013. Voir https://pubmed.ncbi.nlm.nih.gov/24005416/

22 août :

Les bienfaits du *tai-chi*. James A. Mortimer, Ding Ding, Amy R. Borenstein, et al., "Changes in Brain Volume and Cognition in a Randomized Trial of Exercise and Social Interaction in a Community-Based Sample of Non-Demented Chinese Elders", *J Alzheimers Dis*, 2013. Voir https://pubmed.ncbi.nlm.nih.gov/22451320/

Les bienfaits d'une activité aérobie. Yaakov Stern, Anna MacKay Brandt, Seonjoo Lee, Paula McKinley, Kathleen McIntyre, Qolamreza Razlighi, Emil Agarunov, Matthew Bartels, Richard P. Sloan, "Effect of aerobic exercise on cognition in younger adults. A randomized clinical trial.", *Neurology*, fév. 2019. Voir https://pubmed.ncbi.nlm.nih.gov/30700591/

23 août :

Les bienfaits de la danse sur la mémoire. "Dancing or Fitness Sport? The Effects of Two Training Programs on Hippocampal Plasticity and Balance Abilities in Healthy Seniors", *Frontiers in Human Neuroscience*, juin 2017. Voir https://www.ncbi.nlm.nih.gov/pmc/articles/PMC5475381/

Le sport et Alzheimer. Larson EB, Wang L, Bowen JD, McCormick WC, Teri L, Crane P, Kukull W, "Exercise is associated with reduced risk for incident dementia among persons 65 years of age and older", *Ann Intern Med*, 17 janv. 2006. Voir https://pubmed.ncbi.nlm.nih.gov/16418406/

27 août :

La mémoire chez les animaux. Johan Lind, Magnus Enquist, Stefano Ghirlanda, "Animal Memory : a review of delayed matching to simple data", *Behavioural Processes*, août 2015. Voir https://pubmed.ncbi.nlm.nih.gov/25498598/

31 août :

Une vie sociale active et la mémoire. Sommerlad A, Sabia S, Singh-Manoux A, Lewis G, Livingston G, "Association of social contact with dementia and cognition : 28-year follow-up of the Whitehall II cohort study", *PLoS Med*, 2 août 2019. Voir https://pubmed.ncbi.nlm.nih.gov/31374073/

SEPTEMBRE – On passe en mode relax (bye bye le stress)

3 septembre :

Charge mentale. Étude britannique menée auprès de femmes ayant un emploi et élevant des enfants. *Sociology*, 28 fév. 2019.

5 septembre :

Diminution du stress et animaux. Pendry P, Vandagriff JL., "Animal Visitation Program (AVP) Reduces Cortisol Levels of University Students : A Randomized Controlled Trial", *AERA Open*, avril 2019. Voir https://journals.sagepub.com/doi/10.1177/2332858419852592

6 septembre :

Vulnérabilité du cœur des femmes. *La santé et l'accès aux soins : Une urgence pour les femmes en situation de précarité*, rapport n° 2017-05-29-SAN-O27, Haut Conseil à l'égalité entre les femmes et les hommes, le 29 mai 2017. Voir https://www.haut-conseil-egalite.gouv.fr/IMG/pdf/hce_la_sante_et_l_acces_aux_soins_une_urgence_pour_les_femmes_en_situation_de_precarite_2017_05_29_vf-2.pdf

10 septembre :

Power pose. D. Carney, A. Cuddy, A. Yap, "Power Posing : Brief Nonverbal Displays Affect Neuroendocrine Levels and Risk Tolerance", *Psychological Science*, 2010. Voir https://journals.sagepub.com/doi/abs/10.1177/0956797610383437?journalCode=pssa

12 septembre :

Stress et prise de poids. C.K. Ip, L. Zhang, A. Farzi, et al., "Amygdala NPY Circuits Promote the Development of Accelerated Obesity under Chronic Stress Conditions", *Cell Metabolism*, 2019. Voir https://pubmed.ncbi.nlm.nih.gov/31031093/

16 septembre :

Bain de forêt. M. Antonelli, G. Barbieri, D. Donelli, "Effects of forest bathing (shinrin-yoku) on levels of cortisol as a stress biomarker : a systematic review and meta-analysis", *Int J Biometeorol*, 2019. Voir https://pubmed.ncbi.nlm.nih.gov/31001682/

Stress et Immunité. E. Wieduwilt, M.J. Girard-Madoux, L. Quatrini, et al., "β2-adrenergic signals downregulate the innate immune response and reduce host resistance to viral infection", *J Exp Med*, 2020. Voir https://www.ncbi.nlm.nih.gov/pmc/articles/PMC7144531/

18 septembre :

Stress et altruisme. E. Raposa, H. Laws, E. Ansell, "Prosocial Behavior Mitigates the Negative Effects of Stress in Everyday Life", *Clin Psychol Sci.*, 2016. Voir https://pubmed.ncbi.nlm.nih.gov/27500075/

OCTOBRE – On booste son immunité (halte aux virus !)

1er octobre :

Cellules immunitaires. *Les cellules immunitaires et les organes lymphoïdes.* Voir https://www.cours-pharmacie.com/immunologie/les-cellules-immunitaires-et-les-organes-lymphoides.html

Ganglions lymphatiques. Douketis James D., « Gonflement des ganglions lymphatiques », *Manuel MSD*, 2020. Voir https://www.msdmanuals.com/fr/accueil/troubles-cardiaques-et-vasculaires/maladies-lymphatiques/gonflement-des-ganglions-lymphatiques

Génétique et Immunité. "Natural variation in innate immune cell parameters is preferentially driven by genetic factors", *Nat Immunol*, 23 février 2018. Voir www.ncbi.nlm.nih.gov/pubmed/29476184

2 octobre :

Vitamine C et immunité. Hemilä H, Chalker E., "Vitamin C for preventing and treating the common cold", *Cochrane Database of Systematic Reviews*, n° 1, 2013. Voir https://www.cochrane.org/fr/CD000980/ARI_la-vitamine-c-pour-la-prevention-et-le-traitement-du-rhume-banal

3 octobre :

Construction du Système immunitaire. Simon AK, Hollander GA, McMichael A, "Evolution of the immune system in humans from infancy to old age", *Proc Biol Sci.*, 22 déc. 2015. Voir pour la traduction www.lucperino.com/487/evolution-du-systeme-immunitaire.html

Microbiote. Dossier de l'INSERM sur le microbiote intestinal. Voir www.inserm.fr/information-en-sante/dossiers-information/microbiote-intestinal-flore-intestinale

5 octobre :

Sport et immunité.

Nieman DC, Henson DA, Gusewitch G, et al., "Physical activity and immune function in elderly women.", *Med Sci Sports Exerc.*, 1993.

L'impact du sport sur le système immunitaire (thèse pour le diplôme d'état de Docteur en Pharmacie) Marine Veron, Université de Lille 2, 2016.

13 octobre :

Méditation et infections respiratoires. Barrett B, Hayney MS, Muller D et al., "Meditation or exercise for preventing acute respiratory infection : a randomized controlled trial", *Ann Fam Med.*, juil.-août 2012. Voir www.ncbi.nlm.nih.gov/pubmed/22778122

Yoga. Qu S, Olafsrud SM, Meza-Zepeda LA, Saatcioglu F, "Rapid Gene Expression Changes in Peripheral Blood Lymphocytes upon Practice of a Comprehensive Yoga Program", *PLoS ONE*, 2013. Voir www.journals.plos.org/plosone/article?id=10.1371/journal.pone.0061910

Optimisme. Suzanne C. Segerstrom, Hilary Tindle, James E. Maddux, "Optimism May Boost Immune System", *Psychological Science*, mars 2010.

Stress.

Claude Jacques et Jean-Michel Thurin, « Stress, immunité et physiologie du système nerveux », *Med Sci* (Paris), 18 nov. 2002.

Communiqué de presse de l'INSERM : *Quand le stress affaiblit les défenses immunitaires.* Voir https://presse.inserm.fr/quand-le-stress-affaiblit-les-defenses-immunitaires/38527/

14 octobre :

Vitamine A. Maruya M, Suzuki K, Fujimoto H, et al., "Vitamin A-dependent transcriptional activation of the nuclear factor of activated T cells c1 (NFATc1) is critical for the development and survival of B1 cells", *Proc Natl Acad Sci* (États-Unis), 2011. Voir https://www.ncbi.nlm.nih.gov/pmc/articles/PMC3021085/

17 octobre :

Sommeil et immunité.

Cohen S, Doyle WJ, Alper CM, Janicki-Deverts D, Turner RB., "Sleep habits and susceptibility to the common cold", *Arch Intern Med.*, 2009. Voir https://www.ncbi.nlm.nih.gov/pmc/articles/PMC2629403/

Berticat C, Thomas F, Dauvilliers Y, et al., "Excessive daytime sleepiness and antipathogen drug consumption in the elderly : a test of the immune theory of sleep", *Sci Rep.*, 2016. Voir www.ncbi.nlm.nih.gov/pmc/articles/PMC4800730/

Le sommeil des Français en chiffres, enquête INVS/MGEN, 2020.

20 octobre :

Marche et fracture du col du fémur. Expertise collective, *Activité physique : contextes et effets sur la santé*, Les éditions INSERM, 2008.

21 octobre :

Vitamine E. Lee GY, Han SN., "The Role of Vitamin E in Immunity", *Nutrients*, 1er nov. 2018. Voir www.ncbi.nlm.nih.gov/pmc/articles/PMC6266234/

24 octobre :

Saison et immunité. Dopico XC, Evangelou M, Ferreira RC, Guo H, et al., "Widespread seasonal gene expression reveals annual differences in human immunity and physiology", *Nat Commun*, 12 mai 2015. Voir https://pubmed.ncbi.nlm.nih.gov/25965853/

26 octobre :

Lumière et immunité. Thieu X. Phan, Barbara Jaruga, Sandeep C. Pingle, Bidhan C. Bandyopadhyay & Gerard P. Ahern, "Intrinsic Photosensitivity Enhances Motility of T Lymphocytes", *Nature scientific reports*, 20 déc. 2016. Voir www.nature.com/articles/srep39479.pdf

Vitamine D. Charan J, Goyal JP, Saxena D, Yadav P., "Vitamin D for prevention of respiratory tract infections : A systematic review and meta-analysis.", *J Pharmacol Pharmacother*, 2012.

27 octobre :

Sélénium. Katarzyna Jobin, Natascha E. Stumpf, Sebastian Schwab, et al., "A high-salt diet compromises antibacterial neutrophil responses through hormonal perturbation", *Science translational medicine*, 25 mars 2020.

29 octobre :

Zinc. Barnett JB, Dao MC, Hamer DH, et al., "Effect of zinc supplementation on serum zinc concentration and T cell proliferation in nursing home elderly : a randomized, double-blind, placebo-controlled trial", *Am J Clin Nutr.*, 27 janv. 2016. Voir www.ncbi.nlm.nih.gov/pubmed/26817502

30 octobre :

Antibiotiques. *Résistance aux antibiotiques*, www.santepubliquefrance.fr/maladies-et-traumatismes/infections-associees-aux-soins-et-resistance-aux-antibiotiques/resistance-aux-antibiotiques

NOVEMBRE – On garde le moral (stop à la déprime !)

2 novembre :

Bonheur. Étude hotmail, 2010.

3 novembre :

Sport et baby blues. Vargas-Terrones M, Barakat R, Santacruz B, et al., "Physical exercise programme during pregnancy decreases perinatal depression risk: a randomised controlled trial", *British Journal of Sports Medicine*, 2019.

5 novembre :

Optimisme et immunité. Brennan, F. X., & Charnetsky, C. J., "Explanatory style and immunoglobulin A (IgA)", *Integrative Physiological and Behavioral Science*, vol. 35, 4, 251-255, 2000.

Stress et niveau de cortisol. Kubzansky L. D., Huffman J. C., Boehm J. K., Hernandez R., Kim E. S., Koga H. K., Feig E. H., Lloyd-Jones D. M., Seligman M. E. P., Labarthe D. R., "Positive Psychological Well-being and Cardiovascular Disease", *Journal of the American College of Cardiology*, 2018.

Optimisme et Alzheimer. Gawronski, Katerina A.B. BS; Kim, Eric S. PhD; Langa, Kenneth M. MD, PhD; Kubzansky, Laura D. PhD, "Dispositional Optimism and Incidence of Cognitive Impairment in Older Adults", *Psychosomatic Medicine*, vol. 78, issue 7, p. 819-828, sept. 2016.

6 novembre :

Ménopause et baisse du moral. Ozdemir, Kevser PhD1; Sahin, Sevil PhD2; Guler, Dondu Sevimli RN3; Unsal, Alaattin MD4; Akdemir, Nermin MD5, "Depression, anxiety, and fear of death in postmenopausal women", *Menopause*, vol. 27, issue 9, p. 1030-1036, sept. 2020.

8 novembre :

Enfant et déprime. Communiqué de presse de Olivier Veran du 27 octobre 2020, Ministère des Solidarités et de la Santé.

12 novembre :

Nature et bien-être. Li Q., "Effect of forest bathing trips on human immune function", *Environ Health Prev Med.*, 2010.

13 novembre :

Pollution et dépression. Xin Zhang, Xiaobo Zhang, Xi Chen, "Happiness in the air: How does a dirty sky affect mental health and subjective well-being?", *Journal of Environmental Economics and Management*, vol. 85, p. 81-94, 2017.

Dépression. Dossier d'information sur la dépression, INSERM, 2019.

14 novembre :

Don et moral. Moll, Jorge Krueger, Frank Zahn, Roland Pardini, Matteo de Oliveira, Ricardo Grafman, Jordan, "Human Front-Mesolimbic Networks Guide Decisions about Charitable Donation", *Proceedings of the National Academy of Sciences of the United States of America*, 2006.

15 novembre :

Diabète. Atlas 2019 de la *International diabetes federation.*

16 novembre :

Cure thermale. Étude STOP TAG coordonnée par Dr Olivier Dubois, 2008.

19 novembre :

Antibiotique. Dossier « Résistance aux antibiotiques », Santé publique France, 2019.

20 novembre :

Réseaux sociaux et santé mentale. Brian A. Primack, Ariel Shensa, Jaime E. Sidani, César G. Escobar-Viera, Michael J. Fine., "Temporal Associations Between Social Media Use and Depression", *American Journal of Preventive Medicine*, 2020.

Chanter et hormones du bonheur. Fancourt Daisy, Williamon Aaron, Carvalho Livia A, Steptoe Andrew, Dow Rosie, Lewis Ian, "Singing modulates mood, stress, cortisol, cytokine and neuropeptide activity in cancer patients and carers", *ecancer medicalscience*, 2016.

23 novembre :

Troubles de l'humeur et homéopathie. L'étude Épi 3 a été conduite de 2005 à 2012 par les laboratoires Boiron et a mobilisé 825 médecins et 8 559 patients de 2005 à 2012. Elle portait sur trois indications : les infections des voies aériennes supérieures (IVAS), les douleurs musculo-squelettiques (DMS) et les troubles anxiodépressifs et du sommeil (SAD).

DÉCEMBRE – On retrouve les bras de Morphée (faites de beaux rêves)

5 décembre :

Sommeil et calcification des artères. King CR, Knutson KL, Rathouz PJ, Sidney S, Liu K, Lauderdale DS., "Short Sleep Duration and Incident Coronary Artery Calcification", *JAMA*, 24 déc. 2008. Voir https://www.ncbi.nlm.nih.gov/pmc/articles/PMC2661105/

17 décembre :

Dimension du lit. Étude sur le sommeil des couples menée par Acticouple pour l'association de la literie, 2012.

22 décembre :

Orgasme. *Les Françaises et l'orgasme*, sondage IFOP, 2014.

24 décembre :

Écrans. *Observatoire du sommeil*, sondage IPSOS pour la fondation Adova, septembre 2018.

27 décembre :

Dormir avec un animal. Krahn LE, Tovar MD, Miller B., "Are Pets in the Bedroom a Problem?", *Mayo Clin Proc.* 2015. Voir https://pubmed.ncbi.nlm.nih.gov/26478564/

29 décembre :

Compter les moutons. Harvey AG, Payne S., "The management of unwanted pre-sleep thoughts in insomnia : distraction with imagery versus general distraction", *Behav Res Ther.*, 2002. Voir https://pubmed.ncbi.nlm.nih.gov/11863237/

Sexe et Sommeil. Lastella M, O'Mullan C, Paterson JL, Reynolds AC., "Sex and Sleep : Perceptions of Sex as a Sleep Promoting Behavior in the General Adult Population", *Front Public Health.*, 4 mars 2019. Voir https://pubmed.ncbi.nlm.nih.gov/30886838/

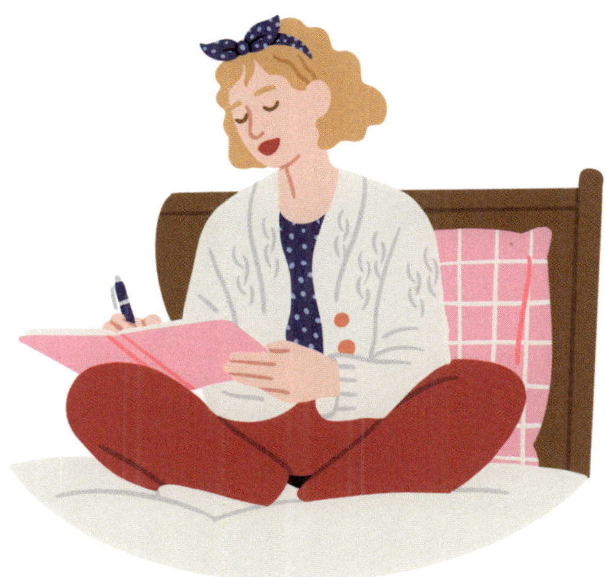

POUR EN SAVOIR PLUS

Liens et applis utiles

Cœur

Comité Français de lutte contre l'hypertension artérielle : comitehta.org

Fédération française de cardiologie : fedecardio.org

Fatigue

Fatigue : ameli.fr/assure/sante/thèmes/asthénie-fatigue

Syndrome de fatigue chronique : asso-sfc.org

Feel Good

Acupuncture : acupuncture-france.com ; acupuncture-medic.fr

Association France Dépression : 07 84 96 88 28

Compostage : compostage.info

École du rire : ecolederire.org

Mindfulness : association-mindfulness.org

Réflexologie : reflexologues.fr ; syndicat-reflexologues.com

Shiatsu : shiatsu-france.com ; ffst.fr

Stopblues : stopblues.fr ; appli « Stopblues »

SOS Amitié : 09 72 39 40 50

Méditation

Quelques applications…

« Calm », « Headspace », « Méditer avec Christophe André », « Mind », « Mindful Attitude », « Petit bambou », « Pleine conscience ».

Mémoire

« ANKI » : Appli pour entretenir la mémoire tout en apprenant de nouvelles choses.

Centres mémoire : FCMRR.fr ; centres-mémoire.fr

Institut du Cerveau (ICM) : institutducerveau-icm.org

« Memorado » : Appli pour booster sa mémoire.

Méthode Sébastien Martinez : www.sebastien-martinez.com

Nutrition

« Yuka » : appli d'information nutritionnelle.

Best Diets : https://health.usnews.com/best-diet/best-diets-overall

Santé publique

ADEME (Agence de la transition écologique) : ademe.fr

ANFR (Agence nationale des fréquences) : Anfr.fr

Croix rouge : croix-rouge.fr, 0800 858 858

Fédération française de neurologie : ffn-neurologie.fr

Fil santé jeunes : 0800 235 236

Fédération pour la recherche sur le cerveau : frcneurodon.org

GROS, Groupe de réflexion sur l'obésité et le surpoids : gros.org

INSERM (Institut national de la santé et de la recherche médicale) : Inserm.fr

Institut Pasteur : pasteur.fr

Ministère des Solidarités et de la Santé : solidarites-sante.gouv.fr

OMS (Organisation mondiale de la santé) : who.int/fr

Santé publique France : santepubliquefrance.fr

« Staying alive » : Appli cartographiant les défibrillateurs autour de soi.

Union française pour la santé bucco-dentaire : ufsbd.fr

Solitude

Association Astrée : astree.asso.fr

Association Petits frères des pauvres : petitsfrèresdespauvres.fr

Sommeil

Association Sommeil et Santé : sommeilsante.asso.fr

Insomnie : franceinsomnie.fr

INSV (Institut national du sommeil et de la vigilance) : institut-sommeil-vigilance.org

Réseau morphée : reseau-morphee.fr

Journées de prévention

Aidants :
- Associationjetaide.org
- aidants.fr

Allaitement : lllfrance.org

Alzheimer : vaincrealzheimer.org

Arthrose :
- Association française de lutte antirhumatismale (Aflar) : aflar.org
- stop-arthrose.org

Audition : journee-audition.org

Cancers :
- Worldcancerday.org
- E-cancer.fr
- Fondation-arc.org

Cancer de la peau :
- Syndicatdermatos.org,
- Dermatos.fr

Diabète :
- federationdesdiabetiques.org
- Atlas 2019 de la *International Diabetes Federation*

Don du sang : dondusang.net

Don d'organes : brochure disponible : agence-biomedecine.fr/IMG/pdf/guide_organes_2020.pdf

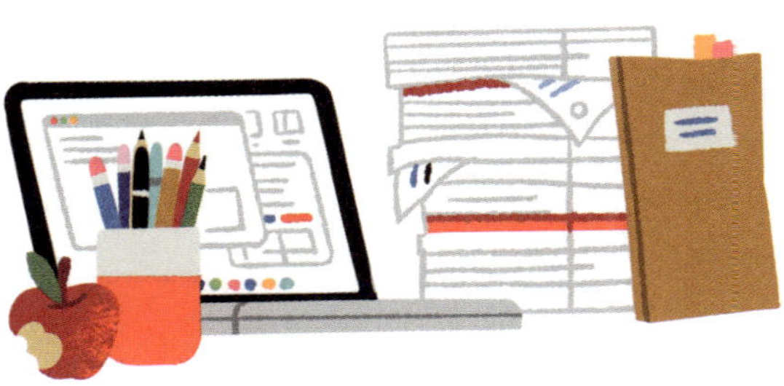

Endométriose :
- endomarch.fr
- endofrance.org

Fibromyalgie :
- public.larhumatologie.fr
- fibromyalgiesos.fr
- fibromyalgie-France.org

Dry January : dryjanuary.fr

Hémophilie : afh.asso.fr

Hypertension :
- Frhta.org
- Fedecardio.org

Ostéoporose : Groupe de recherche et d'information sur l'ostéoporose : grio.org

Sans smartphone : Mobilou.net

Sida :
- CeGIDD (Centres gratuits d'information de dépistage et de diagnostic) : adresses vih.org
- Sida Info Service : sida-info-service.org ; par téléphone au 0 800 840 800.

Thyroïde : Asso-malades-thyroide.fr

Vue : Asnav (Association nationale pour l'amélioration de la vue) : cmavue.org

Ouvrages de référence

Abrassart Jean-Louis, *Pratiquez le shiatsu*, Guy Trédanier éditeur, 2020.

Dr Adrien Joëlle, *Mieux dormir et vaincre l'insomnie*, Larousse, 2014.

Pr Agid Yves, *Je m'amuse à vieillir*, Odile Jacob, 2020.

André Christophe et Michel Le Van Quyen, *Bien dans sa tête, bien dans ses baskets ! Les pensées qui soignent*, J'ai Lu, 2021.

Berthoud Elia et Susan Elderkin, *Remèdes littéraires*, Le livre de poche, 2016.

D'Erm Pascale, *Natura*, Les liens qui libèrent, 2019.

Doidge Norman, *Les Étonnants Pouvoirs de transformation du cerveau*, Pocket, 2010.

Emma, *Fallait demander*, 2017. emmaclit.com

Dr Gardénal Martine, *Homéopathie, le livre de référence pour se soigner au naturel*, Trédaniel, 2018.

Garnier Carole, Dufour Anne, *Le Régime MIND, Le meilleur régime du monde pour le cerveau*, Leduc.s, 2017.

Goy Héloïse et Tatiana Lenté (créatrices du blog Peanut Booker), *500 livres qui réenchantent la vie*, Hachette pratique, 2019.

Houlbert Angélique, Nérin Elvire, Souccar Thierry, *Le nouveau régime IG*, Souccar éditions, 2010.

Institut européen de diététique et micronutrition, « Du stress à la dépression : nouveaux regards », *Échos de la Micronutrition* n° 50, 2020.

Dr Laureys Steven, *La Méditation, c'est bon pour le cerveau*, Odile Jacob, 2019.

Lethenet Géraldine, *Mon cahier yoga*, Solar, 2019.

Lewicki Christine, *J'arrête de râler*, Eyrolles, 2011.

Maillard Aude, *Le grand guide de l'aromathérapie et des soins de beauté naturel*, Aroma Zone, J'ai Lu, 2016.

Martin Franck, *La Contagion du bonheur. Découvrez l'antivirus des pensées compulsionnelles*, Eyrolles, 2021.

Martinez Sébastien, *Une Mémoire infaillible*, Le Livre de Poche, 2018.

Mayoud Laure et Pierre Lemarquis, *L'Invitation à la beauté. L'ouverture au monde par l'empathie esthétique*, IIEE, 2019.

Millier Pascale, *Le Grand Livre des Fleurs de Bach et des Elixirs Floraux*, Eyrolles, 2021.

Dr Palazzolo Jerôme, *Stop à l'anxiété sans médicaments*, Leduc.s, 2017.

Schiappa Marlène, Bruguière Cédric, *J'arrête de m'épuiser*, Eyrolles, 2015.

Dr Suzuki Wendy, *Bouge ton cerveau*, Marabout, 2018.

Turlin Laurent, Lefief-Delcourt Alix, *Ma bible des points qui guérissent*, Leduc S. Pratique, 2018.

Ouvrages de l'auteur

Michel Cymes, Damien Duquesne, *Manger bon, mangez bien*, Webedia books, 2020.

Michel Cymes, Patricia Chalon, *Sur l'amour*, Stock, 2020.

Michel Cymes, *Chers hypocondriaques…*, Stock, 2018.

Michel Cymes, *Vivez mieux et plus longtemps*, Stock, 2016.

Michel Cymes, *Votre Cerveau*, Stock, 2017.

MES RENDEZ-VOUS SANTÉ

INDEX DES RECETTES

Huiles essentielles : avertissement

Les formules de cet ouvrage ne sont données qu'à titre indicatif. Elles sont destinées aux adultes et adolescents de plus de 15 ans et quelles que soient les voies d'administration (et même en diffusion, en bain, en massage...) sont contre-indiquées chez les femmes enceintes et allaitantes et chez les enfants, tout comme les personnes asthmatiques et épileptiques (sauf mention contraire).

JOURNÉES DE PRÉVENTION

CRÉDITS

Crédits textes

Avant-propos : © Stéphane Dellazzeri

Janvier : © Isabelle Delaleu

Février : © Nadège Cartier

Mars : © Soasick Delanoë
et © Nadège Cartier

Avril : © Isabelle Delaleu et © Carole Garnier

Mai : © Nadège Cartier

Juin : © Carole Garnier
et © Isabelle Delaleu

Juillet : © Isabelle Delaleu

Août : © Julie Martory et © Nadège Cartier

Septembre : © Julie Martory
et © Stéphane Dellazzeri

Octobre : © Isabelle Delaleu
et © Stéphane Dellazzeri

Novembre : © Marie-Christine Colinon
et © Stéphane Dellazzeri

Décembre : © Marie-Christine Colinon
et © Stéphane Dellazzeri

Crédits illustrations

Illustrations de couverture
et des entrées de mois : © Kei Lam

Illustrations p. 43, 220, 329, 365, 439, 449, 451, 454 : © Camille Pagni

Janvier : © Camille Pagni

Février : © Chloé Gautier

Mars : © Chloé Gautier

Avril : © Charlotte Picciotto

Mai : © Maison Bernie

Juin : © Léonie Després

Juillet : © Chloé Gautier

Août : © Léonie Després

Septembre : © Laure Dorin

Octobre : © Léonie Després

Novembre : © Camille Pagni

Décembre : © Camille Pagni

Direction : Jean-Louis Hocq
Direction éditoriale : Marion Guillemet
Responsable d'édition du projet : Lama Younès-Corm
Suivi de production éditoriale : Camille Batschelet-Prieur
Correction : Laura Puechberty
Conception de la maquette intérieure et de la couverture : Stéphanie Brepson
Mise en pages et réalisation des illustrations des postures : Nord Compo
Fabrication : Laurence Duboscq
Photogravure : Graphium

Photos de couverture et d'entrées de partie : ©Lionel Guericolas
Stylisme : Amélie Nourry Tomas
Maquillage : Clotilde Garnier

ISBN : 978-2-263-17493-3
Code éditeur : L17493
Dépôt légal : octobre 2021
Imprimé en France par Pollina - 99542

SolarEditions
solar_editions

Solar, un département d'Edi8
92, avenue de France
75013 Paris